Ernst Ziegler

Lehrbuch der allgemeinen und speziellen pathologischen Anatomie und Pathogenese

Zweiter Band

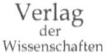

Ernst Ziegler

Lehrbuch der Allgemeinen und speziellen pathologischen Anatomie und Pathogenese

Zweiter Band

ISBN/EAN: 9783957006264

Auflage: 1

Erscheinungsjahr: 2015

Erscheinungsort: Norderstedt, Deutschland

© Verlag der Wissenschaften in Vero Verlag GmbH & Co. KG. Alle Rechte beim Verlag und bei den jeweiligen Lizenzgebern.

Webseite: http://www.vdw-verlag.de

Verlag
der
Wissenschaften

LEHRBUCH

DER

ALLGEMEINEN UND SPECIELLEN
PATHOLOGISCHEN ANATOMIE

UND

PATHOGENESE

MIT EINEM ANHANGE

ÜBER DIE

TECHNIK DER PATHOLOGISCH-ANATOMISCHEN UNTERSUCHUNG.

FÜR ÄRZTE UND STUDIRENDE.

VON

Dr. ERNST ZIEGLER,

PROFESSOR DER PATHOLOGISCHEN ANATOMIE AN DER UNIVERSITÄT TÜBINGEN.

ZWEITER THEIL.
SPECIELLE PATHOLOGISCHE ANATOMIE.
ERSTE ABTHEILUNG.

ZWEITE NEUBEARBEITETE AUFLAGE.

JENA,
VERLAG VON GUSTAV FISCHER.
1883.

Inhaltsverzeichniss.

Seite

Zweiter Theil.
Specielle pathologische Anatomie.

Erster Abschnitt. Pathologische Anatomie des Blutes und der Lymphe.

I. Einleitung 3
II. Pathologische Anatomie des Blutes.
    1. Die intravasculäre Gerinnung des Blutes, die Thrombose und die daran sich anschliessenden Veränderungen 5
    2. Veränderungen der Blutmenge und der chemischen Constitution der Blutflüssigkeit 17
    3. Veränderungen der morphotischen Bestandtheile des Blutes . . . 20
    4. Verunreinigungen des Blutes mit geformten Körpern 28
    5. Schicksal der geformten Blutverunreinigungen 30
III. Pathologische Anatomie der Lymphe 35

Zweiter Abschnitt. Pathologische Anatomie des Circulationsapparates.

I. Pathologische Anatomie des Herzens.
    1. Missbildungen und abnorme Lagerung 38
    2. Einfache und degenerative Atrophieen des Herzens. Atherom. Herzerweichung 43
    3. Vergrösserung des Herzens. Dilatation und Hypertrophie der Muscularis und Lipomatose des Bindegewebes 51
    4. Endocarditis und Myocarditis. Klappenentartungen, Herzschwielen und Herzabscesse 54
    5. Infectiöse Granulationsgeschwülste, echte Geschwülste und Parasiten des Herzens 62
II. Pathologische Anatomie der Blutgefässe.
    1. Einleitung. Missbildungen 63
    2. Einfache Atrophieen, degenerative Atrophieen und Infiltrationszustände 63
    3. Hypertrophie und Hyperplasie der Gefässe 67
    4. Die Entzündung der Gefässe, Arteriitis und Phlebitis 68
    5. Die Sclerose und das Atherom der Gefässe 76

Inhaltsverzeichniss.

Seite

6. Veränderungen der Weite der Blutgefässe. Aneurysma verum. Varix. Stenosis. Obliteratio 81
7. Continuitätstrennungen der Wand der Blutgefässe. Rupturen. Aneurysma dissecans und Aneurysma spurium. Varix aneurysmaticus 88
8. Geschwülste der Blutgefässe 90
III. Pathologische Anatomie der Lymphgefässe 91

Dritter Abschnitt. Pathologische Anatomie der Milz und der Lymphdrüsen.

I. Pathologische Anatomie der Milz.
  1. Einleitung 96
  2. Störungen der Circulation und Entzündungen 99
  3. Atrophie, Degenerationen, Wunden und Rupturen der Milz . . 105
  4. Infectiöse Granulationsgeschwülste 106
  5. Hyperplasie, Geschwülste und Parasiten der Milz 107
II. Pathologische Anatomie der Lymphdrüsen.
  1. Einleitung 110
  2. Einfache und degenerative Atrophieen. Infiltrationszustände . . 110
  3. Ablagerung von Fremdkörpern in den Lymphdrüsen 114
  4. Die Entzündung der Lymphdrüsen.
    a. Lymphadenitis acuta. Bubonen 116
    b. Lymphadenitis chronica 119
  5. Neubildungen der Lymphdrüsen.
    a. Primäre Neubildungen 126
    b. Secundäre Neubildungen 130

Vierter Abschnitt. Pathologische Anatomie der Leibeshöhle (Enterocoel) und ihrer Auskleidungsmembranen, Peritoneum, Pleura und Pericard.

  1. Einleitung 132
  2. Circulationsstörungen und ihre Folgen 134
  3. Die Entzündungen der serösen Häute 137
  4. Die Tuberculose der serösen Häute 145
  5. Geschwülste, Cysten und Parasiten der serösen Häute 148

Fünfter Abschnitt. Pathologische Anatomie der äusseren Haut.

I. Einleitung 151
II. Hyperämie, Anämie und Oedem der äusseren Haut . . . 153
III. Hämorrhagieen der äusseren Haut 154
IV. Abnorme Pigmentirungen der äusseren Haut 156
V. Atrophie der äusseren Haut 157
VI. Die Entzündungen der äusseren Haut.
  1. Dermatosen mit transitorischem Character, geringer Exsudation und geringer Gewebsveränderung, Erytheme (Roseola), Papeln, Quaddeln (Bläschenbildung) 161

Inhaltsverzeichniss. V

2. Dermatosen mit reichlicher Gewebsinfiltration. Knötchen, Schuppen, Bläschen, Pusteln und Borken bildende Exantheme.
   a. Ueber die histologischen Vorgänge im Allgemeinen . . . 164
   b. Die einzelnen Formen der Dermatosen.
      α. Acute und chronische, hauptsächlich durch reichliche zellige Infiltration der Cutis und durch Bildung von Epithelschuppen und Papeln characterisirte Dermatosen . . 175
      β. Acute und chronische Dermatosen, welche hauptsächlich durch die Bildung von Bläschen und Pusteln characterisirt sind. Phlyctänosen 182
3. Hautentzündungen mit Ausgang in Nekrose, Eiterung und Geschwürsbildung. Granulationen bildende Entzündungen. Infectiöse Granulationsgeschwülste 193

VII. **Erworbene entzündliche Hypertrophieen der äusseren Haut** 204
VIII. **Nicht entzündliche zum Theil auf congenitaler Anlage beruhende Hypertrophieen (Warzen) und Geschwülste der Haut** 210
IX. **Besondere Affectionen der Talgdrüsen, Haare, Schweissdrüsen und Nägel.**
  1. Hautveränderungen, welche durch Störung der Talgdrüsensecretion bedingt sind 223
  2. Entzündungen in der Umgebung der Talgdrüsen und Haarbälge 225
  3. Atrophie und Hypertrophie der Haare und Nägel 227
X. **Die durch Parasiten bedingten Hautkrankheiten.**
  1. Durch Fadenpilze erzeugte Hautkrankheiten. Dermatomycosen . 229
  2. Durch thierische Parasiten bewirkte Hautveränderungen . . . 234

Sechster Abschnitt. Pathologische Anatomie der Schleimhäute im Allgemeinen.

I. Einleitende Bemerkungen 236
II. Hyperämie und Hämorrhagie der Schleimhäute 237
III. Degenerationen, Atrophie und Hypertrophie der Schleimhäute 239
IV. Die Entzündung der Schleimhäute 242
  1. Die catarrhalische Entzündung 242
  2. Die croupöse Entzündung 248
  3. Die nekrotisirende Entzündung. Diphtheritis und Gangrän . . 249
  4. Die Phlegmone 253
  5. Infectiöse Granulationsgeschwülste 254
V. Geschwülste der Schleimhäute 257

Siebenter Abschnitt. Pathologische Anatomie des Tractus intestinalis.

I. Einleitung 260

Inhaltsverzeichniss.

II. Pathologische Anatomie des Mundes.
1. Die Entzündungen der Mundschleimhaut 261
2. Die Parasiten der Mundhöhle 266
3. Hypertrophie und Atrophie, Geschwülste und Cysten der Mundhöhlenschleimhaut, der Lippen, der Zunge und des Zahnfleisches 268
4. Pathologisch-anatomische Veränderungen der Zähne 274

III. Pathologische Anatomie des weichen Gaumens, des Pharynx und der Tonsillen 277

IV. Pathologisch-anatomische Veränderungen der Speicheldrüsen 281

V. Die pathologisch-anatomischen Veränderungen des Oesophagus 283

VI. Die krankhaften Veränderungen des Magens.
1. Einleitende Bemerkungen 289
2. Missbildungen des Magens und erworbene Form- und Lageveränderungen, Hypertrophie und Atrophie 293
3. Entzündungen, Hämorrhagieen und Verletzungen 295
4. Ulcus rotundum ventriculi s. ulcus ex digestione 302
5. Die Geschwülste des Magens 304

VII. Die krankhaften Veränderungen des Dünndarmes und des Dickdarmes.
1. Einleitende Bemerkungen 307
2. Missbildungen und angeborene Lageveränderungen des Darmcanales 309
3. Erworbene Form- und Lageveränderungen, Hernien 310
4. Entzündungen, Atrophie und Hypertrophie des Darmes.
  a. Entzündungen, welche durch verschiedene nicht specifische Schädlichkeiten hervorgerufen werden; Atrophie und entzündliche Hyperplasie 317
  b. Entzündungen, welche durch specifische Gifte hervorgerufen werden 322
5. Geschwülste des Darmes 331
6. Parasiten des Darmes, Darmsteine 333

Achter Abschnitt. Pathologische Anatomie der Leber, der Gallengänge, der Gallenblase und des Pankreas.

I. Pathologische Anatomie der Leber.
1. Einleitung. Infiltration und Pigmentirung der Leber 336
2. Missbildungen und erworbene Form- und Lageveränderungen. Wunden und Rupturen 341
3. Circulationsstörungen in der Leber und ihre Folgen. Cyanotische Atrophie 343
4. Einfache und degenerative Atrophieen der Leber.
  a. Einfache Atrophie und Pigmentatrophie der Leber 346
  b. Fettinfiltration, parenchymatöse Trübung und Fettdegeneration der Leber. Acute gelbe Leberatrophie 348
  c. Die Amyloidentartung der Leber 353

Inhaltsverzeichniss.

Seite

    5. Hypertrophie und Regeneration des Lebergewebes 355
    6. Die Entzündungen der Leber.
        a. Die eitrige Hepatitis und der Leberabscess 356
        b. Die diffuse chronische, indurirende Leberentzündung. Atrophische und hypertrophische Lebercirrhose 360
        c. Die syphilitische Hepatitis 368
        d. Die Tuberculose der Leber 372
    7. Die Geschwülste der Leber.
        a. Primäre Geschwülste 373
        b. Metastatische Geschwülste 377
    8. Die thierischen Parasiten der Leber 379
II. Die Veränderungen der Gallenblase und der Gallengänge.
    1. Veränderungen des Inhaltes der Gallenblase und der Gallengänge 380
    2. Veränderungen der Weite und Configuration der Gallengänge und der Gallenblase 383
    3. Entzündungen und Geschwulstbildungen der Gallengänge und der Gallenblase 384
III. Pathologische Anatomie des Pankreas 385

ZWEITER THEIL.

Specielle pathologische Anatomie.

ERSTER ABSCHNITT.

Pathologische Anatomie des Blutes und der Lymphe.

I. Einleitung.

§ 251. Blut und Lymphe sind Flüssigkeiten, welche zu den verschiedenen Lebensprocessen der Gewebe in innigster Beziehung stehen. Auf den Bahnen des Blutes und der Lymphe wird den einzelnen Theilen des Organismus das zu ihrer Erhaltung und ihrer Function nöthige Nährmaterial, sowie der Bedarf an Sauerstoff zugeführt, wird ferner das überschüssige und unbenutzbare Material aus den Geweben wieder abgeführt.

Der Sauerstoff und das Nährmaterial stammen aus der Aussenwelt; ersterer gelangt von der Lunge, letzteres gewöhnlich von dem Darmtractus aus in den Organismus, doch kann von jeder Körperstelle aus unter geeigneten Bedingungen resorptionsfähiges Material aufgenommen werden. Die Bahnen, auf welchen die Resorption sich vollzieht, sind die kleinen Blut- und Lymphgefässe.

Das Material, welches aus den Geweben als unbenutzbar entfernt wird, ist theils im Ueberschuss zugeführtes Nährmaterial, theils Product des Stoffwechsels in den Geweben. Es wird aus den betreffenden Theilen abgeführt, um entweder anderswo weiter verwerthet, oder um aus dem Organismus entfernt zu werden.

Unter normalen Verhältnissen decken sich Einnahme und Ausgabe.

An den nämlichen Stellen, an welchen Blut und Lymphe ihre normalen Bestandtheile beziehen, können sie auch dem gesunden Organismus fremde Substanzen aufnehmen. Dieselben stammen ebenso theils aus der Aussenwelt, theils aus Geweben des Körpers selbst, in denen sie durch abnormen Stoffwechsel entstanden sind. Die Folge dieser Resorption ist zunächst eine kürzere oder längere Zeit dauernde Verunreinigung der Lymphe und des Blutes. In manchen Fällen vermag das Blut sich dieser Substanzen sehr bald, und ohne Schaden zu nehmen, namentlich durch Nieren und Leber, zu entledigen, in anderen dagegen erhält sich die Verunreinigung längere Zeit. Häufig leidet dabei die Constitution des Blutes, und seine Depuration ist nur durch eine dauernde oder vorübergehende Verunreinigung und gleichzeitige Schädigung dieses oder jenes Gewebes oder zahlreicher Organe möglich.

Die pathologischen Substanzen, welche ins Blut gelangen, können selbstverständlich in verschiedenem Aggregatzustande sich befinden. Am häufigsten handelt es sich um Gase oder gelöste, also tropfbar flüssige Substanzen. Immerhin kommt es auch nicht selten zu Verunreinigung des Blutes mit corpusculären Elementen. Diese sind es auch, welche den pathologischen Anatomen, weil durch anatomische Untersuchung direct nachweisbar, in erster Linie interessiren.

Das Blut ist keine Flüssigkeit, deren chemische Zusammensetzung beliebigen Abänderungen unterworfen ist. Wir sehen im Gegentheil, dass der Gehalt desselben an Eiweisskörpern, Salzen, Eisen etc. nur in engen Grenzen schwankt, dass seine Constitution durch Stoffaufnahme und Abgabe stets annähernd dieselbe bleibt, sodass also schon erhebliche Abweichungen in dem Gehalt an normal vorkommenden Bestandtheilen als pathologisch angesehen werden müssen.

Das Blut ist ein lebendes Gewebe.

Wenn auch die chemischen Umsetzungen im Blute lange nicht so bedeutende sind, wie man dies früher vermuthete, als man den Sitz der Krankheiten in die Körpersäfte zu legen suchte, so ist doch das Blut nicht lediglich als eine Lösung verschiedener chemischer Substanzen anzusehen. Blut enthält stets auch lebende Zellen, denen verschiedene Functionen zufallen. Wenn auch die rothen Blutkörperchen in hohem Maasse umgebildet sind, und sich dadurch von dem gewöhnlichen Typus einer Zelle erheblich entfernen, so kommt ihnen doch die Bedeutung lebender Zellen zu, und wenn man dieselben auch nicht als lebende Zellen betrachten wollte, so blieben immer noch die farblosen Blutkörperchen, die ebenfalls einen unentbehrlichen Bestandtheil des Blutes bilden.

Das Blut verhält sich in manchen Beziehungen auch unter pathologischen Verhältnissen wie ein lebendes Gewebe. Wie wir einen örtlichen Tod der festen Gewebe kennen, so kennen wir auch einen örtlichen Tod des Blutes, und die regressiven und progressiven Veränderungen der Zellen und der Zwischensubstanz, die wir als den Ausdruck kranken Lebens der Gewebe kennen gelernt haben, finden sich auch an den Bestandtheilen des Blutes wieder. Eine ganze Reihe von krankhaften Processen im Blute besteht danach nicht nur in einer Veränderung der chemischen Zusammensetzung, sondern gleichzeitig auch in einer Aenderung der morphologischen Beschaffenheit und der Menge der geformten Bestandtheile, und in manchen Krankheiten spielt das Verhalten der farblosen Blutkörperchen eine sehr bedeutsame Rolle.

II. Pathologische Anatomie des Blutes.

1. Die intravasculäre Gerinnung des Blutes, die Thrombose und die daran sich anschliessenden Veränderungen.

§ 252. Wie in § 35 erörtert wurde, tritt bei dem Absterben des Blutes meist eine Gerinnung ein, d. h. es scheiden sich in der Blutflüssigkeit feste Massen, sogen. Fibrin ab, welche entweder aus Körnern und körnigen Fäden bestehen oder mehr eine homogene Beschaffenheit besitzen. Tritt eine solche Gerinnung innerhalb des Gefässsystems während des Lebens ein, so nennen wir den Vorgang eine Thrombose, das Gerinnungsproduct einen Thrombus.

Die Gerinnung des Blutes besteht darin, dass sich durch Vereinigung zweier Eiweisskörper, der fibrinogenen und der fibrinoplastischen Substanz, unter dem Einfluss eines Fermentes ein fester Körper bildet. Wie in § 35 auseinandergesetzt wurde, ist die fibrinoplastische Substanz in den Blutplättchen (BIZZOZERO) und den farblosen Zellen des Blutes, die fibrinogene dagegen in der Blutflüssigkeit enthalten. Kommt es zur Gerinnung, so ist dies ein Zeichen, dass die Blutplättchen und die farblosen Blutkörperchen wenigstens zum Theil abgestorben sind und in dem Blutplasma sich aufgelöst haben.

Die Gerinnung erfolgt bald innerhalb eines in Ruhe, bald innerhalb eines in Bewegung befindlichen Blutes, und je nach der Genese pflegt auch der Thrombus ein verschiedenes Aussehen zu zeigen. Ist das Blut in Ruhe, so gerinnt die ganze Masse des Blutes. Dementsprechend hat der Thrombus eine dunkelschwarzrothe Farbe und besteht aus körnigen und fädigen Fibrinmassen, zahllosen rothen und spärlichen farblosen Blutkörperchen. Rothe Thromben entstehen am häufigsten nach Verschluss von Blutgefässen, ferner bei hochgradigen Stauungen. Kurz nach ihrer Entstehung sind sie weich und reich an Blutflüssigkeit. Später werden sie fester, derber und trockener, indem der Faserstoff sich zusammenzieht und einen Theil der Flüssigkeit auspresst. Gleichzeitig werden sie blasser, braunroth oder grauroth; es tritt eine Entfärbung ein ähnlich wie in hämorrhagischen Herden.

Erfolgt die Thrombose in strömendem Blute, so gerinnt nicht die ganze Blutmasse, sondern es werden nur einzelne Theile derselben abgeschieden und zwar hauptsächlich farblose Blutkörperchen (ZAHN) und Blutplättchen (BIZZOZERO) nebst einer wechselnden Menge von rothen Blutkörperchen. Je nach der Menge und der Gruppirung der letzteren ist der Thrombus weiss oder grauweiss oder grauröthlich oder bunt gefärbt und geschichtet (weisse und gemischte Thromben).

Bei der Bildung der rein weissen Thromben werden nur die eben genannten farblosen Elemente des Blutes abgeschieden. Sowie an irgend einer Stelle die nöthigen Bedingungen der Thrombose gegeben sind, setzen sich diese Gebilde an der Innenfläche der Gefäss- oder Herzintima fest, und häufen sich successive in immer grösseren Massen an. In der ersten Zeit sind die einzelnen Elemente noch sichtbar. Schon nach 24 Stunden indessen lassen sich die ursprünglichen Zellgrenzen nicht mehr erkennen, und die ganze Masse ist in feinkörniges oder homogenes Fibrin verwandelt.

Das Wachsthum eines weissen Thrombus erfolgt wie die erste Entstehung durch fortgesetzte Anhäufung ungefärbter Blutelemente. Bleiben dabei auch rothe Blutkörperchen haften, so erhält der Thrombus mehr und mehr eine rothe Färbung; erfolgt der Niederschlag rother Blutkörperchen schubweise, d. h. unter zeitweiligem Aussetzen, so werden die Thromben roth und weiss geschichtet. Letzteres wird am ehesten dann geschehen können, wenn das Blut an der betreffenden Stelle bald in Ruhe ist bald in Bewegung.

Die grundlegenden Untersuchungen über Thrombose verdanken wir VIRCHOW (Gesammelte Abhandlungen 1856), der sowohl den Gerinnungsvorgang selbst als auch dessen Folgen für die Circulation auf experimentellem Wege verfolgte. ZAHN hat gezeigt (Virch. Arch. 62. Bd. und Revue médic. de la Suisse romande 1881), dass man die Bildung des Thrombus direct unter dem Mikroskope verfolgen kann, indem man in einem der mikroskopischen Untersuchung zugänglichen Blutgefässe eines Frosches durch Verletzung des Gefässes, oder durch Auflegen eines Kochsalzkrystalles auf das Gefäss etc. eine Thrombose hervorruft. Seiner Untersuchung verdanken wir namentlich die Kenntniss von dem Verhalten der farblosen Blutkörperchen. In neuester Zeit hat BIZZOZERO nachgewiesen (Centralbl. f. med. Wissensch. 1882 und Archives italiennes de biologie 1), dass im Blute farblose scheibenförmige Körper, welche nur halb so gross sind als die gewöhnlichen farblosen Blutkörperchen, kreisen. Er bezeichnet sie als Blutplättchen und erklärt sie für identisch mit den von HAYEM beschriebenen Hämatoblasten. Im Blute, das in gewöhnlicher Weise den Gefässen entnommen wird, zerfallen sie zu den durch M. SCHULTZE bekannt gewordenen Körnerhaufen. Nach BIZZOZERO hat ihre Auflösung in Flüssigkeit, die fibrinogene Substanz enthält, Gerinnung zur Folge, auch bilden sie einen wesentlichen Bestandtheil der weissen und gemischten Thromben.

§ 253. **Thrombenbildung wird durch zwei Momente hervorgerufen, nämlich durch Erkrankung der Gefässwände und durch Verlangsamung und Aufhebung der Circulation.** Bei der Entstehung der meisten Thromben machen beide Momente gleichzeitig ihren Einfluss geltend.

Der Grund, weshalb Erkrankung der Gefässintima und Verlangsamung der Circulation Gerinnung hervorruft, liegt darin, dass unter normalen Verhältnissen die Gerinnung des Blutes durch den Contact mit dem lebenden Gefässendothel hintangehalten wird. Geht das Endothel durch Erkrankung der Intima zu Grunde, oder kann in Folge Aufhebung oder Verlangsamung der Circulation das Blut nicht mehr durchgehends in Contact mit der lebenden Gefässwand gelangen, so fällt der gerinnungshemmende Einfluss weg. Man beobachtet dementsprechend Thrombosen auch am häufigsten bei Degenerationen und Entzündungen der Intima des Herzens und der Gefässe, sowie unter Verhältnissen, die, wie z. B. Compression, Verengung oder Erweiterung der Gefässe, Herzverfettung etc. eine Verlangsamung oder Aufhebung der Circulation bedingen. Zu Thrombenbildung führt auch eine Verletzung der Gefässwand, bei welcher die Intima mitbetheiligt ist. Eine perforirende Gefässwunde, die nicht zu gross ist, wird durch farblose Blutkörperchen und Blutplättchen, die sich an den Rändern der Oeffnung, sowie in deren Umgebung anlagern, geschlossen. Es bildet sich in der Wunde ein in das Gefässinnere prominirender weisser Thrombus.

Je nach den Beziehungen der Thromben zum Gefässrohr pflegt man verschiedene Formen zu unterscheiden. So bezeichnet man als **wandständige Thromben** solche, die einer Gefässwand, als **klappenständige** solche, die einer Herz- oder Venenklappe aufsitzen. Wird durch einen Thrombus das Lumen eines Gefässes verschlossen, so nennt man ihn **obturirend**. Die erstentstandenen Gerinnungen bezeichnet man als **primäre** oder **autochthone**, die weiterhin daran sich ansetzenden als **fortgesetzte Thromben**. Durch ein solches appositionelles Wachsthum kann ein wandständiger Thrombus zu einem obturirenden werden. Dabei kommt es nicht selten vor, dass an einen ursprünglich weissen oder gemischten Thrombus sich ein rother ansetzt, indem der Beginn der Thrombose bei strömendem Blute stattfindet, während später nach Verschluss des Gefässes das Blut stille steht und als Ganzes gerinnt. Das Umgekehrte kommt vor, wenn in einem Gefässe ein obturirender rother Thrombus auf ein kleineres Volumen sich zusammenzieht und dadurch einen Theil der Blutbahn wieder freilässt. Beides kann man nicht selten bei den sogenannten **marantischen Thromben** d. h. jenen Formen beobachten, welche sich bei anämischen heruntergekommenen Individuen, deren Gefässsystem verhältnissmässig zu weit ist, und deren Blut stellenweise sehr langsam strömt oder zu Zeiten stille steht, bilden.

Thromben können an allen Stellen des Gefässsystems vorkommen. Im Herzen sind es besonders die Herzohren, ferner die Recessus zwischen den Trabekeln, in denen sie sich ansetzen. An beiden Stellen beginnt ihre Entstehung in der Tiefe, allein durch fortgesetzte Apposition bilden sich grössere Gerinnungsmassen, welche sich in Form polypöser Gebilde über die Oberfläche erheben, und daher als **Herzpolypen** bezeichnet werden. Auch auf entzündeten Klappen schlagen sich oft Gerinsel nieder. Herzwand- und Klappenpolypen können sehr umfangreich werden und einen grossen Theil der Herzhöhle ausfüllen.

In den arteriellen Gefässstämmen finden sich Thromben an den verschiedensten Orten. Nicht selten bilden sich bei marantischen Individuen mit stark degenerirter Arterienintima wandständige, weisse oder gemischte, der Oberfläche adhärente Thromben in der Aorta. In den Venen entwickeln sich die Thromben am häufigsten in den Taschen der Venenklappen, aus denen sie allmählich herauswachsen und zu obturirenden Thromben werden. Oft auch wächst ein Thrombus aus einer kleineren Vene, wo er sich primär gebildet hat, in das Lumen einer grösseren Vene hinein. So kann z. B. eine Thrombose, die von einer kleinen Vene der unteren Extremität ihren Ausgang genommen hat, schliesslich bis in die Vena cava inferior hinaufsteigen, und bis zum Herzen gelangen. Thrombosen in den kleinsten Gefässen entstehen am häufigsten als Folge von Gewebserkrankungen, namentlich von Entzündungen und nekrotisirenden Processen.

Während des Lebens entstandene Thromben sind von Gerinseln, welche sich in der Agone oder nach dem Tode gebildet haben, meist leicht zu unterscheiden. Nach dem Tode gerinnt das Blut häufig so, dass die Blutkörperchen in die Gerinsel eingeschlossen bleiben; alsdann findet man bei der Section dunkelschwarzrothe, weiche Cruormassen. In anderen Fällen kommt es vor der Faserstoffabscheidung zu einer Trennung von Blutplasma und rothen Blutkörperchen. Gerinnt das erstere, so bilden sich weiche, speckige, feuchte, leicht gelblich gefärbte, etwas durchscheinende, mässig elastische Gerinsel. Von diesen speckhäutigen Gerinseln unterscheiden sich die weissen oder gemischten Thromben durch ihre grauweisse oder graurothe Farbe und mehr opake Beschaffenheit, häufig auch durch ihre Schichtung. Ferner sind sie derber, trockener, weniger elastisch, ihre Rissfläche treppenartig abgestuft; endlich sind sie der Gefäss- oder Herzwand adhärent, die Gerinsel dagegen nicht. Unter dem Mikroskope unterscheidet der grössere Gehalt an farblosen Blutkörperchen die weissen Thromben sofort von Leichengerinseln.

Schwieriger ist die Unterscheidung des rothen Thrombus vom rothen Leichengerinsel. Auch hier bieten die grössere Derbheit und Trockenheit, ferner die Adhärenz an der Gefässwand die hauptsächlichsten unterscheidenden Merkmale. Bei etwas älteren Thromben gesellt sich hiezu noch die Entfärbung, welche das dunkle Schwarzroth des frisch geronnenen Blutes in ein Braunroth überführt. Nicht selten sind Thromben von Leichengerinseln überlagert.

Ueber die Folgen der Thrombose für die Circulation sind § 22 bis § 25 und § 30 nachzusehen.

§ 254. Der ausgebildete fertige Thrombus ist eine an der Innenfläche eines Gefässes oder des Herzens festsitzende, ziemlich derbe, trockene Masse, deren Farbe und Structur die oben erwähnten Verschiedenheiten zeigt. Der verhältnissmässig geringe Gehalt des Thrombus an Flüssigkeit ist dadurch erklärlich, dass die Fibrinmassen nach ihrer Abscheidung sich zusammenziehen und die Flüssigkeit auspressen. Durch diese Schrumpfung kann bei obturirenden Thromben die Blutbahn wieder eröffnet werden. In manchen Fällen geht dieselbe ziemlich weit. Der Faserstoff verwandelt sich in eine derbe Masse, die sich in diesem Zustande lange erhält und schliesslich verkalkt. Auf diese Weise bilden sich kreidige Concremente, welche man in den Venen als Phlebolithen bezeichnet. Auch Thromben, die auf entzündeten Herzklappen oder auf rauhen Stellen der Aorta sitzen, können verkalken. Gegen neue Auflagerungen sind diese geschrumpften und verkalkten Thromben durch einen neugebildeten Endothelüberzug geschützt.

Schrumpfung und Verkalkung ist ein verhältnissmässig günstiger Ausgang der Thrombose. Weit ungünstiger sind die sehr häufig vorkommenden Erweichungsprocesse. Man unterscheidet eine **einfache** oder **rothe** und eine **puriforme** oder **gelbe Erweichung**. Bei der **einfachen Erweichung** wandeln sich zunächst die central gelegenen Theile der Thromben in eine breiige graurothe oder graue Masse um, welche aus zerfallenen und geschrumpften rothen Blutkörperchen, Pigmentkörnern und farblosen körnigen Zerfallsmassen besteht. Greift die Erweichung auch auf die oberflächlichen Lagen über, und ist gleichzeitig in der Umgebung des Thrombus noch eine gewisse Strömung vorhanden, so gerathen die Zerfallsproducte desselben in den Kreislauf. Dies geschieht sowohl bei Herzpolypen als auch bei Venenthromben, namentlich wenn etwa die Spitze des Thrombus einer kleineren Vene in eine grössere noch von Blut durchströmte Vene hineinragt. Die Folge solcher Erweichungsprocesse ist die Bildung von Embolieen, vergl. § 30 und § 33.

Der ungünstigste Ausgang der Thrombose ist die **gelbe, puriforme Erweichung**, bei welcher der Thrombus zu einer gelben oder graugelben oder röthlichgelben, eiterähnlichen, breiigen, rahmigen, übelriechenden Masse verflüssigt wird. Diese Flüssigkeit enthält neben Eiterkörperchen eine grosse Menge einer feinkörnigen Substanz, die zum Theil als fettiger und albuminöser Detritus anzusehen ist, zum Theil indessen aus Mikrokokken besteht. Letztere bilden nicht selten Colonieen und sind die Ursache der Erweichung. Diese puriform erweichten Thromben wirken auf die Umgebung destruirend und Entzündung erregend. Die Intima wird in Folge dessen trübe. In der Media und der Adventitia, sowie in der Umgebung des Gefässes stellt sich eine eitrige Entzündung ein. Nach kurzer Zeit sind sämmtliche Gefässhäute infiltrirt und zeigen ein schmutzig gelbes oder graugelbes Aussehen. Schliesslich kommt es zu einem jauchigen Gewebszerfall (vergl. § 291). Werden die puriformen Massen durch den Blutstrom an andere Orte verschleppt, so führen sie auch dort zu Nekrose und fauliger Zersetzung der Gewebe und zu eitriger Entzündung.

Den Vorgang der puriformen Erweichung eines Venenpfropfes verbunden mit einer eitrigen Infiltration der Venenwand bezeichnet man als eine **Thrombophlebitis purulenta**. Ihre Genese ist häufig eine solche, dass zuerst, wie es oben angenommen, ein Thrombus sich bildet, der später unter dem Einfluss von Mikrokokken erweicht. In anderen Fällen ist die Entzündung der Venenwand das primäre, die Thrombose das secundäre. Am häufigsten begegnet man dieser Affection in der Umgebung inficirter Wunden und Geschwüre.

§ 255. Die sogenannte Organisation des Thrombus ist der günstigste Ausgang der Thrombose. Man versteht darunter eine Ersetzung oder Substitution des Fibrins und der rothen Blutkörperchen durch gefässhaltiges Bindegewebe.

Der Vorgang der Bindegewebsneubildung ist meist ein entzündlicher, d. h. das neue Gebilde entwickelt sich aus einwandernden farblosen Blutkörperchen; nur in geringem Umfange nehmen auch regenerative Wucherungen der Endothelien an dem Processe Theil. Nicht selten fehlen letztere ganz. Der Thrombus selbst hat an der Organisation keinen Antheil, er ist eine todte Masse, ein Fremdkörper und wirkt auch als solcher auf die Umgebung Entzündung erregend. Diese Entzündungsvorgänge verlaufen ganz in derselben Weise, wie an anderen Orten sich abspielende productive Entzündungen. Was die histologischen Vorgänge betrifft, so wiederholen sich dieselben Erscheinungen, die in § 108—111 für die entzündliche Gewebebildung beschrieben sind. Ebenso findet auch das in § 112—116 über das Verhalten der Gewebe gegen Fremdkörper Gesagte Anwendung. Von den productiven Entzündungen der verschiedenen Organe steht die Thrombusorganisation derjenigen der serösen Häute am nächsten. Ein Blutgefäss ist ja eigentlich auch nichts anderes als eine seröse Höhle, welche sich nur durch eine besondere Configuration und einen besonderen Bau ihrer Wandungen auszeichnet.

In den ersten Stadien des Processes beobachtet man an einzelnen Stellen der Gefässwand eine kleinzellige Infiltration und zwar sowohl innerhalb der Adventitia und Media (Fig. 117 e), als auch der Intima (f). Bald sammeln sich auch im Inneren des Gefässlumens Zellen an (Fig. 117 g), theils innerhalb des Coagulums selbst, theils zwischen letzterem und der Gefässwand. Die zuerst auftretenden Zellen sind klein und rund und besitzen einen Kern, der sich mit Farbstoffen intensiv färbt. Später liegen neben den kleinen Zellen grössere mit hellen bläschenförmigen Kernen (h), welche aus den ersteren sich entwickelt haben. Sie zeigen sehr verschiedene, theils runde, theils gestreckte und verzweigte Formen (h).

12 Blut.

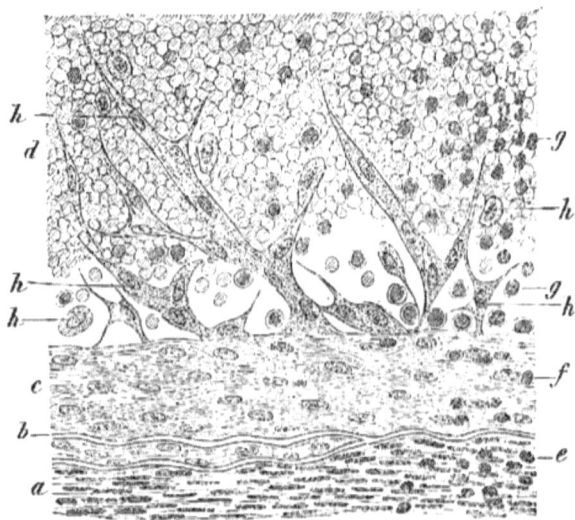

Fig. 117. Schnitt aus einer thrombosirten Schenkelarterie eines alten Mannes 3 Wochen nach der Unterbindung. Hämatoxylinpräparat Vergr. 350.
a Media. *b* Elastische Grenzlamelle. *c* Durch ältere chronische Entzündungsprocesse verdickte Intima. *d* Geronnenes Blut. *e* Zellige Infiltration der Media, *f* desgleichen der Intima. *g* Rundzellen, theils innerhalb des Blutcoagulums, theils zwischen letzterem und der Intima. *h* Verschiedene Formen von Bildungszellen.

Diese grossen Zellen sind die Bildungszellen. Haben sie sich bis zu einem gewissen Grade vermehrt, so dass sie dicht bei einander liegen, so entwickelt sich aus ihnen Bindegewebe. Dies geschieht unter gleichzeitiger Gefässbildung, welche so weit geht, dass später das ganze neugebildete Gewebe von Gefässen durchzogen ist.

Dies ist der Gang des Processes im Allgemeinen; im Einzelnen kann derselbe mancherlei Verschiedenheiten bieten. Handelt es sich z. B. um eine sogenannte Organisation eines Thrombus nach der Unterbindung bei einem jüngeren kräftigen Individuum, so wird die Anhäufung der Rundzellen eine weit bedeutendere sein, als in dem abgebildeten Falle Fig. 117, der einen alten Mann betrifft, dessen Arterie bereits durch frühere Processe nicht unbedeutend verändert war. Es kann durch die massenhafte Zellanhäufung das Gewebe einem gewöhnlichen Granulationsgewebe ähnlich werden. Auch die Raschheit, mit der der Process abläuft, ist sehr verschieden. Operirt man an Thieren, so kann man schon nach zwölf Tagen vascularisirtes Gewebe finden. In dem in Fig. 117 abgebildeten Falle haben sich nach drei Wochen die ersten Bildungszellen entwickelt.

Die Rundzellen stammen aus den Vasa vasorum und den dem thrombosirten Blutgefässe nahe gelegenen Gefässen. Sie dringen namentlich von der Unterbindungsstelle aus, wo die Intima eingerissen ist und die Gefässwände überhaupt am stärksten verletzt sind, ein. Die Blutgefässe stammen ebenfalls aus den Vasa vasorum, doch kommt es auch zu einer Eröffnung von Blutbahnen vom freien Lumen des alten Gefässes aus.

Zur Orientirung darüber, wie sich ein organisirter Unterbindungsthrombus, also eine Gefässnarbe präsentirt und in welche Beziehungen sie sich zu den alten Gefässwänden stellt, ist in Fig. 118 ein schematisirter Längsschnitt durch eine solche abgebildet.

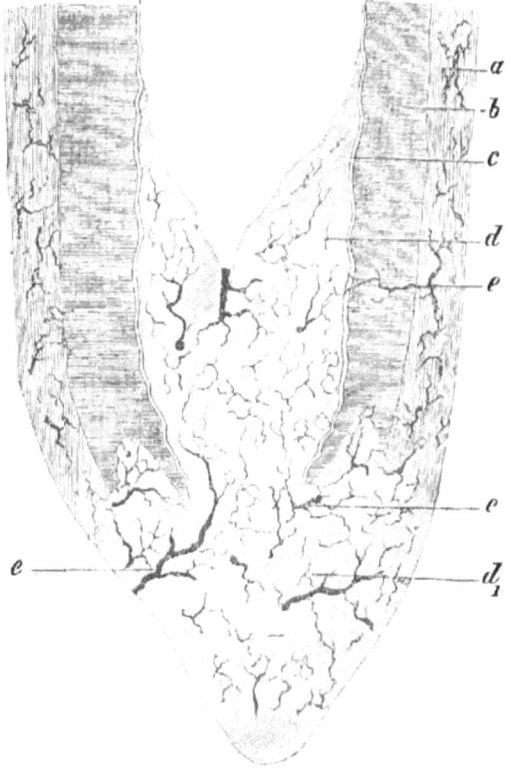

Fig. 118. Schematischer Längsschnitt durch ein unterbundenes Gefäss, dessen Thrombus durch organisirtes und vascularisirtes Gewebe vollkommen ersetzt ist. *a* Adventitia. *b* Media. *c* Intima. *d* Neugebildetes Bindegewebe innerhalb, d_1 ebensolches ausserhalb des Gefässlumens. *e* Blutgefässe.

Wie aus der Abbildung ersichtlich, hat sich an der Unterbindungsstelle ein mit Gefässen *(e)* reichlich versehenes Narbengewebe

(d_1) gebildet, welches einerseits an der Aussenwand des Gefässes mit der Adventitia *(a)* in Verbindung steht, andererseits aber auch sich in das Lumen des Gefässes selbst fortsetzt *(d)* und hier einen Verschluss desselben bildet. In den der Unterbindungsstelle zunächst gelegenen Theilen verlieren sich die verschiedenen Arterienhäute im Narbengewebe. Die Gefässe *(e)* des bindegewebigen Pfropfes stammen hauptsächlich von aussen, doch hat sich auch eine Bahn nach dem freien Lumen des unterbundenen Gefässes geöffnet.

Wie schon erwähnt, nehmen an der Bildung der Gefässnarbe endotheliale Wucherungen nur geringen Antheil. Da wo der Thrombus sitzt, ist das Endothel verloren gegangen, eine Wucherung ist danach von vorneherein nicht möglich. Dieselbe beschränkt sich daher auf jenes Gebiet, wo der Thrombus an das offene Lumen des bluthaltigen Gefässes angrenzt, und die Endothelien sich intakt erhalten haben. An dieser Stelle können sie den Thrombus mit einer endothelialen Decke versehen, möglich ist auch, dass sie sich hier an der Bindegewebsbildung mitbetheiligen.

Die Organisation des Thrombus ist sowohl in früherer Zeit als auch in den letzten Jahren vielfach Gegenstand anatomischer, namentlich aber auch experimenteller Untersuchung gewesen. Von neueren Arbeiten sind zu nennen: Schultz, Deutsch. Zeitschr. f. Chirurgie, IX. Bd.; Raab, Arch. f. klin. Chirurg. 23. Bd. und Virch. Arch. 75. Bd.; Riedel, Deutsch. Zeitschr. f. Chir. 1875; Baumgarten, Die sogen. Organisation des Thrombus. Leipzig 1877; Durante, Wiener med. Jahrb. III und IV; Senftleben, Virch. Arch. 77. Bd.; Tillmanns, Virch. Arch. 78. Bd; Auerbach, Ueber die Obliteration der Arterien nach Ligatur. In. Diss. Bonn 1877.

In den meisten Arbeiten ist hauptsächlich die Frage discutirt worden, ob die Generatoren des Bindegewebes die farblosen Blutkörperchen seien oder nicht. Dieselbe ist von den einzelnen Autoren verschieden beantwortet worden. Nach dem, was ich durch eigene Untersuchung gesehen, muss ich mich auf Seite derjenigen stellen, welche den Wanderzellen die Hauptrolle bei der Gewebebildung zuerkennen.

Im Allgemeinen ist, wie mir scheint, die Thrombusorganisation allzusehr als ein Process sui generis angesehen worden. Ich kann, wie schon im Haupttext ausgeführt wurde, lediglich darin einen Unterschied gegenüber anderen pathologischen Bindegewebsneubildungen finden, dass der ganze Process sich innerhalb einer Röhre abspielen und gleichzeitig eine Resorption todter Substanzen stattfinden muss. Von dieser Bindegewebsneubildung wird man sich fragen, ob sie durch entzündliche Granulationsbildung oder ob sie durch regenerative oder hyperplasirende Wucherung entsteht. Wie schon erwähnt, finde ich, dass die entzündliche Granulationsbildung die wichtigere Rolle spielt und häufiger vorkommt. Damit ist eine active Betheiligung der Endothelzellen nicht ausgeschlossen. Von grossem Interesse scheint mir, dass nach Angabe von RIEDEL die Verwachsung der Innenwände einer Arterie nach Ausschluss eines Blutgerinsels lediglich durch Wucherung der Endothelien zu Stande kommen kann. Es spricht dies dafür, dass, wie ich es oben dargestellt habe, der Thrombus es ist, welcher im Verein mit mechanischer Läsion der Gefässwand die Entzündung hervorruft.

Bezüglich der Canalisation des Thrombus von dem Lumen des alten Gefässes aus, die namentlich SCHULTZ betont, glaube ich annehmen zu dürfen, dass sie ursprünglich nicht die Bedeutung ächter Gefässbildung besitzt, sondern auf eine durch Schrumpfung des Faserstoffs bedingte Lückenbildung zurückzuführen ist. Später wandeln sich diese Canäle in Gefässe um, die mit den von den Vasa vasorum stammenden Gefässen in Verbindung treten.

§ 256. Die obige Darstellung der Organisation des Thrombus gilt zunächst für den Unterbindungsthrombus einer Arterie. Es geht indessen die Organisation anderer Thromben in derselben Weise vor sich. Bei Anwesenheit älterer marantischer Venenthromben ist die Wand der Venen zellig infiltrirt, und die Peripherie des Gerinsels theils in granulationsähnliches Gewebe, theils bereits in vascularisirtes Bindegewebe umgewandelt. Bei wandständigen Thromben, wie sie in grossen Arterien, z. B. in der Aorta, vorkommen, geht offenbar die Organisation sehr langsam vor sich. Man kann oft bei Thromben, die schon alt sind, umsonst nach einer Organisation suchen, in anderen Fällen findet man nur in der äussersten Peripherie Bindegewebe in verschiedenen Stadien der Entwickelung. Auch die Thromben in Aneurysmen werden nur sehr langsam und in sehr unvollkommener Weise durch Bindegewebe substituirt.

In ähnlicher Weise wie die sogen. Organisation des Thrombus erfolgt auch die Heilung der Gefässwunden.

Nach Untersuchungen von SCHULTZ bildet sich nach Ablauf der Blutung an der Rissstelle ein Thrombus aus angehefteten farblosen Blutkörperchen. Später buchtet sich der betreffende Verschluss etwas aus, wird aber durch farblose Blutkörperchen wieder gefüllt. Dieselben entwickeln sich sodann weiter und bilden unter Beihülfe von Gefässen, die aus der Nachbarschaft eindringen, schliesslich Narbengewebe (vergl. § 308).

Das an Stelle des Thrombus gesetzte Narbengewebe schrumpft im Laufe der Zeit mehr oder weniger. Unterbindungsnarben werden dadurch sehr klein. In der Continuität eines Gefässes kann eine solche Narbe sich später lediglich wie eine Wandverdickung präsentiren, oder es bleiben nur Fäden und Balken übrig, welche das Lumen des früher thrombosirten Gefässes durchziehen. In Folge dessen kann der Blutstrom die betreffende Stelle wieder ohne wesentliche Hindernisse passiren.

§ 257. In § 254 ist bereits erwähnt worden, dass bei Zerfall der Thromben sich Stücke von denselben loslösen und in den Blutstrom gelangen können. Es ist ferner bereits angegeben worden, dass bei der puriformen Erweichung da, wo die abgeschwemmten Massen liegen bleiben, Entzündung und Eiterung entstehen. Es bleibt noch übrig das Schicksal der blanden nicht Eiterung erregenden Pfröpfe zu untersuchen. Ein solcher Pfropf oder Embolus wird sich, falls er nicht die Capillaren zu passiren vermag, irgendwo einkeilen. Meist geschieht dies an der Theilungsstelle eines Gefässes, z. B. einer Lungenarterie, falls der Embolus aus einer Körpervene oder dem rechten Herzen stammt. Als erste Folge der Embolie lagern sich auf den Pfropf neue Gerinsel ab, so dass derselbe, auch wenn er ursprünglich das Gefäss nicht verschloss, obturirend wird. Die Folgen dieser Obturation für die Circulation sind in § 30 besprochen worden.

Der Embolus selbst kann dieselben Veränderungen durchmachen, wie der primäre Thrombus; er kann erweichen oder schrumpfen und verkalken oder durch Bindegewebe ersetzt werden.

Nach der Organisation, die in derselben Weise sich vollzieht, wie es oben für den Thrombus beschrieben wurde, besitzt das neugebildete Bindegewebe stets ein erheblich geringeres Volumen als der ursprüngliche Pfropf. Nach Wochen und Monaten ist die Stelle, an welcher der Embolus sass, oft nur noch durch eine Bindegewebsleiste oder durch eine knötchenförmige oder flache Excrescenz auf der Intima gekennzeichnet. In anderen Fällen ist das Gefässlumen von Bindegewebsfäden durchzogen, welche entweder isolirt verlaufen oder durch gegenseitige Verbindung ein grossmaschiges Netzwerk bilden.

Selbstverständlich ist die Wirkung eine durchaus andere, wenn die eingeschwemmten Pfröpfe destruirend und Entzündung erregend wirken. In diesem Falle kommt es zu einer eitrigen Entzündung, die nicht nur die Gefässwand, sondern auch deren Umgebung ergreift und schliesslich zu einer Vereiterung des Gewebes, zu einer Abscessbildung führt.

2. Veränderungen der Blutmenge und der chemischen Constitution der Blutflüssigkeit.

§ 258. Wie in § 251 bereits erwähnt wurde, ist das Blut eine Flüssigkeit, deren Menge und deren chemische Zusammensetzung normaler Weise nur mässigen Schwankungen unterworfen ist. Es wird dies dadurch erreicht, dass Stoffaufnahme und Stoffabgabe sich das Gleichgewicht halten, und allfällig aufgenommene abnorme Bestandtheile des Blutes sehr bald wieder ausgeschieden werden. Unter pathologischen Bedingungen kann dieses Verhältniss sich ändern, sodass sowohl die Menge des Blutes, als auch die chemische Zusammensetzung desselben kürzere oder längere Zeit von der Norm abweichen.

Was zunächst die Vermehrung oder die Hyperplasie des Blutes, die Plethora vera betrifft, so kommt dieselbe als ein länger dauernder Zustand nicht vor. Wird aus irgend einem Grunde, z. B. durch die Amputation einer Extremität nach Zurückdrängen des Blutes in den Körper, die Menge des Blutes relativ zu gross, so wird das überschüssige Blut sehr bald verbraucht und nicht wieder ersetzt. Die Plethora ist also nur ein vorübergehender Zustand.

Den Gegensatz zu der Plethora vera bildet die Verringerung der Blutmenge, die Oligämie oder Anämie. Jeder in irgend einer Weise eingetretene abnorme Blutverlust setzt zunächst eine Anämie. Ueberschreitet dieselbe ein gewisses Maass nicht, und ist die Blutbildung nicht gehindert, so wird der Verlust bald wieder ersetzt, der Zustand ist ein vorübergehender. Geht der Blutverlust dagegen über ein gewisses Maass hinaus, oder wiederholt er sich mehrmals, oder dauert er längere Zeit an, so wird auch die Anämie eine dauernde. Am Lebenden macht sich ein solcher Zustand durch die Blässe der Haut und der Schleimhäute bemerkbar, an der Leiche erkennt man ihn an dem geringen Blutgehalt der verschiedenen Organe.

Bei der Regeneration des Blutes nach einem stattgehabten Verlust tritt der Wiederersatz der Flüssigkeit schneller ein, als derjenige der rothen Blutkörperchen. Das Blut ist daher zu einer gewissen Zeit im Verhältniss zur Menge der Flüssigkeit arm an Blutkörperchen. Ein solcher Zustand wird als Oligocythämie bezeichnet. Er kommt bei fieberhaften Krankheiten, ebenso auch bei Blei- und Quecksilbervergiftungen etc. sehr häufig vor und ist als eine Folge der Herabsetzung der Ernährung anzusehen. In anderen Fällen müssen wir annehmen, dass eine mangelhafte Function der Blut bereitenden Organe (vergl. § 261) die Ursache bildet; häufig sind wir indessen nicht in der Lage, die Ursache des Leidens anzugeben (essentielle Anämie).

Wird Wasser im Blute zurückgehalten, z. B. bei Functionsstörungen in der Niere, so wird das Blut verwässert, es bildet sich eine Hydrämie oder eine hydrämische Plethora. Bei derselben ist nur das Wasser im Blute vermehrt, die übrigen Bestandtheile sind in normaler Menge vorhanden.

Häufiger als durch Wasserretention kommt es zu Hydrämie durch Verminderung des Eiweissgehaltes des Blutes durch Hypalbuminose. Die Ursachen dieser Verminderung sind entweder auf verminderte Eiweisszufuhr oder auf erhöhten Eiweissverbrauch, oder auf beides zugleich zurückzuführen. Sehr häufig entsteht sie durch chronische Störungen der Verdauung, lange dauernde profuse Darmentleerungen, Dysenterie, chronische Eiterungen, abnorm gesteigerte Function einzelner Drüsen (Lactation), öftere Blutverluste, Eiweissverluste bei Nierenerkrankungen, Zerfall von Geschwülsten etc. In manchen Fällen entzieht sich ihre Ursache der Ermittelung (essentielle Anämie). Bei Oligocythämie sowohl als bei Hydrämie ist der Hämoglobingehalt des Blutes vermindert. Während unter normalen Verhältnissen 100 Cub.centm. Blut etwa 14 Gramm Hämoglobin enthalten, sinkt bei Anämie dessen Menge auf 8 bis 6 bis 3 Gramm. Das Blut ist dementsprechend dünnflüssig, blass, hellroth, Fleischwasser ähnlich.

Bei Oligocythämie erklärt sich diese Abnahme durch die Verminderung der Zahl der rothen Blutkörperchen. Ist ihre Zahl normal, so muss entweder ihre Grösse (Mikrocythämie vergl. § 261) oder ihr Gehalt an Hämoglobin verringert sein. Beides kommt vor. Ist Letzteres der Fall, so erscheinen unter dem Mikroskope die einzelnen Blutkörperchen auffallend blass. Man beobachtet dies namentlich bei der sogen. Chlorose.

Den Gegensatz zu der Hydrämie bildet die Anhydrämie, d. h. ein verminderter Wasser- und Salzgehalt des Blutes bei Erhaltung des Bluteiweisses. Ein solches Blut erscheint eingedickt, theerartig in Consistenz und Farbe. Bei dem Menschen erfolgt eine solche Eindickung am häufigsten durch acute profuse Darmentleerungen, z. B. bei der Cholera, ferner bei starken Wasserverlusten durch die Haut.

Bei manchen Krankheiten ändert sich auch der Gehalt des

Blutes an Fibrin bildenden Substanzen. Derselbe ist bei allen Entzündungskrankheiten, namentlich aber bei croupöser Pneumonie, bei Rheumatismus, Erysipelas erhöht. Auch bei Hydrämie pflegt er etwas erhöht zu sein. Die Folge davon ist, dass bei Eintritt von Gerinnungen eine vermehrte Menge von Fibrin gebildet wird.

Der Hämoglobingehalt des Blutes ist je nach dem Lebensalter nicht unerheblichen Schwankungen unterworfen (vergl. LEICHTENSTERN, Untersuchungen über den Hämoglobingehalt des Blutes, Leipzig 1878 und HOPPE-SEYLER, Physiologische Chemie, Berlin 1877—81). Am reichlichsten ist derselbe z. Z. der Geburt. Er sinkt in den ersten Lebensjahren auf die Hälfte, um vom 5. Jahre ab bis zum 45. auf etwa $^2/_3$ des ursprünglichen Gehaltes anzusteigen. Von da an nimmt er wieder ab. Bei Männern ist der Hämoglobingehalt etwas höher als bei Frauen. In der Schwangerschaft nimmt der Hämoglobingehalt ab.

Nach den Untersuchungen von MAAS (Deutsche Zeitschr. f. Chirurgie, Band XVII) hat eine rasche Wasserentziehung bei Thieren ein rasches Sinken des Blutdruckes und der Temperatur zur Folge. MAAS hält dafür, dass die Mehrzahl der Fälle von sogen. Hitzschlag durch Anhydrämie zu erklären sei.

§ 259. Bei den in dem letzten Paragraphen besprochenen Veränderungen des Blutes handelt es sich lediglich um quantitative Abweichungen der Bestandtheile von der Norm. Neben denselben giebt es auch eine grosse Zahl von qualitativen Veränderungen, welche auf einem Gehalt des Blutes an ihm fremden gelösten Substanzen beruhen. Da im Blute selbst chemische Processe nur in sehr beschränktem Maasse vorkommen, so sind diese Substanzen entweder aus der Aussenwelt aufgenommen oder sind Producte des Stoffwechsels der Gewebe, der entweder selbst. ein abnormer ist oder dessen Erzeugnisse anormaler Weise ins Blut gelangen; nur selten werden abnorme Substanzen im Blute selbst gebildet. Die Mehrzahl dieser Verunreinigungen des Blutes ist der anatomischen Untersuchung nicht zugänglich. So ist z. B. anatomisch der Nachweis von Zucker, Harnstoff, Morphium etc. im Blute nicht möglich. Nur wenige Substanzen machen eine Ausnahme. Unter den durch Athmung aufgenommenen Gasen verändert das Kohlenoxyd das Blut am auffälligsten, indem es demselben eine kirschrothe Farbe verleiht. Man kann dies häufig schon an der auffallend hellrothen Farbe der Todtenflecken erkennen. Bei der Section kommt sie sowohl an dem aus den Gefässen ergossenen als auch an dem noch in den Gefässen der Gewebsparenchyme steckenden Blute zur Geltung.

Bei Kohlensäurevergiftung ist das Blut dunkel, und dem

entsprechend auch die Färbung der Leichenflecken blauroth. Ebenso ist das Blut auch dunkel, nahezu tintenartig bei Vergiftung mit Schwefelwasserstoff.

Von den pathologischer Weise resorbirten Stoffwechselproducten lässt sich der Uebertritt von gallensauren Salzen und Gallenfarbstoff in das Blut am leichtesten erkennen. Durch die Anwesenheit des Letzteren wird das Blutplasma gallig gefärbt. Dieselbe Wirkung haben wahrscheinlich auch die gallensauren Salze, indem durch sie Blutfarbstoff gelöst und in Bilirubin umgewandelt wird. Zuweilen bilden sich in den Blutgefässen körnige und krystallinische Abscheidungen von Bilirubin. Am leichtesten ist die Resorption von Galle in das Blut an der in ihrem Gefolge auftretenden Gelbfärbung der Gewebe zu erkennen, besonders solcher, die keine Eigenfärbung haben. Man nennt diesen Zustand Icterus. Besteht derselbe seit kurzer Zeit, so sind die Gewebe gelblich gefärbt. Nach längerer Dauer werden sie mehr bräunlich, oder graugrünlich. Auch der Urin zeigt icterische Färbungen, und es können gerade in ihm die Gallenfarbstoffe leicht durch geeignete Reactionen nachgewiesen werden.

Auch eine Verunreinigung des Blutplasma's mit Methämoglobin, das durch Auflösung von rothen Blutkörperchen freigeworden ist, lässt sich sowohl an der Veränderung des Blutes, als auch des Urins erkennen. Ist viel Methämoglobin im Blutplasma gelöst, so wird das Blut lackfarbig, und der Urin erhält eine blutige hell braunrothe bis dunkel schwarzrothe Färbung (vergl. § 262).

Bei der sogenannten Urämie, welche in Folge von Insufficienz der Nierenthätigkeit entsteht, häufen sich im Blute verschiedene Substanzen an, welche auf die Function einiger Organe, namentlich aber des Gehirns einen schädlichen Einfluss ausüben. Auf letzteres weisen namentlich die dabei eintretende Benommenheit des Sensoriums und die Convulsionen. Bei Thieren, denen man die Nieren exstirpirt, häufen sich im Blute Harnstoff, sowie verschiedene Extractivstoffe an.

Bei der acuten gelben Leberatrophie finden sich im Blute Leucin und Tyrosin. Im Blute von Diabetikern ist das Serum durch Chylusfett milchig getrübt (Hoppe-Seyler).

3. Veränderungen der morphotischen Bestandtheile des Blutes.

§ 260. Die geformten Bestandtheile des Blutes, rothe und farblose Blutkörperchen, sind keine beständigen Gebilde, sondern es gehen fortwährend rothe Blutkörperchen zu Grunde und werden durch neue ersetzt, und auch die farblosen Blutkörperchen werden durch Austritt aus der Blutbahn vermindert, so dass sich ihre Zahl nur dadurch auf einer gewissen Höhe erhalten kann, dass durch Neubildung von Zellen der Verlust gedeckt wird.

Die Zahl der farblosen Zellen im Blute ist schon unter normalen Verhältnissen keine ganz constante. Man rechnet, dass im Mittel ein farbloses auf etwa 300 rothe kommt, oft enthält das Blut indessen mehr (während der Verdauung), oft weniger.

Unter sehr verschiedenen pathologischen Zuständen, z. B. bei Eiterungen, bei infectiösen Erkrankungen wie Typhus recurrens und abdominalis, Pyämie, Erysipelas, Intermittens etc. tritt eine mehr oder minder ausgesprochene Vermehrung der farblosen Blutkörperchen und zwar sowohl der mononucleären als der polynucleären Formen ein, so dass sie im Verhältniss von 1 : 100 oder von 1 : 50, sogar von 1 : 20 rothen gefunden werden. Nach VIRCHOW erfolgt eine Vermehrung namentlich bei jenen Processen, bei welchen die Lymphdrüsen mit afficirt sind. Diesen Zustand der Vermehrung der farblosen Blutkörperchen hat VIRCHOW mit dem Namen Leukocytose belegt. Sie ist ein vorübergehender Zustand und abhängig von vorübergehenden Erkrankungen.

Von der transitorischen Leukocytose ist die sogenannte Leukaemie (VIRCHOW) zu trennen. Sie ist characterisirt durch eine mehr oder weniger bedeutende dauernde Zunahme der farblosen Blutzellen und ist zugleich verbunden mit einer Abnahme der rothen Blutkörperchen. Es kann das Verhältniss zwischen ersteren und letzteren sich so gestalten, dass sie schliesslich einander an Zahl gleich sind, ja es kann in extrem entwickelten Fällen' die Zahl der farblosen Blutkörperchen diejenige der rothen um etwas übertreffen.

Bei hochgradig entwickelter Leukämie ist das Blut schon für die makroskopische Betrachtung deutlich verändert, auffallend blass, hell und dünnflüssig. An der Leiche finden sich die farblosen Zellen sehr oft da und dort so gehäuft, dass ihre Anwesenheit schon mit blossem Auge erkannt wird. So findet man im Herzen und in den grossen Gefässstämmen oft eigenthümlich lehmfarbene Gerinsel statt der speckhäutigen Faserstoffabscheidungen, oder es sind die Gerinsel mit weissen, rahmigen, eiterähnlichen Auflagerungen bedeckt.

Geringere Grade der Erkrankung erfordern zur Diagnosestellung eine mikroskopische Untersuchung des Blutes, die auch eine geringfügige Zunahme der farblosen Zellen gegenüber den rothen erkennen lässt.

Abgesehen von den Blutveränderungen selbst zeigen an der Leiche Leukämischer verschiedene Organe Veränderungen, welche theils als Ursache, theils als Folge der Leukämie aufgefasst werden müssen. Von den bei Leukämischen vorkommenden Hyperplasieen der Milz (vergl. § 338), der Lymphdrüsen (vergl. § 355) und des Knochenmarkes wird angenommen, dass sie als Ursache der Blutveränderung anzusehen seien. Die grauweissen, theils diffusen, theils herdförmigen Infiltrationen verschiedener Organe wie z. B. der Leber, Lungen und Nieren, lassen wohl kaum eine andere Deutung zu als die, dass ein Theil der im Blute circulirenden farblosen Zellen von den betreffenden Organen zurückgehalten worden ist. Die farblosen Blutkörperchen liegen theils innerhalb der Gefässe, theils in deren Umgebung. Mitunter ist die Beschaffenheit der Herde eine derartige, dass man ihnen keine andere Bezeichnung als diejenige einer weissen Hämorrhagie oder eines weissen hämorrhagischen Infarctes geben kann. Neben diesen Infiltrationen bilden sich zuweilen auch aus lymphadenoidem Gewebe bestehende Tumoren, so z. B. in der Leber und in den Nieren.

Die farblosen Blutkörperchen im Blute Leukämischer sind nicht alle einander gleich. Man kann eine grössere und eine kleinere Form unterscheiden, von denen bald die eine, bald die andere an Zahl dominirt, oder die beide in gleicher Zahl vorkommen. Nach Virchow, dem Entdecker der Leukämie, stammen die grösseren Zellen aus der Milz, und ihre Vermehrung im Blute ist einer Hyperplasie der Milz zuzuschreiben, während die kleineren Formen aus den hyperplasirten Lymphdrüsen stammen. Man kann danach eine lienale und eine lymphatische, sowie eine gemischte Form der Leukämie unterscheiden. Die Beziehung der genannten Organe zu der Leukämie ist so zu verstehen, dass in Folge der Hyperplasie derselben eine vermehrte Bildung lymphatischer Elemente und somit auch eine vermehrte Zufuhr derselben zum Blute stattfindet. Durch die Untersuchungen von Bizzozero (1869), Neumann (Wagners Arch. d. Heilk. XI. Bd.), Ponfick (Virch. Arch. 67. Bd.), Waldeyer (Virch. Arch. 52. Bd.) und Anderen ist die Aufmerksamkeit auch dem Knochenmark zugewandt worden. Dasselbe zeigt bei Leukämie nicht selten sehr bedeutende Veränderungen, ist gelblich, eiterartig, indem es eine grosse Menge lymphatischer Elemente enthält. Ausgehend von der Annahme, dass wie aus den Lymphdrüsen und der Milz, so auch aus dem Knochenmark eine Zufuhr lymphatischer Elemente zum Blute stattfinde, hat man neben der lienalen und lymphatischen Leukämie noch eine medulläre Form unterschieden. Dieselbe soll sich meist mit den andern combiniren, selten allein vorkommen.

Bei Leukämie findet man mitunter auch kernhaltige rothe Blutkörperchen im Blute (ERB, Virch. Arch. 34. Bd.; BOETTCHER, ebenda 36. Bd.; KLEBS, ebenda 38. Bd.). NEUMANN (Berliner klin. Wochenschr. 1878 Nr. 10) hält dafür, dass man daraus auf eine Knochenveränderung schliessen könne. BIZZOZERO und SALVIOLI (Centralbl. f. med. Wissensch. 1879) bestreiten dies und sind der Ansicht, dass diese Zellen auch aus der Milz stammen können.

Genau festzusetzen, welche Rolle die genannten Organe bei der Leukämie spielen, ist nicht möglich. Wir wissen ja auch nicht, ob die genannten Organe alle unter normalen Verhältnissen lymphatische Elemente produciren. Ob wirklich dem Knochenmark die wichtige Rolle zukommt, die ihm eben zuerkannt wurde, erscheint noch fraglich; es kann sehr wohl sein, dass die Anhäufung der lymphatischen Elemente in demselben eine secundäre ist.

Die letzte Ursache der Leukämie kennen wir nicht. Eine primäre Erkrankung des Blutparenchyms (KOTTMANN, Symptome der Leukämie, Bern 1877), ist nicht undenkbar. LEUBE und FLEISCHER (Virch. Arch. 83. Bd.) haben jüngst einen Fall mitgetheilt, bei welchem weder Milz, noch Lymphdrüsen, noch Knochenmark verändert waren. Danach ist also zur Entstehung einer Leukämie eine anatomische Veränderung der genannten Organe nicht absolut nothwendig. Es ist nicht unmöglich (KLEBS), dass es sich bei der Leukämie um eine Infectionskrankheit handelt.

Sehr auffällig ist, dass hyperplastische Processe in der Milz und den Lymphdrüsen vorkommen, ohne dass eine entsprechende Leukämie zu beobachten ist. Man bezeichnet diese Affection als malignes Lymphom oder als Pseudoleukämie oder als Anämia lymphatica resp. splenica. Die letztere Bezeichnung hat ihren Grund darin, dass die betreffenden Individuen unter hochgradiger Anämie dem Tode entgegengehen. Mitunter beobachtet man, dass eine Pseudoleukämie in eine echte Leukämie übergeht. Genaueres über die Leukämie, sowie eine Zusammenstellung der Literatur über dieselbe findet sich bei MOSLER, im Cap. Leukämie im Handbuch der spec. Pathologie von v. Ziemssen, VIII. Bd. 2 H., sowie bei FLEISCHER und PENZOLDT, Deutsch. Arch. f. klin. Med. 26. Bd. Einen eigenthümlichen Befund bei Leukämie bilden Krystalle, die aus langgezogenen, fast nadelförmigen Oktaedern bestehen (vergl. NEUMANN, Arch. f. mikr. An. II. Bd.).

Den farblosen Zellen im Blute hat in der jüngsten Zeit EHRLICH (Verhandlungen der physiol. Gesellsch. zu Berlin 1878/79 Nr. 20 und Zeitschr. f. klin. Medicin, Bd. I Heft 3) besondere Aufmerksamkeit geschenkt und namentlich ihr Verhalten gegen verschiedene Farbstoffe geprüft. Er hat gefunden, dass man eine ganze Reihe von Formen unterscheiden kann. Eine Gruppe von Zellen enthält nur einen ovoiden schwach tingiblen Kern, eine andere dagegen einen oder mehrere rundliche, stark tingible Kerne. Ferner zeigen die einen eigenthümliche Körnungen, deren einzelne Formen sich gegen Farbstoffe verschieden verhalten. Ein Theil derselben zeichnet sich durch höhere Empfänglichkeit für Eosin (eosinophile Zellen) aus als andere.

E. fand, dass bei allen acuten Leukocytosen sowohl die mono- als auch die polynucleären Formen vermehrt sind, nicht dagegen die eosinophilen Zellen. Bei chronischer Veränderung der blutbereitenden Organe dagegen, z. B. bei Leukämie, ist die Menge der eosinophilen Zellen vermehrt.

§ 261. Es ist bereits bei der Besprechung der Abnahme der Gesammtblutmenge, der Anämie, hervorgehoben worden, dass namentlich auch die Zahl der rothen Blutkörperchen abnimmt. Diese Oligocythämie lässt sich einestheils an der Abnahme des Hämoglobingehaltes des Blutes, andererseits aber auch in der Verminderung der Zahl der Blutkörperchen in einem dem betreffenden Individuum entnommenen Blutstropfen erkennen. Bei hochgradiger Anämie kann die Zahl der Blutkörperchen auf $1/8$ bis $1/10$ verringert sein. Mit der Abnahme der Menge der rothen Blutkörperchen ist häufig auch eine Veränderung ihrer morphologischen Eigenschaften verbunden. So findet man z. B. sehr oft auffallend kleine bald blass, bald dunkel gefärbte Blutkörperchen von 4—6 μ. statt 6—8 μ. Durchmesser. Man bezeichnet diese Veränderung als Mikrocythämie. Bei einigen Anämieen (Chlorose, Bleivergiftung) kommen neben abnorm kleinen auch abnorm grosse rothe Blutkörperchen (Makrocyten) vor. Nicht selten trifft man auch auffallend difformirte, zum Theil in Zerfall begriffene Blutkörperchen. Diese Erscheinung bezeichnet man als Poikilocytosis. Hinsichtlich ihrer Beurtheilung im gegebenen Falle ist nicht zu vergessen, dass schon sehr bald nach dem Austritt des Blutes aus den Gefässen, durch den Contact mit der Luft, durch Verdunstung etc. die verschiedensten Veränderungen entstehen können. Selbst wenn man das Blut mit grösster Sorgfalt dem Körper entnimmt, so kann man es selten vermeiden, dass nicht einzelne Blutkörperchen difformirt sind. Namentlich häufig beobachtet man, dass sie eckig, höckerig oder sternförmig werden (Maulbeer- und Stechapfelform). Die Entstehung der Mikrocythämie und der echten Poikilocytosis ist theils durch eine mangelhafte Bildung, theils durch einen gesteigerten und abnormen Zerfall der Blutkörperchen zu erklären. Letzterer spielt dabei wohl die Hauptrolle.

Die Ursachen der genannten Blutveränderungen sind zum Theil bereits in § 258 als Ursachen der Anämie und Hydrämie aufgeführt. Ferner kommen dieselben bei jenen Leiden vor, welche man als Chlorose, Morbus maculosus Werlhofii, Pseudoleukämie, Purpura simplex und Scorbut bezeichnet. Am ausgesprochensten pflegen dieselben bei den schweren Formen der Anämie zu sein, welche man gerne als progressive perniciöse Anämieen bezeichnet. Auch bei diesen lässt sich oft in evidenter Weise die Abhängigkeit der Blutveränderung von irgend einer Organerkrankung nachweisen, nicht selten gelingt es indessen nicht, die Ursache des raschen Schwundes des Blutes aufzufinden (Essentielle Anämie). Bei diesen schweren Anämieen enthält das Blut oft kernhaltige rothe Blutköperchen (COHNHEIM, LITTEN, ZAHN).

Untersuchungen über die Veränderungen der rothen Blutkörperchen sowie über den Hämoglobingehalt des Blutes bei anämischen Zuständen sind namentlich in dem letztverflossenen Jahrzehnte vielfach vorgenommen worden. In bevorzugter Weise ist die sogen. perniciöse Anämie in dieser Richtung untersucht worden. Unter letzterer versteht man die höchste Potenz, das äusserste Endstadium der Anämie (Quincke). Daneben sind auch leichtere Formen der Anämie, wie sie bei Chlorose, nach schweren Blutungen, bei Purpura simplex, Scorbut, im Puerperium, bei chronischer Tuberculose, Magencarcinom, Nephritis etc. beobachtet werden, zum Vergleiche herangezogen worden. Unter den zahlreichen Arbeiten, die hierüber vorliegen, nenne ich nur folgende:

BIERMER, Corresp.-Bl. f. Schweizer Aerzte II, 1872; ZENKER, Deutsch. Arch. f. klin. Med. XIII. Bd.; IMMERMANN, Ebenda XIII. Bd. und in Ziemssen's Handb. d. spec. Pathol. XIII. Bd.; VANLAIR et MASIUS, De la microcythémie, Bruxelles 1871; TROUSSEAU, Clin. médicale II; PONFICK, Berliner klin. Wochenschr. 1873; QUINCKE, Virch. Arch. 54. Bd., Samml. klin. Vorträge Nr. 100 und Deutsch. Arch. f. klin. Med. XXVII. Bd.; QUINQUAND, Parallèles entre les lésions hématiques de maladies diverses, Arch. gén. de médecine, Sept. 1879; MÜLLER, Die progressive perniciöse Anämie, Diss. 1877, Zürich; PENZOLDT, Sitzungsber. der phys.-med. Soc. zu Erlangen 1878; BIZZOZERO, Centralbl. f. med. Wissensch. Nr. 8. 1881.

Die Genese der Oligocythämie ist theils auf übergrossen Verbrauch, theils auf mangelhafte Regeneration der rothen Blutkörperchen zurückzuführen. Was letztere anbelangt, so wird von vielen Autoren angenommen, dass sich farblose Blutkörperchen unter Bildung von Hämoglobin in rothe umwandeln. Nach den Einen geschieht dies überall im Blut, nach Anderen nur in der Milz und im Knochenmark. Dabei soll nach einer verbreiteten Ansicht der Uebergang sich so gestalten, dass der Kern schwindet, die Zelle sich abplattet und zugleich roth wird. Als Stütze für diese Anschauung wird namentlich das Vorkommen von kernhaltigen rothen Blutkörperchen angeführt.

In neuester Zeit haben sich verschiedene Autoren gegen diese Angaben ausgesprochen und eine andere Darstellung der Genese der rothen Blutkörperchen gegeben. Nach Hayem entstehen die rothen Blutkörperchen aus „Hämatoblasten" d. h. blassrothen oder gelblichen oder grünlichen zuweilen auch farblosen, biconcaven, kernlosen, 1—4 μ. im Durchmesser haltenden Scheiben. Die Scheiben selbst werden in dem Protoplasma farbloser Blutkörperchen der Lymphe gebildet, welche sich derselben entledigen, ehe sie in's Blut gelangen. Cadet und Pouchet machen ähnliche Angaben, doch lässt Letzterer die kernhaltigen rothen Blutkörperchen durch direkte Umwandlung von Leukocyten sich bilden. Malassez und Foa lassen sie aus Knospen kernhaltiger Zellen des Knochenmarkes entstehen. Nach Rindfleisch sollen im Knochenmarke kernhaltige rothe Hämatoblasten vorkommen, welche sich theilen und Tochterzellen produciren, aus denen alsdann der Kern austritt, während der zurückbleibende Theil zu einem rothen Blutkörperchen wird. Bizzozero bestreitet die Richtigkeit der Angaben von Hayem und hält dessen Hämatoblasten für identisch mit seinen Blutplättchen (§ 252), welche mit der Blutbildung in keiner Verbindung stehen. Nach ihm kommen im extrauterinen Leben im Knochenmarke kernhaltige rothe Blutkörperchen vor, welche als junge Blutkörperchen anzusehen sind und welche sich durch Theilung vermehren. Die Kerntheilung erfolgt dabei unter Bildung karyolytischer Figuren. Im frühen Embryonalleben erfolgt dieser Vermehrungsprocess im ganzen Gefässsystem; im späteren Embryonalleben concentrirt sich derselbe auf Leber und Milz und nach der Geburt auf das Knochenmark. Neumann spricht sich in ähnlichem Sinne aus. Den Kern dieser jungen Blutkörperchen lässt Bizzozero ähnlich wie Rindfleisch austreten, während Foa annimmt, dass derselbe schwindet.

Literatur: Bizzozero, Gaz. med. Lombard. 1869 Nr. 2, Med. Centralbl. 1869, p. 149; Archivio per le scienze mediche, vol. IV; Centralbl. f. med. Wissensch. 1880 Nr. 40 und 1881 Nr. 8; Neumann, Centralbl. f. med. Wissensch. 1868 Nr. 44 und 1869 Nr. 19, Arch. d. Heilk. X und XV, Arch. f. mikrosk. Anatom. XI; R. Maier, Allgem. patholog. Anatomie; Hayem, Gaz. méd. de Paris 1876 und 1878, Comptes rend. T. 84 und 85, Archives de Phys. 1878 und 1879 T. V und VI; Malassez, Gaz. méd. de Paris, 1874 und 1878; Pouchet, Journ. de l'anat. et de la phys. T. XV, Gaz. méd. de Paris, Nr. 25 1878; Rindfleisch, Arch. f. mikr. Anat. XVII. Bd.; Demme, Ueber die morphot. Bestandtheile des Blutes bei Säuglingen. 18. Jahresbericht d. Kinderspitals, Bern 1880; Cohnheim, Virch. Arch. 58. Bd.; Litten, Berliner klin. Wochenschr. 1879; Zaeslein, Blutkörperchenzählung bei Typhus abdominalis, J.-D. Basel, 1881; Tizzoni, Archives italiennes de biologie I; Bizzozero ebenda; Malassez, Arch. de physiol. norm. et pathol. 1882; Zahn, Revue médicale, Genève 1881; Thoma, Virch. Arch. 87. Bd.; Cadet, Étude physiologique des éléments figurés du sang. Thèse de Paris, 1881; Foa, Arch. ital. de biologie I 1882.

§ 262. Durch verschiedene schädliche Einflüsse, welche das Blut treffen, kann der Zerfall der rothen Blutkörperchen in acuter

Weise sehr erheblich gesteigert werden. Wenn hohe Temperaturen, z. B. bei Verbrennung der Hautdecken, zur Einwirkung auf das Blut kommen, so findet stets ein mehr oder minder reichlicher Untergang von rothen Blutkörperchen statt. Zahlreiche zerbröckeln sofort in kleine Partikel und lösen sich schliesslich auf (PONFICK, KLEBS). Andere, die nicht sofort dem Zerfall entgegengehen, werden wenigstens durch die Erhitzung functionsunfähig gemacht (LESSER) und gehen später ebenfalls zu Grunde. Die Zerfallsproducte der Zellen kreisen eine gewisse Zeit im Blute und werden dann aus demselben entfernt.

Aehnlich wie hohe Temperaturen können auch chemisch wirksame Substanzen, wie z. B. Nitrobenzol (FILEHNE), chlorsaures Kali (MARCHAND), Pyrogallussäure (NEISSER), Schwefelsäure (LEYDEN und MUNK), Amylnitrit (HOPPE-SEYLER), Morcheln (PONFICK) durch Aufhebung der Lebensfunktion der rothen Blutkörperchen wirken.

Wie PONFICK gezeigt hat, werden nach der Transfusion fremdartigen Blutes die eingespritzten rothen Blutkörperchen aufgelöst. Bei der von LICHTHEIM zuerst in ihrer Bedeutung richtig erkannten periodischen Hämoglobinurie kommt es in Folge von Erkältung der äusseren Hautdecken ebenfalls zu Zerfall und Auflösung zahlreicher rother Blutkörperchen (s. § 259). Endlich handelt es sich auch bei der sogen. Melanämie, welche in Folge von Malariainfectionen entsteht, um abnorm gesteigerten Zerfall der rothen Blutkörperchen im Blute. Die Folge davon ist, dass das Blutplasma zu Zeiten körniges Pigment frei oder in Zellen eingeschlossen, ferner Pigmentkörnerconglomerate enthält.

Literatur über Zerfall der Blutkörperchen bei Verbrennung: PONFICK, Tageblatt der Naturforscherversammlung in München 1877 und Berliner klin. Wochenschr. 1877 Nr. 46; LESSER, Virch. Arch. 79. Bd.; CATIANO, Virch. Arch. 87. Bd.; über periodische Hämoglobinurie: LICHTHEIM, Samml. klin. Vorträge v. Volkmann Nr. 134; BOLLINGER, Deutsche Zeitschr. f. Thiermed. III. Bd.; über Melanämie: MOSLER, Handb. der spec. Pathol. von Ziemssen, VIII. Bd.; COLIN, Traité des fièvres intermitt. Paris 1870; ARNSTEIN, Virch. Arch. 61. Bd.; über Transfusion: PONFICK, Virch. Arch. 62. Bd.; über Vergiftung mit chlorsaurem Kali: MARCHAND, Virch. Arch. 77. Bd.; über Morchelnvergiftung: PONFICK, Virch. Arch. 88. Bd.

BIRCH-HIRSCHFELD (Deutsche med. Wochenschr. Nr. 36, 1879), bezeichnet als epidemische Hämoglobinurie der Neugeborenen eine in der Dresdener Entbindungsanstalt von WINKEL beobachtete und beschriebene Krankheit, bei welcher Säuglinge in Folge raschen

Zerfalls des Blutes unter Cyanose, Icterus, Hämoglobinurie und Petechienbildung zu Grunde gehen. Die Ursache ist unbekannt.

4. **Verunreinigungen des Blutes mit geformten Körpern.**

§ 263. Die in den § 259—262 besprochenen regressiven Veränderungen des Blutes sind alle mehr oder weniger geeignet, wenigstens temporäre Verunreinigungen des Blutes herbeizuführen. Zerfallene Blutkörperchen, wie man sie nach Verbrennungen beobachtet, sind für das Blut nur noch Verunreinigungen, die weggeschafft werden müssen, und auch die Pigmentkörner bei Melanämie, ferner auch die erweichten und zerbröckelten Gerinsel, welche bei Thrombose in die Circulation gelangen, sind dem gesunden Blute fremde Substanzen. Dieselben haben alle das Gemeinsame, dass sie Zerfallsproducte des Blutes selbst sind. Wahrscheinlich gehören auch Körnchenhaufen, die man zuweilen, namentlich im Blute anämischer Individuen findet, hieher. Riess (Arch. f. Anat. und Phys. v. Reichert 1872) hält sie für zerfallene, farblose Blutkörperchen, Leube (Berliner klin. Wochenschr. 1879. Nr. 44) für zerfallene Hämatoblasten, Bizzozero (Arch. ital. de biologie I) für zerfallene Blutplättchen.

Wie Veränderungen des Blutes selbst, so können auch Erkrankungen der Gefässwände zu Verunreinigungen des Blutes führen. So kommt es z. B. vor, dass bei fieberhaften Infectionskrankheiten die Gefässendothelien verfetten, sich loslösen und so in das Blut gelangen. Bei Entzündungen der Innenwand des Herzens und der Blutgefässe sind Losreissungen von Partikeln der erkrankten Gewebe etwas sehr Häufiges. Ebenso gerathen auch aus fettig degenerirten oder nekrotisch gewordenen Herden der Intima der Gefässe sehr oft Zerfallsproducte in die Gefässbahn. Es gelangen so z. B. nekrotische Herzklappenstücke, entzündliche Zerfallsmassen, fettiger Detritus etc. in die Circulation.

§ 264. Sehr häufig gerathen Fremdkörper ins Blut durch Aufnahme von Substanzen, welche in den Geweben liegen. Einen Weg, der die Aufnahme körperlicher Substanzen in das Blut ermöglicht, bilden die Lymphgefässe. Die Aufnahme kann so vor sich gehen, dass die Körper frei mit der Lymphe aus den Geweben abgeführt werden. Häufiger werden sie von contractilen Zellen aufgenommen und weiter transportirt. Auf diese Weise werden dem Blute z. B.

die Zerfallsproducte von Blutextravasaten in Form **Blutkörperchen haltender Zellen**, werden die Producte fettiger Degeneration als **Fettkörnchenkugeln** zugeführt. Wie diese Beiden können selbstverständlich auch andere kleincorpusculäre Zerfallsproducte der Gewebe, ebenso auch lebende Zellen z. B. aus Geschwülsten ins Blut gelangen.

Der Weg durch die Lymphbahn ist indessen nicht der einzige. Nicht selten findet auch ein directer Einbruch in die Blutbahn statt. So können z. B. Tuberkel, welche in einer Gefässwand sich entwickelt haben, direct in das Lumen des Gefässes durchbrechen, so dass ihre Masse wenigstens z. Theil vom Blutstrom weggeschwemmt wird. Auf dieselbe Weise brechen auch Geschwülste, z. B. Krebse, in die Blutbahn ein, so dass Geschwulstzellen durch den Blutstrom weiter getragen werden. Ferner können bei Verletzungen von Gefässen auch todte Substanzen, wie z. B. Fett, direct ins Blut gelangen. Demgemäss findet man auch nach Traumen, welche fetthaltiges Gewebe treffen, fast constant Fetttropfen im Blute.

§ 265. Auf dieselbe Weise wie die eben besprochenen im Körper selbst entstandenen Substanzen gelangen auch aus der Aussenwelt stammende corpusculäre Elemente ins Blut. So kann Kohlenstaub oder Eisenstaub, den man einathmet, durch die Lungenlymphgefässe nicht nur bis in die Lymphdrüsen, sondern von da aus noch weiter bis in die Blutbahn gelangen, und auch von Wunden aus können kleine feste Körper aufgenommen werden. Eine wichtige Rolle spielen auch hier wieder die Wanderzellen, welche die betreffenden Körper in sich aufnehmen und weiter schaffen. Am wichtigsten unter den von aussen eindringenden Fremdkörpern sind unstreitig die pflanzlichen und thierischen Parasiten. Unter welchen Verhältnissen dieselben eindringen, ist im allgemeinen Theile erörtert worden. Ihr Vordringen bis in die Blutbahn ist theils ein passives, theils ein actives. Was das erstere betrifft, so findet das über die anderen Fremdkörper Gesagte Anwendung; bezüglich des letzteren ist hervorzuheben, dass die Fähigkeit, activ in die Gewebe einzudringen, welche zahlreichen Parasiten zukommt, es ermöglicht, dass verschiedene Bahnen der Invasion eingeschlagen werden, dass sowohl die präexistirenden Bahnen der Lymphwege benutzt, als auch neue Bahnen durch die Gewebe und die Gefässwände hindurch gebrochen werden. Ferner ist daran zu erinnern, dass manche Parasiten, namentlich pflanzliche, die Fähigkeit haben, sich im Blute zu vermehren, so dass in jedem Blutstropfen der Parasit in grösserer oder geringerer Menge zu finden ist. Die schönsten Beispiele dieser Art sind der Milzbrandbacillus und die Recurrensspirille. Bei anderen bacteritischen Mycosen ist es bisher nicht gelungen, eine solche Verbreitung im circulirenden Blute nachzuweisen, wohl aber eine Colonisation innerhalb von kleinen Blutgefässen, z. B. bei Pyämie (vergl. § 199). Unter den thierischen Parasiten kommt im Blute des Menschen nur die Filaria sanguinis (§ 235) in grösseren Mengen vor. Die Trichinen halten sich, falls sie in den Blutstrom gelangen, nur kurze Zeit in demselben auf. Ueber den Sitz des Distomum hämatobium vergl. § 239, über denjenigen des Echinococcus § 248.

Eine besondere Erwähnung verdient die in die Blutbahn eingedrungene Luft. Am häufigsten gelangt dieselbe bei traumatischer Verletzung der in der Nähe des Thorax gelegenen Venenstämme in die Circulation, doch kann sie auch nach Eröffnung von Venenbahnen durch ulceröse Processe z. B. von ulcerirten Magenvenen aus (JÜRGENSEN), in den Blutstrom gelangen. Da sie vom Blute nicht sofort absorbirt wird, verhält sie sich ähnlich wie ein geformter fester Fremdkörper.

5. Schicksal der geformten Blutverunreinigungen.

§ 266. Man kann es als ein allgemein gültiges Gesetz betrachten, dass kein Fremdkörper auf die Dauer im circulirenden Blute verbleibt, sondern dass jeder nach einer gewissen Zeit deponirt oder zerstört oder aus dem Körper eliminirt wird. Was zunächst die Deposition betrifft, so liegt es auf der Hand, dass dieselbe an verschiedenen Stellen stattfinden kann. Ein grosser Körper bleibt natürlich in einem grossen Gefässe oder im Herzen stecken, ein kleiner am ehesten in einer Capillare.

Gelangt aus irgend einer Vene gleichzeitig oder rasch hintereinander eine grosse Menge Luft in das rechte Herz, so bildet sie mit dem Blute eine schaumige Masse, welche die Contractionen des Herzens nur ungenügend auszutreiben vermögen. In Folge dessen erhält das linke Herz nur wenig oder selbst gar kein Blut, der Aortendruck sinkt, und das betreffende Individuum geht in Folge dessen rasch zu Grunde. Gelangt Luft nur in geringer Menge oder nur successive in den Blutstrom, so wird sie in Form kleiner Luftblasen von demselben weiter geführt und kann im ganzen Körper kreisen. Grössere Mengen können Circulationsstörungen und damit Störungen der Hirn- und Athmungsfunction herbei führen. Nach einer gewissen Zeit wird die Luft resorbirt.

Kleine Fremdkörper wie Fetttropfen, Pigmentkörner bleiben zunächst in den Capillaren verschiedener Organe stecken. Dabei zeigt sich, dass gewisse Organe in bevorzugter Weise der Sitz der Ablagerung sind. Es sind dies vor allem die Milz und die Leber, häufig auch noch die Niere und das Knochenmark. Diese Beobachtung lässt sich nicht nur gelegentlich bei Sectionen machen, sondern man kann dieselbe auch durch das Experiment bestätigen (PONFICK). Die Ursache dieser Erscheinung liegt wohl zunächst in der anatomischen Beschaffenheit dieser Organe, welche es bedingt, dass in ihnen die Blutströmung eine sehr langsame ist. Für die Ablagerung in der Milz kommt ferner in Betracht, dass die grosse Durchlässigkeit der Gefässwände einen Austritt kleiner Körper aus der Blutbahn, zumal solcher, die in contractile Zellen eingeschlossen sind, sehr begünstigt.

Am schönsten sind die Ablagerungen zu verfolgen, wenn pigmentirte Massen, z. B. zerfallenes Blut oder gefärbte Eisenverbindungen oder inhalirte oder ins Blut injicirte körnige Farbstoffe im Blute circuliren. Die Milzpulpa kann dadurch in sehr intensiver Weise gefärbt werden, und auch die Leber auf dem Schnitt eine sehr prägnante Zeichnung erhalten. In letzterer erfolgt die Ablagerung hauptsächlich in der Peripherie der Acini. Zu Beginn der Ablagerung liegen die Fremdkörper noch in der Gefässbahn, später treten sie zum Theil aus derselben aus.

Dieser Austritt findet am häufigsten im Innern contractiler Zellen statt (vergl. § 112—114), doch ist ein Austritt freier, corpusculärer Elemente aus den Capillaren ebenfalls möglich, namentlich in der Milz.

Das Verhalten der Bacterien in der Blutbahn hat bereits in § 199 u. 200 seine Besprechung gefunden. Ueber die embolische Verstopfung von Arterien durch grössere Fremdkörper (losgelöste Thromben) und deren Folgen und Ausgänge handeln § 29, § 33 u. § 255—257.

Ueber das Schicksal von Fremdkörpern, welche ins Blut gelangt sind, sind mehrfache Experimentaluntersuchungen angestellt worden, so namentlich von Ponfick (Virch. Arch. 48. Bd.), Slavjansky (Virch. Arch. 48. Bd.), Ruppert (Virch. Arch. 72. Bd.) und Andern, welche Zinnober oder Kohle oder chinesische Tusche theils direct ins Blut von Thieren einführten, theils durch Inhalation der Lungenlymphe und damit schliesslich auch dem Blute einverleibten. Sie fanden, dass diese Massen in contractile Zellen eingeschlossen, hauptsächlich in der Milz, der Leber, den Nieren und dem Knochenmark ausserhalb der Gefässe abgelagert werden. Die Aufnahme in Zellen erfolgt meist schon vor der Ausscheidung aus dem Blute, doch kann z. B. in der Milzpulpa und im Knochenmark auch erst nachträglich ein Einschluss in contractile Zellen stattfinden.

Ueber Fettembolie vergl. Scriba, Deutsche Zeitschr. f. Chir. 1879; Flournoy, Contribution à l'étude de l'embolie graisseuse. Paris 1878 u. Hamilton, Lipaemia and fat embolism in the fatal dyspnoea and coma of Diabetes, Edinburgh medic. Journal 1879.

Ueber die Folgen von Lufteintritt in die Blutbahn hat vor Kurzem Jürgensen (Deutsches Arch. f. klin. Med. XXXI) klinische und experimentelle Beobachtungen mitgetheilt und die früheren Angaben von Bichat, Magendie, Muron, Laborde, Cuty u. Anderen theils berichtigt, theils bestätigt und erweitert. Nach ihm erscheint Luft, welche bei Hunden in die rechte Cruralarterie peripher eingeführt wird nach 13 Minuten in der linken Cruralvene, passirt also in dieser Zeit 3 Capillarsysteme. Die eingeführte Luft kann stundenlang kreisen, verschwindet indessen nach einer gewissen Zeit. Gelangt Luft in die Lungengefässe, so tritt dyspnoisches Athmen ein mit kurzen Athmungspausen. Bei drohender Lebensgefahr wird die Athmung verlangsamt. Während der Circulation der Luft ist der Sauerstoffgehalt des Blutes verringert.

§ 267. Das weitere Schicksal der in den Blutgefässen arretirten oder aus denselben ausgetretenen Substanzen ist ein verschiedenes, je nachdem es sich um zerstörbare Substanzen handelt oder nicht. Unlösliche Körper, wie Zinnober, Kohle etc. bleiben theils dauernd in den Geweben des Organismus liegen, theils werden sie wieder nach aussen geschafft.

Zunächst zeigt sich bei darauf gerichteten Experimentaluntersuchungen, dass nach vielen Wochen ein Theil der Fremdkörper noch immer in Zellen eingeschlossen in den Geweben liegt. Ferner findet in dieser Zeit noch immer eine Weiterverschleppung statt, insofern als diese Zellen ihren Ort verändern und nicht selten wieder in den Blutstrom gelangen. Ein Theil wird bei diesem Transport nach aussen geschafft und zwar auf verschiedenen Wegen. Zunächst können Drüsen, die ihr Secret nach aussen entleeren, wie z. B. die Nieren, die Leber, die Mamma, mit dem Secret auch die Fremdkörper nach aussen befördern. Aber auch durch Schleimhäute oder durch die Lunge oder durch Wunden, sogar durch die äussere Haut können kleine Fremdkörper aus dem Organismus entfernt werden. Es geschieht dies namentlich dann, wenn an den betreffenden Stellen eine Zellemigration stattfindet. Wenn man z. B. einem Thiere unlöslichen Farbstoff in reichlicher Menge in Lymphe und Blut einführt und dann irgendwo eine Entzündung erregt, so enthält ein grosser Theil der emigrirenden Zellen diese Farbstoffe in ihrem Protoplasma eingeschlossen.

Trotz dieser Hülfsmittel, welche dem Organismus zu seiner Depuration zu Gebote stehen, bleibt indessen ein Theil der Fremdkörper im Gewebe liegen. Besitzen dieselben Eigenfärbungen, so entstehen dadurch pathologische Pigmentirungen der Organe.

Viele der in das Blut gelangenden Fremdkörper sind löslich und zerstörbar und verschwinden daher nach kürzerer oder längerer Zeit. So wird z. B. inhalirter kohlensaurer Kalk im Blute aufgelöst, Fett, das in grösseren Tropfen im Blute circulirt, verschwindet ebenfalls sehr bald, auch Mikroorganismen zerfallen und verschwinden, sobald sie ihre Lebensbedingungen nicht mehr finden. Auch embolische Pfröpfe, die aus grösseren Massen z. B. aus Thromben, Klappenstücken etc. bestehen, werden mit der Zeit aufgelöst und resorbirt. Wie dies geschieht, ist in § 254—257 und in § 114 und 115 erörtert worden. Ebendaselbst ist auch die Wirkung fauliger infectiöser Pfröpfe auf die Umgebung beschrieben.

Pfröpfe, welche aus lebenden Zellen bestehen, können am Orte ihrer Einkeilung sich weiter entwickeln. Es geschieht dies z. B. bei der Bildung von Geschwulstmetastasen, vergl. § 174.

§ 268. Von besonderem Interesse ist die Frage, was aus zerfallenen rothen Blutkörperchen wird. Wie in § 260 bereits bemerkt worden, ist schon unter normalen Verhältnissen die Lebensdauer der rothen Blutkörperchen eine sehr kurze. Nach QUINCKE (Deutsch. Arch. f. klin. Med. XXVII. Bd.) beträgt die Lebensdauer eines rothen Blutkörperchens wahrscheinlich nur etwa 2—3 Wochen. Nach dieser Zeit werden sie functionsunfähig, werden von farblosen Blutkörperchen aufgenommen und aus der Blutbahn eliminirt. Es geschieht dies nach QUINCKE vorzugsweise in der Milz und der Leber, möglicherweise auch im Knochenmark. Die in den farblosen Blutkörperchen (Pulpazellen) eingeschlossenen rothen Blutkörperchen, resp. ihre Zerfallsproducte werden zu gefärbten oder zu farblosen Eisenalbuminaten umgewandelt, die sich theils in gelöster, theils in körniger Form mikrochemisch nachweisen lassen. In der Milz und im Knochenmark, vielleicht auch in der Leber wird ein Theil dieser Eisenverbindungen später wieder ins Blut aufgenommen und bei der Neubildung von rothen Blutkörperchen wieder verwerthet, ein anderer Theil des Eisens dagegen durch die Leberzellen ausgeschieden.

Tritt ein verstärkter Zerfall von Blut ein, und kommt es zu einer Auflösung des Hämoglobins im Blutplasma, so findet zunächst eine Ausscheidung desselben durch die Niere statt, es kommt zu Hämoglobinurie. Blut und Gallenfarbstoffe, welche aus den Geweben, z. B. aus hämorrhagischen Herden in die Blutbahn aufgenommen worden sind, werden als Urobilin (KUNKEL, Virch. Arch. 79. Bd.) im Urin abgeschieden. Die nicht in Lösung gerathenen Theile der zerfallenen Blutkörperchen gelangen in die Milz, die Leber und das Knochenmark, wo eine gesteigerte Zerstörung der rothen Blutkörperchen stattfindet und zwar sowohl bei Zerfall des Blutes in der Blutbahn, als auch bei Aufnahme zerfallenen Blutes in letztere. In den genannten Organen liegen dementsprechend zahlreiche Zellen, welche Bruchstücke von rothen Blutkörperchen oder braune und gelbe Pigmentschollen und Körner enthalten. Auch freie Körner und Schollen kommen vor.

Die Pigmentirung der Organe kann dadurch einen sehr hohen Grad erreichen. Meist enthalten auch die Nieren Pigmentschollen theils in den Glomerulis, theils in den Harncanälchen, theils in dem Zwischengewebe. Wie PONFICK gezeigt hat (Berliner klin. Wochenschr. 1877), ist die Ablagerung in den Nieren oft mit erheblichen Texturveränderungen und Functionsstörungen verbunden. Es kommt namentlich zu Cylinderbildung und zu Verfettung der Nierenepithelien.

Die braunen Schollen und Körner dieser Blutablagerungen haben nicht immer dieselbe Zusammensetzung. Zum Theil sind es Blutpigmente (Bilirubin oder Hämatoidin), die sich aus dem Hämoglobin gebildet haben, theils Eisenalbuminate (QUINCKE), theils andere Eisenverbindungen, wie Eisenoxydhydrat (KUNKEL, Virch. Arch. 81. Bd.).

Offenbar sind Leber und Milz nicht mehr im Stande, das durch den verstärkten Blutzerfall zugeführte Material in normaler Weise zu zerstören oder mit ihrem Secret, d. h. mit der Galle nach aussen zu befördern. Es kommt in Folge dessen zu vorübergehender oder bleibender Pigmentirung sowie zu abnormen Eisenablagerungen (QUINCKE, KUNKEL) in den betreffenden Organen. Mitunter finden sich die Eisenablagerungen auch in anderen Organen. Ein Theil des Eisens scheidet sich möglicher Weise auch aus Hämoglobin ab, das in Lösung übergegangen war, also nicht innerhalb von Zellen seine Umwandlung erfuhr.

Nach QUINCKE kommt eine ähnliche Eisenablagerung wie nach gesteigertem Blutzerfall und nach Resorption von extravasirtem Blute auch bei Verhinderung der Blutbildung vor, indem die normal sich bildenden Eisenverbindungen nicht rasch genug zur Neubildung von Blut verbraucht und auch nicht nach aussen abgeschieden werden.

Die obigen Angaben über die Bildung eisenhaltiger Körner bei gesteigertem Blutzerfall stützen sich hauptsächlich auf die Mittheilungen von QUINCKE und KUNCKEL. Auch der von HINDENLANG (Virch. Arch. 79. Bd.) untersuchte und beschriebene Fall von Pigmentinfiltration zahlreicher Organe, die sich bei einem an morbus maculosus Werlhofii zu Grunde gegangenen Individuum als Folge der Resorption eines massenhaften Blutextravasates vorfand, hat mich in diesen Anschauungen bestärkt. Im letztgenannten Falle fanden sich in der Leber, der Milz, dem Pancreas, den Nieren, sowie auch in anderen Organen gelbbraune Pigmentkörnchenzellen, sowie freie gelbe und braune Pigmentkörner und Schollen. Da einerseits dieselben nach der Untersuchung von KUNKEL aus Eisenoxydhydrat bestanden und nur Spuren der gewöhnlichen Blutpigmente enthielten, andererseits aber in ihrem Aussehen, wie ich mich durch Nachuntersuchung überzeugt habe, durchaus mit Pigmentinfiltrationen übereinstimmen, die man auch sonst unter ähnlichen Verhältnissen findet, so stehe ich nicht an, die Bildung von eisenhaltigen Pigmentkörnern, welche Blutfarbstoff nicht oder nur in untergeordneter Weise enthalten, auch für andere Fälle anzunehmen. QUINCKE, der das Eisen in Schnitten aus den betreffenden Organen durch chemische Reaction aufgesucht und nachgewiesen hat, fand, dass Eisenablagerung in Form von Körnern, sowie in diffuser Ausbreitung auch in den Drüsenzellen, namentlich der Leber und der Nieren, vorkommt. QUINCKE nennt diese Eisenablagerung in den Organen eine Siderosis, eine Bezeichnung, die zwar an und für sich ganz passend wäre, jedoch nicht zweckmässig ist, da man mit diesem Namen bereits eine andere Affection, nämlich die Ablagerung von inhalirtem Eisenstaub in der Lunge belegt hat.

III. Pathologische Anatomie der Lymphe.

§ 269. Die Lymphe ist nichts anderes als aus den Blutgefässen transsudirte Blutflüssigkeit, welche innerhalb der Gewebe noch Producte des Stoffwechsels, an besonderen Stellen auch aus der Aussenwelt aufgenommene Substanzen zugefügt erhält. Ferner wird in den Lymphdrüsen den spärlichen Zellen, welche sie aus dem Blute erhält, noch eine weitere Zahl lymphatischer Elemente hinzugesetzt. Es liegt auf der Hand, dass vermöge dieser mehrfachen Quellgebiete auch Veränderungen der Lymphe unter pathologischen Verhältnissen sehr häufig vorkommen werden. Veränderungen des Blutes sowohl als auch Erkrankung der Gewebe haben sehr gewöhnlich auch eine Veränderung der Lymphe zur Folge, und alle jene Substanzen, die oben als Verunreiniger des Blutes aufgeführt wurden, benutzen zum Eintritt in die Blutbahn mit Vorliebe die durch die Lymphbahnen gebotenen Wege. Wollte man daher alle Veränderungen der Lymphe aufzählen, so wäre man genöthigt, nicht nur alles das über die Blutverunreinigung Gesagte zu wiederholen, man müsste auch im Einzelnen alle Erkrankungsprocesse der Gewebe durchgehen, in welchen die Lymphe ihren Ursprung nimmt.

Viele der gesetzten Veränderungen sind physicalisch nicht nachweisbar, da es sich um gelöste Substanzen handelt. Was die morphotischen Bestandtheile der pathologisch veränderten Lymphe betrifft, so handelt es sich im Wesentlichen um eine Veränderung der Quantität und Qualität der in ihr enthaltenen Zellen, sowie um Beifügung geformter Zerfallsproducte der Gewebe oder von aussen stammender Fremdkörper. Als ein Beispiel einer derartigen Veränderung der Lymphe möge der Inhalt der in beistehender Figur 119 abgebildeten perivasculären Lymphscheide *(c)* aus dem Gehirn einer Geisteskranken dienen, in welchem sich theils Degenerationsherde, theils Verhärtungen vorfanden. Wie die Fig. 119 zeigt, ist die Lymphbahn *(c)* erweitert und enthält, abgesehen von den flüssigen Massen, reichlich Zellen, welche theils mit farblosen *(h_1 und h_2)* Zerfallsproducten des Hirngewebes, theils mit zerfallenem Blute (h_3) beladen sind. Daneben finden sich auch lymphatische Elemente *(h)* ohne besondern Einschluss. Die beiden ersten Zellformen sind der normalen Gehirnlymphe durchaus fremd, die letztgenannte ist in derselben nicht in der grossen Zahl, wie hier vorhanden.

In einem Lymphgefässe, welches einem entzündeten Gewebe entnommen wäre, würde die Zahl der lymphatischen Elemente in der Lymphe noch bedeutender vermehrt sein, und wäre eine Geschwulst in ein Lymphgefäss eingebrochen, so würde man vielleicht Geschwulstzellen in der Lymphe finden. Bei einer Mikro-

Lymphe. 37

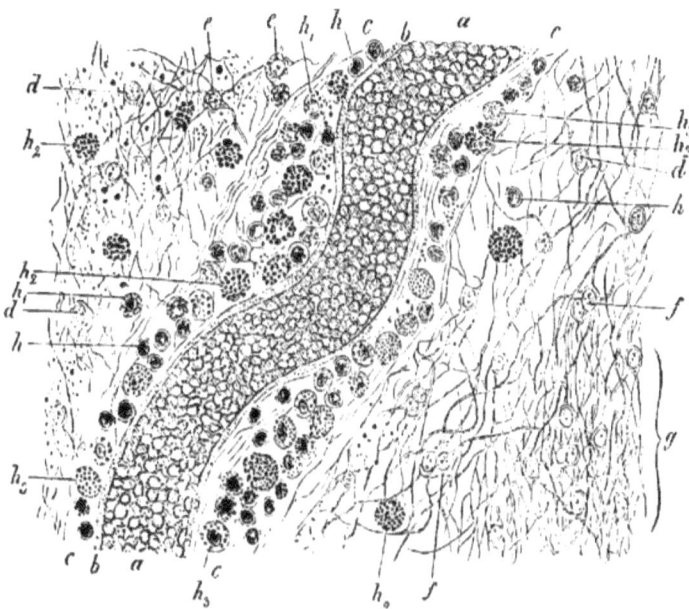

Fig. 119. Schnitt aus einem Degenerationsherd des Gehirns. *a* Blutgefäss mit Blut. *b* Media. *c* Adventitia mit Lymphscheide. *d* Unveränderte Gliazellen. *e* Verfettete Gliazellen. *f* Zweikernige Gliazellen. *g* Sclerotisch aussehendes Gewebe. *h* Rundzellen. h_1 Rundzellen mit einzelnen Fetttröpfchen. h_2 Fettkörnchen-Kugeln. h_3 Pigmentkörnchen-Kugeln. Mit Ueberosmiumsäure beh. Präp. Vergr. 200.

kokkeninvasion endlich können sich Colonieen dieser Parasiten in den Lymphgefässen entwickeln u. s. w.

ZWEITER ABSCHNITT.
Pathologische Anatomie des Circulationsapparates.

I. Pathologische Anatomie des Herzens.

1. Missbildungen und abnorme Lagerungen.

§ 270. Die complicirte Entwickelung des Herzens, deren richtiger Ausgang von dem rechtzeitigen Ineinandergreifen verschiedener eigenartiger Wachsthumsvorgänge abhängig ist, lässt es begreiflich erscheinen, dass Missbildungen höheren und geringeren Grades sehr häufig am Herzen vorkommen. Abgesehen von abnormer Kleinheit des Herzens sind es namentlich mangelhafte Entwickelung der Septa einerseits, Entwickelungsstörungen an den Ostien andererseits, welche die hauptsächlichsten Veränderungen bilden. Dazu gesellt sich ferner die fehlerhafte Entwickelung der grossen Gefässstämme. Was die Septa der Ventrikel und der Vorhöfe betrifft, so beobachtet man die allerverschiedensten Defecte von dem vollkommenen Mangel angefangen bis zur Persistenz kleiner Oeffnungen, die ohne Bedeutung für die Function des Herzens sind. Am häufigsten bleibt das Foramen ovale offen, oder es findet sich ein Defect im Ventrikelseptum unterhalb der Aortenklappen.

Was die Ostien des Herzens betrifft, so sind zunächst verschiedene Klappenmissbildungen zu nennen. Als eine verhältnissmässig unwichtige Anomalie ist die Vermehrung oder Verminderung der Klappensegel anzusehen, ebenso auch geringe Gestaltveränderungen, sowie mangelhafte Trennungen der einzelnen Segel voneinander, sofern sie wenigstens, was nicht immer der Fall ist, die Leistung der Klappen nicht beeinträchtigen. Wichtiger sind Difformirungen der Klappen, welche zu einer Functionsstörung, d. h. zu Insufficienz oder Stenose derselben führen. Sie sind mitunter sehr bedeutend. Manche von ihnen, namentlich jene, welche als Klappenverdickungen oder Verkürzungen und Verwachsungen sich präsentiren, sind auf Entzündungsprocesse, welche sich in der

Fötalzeit abgespielt haben, zurückzuführen. Mitunter zeigen auch andere Stellen als nur die Klappe ganz evidente Spuren stattgehabter Entzündungen, am häufigsten in Form mehr oder weniger ausgebreiteter sehniger, weisser Verdickungen des Endocards (vergl. § 281—§ 285).

Nach KÖLLIKER bildet sich das Herz aus zwei getrennten Endothelschläuchen, die sich vereinigen, zusammenfliessen und zu einem einfachen Schlauch werden. Es bildet alsdann zunächst ein gerades Rohr, das an seinem vorderen Ende zwei Aorten entsendet, während am hinteren Ende zwei Venae omphalo-mesentericae aus dem Fruchthofe eintreten. Alsdann krümmt sich der Schlauch S förmig und bildet besondere Ausbuchtungen, die den Vorhöfen und den Kammern entsprechen. Das ursprünglich einkammerige Herz wird im Laufe der Entwickelung zweikammerig, doch geschieht dies nicht in der einfachen Weise, dass der primitive Herzkanal in seiner ganzen Länge in zwei zerfällt.

Während sowohl der Venentheil des primitiven Herzens als auch die ursprüngliche Aorta durch eine longitudinale mittlere Scheidewand in zwei Hälften zerfallen, trennt sich auch der primitive Ventrikel durch eine Querwand in zwei Abtheilungen; zugleich rücken der Venentheil, der erst nur mit der linken Kammer in Verbindung steht, und der Truncus arteriosus, der anfänglich allein aus der rechten Kammer entspringt, in ihre späteren Verhältnisse ein. Es geschieht dies vor der vollen Ausbildung der Scheidewände durch besondere Wachsthumsphänomene, durch welche an der hinteren Seite die rechte Kammer in den Bereich des Vorhofs gezogen und vorn die linke Kammer dem Truncus arteriosus genähert wird.

Das Septum ventriculorum bildet sich als eine in der siebenten Woche vom unteren hinteren Theile der Kammer ausgehende niedrige, halbmondförmige Falte. Einmal angelegt wächst das Septum rasch nach oben und vorn. Die venösen Ostien bestehen ursprünglich aus einer einfachen, von Lippen begrenzten Spalte. Aus diesen Lippen entstehen die späteren Klappensegel. Die Papillarmuskeln bilden sich durch Abspaltungen von der musculösen Kammerwand. Die Theilung des Truncus arteriosus in die A. pulmonalis und die Aorta tritt gleichzeitig mit der Ausbildung des Septum ventriculorum ein. Die Trennungsmembran entwickelt sich von dem Bindegewebe der Gefässwand aus. Die ausgebildete Aorta bleibt dabei durch einen Defect, der oben im Septum ventriculorum persistirt und zum Ostium aorticum wird, mit dem linken Ventrikel in Verbindung. Gleichzeitig mit der Trennung bilden sich die Semilunarklappen.

Die Bildung des Septum atriorum beginnt erst nach Bildung des Septum ventriculorum in der achten Woche in Gestalt einer niedrigen, halbmondförmigen Falte, die von der Mitte der vorderen Wand der Vorkammer und von dem oberen Rande des Septum ventriculorum ausgeht. Um dieselbe Zeit entwickeln sich an der hinteren Wand die

Valvula Eustachii und die Valvula foraminis ovalis. Die Scheidung der Vorhöfe bleibt während der ganzen Fötalperiode unvollkommen. Nach der Geburt verschmilzt in der Regel die Valvula foram. oval. mit dem nach rechts von ihr gelegenen Septum und bildet mit ihm das bleibende Septum atriorum.

Die grossen Gefässstämme entwickeln sich in folgender Weise: Aus dem Truncus arteriosus entstehen erst zwei Arcus Aortae, die in ihrem absteigenden Theil gegeneinander convergiren und zu einem unpaaren Stamm verschmelzen. Später entwickeln sich hinter diesen noch vier Bogenpaare, während zugleich die ersteren wieder schwinden. Die bleibenden grossen Arterien gehen im Wesentlichen aus den drei letzten Aortenbogen hervor, doch erhält sich ein Theil des ersten und des zweiten Bogens in der Carotis interna und externa.

§ 271. Von grosser Wichtigkeit ist die fehlerhafte Entwickelung der grossen ein- und austretenden Gefässstämme. Es kommen hier namentlich die Arterien in Betracht, weit seltener sind Anomalieen an den Venen. An ersteren beobachtet man Mangel oder Unvollkommenheit der Trennung des Truncus arteriosus, so dass ein gemeinsamer Arterienstamm bleibt. Sehr häufig ist ferner eine fehlerhafte Lage des Septum trunci arteriosi. Mit derselben pflegt eine Abnormität der gegenseitigen Lagerung der grossen Arterienstämme verbunden zu sein, wobei namentlich die Aorta nach rechts verschoben ist. Mitunter entspringt die Aorta aus dem rechten Ventrikel.

Unter den Gefässen, welche nicht mehr direct mit dem Herzen in Verbindung stehen, nimmt das Verhalten des Verbindungsstückes zwischen Aorta descendens und Pulmonalis, der sog. Ductus Botalli, das grösste Interesse in Anspruch. Er soll sich nach der Geburt schliessen, bleibt aber in zahlreichen Fällen offen, wenn Entwickelungsfehler an der Aorta oder der Pulmonalis seine Persistenz für die Erhaltung des Lebens erheischen. Es geschieht dies z. B. bei Undurchgängigkeit (Atresia) des einen Arterienstammes. Soll dessen Aesten Blut zukommen, so muss dasselbe aus dem durchgängigen Stamm durch den Ductus Botalli bezogen werden. — Es ist überhaupt bei den Missbildungen des Herzens stets im Auge zu behalten, dass viele Anomalieen Folgezustände anderer Bildungsfehler sind. So kann z. B. eine abnorme Lagerung des Septum trunci arteriosi communis eine Verlagerung der Aorta nach rechts zur Folge haben (ROKITANSKY), so dass ein Defect im Septum ventriculorum bleibt, indem das letztere das Septum trunci erreicht. Es kann ferner auch ein Septumdefect als primärer Bildungsfehler vorkommen (ORTH) und zu secundären Bildungsstörungen führen.

Ist das Ostium atrioventriculare dextrum verschlossen oder verengt, so geht das Blut, das in den rechten Vorhof kommt, sofort nach dem linken Vorhof. Eine solche Circulation wird natürlich den Schluss des Septum atriorum hindern. Es ist überhaupt ein häufiger Befund, dass eine Fehlbildung an einer Stelle durch eine zweite Fehlbildung an einer anderen Stelle bis zu einem gewissen Grade compensirt wird. Mitunter sind die Verbildungen sehr complicirt, so dass es nicht immer ganz leicht ist, die Verhältnisse sofort klar zu übersehen.

Die Ursachen der Missbildungen sind theils in mangelhafter Wachsthumsenergie, theils in fehlerhaftem Ineinandergreifen der einzelnen Bildungsprocesse, theils in Entzündungen, welche schon frühzeitig im Herzen aufgetreten sind, zu suchen.

Nach FÖRSTER kann man folgende Hauptformen unterscheiden:

1. Truncus arteriosus communis nicht oder nur unvollkommen getrennt. Scheidewände ebenfalls fehlend oder rudimentär. Von dieser Missbildung kann man verschiedene Grade unterscheiden:

a. Das Herz besteht aus zwei Theilen, von denen der eine dem venösen (Vorkammern), der andere dem arteriellen Theil (Kammern) entspricht.

b. Das Herz besteht aus zwei Vorkammern, die Kammer dagegen ist einfach.

2. Bei der zweiten Hauptgruppe ist der Stamm der Aorta oder der Pulmonalis verengert oder verschlossen; zugleich ist der Schluss der Septa unvollkommen.

a. Aorta eng oder geschlossen. Die Art. pulmonalis giebt durch den Ductus Botalli der Aorta und deren Verzweigungen Blut. Das Septum atriorum, oft auch das S. ventriculorum unvollkommen; der linke Ventrikel meist mangelhaft entwickelt, der rechte dagegen gross.

b. Ostium pulmonale verengert oder verschlossen; die Lunge wird von der Aorta aus durch den Ductus Botalli mit Blut versorgt. Die Septa der Vorhöfe und der Ventrikel sind meist unvollkommen gebildet, doch kann letzteres geschlossen sein. Diese Missbildungen kommen nicht selten in ärztliche Behandlung.

Fehlerhafte Umbildung des Truncus arteriosus und der Kiemenarterien.

a. Verengerung (Stenose) des Arcus Aortae oberhalb der Einmündungsstelle des Ductus Botalli. Der Ductus Botalli bleibt offen und versorgt von der Pulmonalis aus die Aorta descendens mit Blut.

b. Transposition der Gefässstämme. Die Aorta entspringt aus dem rechten, die Pulmonalis aus dem linken Ventrikel. Scheidewände defect. In seltenen Fällen sind auch die Venenstämme transponirt.

c. Aorta und Pulmonalis entspringen aus dem rechten Ventrikel.

4. Arterienstämme normal, die fötalen Oeffnungen dagegen sind nicht geschlossen oder es sind die Scheidewände defect. Am häufigsten bleibt das Foramen ovale offen. Kleine Defecte in den Septen sind ohne Bedeutung für die Circulation.

Auch der Ductus Botalli bleibt zuweilen als ein offener Canal längere Zeit bestehen. Auch hier ist die Missbildung bei geringer Weite des Canals ohne Bedeutung. Kleine Defecte im Ventrikelseptum sind etwas seltener. Sie können von Bedeutung werden bei Eintritt anderweitiger Störungen der Herzfunction.

5. Stenose oder Atresie eines venösen Ostiums, so dass die Vorkammer von der ihr zugehörenden Kammer getrennt ist. Bei dieser Missbildung sind auch die Septa defect.

6. Missbildungen der Klappen, Verkümmerung, entzündliche Verwachsung und Difformirung sowie überzählige Bildungen der Klappensegel. Sie können Insufficienz und Stenose bewirken.

Die aufgeführten Herzfehler bedingen häufig Lebensunfähigkeit. In anderen Fällen ist zwar das Leben möglich, aber es treten schwere Circulationsstörungen ein, die sich sehr oft intra vitam durch hochgradige Cyanose (Blausucht) zu erkennen geben.

Literatur: FÖRSTER, Handbuch der patholog. Anatomie und Die Missbildungen des Menschen, Jena 1865; MAIER, Allgemeine patholog. Anatomie; ROKITANSKY, Die Defecte der Scheidewände des Herzens; ORTH, Virch. Arch., 82. Bd.; ASSMUS, Deutsches Arch. f. klin. Med. XX.; REIL ebenda XVII.; RAUCHFUSS, Gerhardt's Handb. d. Kinderkrankheiten IV. Bd.

§ 272. Nicht selten zeigt das Herz im Verhältniss zum Körpervolumen eine abnorme Kleinheit. Man bezeichnet diesen Zustand als Hypoplasie des Herzens. Das Herz kann schon bei der Geburt abnorm klein sein oder später im Wachsthum zurückbleiben. Bei Erwachsenen kann das Herz eine Grösse besitzen, wie man sie sonst bei 7—8jährigen Kindern findet. Solche hochgradige Verkleinerungen sind selten, häufig dagegen geringere Grade. Wie VIRCHOW gezeigt hat, ist eine solche Hypoplasie sehr häufig bei Chlorotischen, sowie bei Individuen mit hämorrhagischer Diathese. Meist sind dabei auch die Aorta und die Arterienstämme eng und dünnwandig. Zuweilen ist auch der Geschlechtsapparat, mitunter der ganze Körper mangelhaft entwickelt. Diese Hypoplasie des Gefässsystems kommt sowohl bei Männern als bei Frauen vor. Da das Herz in Beziehung auf seine Wachsthumsverhältnisse von seiner Arbeit abhängig ist, so kann die durch die Aortenenge bedingte Erhöhung der Arbeitsleistung eine Arbeitshypertrophie der Muscularis des Herzens zur Folge haben.

Nicht selten findet man neben abnormer Enge und Dünne der Arterien auch Anomalieen der Arterienstämme, ferner wellenförmige und gitterförmige Erhabenheiten sowie Verfettungen in der Intima der Aorta. In mehreren Fällen ist Ruptur solcher Aorten beobachtet.

Unter den **abnormen Lagerungen** des Herzens ist zunächst die **Transpositio cordis** oder die **Dextrocardie** zu nennen. Diese Verlagerung des Herzens nach rechts ist meist Theilerscheinung eines Situs viscerum inversus, selten nur besteht sie für sich allein.

Bei Spaltbildungen in der vorderen Brust- und Bauchwand (vergl. § 9) ist das Herz nicht selten nach vorn verlagert (**Ectopia cordis**). Der Herzbeutel ist dabei bald vorhanden, bald fehlt er. Totaler oder partieller Mangel des Herzbeutels ohne anderweitige Missbildung ist sehr selten.

Literatur über die Grösse des Herzens und die Weite der Gefässstämme unter normalen und pathologischen Verhältnissen:

VIRCHOW, Ueber die Chlorose und die damit verbundenen Anomalieen am Gefässapparate. Berlin 1872; BAMBERGER, Lehrb. d. Krankheiten des Herzens. Wien 1857; BENEKE, Die anatomischen Grundlagen der Constitutionsanomalieen. Marburg 1878; BUHL, Mittheilungen aus dem pathologischen Institute zu München. Stuttgart 1878; THOMA, Untersuchungen über die Grösse und das Gewicht der anatomischen Bestandtheile des menschlichen Körpers 1882.

Nach BENEKE beträgt das Herzvolumen bei Neugeborenen 20 — 25 Cubctm., nach vollendeter Entwickelung 215 —290 Cubctm., im reifen Mannesalter 260 — 310 Cubctm. Dasselbe kann bei Hypoplasie um ein Drittheil und mehr niedriger sein.

2. **Einfache Atrophie und Degenerationen des Herzens. Atherom. Herzerweichung.**

§ 273. Die einfache braune Atrophie des Herzens. Bei Individuen, die an allgemeinem Marasmus zu Grunde gegangen sind, ist nicht selten das Herz erheblich verkleinert. Meist ist der

Herzpanniculus ganz oder nahezu ganz in ein gallertiges, dem Schleimgewebe gleichendes, zuweilen gelblich pigmentirtes Gewebe umgewandelt. Die an der Oberfläche des Herzens unter dem Epicard gelegenen Gefässstämme sind in Folge der Verkleinerung der Unterlage stark geschlängelt; die Herzhöhle ist klein, und die Muskelschicht des Herzens dünner als normal. Zugleich ist sie braun gefärbt, dabei von fester Consistenz. Meist erscheint das Endocard verdickt, doch ist diese Verdickung nur bedingt durch Zusammenrücken der früher über eine grössere Fläche ausgebreiteten Theile, verändert sind in uncomplicirten Fällen nur die Muskelzellen (Fig. 120).

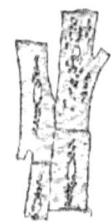

Fig. 120. Braune Atrophie des Herzmuskels. Zerzupfungspräp. Vergr. 350.

Dieselben sind kleiner als normal und enthalten zugleich reichlicher als gewöhnlich kleine, gelbe Pigmentkörner, welche namentlich an den Polen der Kerne liegen, zum Theil indessen auch im Protoplasma der Zellen zerstreut sind. Letzteres zeigt die normale Querstreifung. Je nach der Menge der anwesenden Pigmentkörner kann man, wenn man will, eine einfache und eine braune pigmentöse Herzatrophie unterscheiden.

Nicht selten kommt braune Herzatrophie mit Fettdegeneration verbunden vor.

§ 274. Die fettige Degeneration und die albuminöse Trübung des Herzmuskels.

Die fettige Degeneration des Herzmuskels ist eine der häufigsten Affectionen des Herzens und nicht selten die Ursache des Todes. Sie ist entweder gleichmässig über das Herzfleisch ausgebreitet oder tritt mehr in kleinen Herden auf. Ist ersteres der Fall und die Degeneration ziemlich weit gediehen, so erscheint der Herzmuskel gelb, blass, schlaff, mürbe und zerreisslich. Tritt die Fettdegeneration in kleinen Herden auf, so ist der Herzmuskel fein gefleckt, getiegert. Am schönsten pflegt die Fleckung in den Papillarmuskeln und den Trabekeln des rechten Herzens ausgebildet zu sein, deren Oberfläche durch die kleinen, oft regelmässig in Reihen angeordneten, gelben Flecken ein zierlich gefeldertes Aussehen bietet. Geringere Grade der fettigen Degeneration geben sich durch leichtere gelbliche Verfärbungen zu erkennen. Nicht selten ist indessen eine sichere Diagnose beginnender Verfettung nur durch das Mikroskop möglich. Eine verfettete Muskelzelle ist von kleinen farblosen, dunkel conturirten Tröpfchen durchsetzt, deren Zahl je nach dem Grade der Verfettung erheblich schwankt. Zuweilen sind sie so massenhaft vorhanden, dass sowohl der Kern als die Querstreifung der Zellen nicht mehr zu erkennen ist. Grosse Fetttropfen pflegen sich auch bei hochgradiger Verfettung nicht zu bilden.

Die Verfettung des Herzfleisches ist meist ein allmählich sich entwickelndes Leiden. Am häufigsten ist sie ein Folgezustand von Klappenfehlern des Herzens, von Lungenemphysem und von allgemeiner Anämie, also von Zuständen, die eine mangelhafte Ernährung des Herzens bedingen. Nach EICHHORST (Die trophischen Beziehungen des Nerv. vagus z. Herzmuskel. Berlin 1879) zieht Durchschneidung des Vagus ebenfalls Herzverfettung nach sich. Acut eintretende Fettdegeneration des Herzens beobachtet

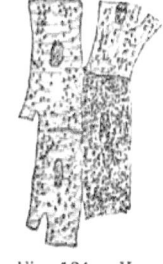

Fig. 121. Verfettete Muskelzellen des Herzens. Vergr. 350.

man im Verlauf von Infections- und Intoxicationskrankheiten. Hier geht der fettigen Degeneration ein Stadium der albuminösen Trübung voran, durch welche der Herzmuskel eine eigenthümlich graugelbe Verfärbung erleidet und einen matten Glanz erhält. Die Muskelzellen erscheinen dabei wie bestäubt, sind von feinen Albuminkörnern durchsetzt, welche bei Zusatz von Essigsäure verschwinden. In späteren Stadien treten auch Fetttröpfchen auf. Ist die fettige Degeneration des Herzens sehr hochgradig, so kann sie zu Ruptur des Herzens und damit zu tödtlicher Blutung führen.

§ 275. Von der fettigen Degeneration des Muskels ist die fettige Degeneration des Endocards wohl zu unterscheiden. Sie tritt in Form von circumscripten Herden auf, welche opak weisse Flecken bilden. In denselben sind die Bindegewebszellen der Intima (Fig. 122) theils mit kleinen, theils mit grossen Fetttröpfchen erfüllt.

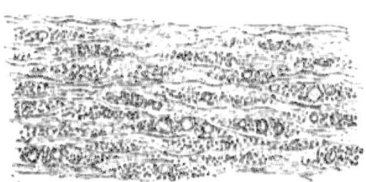

Fig. 122. Durchschnitt durch das verfettete Endocard des Mitralsegels von einem Kinde, das an Scorbut gestorben war. Präp. mit Ueberosmiumsäure behandelt. Vergr. 350.

Am häufigsten findet man die Fettflecken an den Klappen, namentlich an der Mitralis. Zuweilen sind sie nur klein, in anderen

Fällen können sie einen grossen Theil der Klappe einnehmen. Sie kommen namentlich bei bejahrten Individuen vor, deren Gefässsystem auch sonst Veränderungen zeigt. Sie sind indessen auch bei jüngeren Individuen nicht selten und finden sich auch bei Kindern, namentlich bei solchen, die an Marasmus und Anämie zu Grunde gegangen sind, ferner auch bei solchen deren Gefässsystem mangelhaft entwickelt ist.

Eine Degeneration, die ebenfalls nur das Bindegewebe des Herzens betrifft, ist die amyloide Degeneration. Geringfügige Entartung, welche sich nur durch geeignete Reagentien und durch das Mikroskop nachweisen lässt ist nicht selten und kann ihren Sitz in sämmtlichen Theilen der Herzwände haben. Hochgradige für die makroskopische Betrachtung auffällige Entartung dagegen ist selten. Es kommt indessen vor, dass (vergl. § 59) infolge von Amyloidentartung sowohl das Bindegewebe des Endocards als auch dasjenige des Pericards und des Myocards sich mächtig verdickt. Diese Verdickung kann sowohl eine gleichmässige, flächenhaft ausgebreitete als auch eine mehr unregelmässige, höckerige sein, so dass z. B. die Klappen eine granulirte Oberfläche erhalten. In der Muscularis bildet das amyloide Gewebe Herde und Züge, innerhalb welcher das Muskelgewebe mehr oder weniger atrophirt. Von gewöhnlichem Bindegewebe unterscheidet sich das amyloid entartete durch eine mehr durchscheinende stellenweise fast durchsichtige Beschaffenheit und durch grössere Härte. Da wo das amyloid entartete Bindegewebe gefässhaltig ist, pflegen die Gefässwände in bevorzugter Weise an der Degeneration Theil zu nehmen.

§ 276. Sehr häufig ist die hyaline und die schleimige Degeneration des Endocards. Man kann es fast als physiologisch ansehen, dass in höherem Alter das Endocard namentlich an den Klappen eine gewisse Verdickung erfährt. Dieselbe beruht auf einer Zunahme des Bindegewebes. Nicht selten erfolgt sie in unregelmässiger Weise, so dass sich flache knotenförmige, zuweilen auch mehr kammartige Erhebungen bilden. Diese Veränderungen finden sich namentlich an den Schliessungsrändern der Klappensegel, doch fehlen sie auch nicht an deren Basis und den Papillarsehnen. An den Aortenklappen verdicken sich namentlich die Noduli.

Mit der Dickenzunahme der genannten Stellen pflegt eine Veränderung der Gewebsstructur verbunden zu sein. Das zuvor faserige Gewebe wird mehr und mehr homogen. Gleichzeitig werden die Kerne kleiner und spärlicher und verschwinden schliesslich ganz.

Die homogene Degeneration mit Dickenzunahme hat eine gewisse Aehnlichkeit mit der Amyloidentartung, kann sich auch mit derselben combiniren, kommt indessen meist unter ganz anderen Verhältnissen vor und giebt keine Jodreaction.

Die homogene Degeneration kann früher oder später zu Nekrose des Gewebes führen. Das homogene Gewebe wird dabei trübe, und zerfällt zu einer körnigen Detritusmasse. Nicht selten geht dem nekrotischen Zerfall Bildung von Fett in dem degenerirenden Gewebe vorauf. Endlich gesellt sich auch häufig eine Ablagerung von Kalksalzen hinzu. Man bezeichnet diese Degenerationsprocesse an der Klappe gerne mit dem Namen Atherom. Das Gewebe gewinnt dabei eine opakweissliche Farbe, bei Verkalkung wird es starr und steif und glänzend weiss.

Neben der homogenen Degeneration, zuweilen indessen auch ohne solche, stellt sich in höherem Alter häufig auch eine schleimige Degeneration ein. Das Gewebe wird dabei durchscheinend gallertig und unterscheidet sich dadurch von der glänzend weissen Farbe der homogenen verdickten Partieen. Die Degeneration tritt herdweise auf, am häufigsten an den Aortenklappen und an der Mitralis; an ersteren sind die Noduli die bevorzugten Stellen.

Bei der schleimigen Degeneration erfährt die Grundsubstanz eine Verflüssigung unter Bildung von Mucin. In den höchsten Graden der Entartung kann sie ganz aufgelöst werden. Häufig gesellt sich zu der Verschleimung Verfettung und Verkalkung des Gewebes.

Sowohl an die schleimige als an die homogene Degeneration und an die damit zusammenhängende Nekrose können sich leichte Entzündungsprocesse anschliessen. Sie führen zu kleinzelliger Infiltration der Degenerationsherde und ihrer Nachbarschaft. In ihrem Gefolge kommt es mitunter zu Neubildung von Bindegewebe.

§ 277. Als Myomalacia cordis bezeichnet man passend eine Erweichung des Herzmuskels, wie sie sich nach arterieller Anämie einstellt. Die häufigste Ursache dieser Anämie bilden Erkrankungen (Sclerose und Atherom) der arteriellen Ernährungsgefässe des Herzens, der Kranzarterien und ihrer Aeste, seltener embolische Verstopfungen derselben.

Die Erweichungsherde sehen je nach ihrem Alter und ihrem Gehalt an Blut verschieden aus. Ist die Erweichung noch frisch, so sind sie meist weissgelb, die Muskelsubstanz ist zugleich weich und zerreisslich; zuweilen sinkt die Schnittfläche etwas ein, indem die Substanz bereits erweicht ist. Kommt es in Folge der Obliteration und Verstopfung der Arterien zu Blutaustritt aus den Capillaren, d. h. zu Infarktbildung, so werden die Herde entweder gleichmässig dunkelroth oder aber dunkelroth, braun und gelb gefleckt. Nach einiger Zeit werden die Herde graugelb oder graubraun oder wohl auch mehr rostfarben. Schliesslich gewinnen sie eine grau durchscheinende Beschaffenheit und sinken etwas unter das Niveau der Schnittfläche zurück. Solche Herde bilden sich am häufigsten im linken Ventrikel, namentlich in der Umgebung der Spitze an der Vorder- und Hinterwand, nicht selten finden sie sich indessen auch an anderen Stellen, z. B. in der Wand des rechten Ventrikels. Auch die Papillarmuskeln sind gelegentlich Sitz der Erweichung, ja es kann unter Umständen ein ganzer Papillarmuskel in ein graugelbes oder hämorrhagisches, etwas durchscheinendes Gewebe umgewandelt sein. Reicht die Erweichung bis an die Intima heran, so sitzen auf den betreffenden Stellen meist Thromben in Gestalt von Herzpolypen.

Hat der Erweichungsherd eine erhebliche Ausdehnung und greift er durch die ganze oder nahezu die ganze Muscularis hindurch, so kommt es zu **Ruptur der Herzwand**. Die Folge davon ist eine Ergiessung von Blut in den Herzbeutel. Der Riss hat meist einen unregelmässigen zackigen Verlauf, ist im Uebrigen meist nicht breit.

Die Gewebsveränderungen, auf welchen das verschiedene Aussehen der Herde beruht, sind theils regressiver, theils progressiver Natur. Die Ischämie bewirkt in erster Linie einen Untergang zahlreicher Muskelzellen. In gelb aussehenden Herden sind die Muskelfasern in verschiedenen Stadien des Zerfalls begriffen. Man kann dies schon durch Zupfpräparate nachweisen, welche verschieden gestaltete schollige Bruchstücke von Muskelzellen sowie körnige Detritusmassen zu Tage fördern. Gewöhnlich hat auch eine Bildung von Fetttröpfchen stattgefunden. Besser noch als an frischen Zupfpräparaten gewinnt man Auskunft über die Zerstörung an Schnitten durch die Muscularis. In Fig. 123 ist ein Schnitt durch ein in Degeneration befindliches Muskelbündel abgebildet. Im oberen Theil sind die Muskelzellen noch normal und bieten das gewöhnliche Bild quer durchschnittener Muskelzüge *(a)*. In den mittleren Partieen beginnt der Zerfall derselben in einzelne Bruchstücke *(b)*, der sich bei *c* bis zur Bildung eines körnigen Detritus gesteigert hat. Bei diesem Zerfall der Muskelzellen hat es häufig sein Bewenden; in anderen Fällen erleidet auch das Bindegewebe Veränderungen, die namentlich dadurch deutlich hervortreten, dass die Kerne desselben sich stellenweise nicht mehr färben *(d)*, und dass auf den blassen Bindegewebsfibrillen ebenfalls Körnchen sich ablagern.

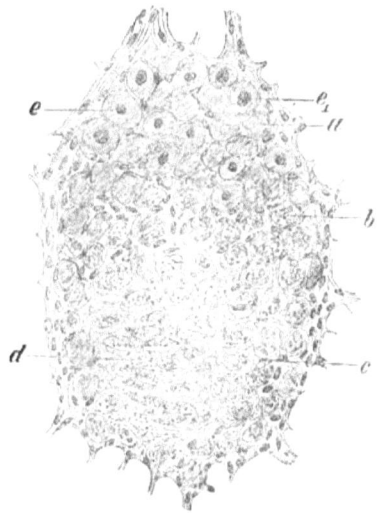

Fig. 123. Myomalacia cordis. Schnitt durch ein in Degeneration befindliches Muskelbündel. Vergr. 300. Hämatoxylin-Carminfärbung. *a* Querschnitt durch eine normale, *b* durch eine in Zerfall begriffene Muskelzelle. *c* Vollkommen zu einem körnigen Detritus zerfallene Muskelzellen. *d* Kernloses Bindegewebe. *e* Querschnitte normaler, e_1 geschwollener Muskelkerne.

In Fällen, bei welchen zu dem Zerfall des Gewebes noch Hämorrhagie hinzutritt, finden sich sowohl im Bindegewebe als auch an Stelle der zu Grunde gegangenen Muskelfasern Blutkörperchen theils noch erhalten, theils ebenfalls zerfallen. Später enthält das Gewebe Pigmentkörner.

Hat der Zerfall des Gewebes einen gewissen Grad erreicht, so beginnen, falls um diese Zeit nicht ein tödtlicher Ausgang erfolgt, die reparatorischen Vorgänge. Der Detritus wird resorbirt und fortgeschafft, der entstandene Defect durch Narbengewebe ersetzt.

Bei diesen Vorgängen treten aus den Gefässen Rundzellen aus, es bildet sich in Folge der Nekrose eine reactive Entzündung. Der Detritus wird grossentheils durch die austretenden Wanderzellen weggeschafft, z. Th. wird er auch frei resorbirt resp. aufgelöst. Weiterhin bildet sich aus dem durch die emigrirten Rundzellen gegebenen Material, vielleicht auch durch regenerative Wucherung der fixen Zellen in der Umgebung des Herdes Bindegewebe. Die Muskeln werden nicht wieder ersetzt. Nach Verlauf einer gewissen

Zeit besteht daher die betreffende Stelle nur aus mehr oder weniger Zellen haltigem Bindegewebe. Haben sich irgendwo noch Muskelzellen erhalten, so liegen dieselben in dem hyperplasirten Bindegewebe eingebettet. Hatte eine Hämorrhagie stattgefunden, so enthält das Bindegewebe braune Pigmentschollen und Körner.

Makroskopisch giebt sich die Narbenbildung in der ersten Zeit durch die Einlagerung eines grauen durchscheinenden, später mehr glänzend weissen Gewebes zu erkennen, das in die umgebende Muskelsubstanz ausstrahlt. Ein solches Gewebe bezeichnet man als eine Herzschwiele. Sie kann also das Endstadium einer Herzerweichung bilden. Sie pflegt an Mächtigkeit das Volumen der früher vorhandenen Muskelsubstanz nicht zu erreichen, so dass die Herzwand an der betreffenden Stelle verdünnt ist (vergl. § 285).

Der Myomalacie des Herzens ist bisher im Ganzen wenig Aufmerksamkeit geschenkt worden, d. h. sie ist unter sehr verschiedenen Namen aufgeführt worden. Bei den Klinikern geht diese Herzerweichung gemeiniglich unter dem Namen der Myocarditis oder wird mit der gewöhnlichen Herzverfettung in eine Linie gestellt. Beides ist nicht richtig. Es handelt sich bei dieser Affection um eine anämische Nekrose. Verfettung und Entzündung kommen zwar dabei vor, jedoch nicht als Hauptveränderung und letztere auch nicht als primärer Vorgang. Die Myomalacie des Herzens ist ein Process, welcher der Encephalomalacie, der Hirnerweichung, durchaus gleichzustellen ist. Sie ist eine Affection, die nicht selten vorkommt und bei erheblicher Ausbreitung den Tod durch Insufficienz des Herzens oder durch Herzruptur herbeiführt. In neuerer Zeit haben Tautain, De quelques lésions des artaires coronaires comme cause d'altération du myocarde Thèse de Paris 1878 und Laveran, Union méd. 1878 No. 23 darüber Mittheilungen gemacht.

Samuelson (Zeitschr. f. klin. Med. II. Bd.) sowie Cohnheim und Schulthess v. Rechberg (Virch. Arch. 85. Bd.) haben die Folgen der Verschliessung der Kranzarterien für das Herz einer experimentellen Prüfung unterzogen. Nach Cohnheim & Schulthess hat das Zuklemmen der Coronararterie bei Hunden unmittelbar keinen Einfluss auf die Herzaction, aber schon nach 30—60 Secunden sinkt der Aortendruck plötzlich auf Null, und das Herz steht in Diastole still. Samuelson, der an Kaninchen operirte und abwechselnd eine Schliessung und Oeffnung der Coronararterien vornahm, beobachtete häufiger ein allmähliches Absinken des Aortendruckes. Da beim Menschen der Verschluss der Arterien meist allmählich entsteht und nur einzelne Gefässzweige betrifft, so sind die klinischen Erscheinungen meist andere als sie diese Experimente boten. Es äussert sich die Affection in zeitweiliger Insufficienz der Herzaction mit Stenocardie und Blutstauungen in den Lungen.

Bei Myomalacie beobachtet man in der Umgebung des Degenerationsherdes oft Muskelkerne (Fig. 123 c_1), welche ganz enorm vergrössert sind. Diese Kerne färben sich sehr intensiv. Ueber ihre Bedeutung vermag ich nichts anzugeben. Da ich bei meinen Untersuchungen über Myomalacie keine Regeneration von Muskeln zu constatiren vermochte, so scheint mir kein Grund vorzuliegen, in dieser Kernschwellung einen progressiven Vorgang zu erblicken. Wahrscheinlich handelt es sich nur um eine Quellung der Kerne.

Nach Angaben von LANCEREAUX, IWANOWSKY, PUTJATIN (Virch. Arch. 74. Bd.) sollen bei verschiedenen chronischen Herzleiden auch Veränderungen der Herzganglien vorkommen, und zwar sowohl degenerative als auch entzündliche.

3. Vergrösserung des Herzens. Dilatation und Hypertrophie der Muscularis und Lipomatose des Bindegewebes.

§ 278. **Vergrösserung des Herzens** ist abgesehen von Geschwulstbildungen entweder auf eine **Erweiterung der Herzhöhlen** oder aber auf eine **Massenzunahme des Gewebes**, namentlich des Muskelgewebes, zum Theil auch des Fettgewebes zurückzuführen. Nicht selten kommen Erweiterung und Gewebszunahme gleichzeitig vor.

Bei einfacher Erweiterung oder **Dilatation** sind die Höhlen der Kammern und Vorkammern erweitert, die Musculatur durch die Dehnung verdünnt. Nicht selten ist die Dilatation einseitig, d. h. auf das rechte oder das linke Herz beschränkt.

Bei der Massenzunahme des Gewebes handelt es sich meistens um eine ächte **Hypertrophie der Muscularis.** Dieselbe ist dicker als unter normalen Verhältnissen. Dabei kann die Verdickung sowohl die eigentliche Muskelwand, als auch das Trabekelsystem und die Papillarmuskeln betreffen. Nicht selten ist gerade die Verdickung der letzteren am meisten in die Augen springend. Ist in der hypertrophischen Muskulatur keine secundäre Degeneration eingetreten, so erscheint sie fest, braunroth. Die Structur der Muscularis ist nicht verändert, es sind nur die musculösen Zellen grösser, wohl auch zahlreicher, als gewöhnlich.

Höhere Grade der Hypertrophie kann man meist schon von aussen bei dem Betasten des Herzens mit der Hand erkennen, indem die Resistenz und Festigkeit der Herzwände erhöht ist.

Die Weite der Herzhöhlen bei Hypertrophie der Herzwände kann eine verschiedene sein. Häufig besteht gleichzeitige Dilatation, in diesem Falle spricht man von **excentrischer Hypertrophie**; ist sie verkleinert, von **concentrischer Hypertrophie**. Haben die Höhlen die normale Weite, so bezeichnet man die **Hypertrophie** als eine **einfache**. Sehr häufig betrifft die Hypertrophie nicht das ganze Herz, sondern nur eine Hälfte desselben. Hypertrophie und Dilatation der rechten Herzhälfte hat hauptsächlich eine Vergrösserung in der Breite, Hypertrophie und Dilatation der linken eine solche in der Höhe zur Folge.

Nach BENEKE (Die anatom. Grundlagen der Constitutionsanomalieen. Marburg 1880) beträgt das Normalmaass des Herzens im reifen Mannesalter bei 167—175 ctm. Körperlänge 260—310 Cc. oder 150—190 Cc. auf 100 ctm. Körperlänge. Die Grössenzunahme des Herzens erfolgt nach der Geburt namentlich in zwei Perioden, nämlich im ersten Lebensjahre und in der Pubertätszeit, während in den Zwischenzeiten das Wachsthum gering ist. Bei Hypertrophie steigt das Volum des Herzens auf 500—700 Cc. oder bis auf 300—400 Cc. auf 100 Ctm. Körperlänge.

§ 279. Die Dilatation des Herzens ist theils Folge der Erhöhung der Widerstände, welche sich der Zusammenziehung des Herzens entgegen stellen, theils Folge von Texturveränderungen.

Herzhypertrophie ist Folge erhöhter Arbeitsleistung, ist eine Arbeitshypertrophie. Selbstverständlich setzt der Eintritt der Hypertrophie nach Erhöhung der zu bewältigenden Arbeitsaufgabe voraus, dass das Herz sich unter günstigen Ernährungsbedingungen befinde, anderenfalls ist die Folge der Erhöhung der Widerstände, die sich der Herzaction entgegenstellen, nur Dilatation.

Die Erhöhung der Arbeitsleistung des Herzens kann sehr verschiedene Ursachen haben. Schon eine angeborne Enge der Aorta kann bei günstigen Ernährungsverhältnissen des betreffenden Individuums, d. h. bei reichlicher Blutproduction, eine Hypertrophie des linken Ventrikels zur Folge haben. Unter den erworbenen Ursachen der linksseitigen Herzhypertrophie spielen **Klappenerkrankungen**, die Insufficienz und Stenose der Aortenklappen erzeugen (vergl. § 281—284), **Arterienerkrankungen** wie Sclerose und Atherom der Intima (vergl. § 297) und Aneurysmen (§ 303), welche die Widerstände im Aortensystem erhöhen, **Verödungen von Nierengewebe**, in deren Gefolge ebenfalls eine Steigerung der Herzthätigkeit eintritt, endlich Erhöhung der letzteren durch **nervösen Einfluss** die Hauptrollen. Nicht selten ziehen auch Pericardialobliterationen compensirende Herzhypertrophie nach sich. Hypertrophische Zustände am rechten Herzen sind Folgen von Klappenerkrankungen des linken Herzens oder der Pulmonalis, oder von Lungenerkrankungen, bei welchen ein grosser Theil des Capillargebietes verödet sowie von ausgedehnten Pleuraverwachsungen.

Herzhypertrophieen, welche secundär in Folge erkennbarer anatomischer Läsionen am Gefässapparate sowie an den Nieren, auftreten oder welche sich in Folge Erhöhung der Herzthätigkeit und durch nervösen Einfluss entwickeln, pflegt man als symptomatische zu bezeichnen. Neben dieser symptomatischen Hypertrophie soll es auch eine idiopathische geben, d. h. eine solche, welche sich nicht auf eine Erhöhung der Herzarbeit zurückführen lässt. Eine solche Form dürfte indessen schwerlich vorkommen. Wenn wir auch in manchen Fällen von Herzhypertrophie die Ursache derselben anatomisch nicht nachweisen können, so beweist dies noch nicht, dass intra vitam nicht Bedingungen bestanden haben, welche die Herzarbeit erhöhten. In dieser Hinsicht ist hervorzuheben, dass nach den in den letzten Jahren gemachten Beobachtungen namentlich andauernde übermässige körperliche Anstrengungen durch Erhöhung der Herzarbeit Hypertrophie desselben bewirken. Nach TRAUBE soll auch üppige Lebensweise einen ähnlichen Effect haben können.

Bei der Vergrösserung des Herzens durch Lipomatosis ist hauptsächlich das subepicardiale Bindegewebe der Sitz der Massenzunahme. In Folge überreichlicher Zufuhr und ungenügenden Verbrauches von Fett vergrössert sich das normale Fettpolster. Die Bindegewebszellen wandeln sich auch an Stellen, die normaler Weise kein Fett enthalten, in Fettzellen um, so dass schliesslich nicht nur an der Oberfläche des Herzens Fettgewebe sich entwickelt, sondern auch im Bindegewebe zwischen den Muskelbündeln. Bei sehr hochgradiger Lipomatose kann sich sogar unter dem Endocard Fettgewebe bilden.

Ist die Lipomatose sehr bedeutend, so kann sie die Function des Herzens sehr erheblich beeinträchtigen.

Die Beobachtung, dass in Folge verschiedener Nierenerkrankungen Herzhypertrophie eintritt, hat von Seiten der Autoren eine sehr verschiedene Beurtheilung erfahren. Die Einen suchten die Ursache in einer Erhöhung des Blutvolumens (TRAUBE, BAMBERGER), Andere wieder (SENATOR, EWALD) glaubten in einer Aenderung der Blutbeschaffenheit, noch Andere (GULL u. SUTTON) in einer ausgebreiteten Veränderung der Wände der kleinen Arterien. BUHL hält sie für die Folge der Ueberernährung des Herzens. Nach den bisherigen Untersuchungen ist es wohl zweifellos, dass die Herzhypertrophie nach Nierenerkrankungen von einer Steigerung des Aortendruckes abhängig ist. COHNHEIM erklärt diese Steigerung in folgender Weise. Der Gehalt des Blutes an harnfähigen Substanzen ist bestimmend für den Contractionsgrad der Nierenarterien. Bei Nierenleiden wird daher den Nieren ebenso viel Blut zugeführt als gesunden Nieren. Sind nun hinter den Nierenarterien abnorme Widerstände eingeschaltet, so steigt der arterielle Druck.

Nach meinem Dafürhalten kann man die Erhöhung des Aortendruckes nur durch eine Steigerung der Widerstände in den kleinen Arterien des gesammten Körpers erklären. Tritt eine Herzhypertrophie nach einem primären Nierenleiden ein, so muss man annehmen, dass durch letzteres die Widerstände auch ausserhalb der Niere erhöht werden. Dies geschieht durch Contraction der kleinen Arterien, und diese selbst muss entweder direct durch die circulirenden harnfähigen Substanzen oder aber von der Niere aus auf reflectorischem Wege oder endlich durch Einwirkung auf das vasomotorische Centrum hervorgerufen werden.

Literatur: TRAUBE, Gesamm. Abhndl. III. GULL & SUTTON, Med. chirurg. Transact LV. 1852. v. BUHL, Mittheil. a. d. pathol. Instit. zu München 1878; BAMBERGER, Ges. Vorträge v. Volkmann Nr. 173. EWALD, Virch. Arch. 71. Bd.; SENATOR ib. 73. Bd.; GRAWITZ & ISRAEL ib. 77. Bd.; ISRAEL ib. 86. Bd. COHNHEIM, Allgem. Pathologie II. Bd. ZANDER, Morbus Brightii und Herzhypertrophie. I. D. Königsberg 1881.

4. Endocarditis und Myocarditis. Klappenentartungen, Herzschwielen und Herzabscesse.

§ 280. Die acute Endocarditis ist ein Entzündungsprocess, welcher sich unter dem Einfluss eines in die Blutbahn eingedrungenen Entzündungserregers entwickelt. Der häufigste Sitz dieser Entzündung sind die Klappen, doch kommt sie auch an jeder anderen Stelle des Herzinnern vor. Am häufigsten präsentirt sie sich als sogenannte Endocarditis verrucosa, d. h. eine Entzündungsform, welche durch die Bildung kleiner hirsekorngrosser und grösserer, entweder hell durchscheinender oder mehr trüber hellgrauweisser oder weissgelblicher über die Oberfläche prominirender Knötchen gekennzeichnet ist. Häufig sind sie mit weissen oder graurothen oder gemischten Thromben bedeckt, so dass sie erst nach deren Wegnahme sichtbar werden.

Die endocarditischen Efflorescenzen sind, falls sie an den Klappen ihren Sitz haben, meist entsprechend dem Schliessungsrande in Reihe gestellt. In anderen Fällen verbreiten sie sich über den grössten Theil der Klappen oder bilden durch Häufung an einer circumscripten Stelle ziemlich umfangreiche, drusige oder warzenförmige Gebilde.. Haben sie ihren Sitz nicht an den Klappen, sondern an anderen Stellen, z. B. an der Wand des Vorhofes, am Septum ventriculorum, an der Herzspitze etc., so ist ihre Anordnung meist eine unregelmässige. Zuweilen bilden sie auch hier drusige Haufen. In anderen Fällen sind sie mehr zerstreut und vereinzelt. Sind die einzelnen Efflorescenzen sehr klein, dabei aber sehr zahlreich und dicht nebeneinander stehend, so gewinnt die Oberfläche ein feingranulirtes, rauhes Aussehen oder erscheint bei oberflächlicher Betrachtung nur getrübt. Zuweilen ist eine sehr genaue Betrachtung der Oberfläche nöthig, um die einzelnen Erhebungen zu sehen. Bei den leichtesten Formen der Endocarditis fehlen Erhebungen über die Oberfläche der Intima. Sie sind dementsprechend auch nur mit Hülfe des Mikroskopes zu erkennen.

§ 281. Die Efflorescenzen werden wesentlich durch eine subendotheliale Exsudation gebildet.

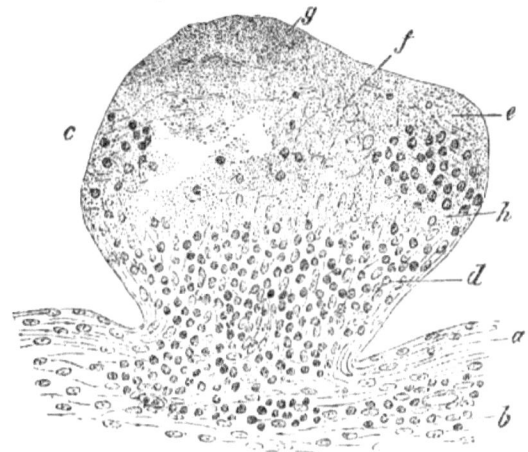

Fig. 124. Durchschnitt durch eine endocarditische Efflorescenz des Vorhofs. Hämatoxylinpräp. Vergr. 150.
a Endocard, *b* Subendocardiales Bindegewebe, z. Theil zellig infiltrirt. *d* Zellig infiltrirter Theil der Efflorescenz *c*. *e* Oberster Theil der Efflorescenz aus körnigen und fädigen Gerinnungsmassen bestehend, z. Theil Rundzellen enthaltend. *f* Blasse, kernlose Schollen. *g* Gleichmässig gekörnte Massen (Mikrokokken?). *h* Uebergangszone von dem erhaltenen, aber zellig infiltrirten Gewebe zu dem nekrotischen und von geronnenen Massen durchsetzten Gewebe.

Auf der Acme der Entwickelung angelangt, bestehen die obersten Schichten der Efflorescenzen (Fig. 124 *c*) aus körnigen *(e)*, zum Theil auch aus körnig fädigen Massen. Dieselben sind grösstentheils nichts anderes als geronnenes Exsudat. Zuweilen findet man indessen auch Herde, die sich durch eine auffallend gleichmässige Körnung (Fig. 124 *g*) auszeichnen und sich mit Anilinfarben etwas intensiver färben als die anderen Massen. Möglicher Weise sind dies Mikrokokkencolonieen.

In den körnigen Massen begegnet man zuweilen eigenthümlichen blassen Schollen *(f)*. Sie sind wahrscheinlich nichts anderes als nekrotische und coagulirte Zellen des Endocards. Dafür spricht wenigstens der allmähliche Uebergang des kernhaltigen Gewebes des Endocards in die kernlosen Massen. In den tieferen Schichten *(d)* des Köpfchens findet sich eine kleinzellige Infiltration des Gewebes, die nach oben zum Theil bis in die körnigen Massen, nach der Tiefe bis ins subendocardiale Gewebe reicht *(b)*.

Die Genese und Bedeutung des Processes ist aus der Betrachtung des Knötchens ersichtlich. Es handelt sich um eine exsudative Entzündung, wobei das entzündliche Exsudat ins Gewebe selbst gesetzt wird und theilweise gerinnt. An Stellen, wo das geronnene Exsudat sitzt, ist das Gewebe nekrotisch, wo es nur zu einer kleinzelligen Infiltration gekommen ist, erscheint das Bindegewebe noch erhalten.

Danach gehört diese Entzündungsform zu der Gruppe der diphtheritischen. Sie steht der superficiellen Diphtheritis der Schleimhäute, sowie der Pockenbildung der äusseren Haut am nächsten (vergl. die betr. Capitel).

Wie schon erwähnt, kommt es bei der Endocarditis nicht immer und nicht überall zu den besprochenen Efflorescenzen. Sehr oft ist die Entzündung nur an einer mehr oder weniger ausgebreiteten zelligen Infiltration des Bindegewebes der Intima zu erkennen.

Die Ursache der entzündlichen Exsudation ist wenigstens bei einem Theile der Fälle in der Ansiedelung von Organismen zu suchen. KLEBS (Arch. f. exper. Pathol. IX) und EBERTH (Virch. Arch. 72. Bd.) haben auch Mikroorganismen bei Endocarditis nachgewiesen. Ob die körnigen Massen *g* in Fig. 124 wirkliche Mikrokokken sind, erscheint mir noch fraglich, da es mir nicht gelang, dieselben prägnant zu färben. Dagegen fand ich in einem anderen Falle verrucöser Endocarditis, der sehr acut verlaufen war und zur Bildung metastatischer Entzündungen im Herzfleische und in den Nieren geführt hatte, Mikrokokkencolonieen in den Blutgefässen der erkrankten Organe. Vor Kurzem hat NAUWERCK auf meinem Laboratorium auch bei einem Falle, der vier Monate nach Beginn tödtlich endete, zahlreiche kleine Mikrokokkencolonieen gefunden. Dieselben lagen nicht nur in den schwieligen Klappenverdickungen, sondern auch in den noch unveränderten Theilen des Endocards sowie in der Muscularis.

Endocarditis bildet sich am häufigsten bei rheumatischen Affectionen, namentlich als Theilerscheinung der Polyarthritis rheumatica, welche als eine mikroparasitäre Affection angesehen wird. Man findet sie aber auch unter anderen Verhältnissen z. B. bei Individuen, die an Nephritis, an Typhus, an Septicämie etc. zu Grunde gegangen sind. Sehr häufig entwickelt sie sich auch bei Individuen, welche an ulcerösen Processen dahinsiechen, so namentlich im Verlauf ulcerirender und eiternder Carcinome, zuweilen auch bei ulceröser Phthise. Auch nach Tripper (LEYDEN) kommt sie vor. Alles das spricht einerseits dafür, dass in der That die Endocarditis durch Spaltpilze hervorgerufen werden kann, andererseits aber auch dafür, dass es nicht immer dieselbe Spaltpilzform, vielleicht auch nicht immer ein Spaltpilz ist, dem sie ihre Entstehung verdankt. Es ist mit anderen Worten die Aetiologie der Endocarditis keine einheitliche.

§ 282. Der weitere Verlauf der Endocarditis gestaltet sich in den einzelnen Fällen ziemlich verschieden. Die körnigen Massen in den oberen Schichten der Efflorescenzen sind unter allen Umständen ebenso wie auch allfällige Fibrinauflagerungen nicht organisationsfähig. Kleine derartige Herde können resorbirt werden; mitunter tritt eine Verkalkung derselben ein. Sehr häufig kommt es zu Zerfall und zu Losreissung der nekrotischen Massen durch den Blutstrom; auch verkalkte Massen können noch losgerissen werden. Beides führt zur Bildung embolischer Herde in anderen Organen.

Durch die Lossspülung der nekrotischen Massen entwickeln sich selbstverständlich Substanzverluste, d. h. Geschwüre. Dieselben sind bald klein, bald sehr erheblich. Bei einzelnen Formen der Endocarditis, die man als E. ulcerosa bezeichnet, greift die Nekrose und der Zerfall tief in die betreffenden Gewebspartieen ein, so dass dadurch eine Klappe in ausgedehntem Umfang und bis zu erheblicher Tiefe ulceriren kann. Nicht selten kommt es dabei in Folge der Verringerung der Widerstandsfähigkeit der Klappe durch die partielle Nekrose und die entzündliche Infiltration zu Ausbuchtung der Klappe durch den Blutdruck, zu einem sogen. acuten Klappenaneurysma. Geht der Process noch weiter, so tritt schliesslich Perforation der Klappe ein; mitunter werden ganze Klappenstücke losgerissen. Wie an den Klappen, so können auch an anderen Stellen ulceröse Zerstörungen Platz greifen, so z. B. an den Papillarsehnen. In Folge davon kann die Sehne von der Klappe losgerissen werden.

Die ulceröse Form der Endocarditis tritt besonders dann auf, wenn die Entzündung durch eine pyämische oder septische Infection verursacht ist.

Zwischen der verrucösen und ulcerösen Form besteht anatomisch nur ein gradueller Unterschied, und es gehen daher beide Formen ineinander über. Gewöhnlich pflegt man nur die ulceröse Form mit der Diphtheritis der Schleimhaut zu vergleichen, allein mit Unrecht; denn auch bei der verrucösen Form handelt es sich um eine Entzündung mit Gerinnungsnekrose von festem Gewebe. Dagegen scheinen die beiden Formen in ihrer Aetiologie zu differiren, indem die perniciöse Form hauptsächlich bei septischen oder pyämischen Processen auftritt, die verrucöse bei acutem Gelenkrheumatismus.

Den Nachweis von Bacterien bei ulceröser Endocarditis hat zuerst EBERTH (Virch. Arch. 57. Bd. und Correspbl. f. schweizer Aerzte 1872) geleistet. Später ist sie mehrfach bestätigt worden; cf. MAIER, Virch. Arch. 62. Bd.; BURKART, Berliner klin. Wochenschr. 1874.

Klappenperforationen nach Entzündung sind nicht zu verwechseln mit den sogen. Klappenfensterungen, wie sie sich nicht selten als angeborene Bildungen oder als Folge von Gewebsschwund an den Semilunarklappen oberhalb der Schliessungsränder finden. Abgesehen von der Verschiedenheit des Sitzes besteht ein wesentlicher Unterschied darin, dass bei den ersteren in der Umgebung der Lücken entzündliche Infiltrationen oder fibröse Verdickungen vorhanden sind, bei letzteren nicht.

§ 283. Führt die Endocarditis nicht in ihrem acuten Stadium zum Tode, so schliessen sich an die Exsudation und die Nekrotisirung des Gewebes productive Entzündungsvorgänge an, welche zu Bindegewebsneubildung und zu Vernarbung der Defecte führen. Das Gewebe, von dem diese Neubildung ausgeht, ist dasjenige, innerhalb welches der Entzündungsprocess nur einen mässigen Grad erreicht, in welchem es zwar zu zelliger Infiltration, nicht aber zu Nekrose kommt. Hier ist das Material zu neuer Gewebsbildung gegeben, und auch die fixen Zellen sind noch intact erhalten.

Wochen und Monate nach Beginn der Erkrankung ist oft das verdickte Gewebe der entzündeten Klappen noch auffallend zellreich und kann stellenweise einem Granulationsgewebe durchaus ähnlich sehen. Sehr wahrscheinlich sind es die emigrirten farblosen Blutkörperchen, daneben wohl auch wuchernde fixe Zellen, welche als Bildner des neuen Gewebes fungiren. Unterstützt wird ihre Thätigkeit auch hier durch Neubildung von Blutgefässen.

Durch diese plastischen Processe entstehen im Gefolge von Endocarditis mehr oder minder erhebliche Verdickungen des Endocards. Am Endocard der Ventrikel- und Vorhofwände präsentiren sich die bindegewebigen Neubildungen als sehnig weisse undurchsichtige Flecken, welche bald diffus ausgebreitet, bald mehr circumscript sind.

Die Klappensegel sind verdickt, verhärtet, verkürzt und untereinander verwachsen, kurz in der mannigfaltigsten Weise difformirt. Auch die Sehnenfäden erscheinen verdickt und verkürzt, und ihre Verzweigungen untereinander verwachsen.

Innerhalb der entzündlichen Gewebsverdickungen treten sehr häufig später degenerative Processe auf und zwar alle jene Formen, welche in § 276 beschrieben wurden. Am häufigsten sind Verfettung, und atheromatöse Entartung mit Verkalkung.

Durch alle diese Processe wird sehr häufig die Klappe mehr oder weniger functionsunfähig. Die Verdickungen und Verwachsungen führen zu Verengerung des Ostiums, zu Stenose, und die Retraction, sowie die Difformirung der Klappensegel und der Sehnenfäden zu Insufficienz, zu Aufhebung der Schlussfähigkeit. Sehr häufig kommt es sowohl zu Stenose als zu Insufficienz. Alle die zahllosen Modificationen des Processes aufzuführen, wäre nicht möglich. Bei leichteren Formen der Erkrankung sind die Verdickungen nur mässig und häufig auf den Schliessungsrand und einzelne Papillarsehnen beschränkt. Bei höheren Graden der Erkrankung kann die Form des Klappenapparates ganz verloren gegangen sein. An der Mitralis z. B. findet man nicht selten nur noch ein enges spaltförmiges Ostium mit trichterförmigem Eingang, dessen Umgrenzung von einer derben, festen, nahezu unbeweglichen Bindegewebsmasse gebildet wird. Tritt dazu noch Verkalkung, so wird die Begrenzung des Ostiums vollkommen starr und unbeweglich.

Die Folgen dieser Klappenerkrankungen sind bereits oben besprochen worden. Sie sind im Allgemeinen die, dass das Blut wegen der Erschwerung der Entleerung der Ventrikel, sowie wegen eintretenden Rückflusses sich staut, so dass die rückwärts von der erkrankten Klappe gelegenen Theile des Gefässsystems dauernd mit Blut überfüllt und dadurch ausgedehnt werden. Zur Ausgleichung der Störung entwickelt sich eine Hypertrophie des Herzmuskels und zwar zunächst in demjenigen Theile des Herzens, welcher das Blut durch die erkrankte Klappe durchzutreiben hat.

§ 284. Nicht selten gesellt sich zur Endocarditis eine Myocarditis, d. h. es greift die Entzündung vom Endocard auf das tiefer liegende subendocardiale und intermusculäre Bindegewebe über. In anderen Fällen kann der Process auch primär in der Muscularis beginnen. Histologisch ist die Entzündung wesentlich durch die Bildung eines kleinzelligen Infiltrates gekennzeichnet.

Nach dem Ausgang kann man zwei Formen der Myocarditis unterscheiden, nämlich eine indurirende und eine abscedirende. Bei der ersteren kommt es zu einer Hyperplasie des Bindegewebes, zur Bildung einer sogenannten Herzschwiele (vergl. § 277). Sie besteht aus weissen sehnig glänzenden Herden oder Zügen von Bindegewebe. Da meistens zugleich auch Endocarditis vorhanden war, so ist auch das Endocard stellenweise sehnig verdickt. Nicht selten ist ein Theil der Muskeltrabekeln in sehnige Bindegewebsstränge verwandelt.

Das neugebildete Bindegewebe (Fig. 125 e) ist im ausgebil-

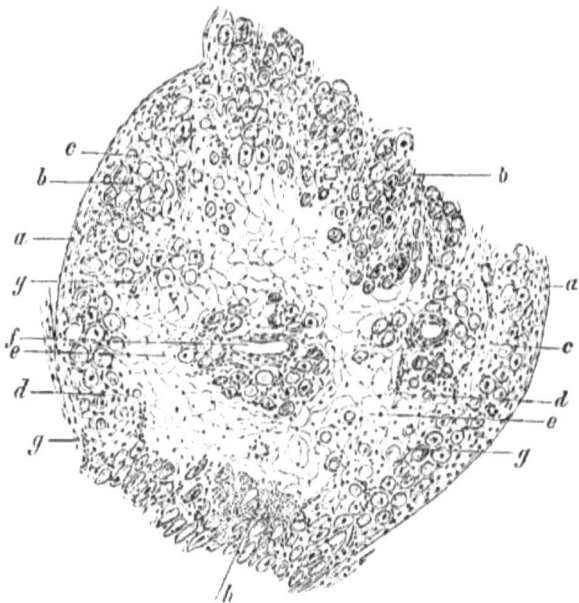

Fig. 125. Herzschwiele. Durchschnitt durch einen fibrös entarteten Muskeltrabekel. *a* Endocard. *b* Querschnitt normaler Muskelzellen. *c* Zellreiche Bindegewebshyperplasie. *d* Atrophische Muskelzellen in hyperplasirtem Bindegewebe. *e* Kernarmes, derbes Bindegewebe ohne Muskelzellen. *f* Vene, in deren Umgebung noch einzelne Muskelzellen erhalten sind. *g* Kleine Blutgefässe. *h* Kleinzellige Infiltration. Hämatoxylinpräp. Vergr. ca. 40.

deten Zustande zellenarm, derb; besteht die Entzündung noch, so enthält es stellenweise kleinzellige Herde (*h*).

An manchen Stellen sind alle Muskelzellen zu Grunde gegangen, an anderen Stellen, namentlich in der Peripherie der Schwielen, sind dieselben zwar noch erhalten, aber atrophisch (*d*). Ist die Entzündung noch etwas frischer, so ist das Gewebe mehr grau oder grauröthlich und dem entsprechend auch zell- und gefässreicher. Im Beginne der Entzündung findet man nichts anderes als kleinzellige Infiltrationsherde, innerhalb welcher die Muskelzellen in verschiedenen Stadien des Zerfalles begriffen sind. Nicht selten treten auch Blutungen ein. Bei der späteren Bindegewebsneubildung werden diese Muskelzellen nicht wieder ersetzt.

Kleine Schwielen kann das Herz ohne Schaden für seine Function ertragen. Grössere Schwielen, die tief in die Muskularis eingreifen, sind dagegen von nachtheiligem Einfluss auf die Herzaction. Die Schwiele ist nicht contractil, und es zieht sich daher die schwielig entartete Herzwand bei der Contraction des Herzens nicht zusammen. Ist die Schwiele nachgiebig, so wird sie durch den Blutdruck ausgebuchtet, und es entsteht ein sogenanntes **Herzaneurysma**.

Die **eitrige Myocarditis** tritt namentlich bei pyämischen Infectionen auf und wird durch Bacterien, welche durch die Coronararterien in den Herzmuskel gelangt sind, verursacht. Bei derselben bilden sich kleine gelbweisse oder grauweisse **Abscesse**. Brechen sie nach innen durch, so bildet sich ein sogenanntes Herzgeschwür. Brechen sie nach aussen durch, so entwickelt sich eine Pericarditis.

Grössere myocarditische Abscesse können Herzruptur veranlassen.

Wie sich schon aus der Darstellung ergiebt, fällt die Aetiologie der Myocarditis im Allgemeinen mit derjenigen der Endocarditis zusammen, doch können auch Gifte Myocarditis verursachen, welche das Endocard gewöhnlich nicht in Entzündung versetzen. So soll nach LEYDEN (Zeitschr. f. klin. Med. IV) das Gift der Diphtherie häufig Myocarditis verursachen, während Endocarditis bei dieser Affection selten ist. ROSENBACH (Virch. Arch. 79. Bd.) fand bei Diphtherie körnige und wachsartige schollige Degeneration des Herzmuskels. Nach LEYDEN führt auch das Gift der Pocken, der Meningitis epidemica und des Typhus recurrens zu Myocarditis.

Ueber die Myocarditis, welche nach Myomalacie auftritt, vergl. § 277.

5. Infectiöse Granulationsgeschwülste, echte Geschwülste und Parasiten des Herzens.

§ 285. Unter den infectiösen Granulationsgeschwülsten kommt am häufigsten der Tuberkel, seltener das Syphilom vor. Bei allgemeiner Miliartuberculose findet man im Herzen nicht selten ebenfalls Tuberkel. Am häufigsten sitzen sie unter dem Endocard des rechten Ventrikels. Weit seltener als Miliartuberkel sitzen grössere verkäsende Knoten im Herzfleisch. Sie kommen am ehesten neben käsigen Knoten im Pericard, selten nur ohne solche vor. Gummiknoten sind sehr selten. Sie liegen in der Herzwand innerhalb schwieliger Bindegewebshyperplasieen und bilden je nach dem Entwickelungsstadium theils weiche, graurothe oder graue Herde, theils trockene, käsige gelbe Knoten. Etwas häufiger als Gummata treten in Folge von hereditärer oder acquirirter Syphilis einfache indurirende Entzündungen des Herzmuskels auf.

Von den Geschwülsten im engeren Sinne kommen verschiedene Formen, so z. B. Sarcome, ferner Fibrome, Lipome, Myxome, Myome primär im Herzen vor; sie sind indessen alle selten.

Häufiger sind secundäre Geschwulstbildungen, namentlich Krebse. Die Keime dieser Geschwülste gelangen, abgesehen von denjenigen, die vom Pericard auf das Herz übergreifen, auf dem Blutwege in die Herzwand. Die Geschwulstknoten sitzen bald mitten im Herzfleisch, bald sind sie der Innenfläche oder der Aussenfläche mehr oder weniger genähert und drängen sich gegen die Herz- oder die Pericardialhöhle vor.

Mitunter greifen Geschwülste aus der Nachbarschaft, z. B. vom Mediastinum, vom Oesophagus, vom Magen auf das Herz über.

Die Folgen der Geschwulstbildung sind selbstverständlich je nach der Grösse und dem Sitz derselben verschieden. Grosse Geschwülste können schliesslich Insufficienz der Herzthätigkeit bedingen. Auf Geschwülsten, die in das Herzinnere hineinragen, bilden sich leicht Thromben. Erweichung und Ulceration der Geschwülste kann zur Herzruptur führen.

Von Parasiten kommen im Herzen Cysticercus und Echinococcus vor. Echinococcus kann Herzruptur verursachen.

II. Pathologische Anatomie der Blutgefässe.

1. Einleitung. Missbildungen.

§ 286. Die Blutgefässe sind, anatomisch betrachtet, ein Endothelrohr, das an allen grösseren Gefässen durch aufgelagertes Bindegewebe, elastisches Gewebe und Muskelzellen verstärkt wird. Soweit sie eine Wandung von erheblicher Dicke haben, besitzen sie eigene Ernährungsgefässe, die sogen. Vasa vasorum.

Die Erkrankungen der Gefässe verlaufen zum Theil als Processe, welche auf die Gefässwände beschränkt sind, zum Theil erkrankt gleichzeitig mit ihnen auch ihre Umgebung, oder es ist ihr krankhafter Zustand nur eine Theilerscheinung oder eine Folge der Erkrankung des sie umgebenden Gewebsparenchyms. Letzteres ist namentlich bei kleinen Gefässen, welche in das Parenchym der Organe eingebettet sind, der Fall.

Die Missbildungen der Gefässe, welche für den Arzt von Wichtigkeit sind, haben bereits bei Gelegenheit der Besprechung der Missbildungen des Herzens Erwähnung gefunden. An dieser Stelle sei nur noch ein Mal auf die mangelhafte Entwickelung des Gefässsystems, auf die Hypoplasie desselben, welche sich durch eine abnorme Enge und Dünnwandigkeit der Gefässröhren, namentlich der Arterienstämme, zu erkennen giebt, hingewiesen. In Betreff der häufig vorkommenden Abnormitäten der Lage, des Verlaufs, der Theilung etc. der Arterien und Venen muss auf die Handbücher der normalen Anatomie verwiesen werden.

Nach BENEKE (Die anatom. Grundlagen der Constitutionsanomalieen. Marburg 1878) beträgt der Umfang der Aorta ascendens bei einem Neugebornen 20 Mm., beim Erwachsenen 68 Mm.; derjenige der Pulmonalis 23 Mm. und 65 Mm. Oberhalb der Bifurcation beträgt der Umfang der Aorta beim Erwachsenen 32 Mm.

2. Einfache Atrophieen, degenerative Atrophieen und Infiltrationszustände der Blutgefässe.

§ 287. Einfache Atrophie der Arterien- und Venenwände beobachtet man als Begleiterscheinung des allgemeinen Marasmus und der Atrophie einzelner Organe. Auch nach Amputation eines Gliedes werden die Gefässstämme des Stumpfes kleiner. Häufiger als diese uncomplicirte Atrophie kommt partieller Schwund einzelner Theile der Gefässwände, z. B. der Muskelfasern, als Theilerscheinung entzündlicher oder degenerativer Zustände am Gefässrohr vor.

Unter den degenerativen Vorgängen am Gefässrohr spielt die Verfettung eine Hauptrolle. Sie kommt am häufigsten an der Intima und Media vor; seltener betrifft sie die Adventitia.

Die Fettmetamorphose der Innenwand findet man am häufigsten an der Aorta, nicht selten jedoch auch an den grossen Arterienstämmen und an der Pulmonalis.

Die leichtesten Grade der Verfettung sind mit unbewaffnetem Auge nicht erkennbar. Bei stärkerer Verfettung gewinnen die betreffenden Stellen ein opak weisses oder gelblich weisses Aussehen und bilden verschieden gestaltete Flecken. Im Beginn ist die Oberfläche glatt, später mehr uneben sammtartig.

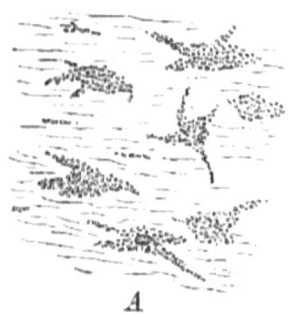
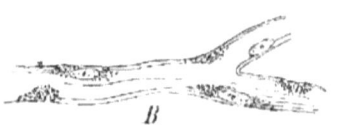

Fig. 126. *A* Fettig degenerirte Zellen der Intima der Aorta von der Fläche gesehen. *B* Fettig degenerirte Hirncapillare. Ueberosmiumsäurepräp. Vergr. 350.

Der Process beginnt mit einer fettigen Degeneration der Zellen, die sich dabei (Fig. 126 *A*) mit Fetttröpfchen füllen. Ueberschreitet die Verfettung eine gewisse Grenze, so lässt sich eine bestimmte Anordnung der Fetttröpfchen nicht mehr erkennen, indem dieselben sich nicht nur an Stelle der Zellen, sondern auch sonst zwischen den Fasern der Zwischensubstanz anhäufen. Ist die fettige Degeneration sehr weit gediehen, so bilden sich subendothelial gelegene Erweichungshöhlen. Um diese Zeit treten alsdann meist auch Rundzellen auf, welche aus den Vasa vasorum stammen, sich in dem Degenerationsherd anhäufen und die fettigen Zerfallsproducte in sich aufnehmen. Auf diese Weise bilden sich Fettkörnchenzellen.

Die Verfettungen in der Aorta finden sich namentlich dicht oberhalb der Klappen und an den Abgangsstellen der grossen und kleinen Gefässstämme. Sie treten besonders bei anämischen Individuen und im höheren Alter auf. In der Pulmonalis entstehen sie am häufigsten dann, wenn aus irgend einem Grunde sich das Blut im kleinen Kreislauf staut und in Folge dessen seiner Kohlensäure sich mangelhaft entledigt. Auch in der Intima der Venen bilden sich Fettflecken besonders nach längerem Bestehen von Circulationsstörungen.

Häufig kommt fettige Degeneration an Capillaren vor (Fig. 126 B), theils in Folge von einfachen Circulationsstörungen, theils in Folge von Blutveränderungen, wie sie durch Infectionskrankheiten sowie durch Intoxicationen (Phosphor- und Arsenikvergiftungen) herbeigeführt werden.

Wie in der Intima kommt fettige Degeneration auch in der Media vor. Sie betrifft namentlich die Muskelzellen, die auf diesem Wege zu Grunde gehen. Der Vorgang präsentirt sich histologisch in derselben Weise, wie die fettige Degeneration der Intima. Auf die Function der Gefässe ist sie von grösserem Einfluss als letztere. Einmal kann die Degeneration der Media zu Ruptur der Arterien Veranlassung geben. Sodann tritt im Anschluss an Verfettung sehr leicht Verkalkung ein, wodurch das Gefässrohr seine Elasticität verliert und starr wird.

Fettige Degeneration der Zellen der Adventitia findet man sowohl neben entsprechenden Degenerationszuständen in den inneren Gefässhäuten als auch neben fettiger Degeneration des sie umgebenden Gewebsparenchyms. Eine besondere Bedeutung kommt ihr nicht zu. Nicht selten ist überdies Fett, welches in der Adventitia liegt, nicht in loco entstanden, sondern durch die Lymphbahnen zugeführt.

Literatur: VIRCHOW, Sein Arch. I. und III. Bd. und Gesammelte Abhandlgn. 1856, p. 493 und LANGHANS, Virch. Arch. 36. Bd.

§ 288. Amyloidentartung kommt an den Gefässen sehr häufig vor. Wie bereits in § 52 auseinandergesetzt wurde, ist das Blutgefässsystem bei der Amyloidablagerung in bevorzugter Weise in Mitleidenschaft gezogen. In grossen Gefässstämmen ist die Intima, in kleinen die Media, zum Theil auch die Adventitia vornehmlich der Sitz der Amyloidbildung.

Als hyaline Degeneration der Gefässe werden Veränderungen beschrieben, die offenbar nicht immer dieselbe Bedeutung haben. Zunächst geht unter diesem Namen eine Umwandlung der Intima grösserer Gefässe in ein homogenes kernarmes Bindegewebe, mit welcher in manchen Fällen Gefässatherom (vergl. § 299) beginnt. Eine zweite Form homogener Gefässdegeneration betrifft vornehmlich die kleinsten Arterien und Capillaren und wird namentlich häufig in der Niere (Glomeruli), in der Chorioidea und im Gehirn beobachtet. An den Capillaren geht der Degeneration eine Wucherung der Kerne vorauf (OELLER). Weiterhin bilden sich an der Aussenfläche des Endothelrohres homogene Massen, die erst vereinzelt in Klumpen auftreten, schliesslich indessen das Capillarrohr ganz umscheiden. Zu dieser Wandveränderung kann sich die Bildung eines Thrombus hinzu gesellen, der nach einiger Zeit ebenfalls eine homogene Beschaffenheit annimmt.

An den kleinen Arterien kann die homogene Entartung sämmtliche Häute betreffen oder nur auf die eine oder die andere derselben beschränkt sein. Auch hier gehen der Entartung zuweilen Kernwucherungen voran. Ferner kann sich an die Wanderkrankung eine Thrombose anschliessen.

Die Genese der hyalinen Substanz ist nicht in allen Fällen zu erkennen. Nach den Angaben der Autoren scheint sie hauptsächlich durch homogene Gerinnung ausgetretener rother und farbloser Blutkörperchen zu entstehen. In anderen Fällen handelt es sich um eine homogene Metaplasie des Bindegewebes.

Verkalkung der Gefässe findet sich namentlich in Fällen, in denen die Ernährung der Gefässwand herabgesetzt und die Gefässwand selbst auch sonst verändert ist. Wie schon oben bemerkt, ist Verkalkung eine häufige Combination der Verfettung. Oft verkalken ferner Arterien, welche Sitz von Sclerose und Atherom (vgl. § 297 und 298) sind. Der Sitz der Kalkablagerung in den Arterien ist die Intima oder die Media. An ersterer sind es namentlich die sclerotischen und atheromatösen Herde selbst, welche verkalken, so dass nicht selten förmliche Kalkplatten entstehen, die sich in toto herausheben lassen. Ist die Media der Sitz der Kalkablagerung, so kann sie bei bedeutender Ausdehnung des Processes in ein starres hartes Rohr verwandelt werden. Es kommt dies namentlich an den grösseren und mittelgrossen Körperarterien vor. Die Innenfläche solcher Arterien pflegt ein geripptes Aussehen zu zeigen, indem zahlreiche feine, weisse, circular verlaufende Rippen nach Innen vorspringen. Zieht man die Intima, die sich meist auffallend leicht loslösen lässt, ab, so sieht man, dass es die Media ist, welche diese Rippen enthält. Die Intima selbst ist dabei meist nur mehr oder weniger hochgradig atheromatös.

Die Ablagerung des Kalkes erfolgt in kleinen glänzenden Körnern, welche in den Körperarterien theils in den Muskelzellen selbst, theils im Zwischengewebe liegen. In der Media der Aorta (Fig. 127)

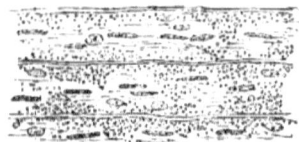

Fig. 127. Verkalkung der zwischen den elastischen Lamellen gelegenen Theile der Media der Aorta. Vergr. 250.

lagern sie sich in unregelmässiger Verbreitung in die zwischen den elastischen Lamellen gelegenen Theile ein.

Verkalkung der Capillaren kommt namentlich in Geschwülsten des Centralnervensystems vor.

Auch in den Venen kommt Verkalkung vor, jedoch seltener als in den Arterien. Sie findet sich namentlich in erweiterten Venen, sog. Varicen, und hat ihren Sitz hauptsächlich in den inneren Lagen der Media.

Nekrose der Gefässwände tritt am häufigsten in Folge von Entzündungen ein, welche sich in der Umgebung von Gefässen entwickeln und selbst ihren Ausgang in Gewebsnekrose und Zerfall nehmen. Hierher gehören namentlich die diphtheritischen und verkäsenden tuberculösen Entzündungsprocesse. Die Nekrose der Gefässe zeigt dieselbe Eigenthümlichkeit wie diejenige ihrer Umgebung. Neben dieser acut eintretenden Nekrose kommt auch eine mehr allmählich entstehende Nekrobiose der Gefässwand vor, bei welcher das Gewebe erst homogen wird und dann zerfällt. Sie betrifft namentlich die Intima (vergl. § 297—299).

Literatur über hyaline Gefässdegeneration: THOMA, Virch. Arch. 71. Bd., ZIEGLER, Deutsch. Arch. f. klin. Med. XXV; LEYDEN, Zeitschr. f. klin. Med. II; WIEGER, Virch. Arch. 78. Bd.; JUNGE, Arch. f. Ophthalm Bd. V; SCHWEIGGER, ebenda VI; OELLER, Virch. Arch. 86. Bd.

3. Hypertrophie und Hyperplasie der Gefässe.

§ 289. Wahre Hypertrophie der Arterien d. h. Massenzunahme sämmtlicher Arterienhäute bei Erhaltung ihrer Structur beobachtet man in sehr prägnanter Form bei Arterien, welche nach Verschluss eines Gefässes den collateralen Kreislauf vermitteln. Am evidentesten bildet sie sich aus bei Verschluss grösserer Gefässstämme. Die betreffenden Arterien nehmen dabei sowohl an Weite als an Länge zu, so dass sie sich schlängeln. Gleichzeitig verdickt sich ihre Wand. Auch in Folge Steigerung des Druckes vor einer verengten Stelle kann eine Gefässwand hypertrophiren. Ist der Seitendruck im Aortensystem allgemein erhöht, so kann es auch zu allgemein verbreiteter Hypertrophie der arteriellen Gefässe kommen.

Auch bei dem Aneurysma racemosum (§ 151) handelt es sich um eine Erweiterung, Schlängelung und Hypertrophie von Arterien und Capillaren. Bei der Hypertrophie eines Organs, bei der Entwickelung einer Neubildung werden die betreffenden Arterien ebenfalls mehr oder minder hochgradig hypertrophisch.

Wie Arterien, so können auch Venen und Capillaren hypertrophiren, so namentlich unter Verhältnissen wie die letztgenannten, überhaupt bei stärkerem Blutzufluss.

Neben der Hypertrophie der Blutgefässe, bei welcher die Zahl der Wandungselemente, nicht aber die Zahl der Gefässe zunimmt, ist auch die Hyperplasie der Gefässe, d. h. Vermehrung ihrer Zahl ein überaus häufiges Vorkommniss. Im allgemeinen Theil ist mehrfach darauf hingewiesen worden, dass bei Neubildung irgendwie erheblicher Gewebsmassen stets auch eine Neubildung von Blutgefässen stattfinden muss, und in § 86 ist der Modus dieser Gefässneubildung näher auseinandergesetzt worden. Es bilden sich dabei zunächst nur Capillaren, aber durch Zunahme der Wandelemente und Differenzirung derselben entstehen weiterhin auch Arterien und Venen.

4. Die Entzündungen der Gefässe, Arteriitis und Phlebitis.

§ 290. Entzündliche Veränderungen an den Gefässwänden sind in früheren Capiteln bereits in zweierlei Formen Gegenstand der Besprechung gewesen. Einmal ist der Alteration der Gefässwände als einer Veränderung gedacht worden, welche bei jedem Entzündungsprocess eintritt und es bedingt, dass es zu einer quantitativen und qualitativen Veränderung des aus den Gefässen in das Gewebe austretenden Flüssigkeitsstromes kommt. In Folge Erhöhung der Durchlässigkeit der Gefässwände treten aus Capillaren und Venen nicht nur reichlich Flüssigkeit, sondern auch farblose, mitunter auch rothe Blutkörperchen in grosser Menge (vergl. § 96) aus. Die zweite Form der Gefässentzündung fand ihre Besprechung bei der Organisation des Thrombus (§ 255). Bei derselben handelt es sich um eine Entzündung der Gefässwand in Folge Anwesenheit eines Fremdkörpers, des Thrombus, welche zu der Bildung eines Granulations- und Narbengewebes an der Innenfläche einer Vene oder Arterie führt. In Rücksicht auf den Endeffect des Processes könnte man den Vorgang sehr wohl als eine Endarteriitis oder Endophlebitis plastica obliterans bezeichnen.

Sieht man von diesen beiden Processen ab, so bleiben noch eine Reihe anderer Entzündungsvorgänge an den Gefässen übrig, welche im Wesentlichen im Parenchym der Gefässwände ablaufen und hier zu einer temporären oder persistirenden Veränderung des ganzen Durchschnittes der Gefässwand oder eines Theils derselben führen. Die Bezeichnung Arteriitis und Phlebitis wird vornehmlich für diese parenchymatösen Entzündungen der Gefässe gebraucht.

Diese Entzündungsprocesse können als eigenartige Gefässerkrankungen auf das Gewebe der Gefässwände beschränkt sein. In anderen Fällen erkrankt gleichzeitig die Umgebung, oder es ist die Gefässerkrankung nur die Folge einer bestehenden Gewebsentzündung. Letzteres gilt namentlich für die Entzündung kleinerer, in Gewebsparenchyme eingebetteter, nur mikroskopisch deutlich abgrenzbarer Gefässe.

§ 291. Die purulente Arteriitis mit Ausgang in Vereiterung und Zerfall des Wandparenchyms der Arterien ist ein Process, der am häufigsten secundär innerhalb eiternder Wunden und Geschwüre eintritt. Der Entzündungsprocess und der nekrotische Zerfall des Gewebes greifen von der Umgebung auf die Gefässwand über, zunächst auf die Adventitia, dann aber auch auf die inneren Arterienhäute. In Folge der eitrigen Entzündung erscheint die Gefässwand verdickt, gelblichweiss oder graugelb verfärbt. Auch die Intima ist trübe, ebenfalls gelblichweiss oder graugelb, eitrig infiltrirt. Nicht selten kommt es zu einer Zerreissung der brüchig und morsch gewordenen Gefässwand und damit zu Blutung. So sind z. B. die Nachblutungen in Wunden, die Blutungen aus phthisischen Lungen, aus ulcerirenden Krebsen etc. auf solche nekrotisirende Entzündungen zurückzuführen. Eitrige Entzündungen der Nabelgefässe führen bei Neugeborenen nicht selten den Tod herbei. Zuweilen trägt der nekrotisirende Process (Tuberculose) einen käsigen Character. Bei den eitrigen Entzündungen in Wunden spielt jedenfalls die Invasion von Mikrokokken eine Hauptrolle.

Zuweilen entsteht die eitrige nekrotisirende Arteriitis durch Einfuhr eines Entzündungserregers auf dem Blutwege. Es geschieht dies bei der Embolisirung infectiöser Pfröpfe (vergl. § 116). Greift die Nekrose und die Entzündung der Gefässwand auch auf das benachbarte Gewebe über, so bilden sich Abscesse.

Die Eiterkörperchen, welche sich bei diesen Processen in der Gefässwand ansammeln, stammen theils aus den Vasa vasorum, theils aus den Blutgefässen der Umgebung.

Die eitrige Phlebitis findet sich unter ähnlichen Verhältnissen wie die Arteriitis. Die Wände der Venen sind dabei verdickt, gelblich oder graugelb verfärbt, die Intima trübe. Sehr häufig enthält ihr Lumen frische oder puriform erweichte Thromben. Die Gerinnung des Blutes kann der eitrigen Entzündung der Venenwand vorangehen oder nachfolgen. Nicht selten ist das Verhältniss beider Vorgänge ein derartiges, dass zunächst Gefässwanderkrankungen eine Thrombose bedingen, dass dann aber der unter dem Einfluss eingedrungener Mikrokokken vor sich gehende puriforme Zerfall der Thromben den Entzündungsprocess zu einem eitrigen, nekrotisirenden steigert. Sehr häufig begegnet man diesen als Thrombophlebitis bezeichneten Vorgängen im Gebiete der Pfortaderwurzeln, wo sie sich im Grunde geschwüriger Herde im Darmtractus (Dysenterie) entwickeln. Häufig kommen sie auch in eiternden Wunden vor. Durch Aufnahme der erweichten Thrombusmassen d. h. der Mikrokokken in den Blutstrom kommt es zu Pyämie und zu Bildung der oben erwähnten metastatischen Abscesse.

§ 292. Die Arteriitis hyperplastica lässt sich in ihren ersten Entwickelungsstadien am besten an Präparaten jener im Ganzen selten auf den Leichentisch kommenden Affection untersuchen, welche man als Aortitis acuta bezeichnet. Es ist dies eine Affection, die nur bei erheblicher Ausbreitung rasch zum Tode führt, während bei geringer Ausdehnung der frischen Entzündungsherde ein solcher Ausgang nicht eintritt.

Sie setzt Veränderungen, welche durchaus dem Process der Endo- und Myocarditis ähnlich sind.

An den entzündeten Stellen erscheint die Oberfläche getrübt, wie aufgelockert, oder es erheben sich grau durchscheinende Körner über die Oberfläche, oder es finden sich grössere Efflorescenzen, welche den im Endocard vorkommenden durchaus ähnlich sehen. Nicht selten liegen an der Oberfläche auch zarte Fibrinauflagerungen.

Gleichzeitig enthält die Media, namentlich aber die Adventitia graue oder grauröthliche Herde; doch ist nur in wenigen Fällen die Grösse und Ausbreitung der Herde eine so erhebliche, dass sie makroskopisch leicht zu erkennen sind.

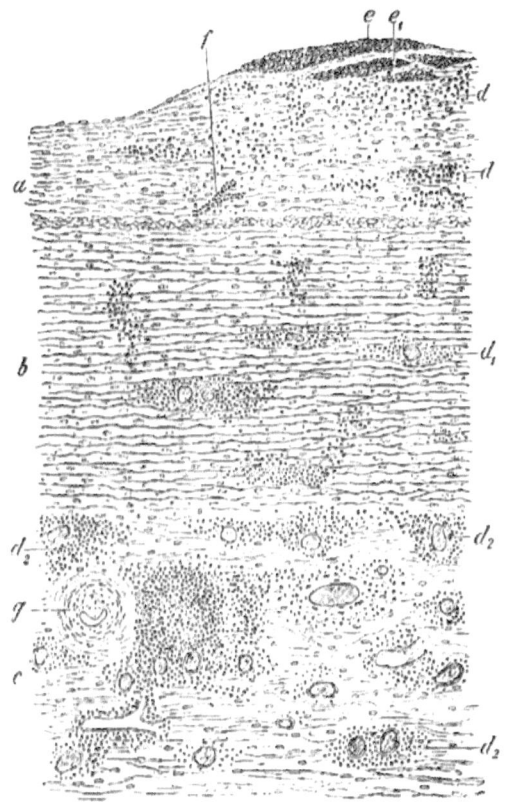

Fig. 128. Durchschnitt durch die Aortenwand bei Aortitis acuta. *a* Intima in Folge früher stattgehabter Entzündungen verdickt, bei *d* frische, zellige Infiltration. *b* Media mit kleinzelligen Infiltrationsherden d_1. *c* Adventitia mit zelligen Infiltrationsherden d_2. *e* Der Intima aufliegende, e_1 im Gewebe der Intima sitzende körnige Faserstoffmassen. *f* Blutgefäss innerhalb der hyperplasirten Intima. *g* Kleine durch sclerotische Verdickung der Intima verengte Arterie. Carminpräp. Vergr. 25.

Die mikroskopische Untersuchung stark afficirter Theile ergiebt, dass es sich um eine Entzündung sämmtlicher Arterienhäute handelt, welche sich, abgesehen von einer starken Füllung der Vasa vasorum, durch Anwesenheit eines theils kleinzelligen, theils körnig faserigen, geronnenen Exsudates zu erkennen giebt (Fig. 128 d, d_1, d_2, e, e_1). Zuweilen zeigt die Adventitia (*c*) die auffälligsten Veränderungen, d. h. sie ist theils durch diffuse zellige Infiltration, theils durch kleinere, knötchenförmige, um die Vasa vasorum gelegene, zellige Herde (d_2) erheblich verdickt. Auch in der Media (b) gruppiren sich die Infiltrationsherde um die Vasa vasorum (d_1), und erreichen nicht selten eine ganz bedeutende Grösse.

Die Intima zeigt zunächst ebenfalls Anhäufung kleiner Rundzellen (d) in den Bindegewebsspalten, daneben aber oft noch geronnene, körnige Faserstoffmassen (e, e_1), die theils innerhalb (e_1) der erweiterten Gewebsspalten, theils an der Oberfläche (e) der Intima liegen.

Das zellige Infiltrat bei der Aortitis stammt jedenfalls aus den Vasa vasorum. Dafür spricht schon die Gruppirung der Zellen um diese Gefässe. Wo die Zellen weiter von Gefässen entfernt liegen, wie an einzelnen Stellen der Intima, da sind sie durch Wanderung im Gewebe hingekommen.

Literatur: KÖSTER, Sitzungsber. d. Niederrhein. Gesellsch. f. Natur- und Heilkunde in Bonn 1877; TALMA, Virch. Arch. 77. Bd.; KÖSTER, Die Pathogenese der Endarteriitis, 1871; STROGANOW, Recherches sur l'origine des éléments cellulaires dans l'endarteriite de l'aorte, Arch. d. phys. norm. et pathol. 1876; WINIWARTER, Arch. f. klin. Chir. XXIII; LÉGER, Étude sur l'aortite aigue, 1878; ZAHN, Virch. Arch. 72. Bd.; TROMPETTER, Ueber Endarteriitis, J. D. Bonn 1876; TALMA, Virch. Arch. 77. Bd.; GIOVANNI, Archives italiennes de biologie I; ISRAËL, Virch. Arch. 86. Bd.

§ 293. Stirbt der Patient nicht zu einer Zeit, in welcher die Entzündungsprocesse noch in ihren ersten Stadien begriffen sind, so tritt im Anschluss an die eben beschriebenen Veränderungen eine Neubildung von Bindegewebe und von Blutgefässen ein. Bei geringfügiger Exsudation mag das Infiltrat wohl wieder resorbirt werden, hält die Entzündung an, so entwickeln sich Fibroblasten und aus diesen Bindegewebe. Ob dabei wesentlich die fixen Bindegewebszellen oder ob die farblosen Blutkörperchen die Hauptmasse des Bildungsmateriales liefern, ist schwer zu entscheiden.

Je nach dem hauptsächlichen Sitz des Entzündungsprocesses unterscheidet man 3 Formen der Arteriitis, nämlich eine Endo-, eine Meso- und eine Periarteriitis. Sehr gewöhnlich combiniren sich dieselben unter einander.

Wird die Endarteriitis chronisch, so bildet sich in der Intima Bindegewebe und es entstehen beetartig erhabene Plaques, welche innerhalb der Arterienstämme, namentlich der Aorta, oft in grosser Zahl und Ausdehnung vorkommen. Wie aus Fig. 128 a ersichtlich, bestehen sie aus derbem Bindegewebe, das dem Narbengewebe gleicht; die Structur der normalen Intima pflegt verloren zu gehen. Meist entwickeln sich auch neue Blutgefässe (Fig. 128 *f*). In anderen Fällen ist das Gewebe lockerer, mehr dem areolären Bindegewebe oder dem Schleimgewebe ähnlich.

Man bezeichnet diesen Zustand der Bindegewebshyperplasie der Gefässintima als eine **Arterio-Sclerose** (vergl. § 297 und 298). Sie kommt nicht nur in grossen, sondern auch in kleinen Gefässen vor und führt bei letzteren zu ganz bedeutenden Verengerungen des Lumens. Man bezeichnet daher den Process wohl auch als **Endarteriitis obliterans**. Hat die Endarteriitis einmal begonnen, so pflegt sie sich in Nachschüben zu wiederholen, so dass die Affection sowohl durch Vergrösserung der ersten Plaques, als durch Bildung neuer Herde zunimmt.

Die **Mesarteriitis** ist meist ein Begleitungsprocess der Endarteriitis. Auch in der Media bilden sich fibröse Verdickungen, während gleichzeitig das normale Gewebe, namentlich die Muskelzellen zu Grunde gehen. Meist erreichen die Veränderungen der Media nicht den hohen Grad wie in der Intima, doch kann stellenweise das ursprüngliche Gewebe der Media vollkommen zu Grunde gehen und durch Narbengewebe verdrängt werden.

Die **Periarteriitis** führt zu fibröser Verdickung und Verdichtung der Adventitia. An freiliegenden Gefässen bilden sich entweder diffuse, fibröse Verdickungen oder fibröse Züge oder aber Knoten. Letztere Form der Verdickung haben zuerst Maier und Kussmaul beschrieben und als **Periarteriitis nodosa** bezeichnet.

Der hyperplasirenden Arteriitis entsprechend giebt es auch eine zu Hyperplasie des Bindegewebes führende Entzündung der Venen, eine **Phlebitis hyperplastica**. Auch hier kann man eine **Endo-, Meso- und Periphlebitis** unterscheiden. Als ein auf das Gefässsystem beschränkter Process kommt sie seltener vor als die Arteriitis. In der Intima pflegen die Verdickungen lange nicht so bedeutend zu werden, als in den Arterien. Am häufigsten kommt es zu fibröser Hyperplasie der Venenwände in Folge von Thrombose der Vene, sowie in Folge chronischer Entzündungen, welche von dem umgebenden Parenchym auf die Venenwände übergreifen.

Kussmaul und Maier (Deutsch. Arch. f. klin. Med. I) fanden in einem Falle die Arterien der verschiedensten Parenchyme mit Knötchen von Mohnsamen bis Erbsengrösse besetzt. Die Knötchen waren theils zellreich, theils mehr faserig und sassen hauptsächlich in der Adventitia, zum Theil auch in der Media. Einen ähnlichen Fall beschrieb Meyer (Virch. Arch. 72. Bd.).

§ 294. Die Aetiologie der hyperplasirenden Entzündungen der Gefässhäute ist keine einheitliche. Zunächst ist daran zu erinnern, dass alle diejenigen entzündlichen Processe, welche zu Hyperplasie des Bindegewebes irgend eines Organes führen, auch auf die zugehörigen Gefässe übergreifen und eine Wandverdickung herbeiführen können. Häufig ist dabei hauptsächlich nur die Adventitia betroffen, doch werden nicht selten auch die anderen Häute mit afficirt. Diese Formen der Arteriitis und Phlebitis haben selbstverständlich die gleiche Aetiologie wie die betreffenden Organerkrankungen selbst.

Aber auch die Entzündungsprocesse, welche auf die Gefässwände beschränkt vorkommen, verdanken nicht einer einzigen Schädlichkeit ihre Entstehung. Es liegen hier dieselben Verhältnisse vor wie bei der Endocarditis, die ebenfalls aetiologisch keine Einheit bildet. Zunächst können dieselben Schädlichkeiten, welche Endocarditis hervorrufen, auch Endarteriitis erzeugen. Dafür spricht schon das gleichzeitige Vorkommen beider Processe. Wie es scheint, ist indessen die Zahl der Schädlichkeiten, welche Entzündung der Arterien hervorzurufen vermögen, noch grösser als bei der Endocarditis, wenigstens findet man diese Gefässentzündungen auch unter Verhältnissen, unter denen endocarditische Veränderungen nicht vorzukommen pflegen.

Eine besonders wichtige Rolle spielen unter den Ursachen chronischer Gefässentzündungen die Syphilis und die Tuberculose.

§ 295. Der Arteriitis bei Syphilitischen hat zuerst HEUBNER besondere Aufmerksamkeit geschenkt und gezeigt, dass dieselbe ein häufiges Vorkommniss ist. Sie tritt in 2 Hauptformen auf, nämlich entweder als eine für sich bestehende Affection, oder aber als Theilprocess einer localen syphilitischen Erkrankung. Im ersten Falle finden sich an den erkrankten Gefässen weisse oder grauweisse Verdickungen der Intima, ferner Verdickungen der Adventitia. Es kann das betreffende Gefäss, z. B. ein Hirngefäss, dabei entweder circumscripte, grau durchscheinende oder weissliche Verdickungen zeigen, oder in einen derben, weissen oder grauweissen Strang verwandelt sein. Diese Form bietet makroskopisch vor den durch nicht syphilitische Bindegewebshyperplasieen erzeugten Verdickungen nichts Characteristisches, und auch histologisch sind diagnostisch verwerthbare Differenzen nicht gegeben. Die andere Form der luetischen Arteriitis kommt innerhalb luetischer Entzündungsherde vor; es sind die Gefässe entweder von ausgebreiteten zelligen Infiltrationen, sogenannten gummösen Granulationsherden oder aber von narbigem Bindegewebe (vergl. § 128—130) umgeben. In diesen Fällen sind meist alle Häute der betroffenen Gefässe mehr oder weniger verändert, d. h. verdickt (Fig. 129).

Die Intima (a) und die Adventitia (d) pflegen stärker verändert zu sein, als die Media (c). Ist der Process noch frisch, im Stadium der Granulationsbildung, so besteht auch die verdickte Intima aus einem zellreichen (a) Gewebe. Die Zellen sind theils klein, rund, theils grösser, spindelförmig oder sternförmig (f), verschiedenen Formen von Fibroblasten entsprechend. Aehnlich verhält sich die Adventitia. Die Media (c) ist meist nur in mässigem Grade von Zellen durchsetzt.

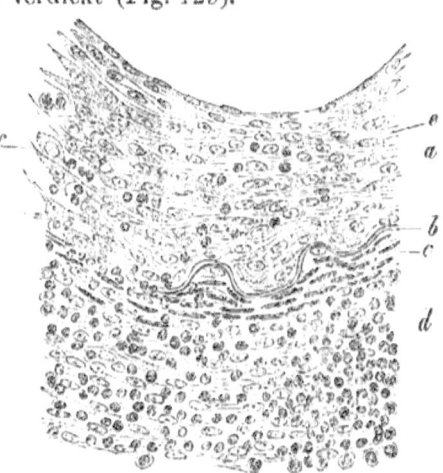

Fig. 129. Arteriitis syphilitica.
a Mächtig verdickte Intima. b Membrana fenestrata links durchbrochen. c Muscularis, links von grossen und kleinen Zellen durchsetzt. d Durch bindegewebige Hyperplasie und kleinzellige Infiltration verdickte Adventitia. Die Verdickung der Intima wird theils durch zellig fibröses Gewebe (e), theils durch eine rein zellige Neubildung (f) bedingt. Daneben findet sich kleinzellige Infiltration. Carminpräp. Vergr. 150.

Ist die syphilitische Erkrankung älteren Datums, hat sich im Entzündungsbezirke Bindegewebe gebildet, so sind auch die verdickten Arterienhäute mehr fibrös und zellärmer. Die Media ist entweder noch gut erhalten oder stellenweise atrophisch, fibrös. Etwas Specifisches liegt in den histologischen Einzelheiten des Processes nicht. Immerhin kann man sagen, dass bei der gewöhnlichen Arteriitis kleiner Arterien eine solche massenhafte Zellinfiltration, wie sie bei syphilitischen Entzündungen sich findet, nicht vorzukommen pflegt, dass namentlich die Adventitia nicht diese hochgradige Veränderung zeigt.

Die Verdickung der Gefässhäute bei Syphilis ist oft eine sehr erhebliche. Sie kann so bedeutend werden, dass das Lumen der betroffenen Arterien nahezu oder ganz verschlossen wird.

Wie die Arterien, so können auch die Wände der Venen Sitz gummöser syphilitischer Entzündung sein.

Die Diagnose, ob eine Arterienentzündung syphilitischer Natur sei oder nicht, richtet sich im Allgemeinen weniger nach der histologischen als nach der makroskopischen Untersuchung. Sichere Anhaltspuncte für die syphilitische Natur giebt die gleichzeitige Anwesenheit anderer syphilitischer Herderkrankungen, namentlich gummöser Bildungen. Fehlen letztere, so kann auf die syphilitische Natur des Leidens nur geschlossen werden, wenn anderwärts im Organismus sichere Zeichen von Syphilis vorhanden, und wenn zugleich andere ätiologische Momente für die Genese der Veränderungen nicht zu finden sind. Histologische Kriterien für die Anwesenheit eines syphilitischen Processes (HEUBNER, Die luetische Erkrankung der Gehirnarterien. Leipzig 1874) giebt es nicht. Selbst der Zellreichthum der Adventitia ist nicht pathognomonisch, da, gerade bei den Gehirngefässen, auch sonst (Tuberculose) ganz ähnliche Veränderungen vorkommen.

Literatur: BAUMGARTEN, Virch. Arch. 86. Bd., v. LANGENBECK, Arch. f. klin. Chirurgie XXVI.

§ 296. **Entzündungen der Gefässwände bei Tuberculose** kommen sehr häufig vor, indem Arterien und Venen, welche innerhalb tuberculös erkrankter Parenchyme verlaufen, ebenfalls in den Erkrankungsprocess hineingezogen werden. Es können sich in ihrer Wand sowohl Tuberkel, als auch mehr diffuse Entzündungsprocesse entwickeln. Gehen die Granulationsherde in Verkäsung über, so verkäst nicht selten auch die Gefässwand. Ist das erkrankte Gefäss eine Arterie, so tritt häufig eine Berstung und damit auch eine Blutung ein, ist es eine Vene, so können bei Zerfall der Venenwand die Zerfallsproducte und damit auch Tuberkelbacillen in den Blutstrom gerathen. Die Folge davon ist eine Eruption von Tuberkeln an denjenigen Orten, wo die Bacillen hingeführt werden.

Unter dem Einfluss der Tuberculose können auch fibröse Hyperplasieen der Gefässwände sich ausbilden. Am häufigsten hyperplasirt die Adventitia, doch kann man gelegentlich auch Verdickung der Intima beobachten. Sie kann so bedeutend werden, dass die betreffenden Gefässlumina erheblich verengt und schliesslich sogar verschlossen werden. Dasselbe kann geschehen, wenn sich in Gefässen, deren Wände tuberculöse Granulationen enthalten, Thromben bilden.

5. **Die Sclerose und das Atherom der Gefässe.**

§ 297. Unter **Sclerose der Arterien** versteht man einen Zustand localer, herdweise auftretender Verdickungen der Intima. Diese Verdickungen präsentiren sich von der Innenfläche betrachtet als grössere und kleinere, über das Niveau der normalen Intima mehr oder weniger hervortretende, beetartige, oder kleinen Kugelsegmenten entsprechende Erhebungen. Die Ränder sind bald steil, bald allmählich abfallend, die Oberfläche glatt. Die verdickten Stellen sehen bald durchscheinend, nahezu gallertig, bald knorpelähnlich oder weiss, fibrös und derb aus.

Diese Verdickungen kommen in Arterien verschiedenster Grösse von den Aortenklappen angefangen bis in die feinsten Arterien vor. Oft ist ihre Zahl nur gering, in anderen Fällen sind sie äusserst zahlreich, so namentlich in der Aorta, in deren Intima mitunter kaum eine Stelle ganz normal bleibt.

Ist die Arteriosclerose einigermaassen stark entwickelt, so findet man neben graudurchscheinenden und knorpeligen Verdickungen immer auch Plaques, welche opak gelbweiss oder rein weiss aussehen. Dieselben sind entweder glatt oder rauh; nicht selten haben sich durch nekrotischen Zerfall des Gewebes Geschwüre gebildet, in deren Grund weisse Detritusmassen liegen. Mitunter sind die rauh und geschwürig gewordenen Stellen mit Thromben bedeckt. Diese gelbweissen Herde bezeichnet man als **atheromatöse** und die Defecte als **atheromatöse Geschwüre**, den ganzen Process als **Atherom der Arterien**. Dasselbe ist also Folgezustand der Sclerose.

Sehr häufig gesellt sich zu diesen Processen noch eine dritte Veränderung, nämlich eine **Verkalkung der erkrankten Stellen**. In Folge dessen fühlt sich ein Theil derselben, namentlich der weiss aussehenden atheromatösen, hart an, so dass man den Eindruck hat, als ob eine Knochenplatte unter der oberflächlichen Schicht läge.

In den **Venen** sind diese Veränderungen weit seltener und meist lange nicht so hochgradig entwickelt, doch kommen sie vor. Häufiger als Atherom findet man Verkalkung.

§ 298. Ueber den Sitz und die histologische Beschaffenheit der sclerotischen und atheromatösen Herde geben am besten Durchschnitte Auskunft (Fig. 130).

Hochgradig ist meist nur die Intima *(a)* erkrankt, während die Media *(c)* oft gar nicht verändert, die Adventitia nur in geringem Maasse *(h)* kleinzellig infiltrirt ist. In anderen Fällen ist die Adventitia vielleicht etwas verdickt, die Media atrophisch.

Die Veränderungen der Intima bestehen in einer mehr oder

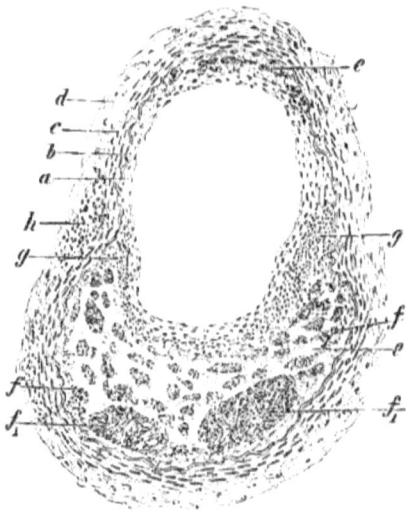

Fig. 130. Durchschnitt durch eine atheromatös entartete Gehirnarterie. Vergr. 50. *a* Intima, grösstentheils stark verdickt. *b* Grenzlamelle der Intima. *c* Media. *d* Adventitia. *e* Nekrotisches, kernloses Gewebe mit Haufen von fettigem Detritus *f* und f_1. Detritushaufen mit Cholestearintafeln. *g* Kleinzellige Infiltration der Intima. *h* Kleinzellige Infiltration der Adventitia.

weniger ausgebreiteten meist indessen einseitigen Verdickung. An den Uebergangsstellen in das normale Gewebe wird die Verdickung durch fibröses Gewebe gebildet *(g)*, welches mehr oder minder erheblich von Rundzellen infiltrirt ist. Dasselbe gilt für die innersten Lagen der verdickten Intima, während die tieferen der elastischen Innenlamelle aufliegenden Schichten aus einem blassen kernlosen undeutlich faserigen grossentheils bereits nekrotischen Gewebe *(e)* bestehen, welches zahlreiche Herde einer körnigen Detritusmasse *(f)* enthält. Die Körnermassen bestehen theils aus Albumin, theils aus Fett. Aeltere Erweichungsherde enthalten meist auch Cholestearin-Tafeln- und Säulen *(f_1)*. Es handelt sich also bei dem **Atherom um eine Nekrose und einen körnig fettigen Zerfall der verdickten Intima.**

Das atheromatöse Geschwür entsteht durch Fortschreiten des Zerfalls gegen die Innenfläche und durch Einreissen der innersten Lage der Intima. Wie leicht ein solcher Einriss stattfindet, davon kann man sich nicht selten an der Leiche überzeugen, indem eine geringe Druckwirkung auf die Decke über dem atheromatösen Zerfallsherd genügt, um aus demselben nach Einriss der Decke ein Hohlgeschwür zu machen.

§ 299. Die Genese der Sclerose und des Atheroms der Gefässe anlangend, so ist zunächst daran zu erinnern, dass, wie in § 292 und 293 gezeigt wurde, die Verdickung der Intima die Folge eines Processes sein kann, der mit entzündlicher Infiltration beginnt und im weiteren Verlauf zu Bindegewebsneubildung führt. Man kann also sagen: die Sclerose und damit auch das

Atherom der Arterien ist in manchen Fällen eine Folge chronischer Endarteriitis, die acut begonnen hat.

Dies ist indessen nicht immer der Fall, wenigstens lassen sich für diese Annahme nicht immer die nöthigen Anhaltspuncte beibringen. Es gilt dies namentlich für die in höherem Alter sich allmählich entwickelnden Formen. Der Erkrankungsprocess ist bei denselben entweder auf die Aorta oder auf die Arterien dieses oder jenes Organes beschränkt oder aber mehr oder weniger über das ganze Arteriengebiet ausgebreitet. Diese senilen Atherome beginnen nicht mit einer Entzündung, sondern entweder mit degenerativen oder mit metaplastischen Vorgängen.

Wie Virchow gezeigt hat, tritt in manchen Fällen zuerst eine gallertige Metamorphose der Intima ein, die zu einer Quellung und Lockerung des Gewebes führt. Ihr schliesst sich alsdann eine Wucherung der Gewebselemente der Intima an, die im weiteren Verlaufe zu Bindegewebsneubildung und Verdickung der Intima führen kann. Häufiger noch als diese gallertige Metaplasie tritt in höherem Alter eine homogene Umwandlung des Bindegewebes der Intima ein, welche mit einer Verdickung derselben verbunden ist. Sie kann stellenweise bedeutende Dimensionen erreichen (vergl. § 288) und zu Bildung plaqueförmiger Erhabenheiten führen. Sehr frühzeitig schliessen sich an diese metaplastischen Vorgänge regressive Processe an, denen alsdann Entzündung nachfolgt. Die regressiven Veränderungen bestehen in Verfettung, Nekrose und Zerfall des veränderten Gewebes. Wie schon erwähnt, können auch regressive Veränderungen, d. h. Verfettung, Nekrose und Zerfall des Gewebes der Intima den Ausgangspunct der Affection bilden. Ist einmal der Process der Degeneration, der Wucherung und Entzündung im Gange, so pflegt sich derselbe mehr und mehr auszubreiten.

Genau das Gebiet der primär entzündlichen und der aus metaplastischen und degenerativen Processen sich herausbildenden Gefässatheromatose zu begrenzen ist zur Zeit nicht möglich. In vielen Fällen lassen sich über die Genese des Atheroms nur Vermuthungen aussprechen.

Der Process, der zu Sclerose und Atherom führt, wird nicht selten auch als Arteriitis deformans oder als Malum senile arteriarum bezeichnet und mit jenen Knochenerkrankungen verglichen, welche man als Arthritis deformans und Malum senile coxae kennt (vergl. Virchow, sein Arch. Bd. IV und Ges. Abhandlgn. 1856, p. 496). Die Processe haben in der That auch manches Gemeinsame.

Nach Langhans (Virch. Arch. 36) und Koster (Virch. Jahresber.

1875) sind in hohem Alter Verdickungen der Intima so häufig, dass eine gewisse Verdickung als physiologisch angesehen werden kann. Nach GIOVANNI (Archives ital. de biologie 1) sollen Störungen der Gefässinnervation die Ursache von Gefässatherom werden können. ISRAEL (Virch. Arch. 86. Bd.) beobachtete Endaortitis bei Kaninchen, welchen er auf experimentellem Wege die eine Niere zur Schrumpfung gebracht hatte.

§ 300. Sclerose und Atherom der Gefässe haben nicht selten sehr erhebliche Störungen der Circulation und damit auch der Ernährung der von den betreffenden Arterien versorgten Theile zur Folge. Abgesehen von den Widerständen, welche sie durch die Verunstaltung der Innenfläche sowie durch Verringerung der Elasticität der Gefässwände dem Blutstrom entgegen setzen, tritt immer auch eine Verengerung des Lumens (vergl. Fig. 130) ein. Dieselbe kann so hochgradig werden, dass die Arterie ganz verschlossen wird, vollkommen obliterirt (Endarteriitis obliterans). Da die in das Lumen vorspringenden Verdickungen untereinander verschmelzen, so wird schliesslich das Gefäss in einen soliden Strang umgewandelt. Dadurch wird, falls nicht ein Collateralkreislauf sich einstellt, der Blutzufluss zu dem betreffenden Gewebe aufgehoben, und es kommt zu anämischer Nekrose. Sehr häufig geschieht dies z. B. im Gehirn. Dieser Verschluss kann indessen nicht nur kleinere Gefässe betreffen, sondern er kommt auch an grossen Stämmen vor, namentlich an den Abgangsstellen derselben. So können z. B. die Subclaviae und Carotiden an ihrer Abgangsstelle vollkommen durch Verdickungen der Intima verschlossen werden.

Eine zweite häufige Folge ist die Thrombusbildung. Sie wird hervorgerufen durch die Wandveränderung einerseits, durch die Stromverlangsamung andererseits. Häufig werden bereits verengte kleinere Gefässe durch Thrombose vollends geschlossen. In der Aorta bilden sich nicht selten wandständige Thromben. Lösen sich von denselben Stücke ab, so führen sie zu Embolieen. Dasselbe kann geschehen, wenn von atheromatösen Geschwüren Partikel sich loslösen. Unter den Folgen des Arterienatheromes sind ferner Erweiterung der Arterien (vergl. § 301), sowie Ruptur derselben zu nennen. Beide Erscheinungen sind Folgezustände der durch die Texturveränderung bedingten Abnahme der Widerstandskraft der Gefässwände gegenüber dem Blutdruck.

6. Veränderungen der Weite der Blutgefässe. Aneurysma verum. Varix. Stenosis. Obliteratio.

§ 301. Mit dem Namen **Aneurysma verum** belegt man die locale Erweiterung einer Arterie, bei welcher alle Häute des Gefässrohres ausgebuchtet werden; doch pflegt bei lange dauernder starker Erweiterung ein Theil der Wandsubstanz zu atrophiren. In erster Linie schwindet die Media, nicht selten wird indessen auch die Intima atrophisch, so dass die Wand des Aneurysma's schliesslich an einzelnen Stellen nur noch von der Adventitia gebildet wird.

Erstreckt sich die Erweiterung einer Arterie über einen grösseren Abschnitt, z. B. an der Aorta über die ganze A. thoracica und ist dieselbe cylindrisch, so spricht man von einem **An. diffusum s. cylindricum**; ist eine Erweiterung spindelförmig, so bezeichnet man sie als **An. fusiforme**, ist sie auf eine kleine Stelle beschränkt, zugleich sackartig gestaltet, als **An. sacciforme**. Ist ein grösserer oder kleinerer Arterienstamm mit seinen Zweigen erweitert und zugleich geschlängelt, stellenweise vielleicht auch sackartig erweitert, so spricht man von einem **An. cirsoideum** oder von einem **Varix arterialis**.

Die einzelnen aufgezählten Formen des Aneurysma's können sich selbstverständlich unter einander combiniren, oder es kommen Uebergangsformen vor. Bei den sackartigen Erweiterungen ist nicht selten der Durchmesser der Eingangsöffnung in den Sack kleiner als derjenige des Sackes selbst.

Eine besondere Stellung nimmt das **Aneurysma racemosum s. anastomoticum** oder der **Tumor vasculosus arterialis** ein. Wie bereits in § 151 und § 289 bemerkt wurde, handelt es sich dabei um eine Erweiterung einer ganzen Anzahl von Arterienästen und Capillaren unter gleichzeitiger Hypertrophie der Wandungen.

Neben der localen Erweiterung der Arterien kommt auch eine abnorme Weite der Arterienstämme als angeborne oder wenigstens im Laufe des Wachsthums sich entwickelnde Anomalie vor.

§ 302. Die Genese der Aneurysmen ist meist auf eine präexistirende Erkrankung der Arterienhäute zurückzuführen. Es kommt namentlich dann zu Ausbuchtungen, wenn gleichzeitig die Intima und die Media erkrankt resp. degenerirt sind. Die häufigste Ursache der Dilatation bildet die in den letzten Paragraphen beschriebene Arteriosclerose und Atheromatose, namentlich dann, wenn durch den betreffenden Process gleichzeitig eine Degeneration der Media herbeigeführt wird. In anderen Fällen führen auch Erkrankungen der Adventitia, z. B. Entzündungen, die auf die Media übergreifen oder eine Degeneration der Muskelfasern zur Folge haben, zu Aneurysmenbildung. Es sind dies alles Processe, welche die Elasticität und die Widerstandskraft der Arterien herabsetzen, so dass sie dem Blutdrucke nachgeben. Der Genese entsprechend ist die Intima innerhalb von Aneurysmen meist in hohem Maasse atheromatös. Die Muskelzellen der Media sind in fettigem Zerfall begriffen oder bereits geschwunden, und an den elastischen Fasern beobachtet man einen körnigen Zerfall. Stellenweise fehlt die Media oder die Intima oder beide zugleich. Die Adventitia ist meist verdickt und entzündlich infiltrirt.

Eine nach ihrer Genese besondere Form des Aneurysma's hat PONFICK (Virch. Arch. LVIII) beschrieben und als **embolisches Aneurysma** bezeichnet. Er versteht darunter Aneurysmen, die dadurch entstehen, dass Stücke verkalkter endocarditischer Efflorescenzen in eine Arterie, z. B. des Gehirns, einfahren, sich in die Wand einbohren und dieselbe usuriren, so dass sie nachgiebt und sich ausbuchtet. Eine weitere besondere Form des Aneurysma's ist das **An. herniosum**, welches nach Zerstörung der äusseren Theile der Gefässwand durch Ausbuchtung der inneren Häute entsteht.

CHARCOT (Leçons sur les maladies des vieillards. Deuxième série) hält dafür, dass die Aneurysmenbildung nicht von einer Degeneration der Intima, sondern von einer solchen der Adventitia ausgehe, deren entzündliche Verdickung eine Atrophie der Muscularis zur Folge habe. Nach dem, was ich gesehen, kommt eine solche Aneurysmenbildung nach Periarteriitis mit consecutiver Muskelatrophie vor, aber gerade bei den Gehirnarterien, auf deren Untersuchung CHARCOT sich wesentlich stützt, geht der Process häufiger von der Intima aus. Die Zellanhäufungen, die man später in der Adventitia beobachtet, sind eine secundäre Erscheinung. Vergl. auch VIRCHOW, sein Archiv 3. Bd. und ROTH, Corresp.-Blatt f. Schweizer Aerzte 1874. KRAFFT, Die Entstehung der wahren Aneurysmen. J. D. Bern 1877.

§ 303. Aneurysmen kommen am häufigsten an der **Aorta thoracica** vor und zwar sowohl diffuse, cylindrische als auch spindelige und sackförmige. Der Sitz ist meist die A. ascendens und der Arcus aortae. Sie erreichen oft ganz bedeutende Grösse und drängen sich gegen das Sternum und die Rippenknorpel, oder aber gegen die Lunge und die Wirbelsäule vor. Ob ersteres oder letzteres geschieht, hängt wesentlich von ihrem Sitz ab. Nachgiebige Weichtheile werden bei ihrem Wachsthum verdrängt, die unnachgiebigen Knochen der Wirbelsäule und des Sternum's werden zum Schwunde gebracht. Besseren Widerstand leisten die Rippenknorpel und die Zwischenwirbelbandscheiben, so dass die Wirbelkörper oft tief ausgehöhlt werden, während die Bandscheiben kaum verändert sind. Das Gewebe, welches das Aneurysma zunächst umgiebt, erweist sich theils als entzündlich infiltrirt, theils als fibrös verdickt. Die in der Umgebung des Aneurysma's sich einstellende Entzündung ist es auch, welche den Knochen zum Schwunde bringt.

Auch die Aorta abdominalis ist nicht selten Sitz aneurysmatischer Erweiterung, welche sehr bedeutende Dimensionen annehmen kann.

An Häufigkeit den Aortenaneurysmen am nächsten stehend sind die Aneurysmen der A. poplitea, dann folgen die übrigen Arterienstämme wie die A. carotis, subclavia, anonyma, axillaris, iliaca, lienalis, hepatica, renalis, hypogastrica etc. Die Säcke, die sich an diesen letztgenannten Arterien bilden, pflegen lange nicht so umfangreich zu sein wie diejenigen der Aorta. Das Aneurysma cirsoideum kommt am häufigsten an der Iliaca communis und ihren Aesten vor, das Aneurysma anastomoticum namentlich am Kopfe. Am Stamme der Pulmonalis beobachtet man nicht selten mässige diffuse Erweiterung, die man kaum als Aneurysma bezeichnen kann. In seltenen Fällen sind die Klappensinus mehr oder weniger ausgebuchtet. Grössere Aneurysmen sind sehr selten.

Unter den Aneurysmen der kleinen Arterien nehmen diejenigen der Gehirnarterien den wichtigsten Rang ein. An den Gefässen der Basis erlangen die sackartigen Formen durchschnittlich die Grösse einer Erbse bis diejenige einer Bohne. An den kleinen Arterienästchen sind sie natürlich kleiner und oft nur mit der Lupe oder dem Mikroskope zu finden. Diffuse Erweiterungen entwickeln sich namentlich an der A. basilaris.

Nicht unwichtig sind kleine Aneurysmen, die sich an den Aesten der Lungenarterie bei phthisischen Processen bilden. Sie entstehen in Folge einer von der Adventitia ausgehenden entzündlichen Zerstörung der Gefässwand und gehören zum Theil zu den herniösen Aneurysmen.

§ 304. Eine aneurysmatisch erweiterte Arterie kehrt nicht wieder zur Norm zurück, die Erweiterung pflegt im Gegentheil mit der Zeit sich zu steigern. Mit derselben nimmt auch die Wandverdünnung zu, indem die in der Umgebung auftretende Entzündung für das verloren gegangene Wandgewebe keinen genügenden Ersatz zu schaffen vermag. Die Folge davon ist, dass schliesslich da oder dort der aneurysmatische Sack berstet. Bei Ruptur der Aortenaneurysmen tritt tödtliche Blutung ein. Auch aus Aneurysmen kleiner Arterien kann eine lebensgefährliche Blutung erfolgen. Dies gilt namentlich für die Aneurysmen der Gehirnarterien, deren Zerreissung enorm häufig tödtliche Hirnblutungen verursacht. Auch Blutungen aus aneurysmatisch erweiterten Lungenarterien bei Lungenphthise führen nicht selten den Tod herbei. Heilung von Aneurysmen durch Anfüllung des Sackes mit Narbengewebe kommt nur bei kleinen Aneurysmen vor. Wahrscheinlich geht der Bindegewebsneubildung immer eine Anfüllung des Sackes mit Thromben voraus. Die Ersetzung derselben durch Bindegewebe erfolgt alsdann in der in § 255 und 256 angegebenen Weise.

In grossen Aneurysmen bilden sich sehr häufig mächtige, geschichtete, derbe, ungefärbte oder gemischte Thrombusmassen, die den Sack mehr oder weniger vollkommen ausfüllen. An einzelnen Stellen entwickeln sich auch von der anliegenden Intima aus Bindegewebswucherungen; zu einer völligen „Organisation" derselben kommt es indessen nicht.

Gegen die Berstung leisten die Thromben nur einen ungenügenden Schutz, da nicht selten das Blut sich wieder zwischen Thrombus und Gefässwand durchwühlt. Auch treten nicht selten Erweichung, Zerfall und Verflüssigung der Thromben ein. Mitunter erfolgt eine Verkreidung derselben durch Ablagerung von Kalksalzen.

Nach CHARCOT (Leçons sur les maladies des vieillards) erfolgen Hirnblutungen immer aus Aneurysmen. Auch EICHLER (Deutsch. Arch. f. klin. Med. 22. Bd.), ZENKER (Tagebl. d. Naturforschervers. 1872), ROTH (Corresp.-Bl. f. Schweizer Aerzte 1874) erkennen an, dass sie bei Hirnhämorrhagieen meistens vorhanden sind. Ich habe sie bald gefunden, bald nicht und halte dafür, dass sie zwar sehr häufig die Ursache der Blutung sind, aber nicht immer. Vergl. auch QUINCKE, Handb. der spec. Pathol. v. Ziemssen, VI. Bd.

§ 305. Erweiterung der Capillaren pflegt man als Capillarectasieen zu bezeichnen, bei circumscripten Erweiterungen spricht man wohl auch von Capillaraneurysmen. Ectasie der Capillaren tritt namentlich bei chronischen Circulationsstörungen, welche eine dauernde Ueberfüllung derselben mit Blut zur Folge haben, also namentlich bei Stauungen ein. So erfahren z. B. bei Insufficienz und Stenose der Mitralis die Lungencapillaren, häufig auch die Lebercapillaren in den Centren der Acini eine erhebliche Erweiterung. Solche Stauungsectasieen pflegen über grössere Bezirke ausgebreitet zu sein.

Genetisch davon verschieden sind Ectasieen, welche sich auf local abgegrenzte Herde beschränken. Ein Theil derselben ist angeboren und bildet die sogen. Nävi vasculosi. Sie haben bereits bei den Gefässgeschwülsten (§ 149) ihre Besprechung gefunden.

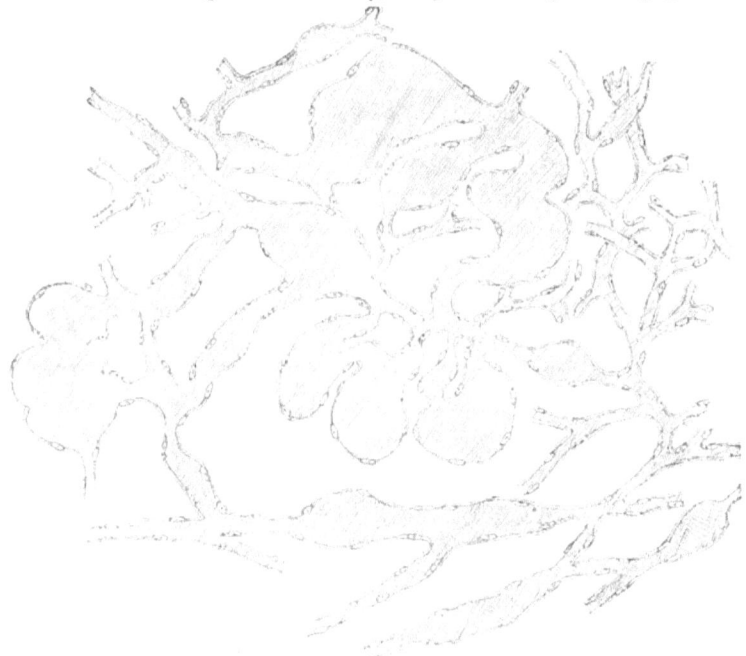

Fig. 131. Ectatische Capillaren aus einem teleangiectatischen Gliom des Gehirns.

Ueber ihre Form giebt beistehende Fig. 131 Aufschluss. Die angebornen Capillarectasieen finden sich am häufigsten in der Haut, doch kommen sie auch an anderen Stellen, z. B. im Gehirn (Gehirnnävus) vor.

Erworbene locale Capillarectasieen entstehen am häufigsten durch Veränderung der Gewebe, in denen die Capillaren liegen. So beobachtet man z. B. eine Ectasie der Capillaren in Zuständen der Atrophie und der Schrumpfung der Gewebe. Es macht dabei den Eindruck, als ob die Capillaren den Raum, der durch die Schrumpfung des Gewebes frei wird, ausfüllen sollten (vergl. § 150 die Bildung des cavernösen Angioms der Leber). Auch in neugebildetem Gewebe und zwar sowohl in entzündlichen Gewebebildungen als in Geschwülsten kommen sie vor. In den letztgenannten Fällen sind es meist Capillaren neuer Bildung, welche eine abnorme Weite zeigen. Dieselben haben entweder schon bei ihrer Entwickelung eine abnorme Weite erhalten oder haben sich später aus irgend einem nicht erkennbaren Grunde erweitert.

Die Ectasie, die man nicht allzuselten an kleinen Hirngefässen findet, hält Virchow (sein Archiv 30. Bd.) zum Theil für angeboren, also zu den Naevi gehörend. Roth ist derselben Ansicht. Danach wären möglicher Weise die oben abgebildeten Capillarectasieen aus einem teleangiectatischen Gliom ebenfalls angeboren, wären also schon vor der Gliomentwickelung vorhanden gewesen. Eine Entscheidung lässt sich selbstverständlich darüber nicht treffen (vergl. auch Heschl, Wiener med. Wochenschr. 1868). Bei der Genese der erworbenen Capillarectasieen in atrophirenden, schrumpfenden Geweben oder in Neubildungen dürften wohl mehrere Momente von Einfluss sein. Einmal ist wohl immer unerlässlich, dass die betreffenden Capillaren zu allen Zeiten reichlich Blut enthalten, sodann muss die Schrumpfung oder die Atrophie des Gewebes in einer Weise erfolgen, dass dadurch nicht eine Compression und damit auch eine Verödung der Capillaren hervorgerufen wird.

§ 306. Erweiterungen der Venen bezeichnet man als Phlebectasieen oder als Varicen. Sie kommen sehr häufig vor, besonders nach mechanischer Behinderung der Entleerung der Venen, also bei örtlichen oder allgemeinen Stauungen, bei Compression der Venen, bei Venenthrombose, Herabsetzung der Herzthätigkeit etc. Begünstigt wird ihre Entstehung durch krankhafte Veränderungen der Venenwand, sowie ihrer Umgebung.

Entsprechend ihrer Genese findet man sie am häufigsten an Stellen, an denen schon normaler Weise dem Abfluss des venösen Blutes die grössten Hindernisse im Wege stehen, also an der unteren Körperhälfte. Sehr häufig hat man Gelegenheit, sie während des Lebens an den Hautvenen der unteren Extremitäten, sowie am Anus zu beobachten.

Die Hautvenen sind dabei entweder über grössere Strecken cylindrisch erweitert oder mehr spindelförmig und sackartig ausgeweitet. Häufig sind sie zugleich verlängert und geschlängelt, meist auch an den Umbiegungsstellen sackartig ausgebuchtet. Stossen zwei ausgebuchtete Venen zusammen, so können die Wände unter einander verschmelzen. Durch Atrophie der Wände kann es weiterhin zu der Bildung einer Communicationsöffnung zwischen beiden Venen kommen, so dass cavernöse Bildungen entstehen. Sie kommen am häufigsten am Anus zur Beobachtung und bilden hier blaurothe knotige Tumoren, welche den Anus umgeben. Sie werden als Hämorrhoiden oder als Hämorrhoidalknoten bezeichnet.

Unter den inneren Organen kommen Phlebectasieen am häufigsten in den Beckenorganen vor.

Die Folgen der Varicen sind oft nicht ohne Nachtheil für den Träger, namentlich an Stellen, die mechanischen Läsionen ausgesetzt sind. In den Hämorrhoidalknoten kommt es nicht selten zu Gefässzerreissungen und Blutungen und häufig auch zu Entzündungen (Periphlebitis). Die Entzündung kann zu Bindegewebshyperplasie oder zu Abscessbildung führen, letzteres namentlich dann, wenn Bacterien in den entzündeten Theil gelangen. Auch an Hautstellen, deren Venen varicös sind, entstehen oft schon nach geringfügigen Traumen Entzündungen und Geschwüre, welche wenig Neigung zur Heilung zeigen. Es sind dies die sogen. varicösen Geschwüre.

In den ectasirten Venen selbst bilden sich nicht selten Thromben, welche verkalken und sogen. Venensteine oder Phlebolithen darstellen. In anderen Fällen zerfällt der Thrombus, und es bilden sich Embolieen. Zuweilen erfolgt eine sogenannte Organisation des Thrombus. Die Vene füllt sich mit Bindegewebe und wandelt sich in einen soliden Bindegewebsstrang um.

§ 307. Stenosirung und Obliteration der Arterien und Venen sind bereits mehrfach bei Gelegenheit der Besprechung der Arteriitis obliterans und der Thrombusorganisation erwähnt worden. Bei Verschluss grösserer Gefässe bilden auch diese beiden Processe die Hauptrolle. Es sind also entweder Wandverdickungen oder Gewebebildungen an der Innenfläche, welche eine dauernde Stenose und einen definitiven Verschluss der Gefässe herbeiführen. Diese beiden Processe sind es auch, durch welche kleinere Gefässe, die nicht mehr von Blut durchströmt werden, in solide Bindegewebsstränge umgewandelt werden.

Abgesehen von dieser durch Veränderungen der Gefässwand und des Gefässinhaltes verursachten Stenose kommt Verengerung und Verschluss der Gefässe auch durch äussere Compression zu Stande, sowie durch krankhafte Processe, welche sich in der Umgebung der Gefässe entwickeln. Unter ihrem Einfluss werden namentlich die Venen stenosirt. Mitunter entsteht dadurch ein definitiver Gefässverschluss. So können z. B. Narbenbildungen nicht nur kleine Venen, sondern sogar die Vena cava durch äussere Compression zum Verschluss bringen.

Vergl. EPPINGER, Die narbige Obliteration der Vena cava inferior. Prager med. Wochenschr. 1876.

7. Continuitätstrennungen der Wand der Blutgefässe. Rupturen. Aneurysma dissecans und Aneurysma spurium. Varix aneurysmaticus.

§ 308. Aneurysmen und Varicen können, wie bereits im § 304 und 306 angegeben, bersten und sind eine der häufigsten Ursachen spontaner Blutungen. Nicht selten zerreissen auch Gefässe, die nicht ectasirt sind, in denen aber degenerative und entzündliche Veränderungen die Festigkeit der Wand geschwächt haben. Endlich können auch verschiedene Traumen Gefässzerreissung bewirken. Steigerung des Blutdrucks dagegen vermag bei gesunden Arterien eine Ruptur nicht herbeizuführen.

Ruptur einer Arterie ist von einer massigen Blutung gefolgt. Dieselbe dauert so lange, bis der Druck in dem sich in den Geweben ansammelnden Blute dieselbe Höhe erreicht wie der Blutdruck innerhalb des blutenden Gefässes. Den Blutklumpen, der sich durch Gerinnung des ausgetretenen Blutes bildet, nennt man ein arterielles Hämatom.

Der Riss selbst schliesst sich durch eine Anhäufung farbloser Blutkörperchen und Blutplättchen, welche zu einer farblosen, das Loch obturirenden, an der Innen- und Aussenfläche knopfförmig hervorragenden Masse erstarren (SCHULTZ). Diese Gerinnungsmasse wird indessen wieder von Innen resorbirt und durch den Blutdruck wieder ausgebuchtet. Es bildet sich also ein Sack, dessen Höhlung mit dem Lumen des Gefässes in Verbindung steht, und dessen äussere Umgrenzung zunächst das farblose Fibrin, sodann das Blutgerinsel des primären Ergusses bildet. Man bezeichnet diesen Sack als ein **Aneurysma spurium**. Es unterscheidet sich dieses vom An. verum also dadurch, dass an der Bildung der Wand die Arterie nicht Theil nimmt, sondern zunächst nur die Gerinnungsmasse. Entsteht in Folge der Anwesenheit des Gerinsels in der Umgebung eine plastische Entzündung, so bildet sich noch ein äusserer Sack von Granulationsgewebe, aus dem später Bindegewebe wird.

Der fibrinöse Sack kann im weiteren Verlaufe wieder bersten, so dass neue Blutungen auftreten. In anderen Fällen wird das Gefäss definitiv verschlossen, indem der fibrinöse Sack sich in Bindegewebe umwandelt. Dies geschieht nach Schultz in der Weise, dass im Lumen des Sackes sich farblose Blutkörperchen einlagern, welche zu Bildungszellen heranwachsen.

Zu gleicher Zeit treten auch in der Wand des Sackes, d. h. in den Spalten, die sich durch Zerklüftung innerhalb des Fibrins gebildet haben, farblose Blutkörperchen auf, die sich ebenfalls in grosse Bildungszellen umwandeln. Schliesslich gewinnen die Zellen in der Wand des Sackes die Oberhand, während das Fibrin verschwindet. Aus den Bildungszellen entwickelt sich alsdann fibröses Gewebe, während zugleich Gefässe entstehen, die theils mit dem Lumen des alten Gefässes, theils mit Gefässen der Nachbarschaft zusammenhängen. Die Gefässwandung verhält sich bei dem Verschluss passiv. Das um das Gefäss liegende Blutgerinsel wird resorbirt.

Venenwunden heilen wie die Arterienwunden, nur erfolgt der Verschluss leichter, und es entwickelt sich selten ein grösserer Sack, d. h. ein sogen. **Varix spurius**.

Literatur: Klebs, Beiträge zur Anatomie der Schusswunden 1872 und Schultz, Deutsche Zeitschr. f. Chirurgie IX. Bd.

§ 309. Zuweilen reisst in Folge Erkrankung der Gefässwände oder in Folge von Trauma nur die Intima und die Media, während die Adventitia dem Blut Widerstand leistet. In diesem Falle ergiesst sich das Blut nicht in das Gewebe, sondern wühlt die Adventitia von der Media los. Es entsteht dadurch eine Blutgeschwulst, die man als **Aneurysma dissecans** bezeichnet. Am häufigsten beobachtet man diese Form des falschen Aneurysma's an der Aorta thoracica ascendens und den kleinen Gehirnarterien. An letzteren bilden sich spindelförmige Blutherde, die nach aussen von der Adventitia begrenzt, in der Axe von dem aus Intima und Media bestehenden Gefässrohr durchzogen sind. An der Aorta wird die Adventitia meist in grosser Ausdehnung losgewühlt. Es kann das Blut die Adventitia in der ganzen Länge der Aorta abheben und an sämmtlichen grossen Gefässstämmen sich zwischen ihr und der Media bis an jene Stelle vordrängen, wo die betreffenden Arterien in das Innere von Organparenchymen treten oder allseitig dicht von Geweben umschlossen werden. Im Gebiete der Aorta hat die Blutmasse zwischen Media und Adventitia eine ganz erhebliche Dicke.

§ 310. Eine besondere Erwähnung verdient das Aneurysma varicosum. Es entsteht dasselbe in einzelnen Fällen dadurch, dass ein An. verum mit einer Vene durch Verwachsung sich vereinigt, und nach Verdünnung der Wandung in sie durchbricht. In anderen Fällen kann auch ein An. spurium mit einer Vene in Communication treten. Letzteres geschieht namentlich dann, wenn z. B. durch einen Stich gleichzeitig eine Arterie und eine Vene verletzt wurden. Im ersten Falle findet sich zwischen Arterie und Vene ein wahres, im zweiten Fall ein falsches Aneurysma; man muss also ein An. varicosum verum von einem An. v. falsum unterscheiden.

§ 311. Zuweilen kommt es bei Verletzungen zu einer directen Vereinigung der Oeffnung einer Arterie und derjenigen einer Vene, so dass sich das Blut einer Arterie ohne Vermittelung eines dazwischen liegenden Sackes in eine Vene ergiesst. Man bezeichnet dies als Varix aneurysmaticus. Durch den Druck des arteriellen Blutes wird nämlich die Vene mehr oder weniger ausgedehnt, varicös. Bei andauernder Communication wird ihre Wandung verdickt.

Die nicht traumatische Form des varicösen Aneurysma kommt besonders an den grossen Gefässstämmen des Thorax vor, die traumatische zwischen der Vena mediana und der Art. brachialis (Aderlassstelle).

8. Geschwülste der Blutgefässe.

§ 312. Die Geschwülste, an deren Aufbau die Blutgefässe einen maassgebenden Antheil nehmen, haben bereits im allgemeinen Theile ihre Besprechung gefunden. Es sind dies theils sogen. Angiome (§ 149 und 150), theils Angiosarcome (§ 161) und Cylindrome (§ 163).

Secundär können natürlich die verschiedensten Geschwülste die Gefässwände in Mitleidenschaft ziehen. Sehr häufig wird die Adventitia der Gefässe in krebsige und sarcomatöse Wucherung hineingezogen. Die Media und Intima pflegen der Geschwulstinvasion länger Widerstand entgegenzusetzen, namentlich an den Arterien, weniger an den Venen. Bei letzteren wird von krebsigen Wucherungen die Wand nicht selten durchbrochen, so dass die Krebsmasse in das Gefässlumen hineingelangt. Die Folge dieses Einbruchs in die Blutbahn besteht zunächst in Bildung carcinomatöser Thromben. Werden dieselben verschleppt, so können sich metastatische Knoten bilden, die sich zunächst innerhalb der Gefässbahn entwickeln.

III. Pathologische Anatomie der Lymphgefässe.

§ 313. Die pathologischen Veränderungen des Lymphgefässsystems sind nur zum Theil derartige, dass sie eine von der pathologischen Anatomie der verschiedenen Organparenchyme gesonderte Darstellung gestatten. Das Lymphgefässsystem hat seine Wurzeln innerhalb der einzelnen Gewebe. Seine ersten Anfänge bilden die Gewebsspalten selbst. In diese tritt die aus dem Blute stammende Lymphe. Die Abflussbahn für diese Gewebslymphe bilden Canäle, die einer eigenen Wandung entbehren und gegen das umgebende Bindegewebe nur durch eine Lage platter Endothelien abgegrenzt sind. Es sind dies die kleinsten Lymphgefässe, die in allen Bindegewebsformationen in reichlicher Zahl vorkommen.

Veränderungen dieser Lymphgefässe, bei welchen nicht gleichzeitig das Gewebsparenchym, in denen sie liegen, mit erkrankt wäre, lassen sich nur in den allerwenigsten Fällen nachweisen; sie stehen in zu innigen Beziehungen zu den Geweben, als dass nicht bei Erkrankung des einen auch das andere in Mitleidenschaft gezogen würde. Es gilt dies zum Theil auch für grössere Lymphgefässe, welche ausser dem Endothelbelag noch eine eigene Wandung besitzen. Nur die grössten Lymphgefässstämme zeigen gegenüber der Umgebung eine grössere Selbständigkeit.

§ 314. Eine nicht selten zu beobachtende Affection der Lymphgefässe ist die Entzündung, die Lymphangoitis oder richtiger die Perilymphangoitis.

Sie ist meist eine Secundäraffection, d. h. sie entsteht als Folge einer da oder dort im Gewebe bestehenden Entzündung, indem die aus dem entzündeten Theil stammende Lymphe Entzündung erregend auf die Wand und die Umgebung der Lymphgefässe wirkt. Nur selten gelangt ein Entzündungserreger in ein Lymphgefäss, ohne zuvor eine Gewebsentzündung veranlasst zu haben. Sie kann sich sehr weit über das Gebiet des primären Entzündungsherdes hinaus erstrecken, kann z. B. bei einer Wunde an der Hand bis in die Axillargrube hinauf reichen. Am Lebenden erkennt man sie in der Haut an der Bildung schmerzhafter rother Streifen, welche von der Wunde aus nach den nächstgelegenen Lymphdrüsen ziehen.

An der Leiche sind geringere Grade der Entzündung schwer oder gar nicht zu erkennen, da die Röthung post mortem wenigstens zum Theil verschwindet; nur wenn sich in den Lymphgefässwänden und deren Inhalt, sowie in deren Umgebung erhebliche Veränderungen eingestellt haben, ist sie deutlich zu verfolgen. Der mikroskopischen Untersuchung dagegen fällt es leicht, in der Nachbarschaft vom Entzündungsherde die entzündeten Lymphgefässe aufzufinden.

Die histologischen Veränderungen bei der Lymphangoitis bestehen zunächst darin, dass in den Lymphgefässen ein abnormer Inhalt sich ansammelt, der weit zellreicher ist als gewöhnliche Lymphe. Häufig trägt er einen eitrigen Character. In anderen Fällen ist der Inhalt mehr eitrig fibrinös oder rein fibrinös. Bei eitrigen Entzündungen ist das Endothel der Lymphgefässe durch Desquamation und Zerfall verloren gegangen; bei leichten Formen der Entzündung ist es geschwollen, über die Oberfläche stärker prominirend. Mitunter beobachtet man Kern- und Zellvermehrung. Die Umgebung des Lymphgefässes, sowie die Lymphgefässwände pflegen mehr oder weniger zellig infiltrirt, ihre Blutgefässe stark mit Blut gefüllt zu sein; nur bei sehr leichten Entzündungen beschränkt sich der Process auf die angeführte Schwellung und Desquamation des Endothels.

Die Ausgänge der Entzündung der Lymphgefässe sind entweder restitutio ad integrum durch Resorption des Exsudates und Regeneration des verloren gegangenen Endothels, oder Abscedirung und Nekrotisirung der Lymphgefässwände und ihrer Umgebung, oder endlich Bindegewebshyperplasie und Induration der beiden. Letzteres geschieht bei chronisch werdenden Entzündungsprocessen und kann zu Obliteration der Lymphgefässe führen.

Wie die gewöhnlichen Entzündungsprocesse, so können auch

die infectiösen Granulationsgeschwülste sich auf den Lymphbahnen fortpflanzen. Die dabei auftretende Lymphangoitis zeigt oft histologisch keine Besonderheiten, in anderen Fällen kommt es zur Bildung von Granulationsgeschwülsten, die für den betreffenden Process characteristisch sind. Am besten gekennzeichnet ist in dieser Beziehung die Tuberculose, bei welcher die Knötchen sich mit Vorliebe innerhalb der Lymphbahnen ausbreiten (vergl. § 122).

§ 315. Entzündliche Processe in der Wand und der Umgebung von Lymphgefässen, Druck von aussen, Einbruch von Geschwülsten in die Lymphbahn etc. haben oft Verschluss von Lymphgefässen zur Folge. Obliterirt nur eine beschränkte Zahl von Lymphgefässen, während andere Bahnen offen bleiben, so zieht dies meist keine weiteren Folgen nach sich, da nach wie vor die Lymphe abfliessen kann. Selbst Verschluss des Ductus thoracicus kann unter Umständen ohne Nachtheil ertragen werden, da andere Abflusswege sich eröffnen. In anderen Fällen, in denen der Abfluss der Lymphe ganz behindert ist, treten Stauungen der Lymphe und weiterhin Erweiterung der Lymphgefässe, Lymphangiektasie ein. Nicht selten entwickelt sich dieselbe auch, ohne dass irgendwo ein Verschluss der abführenden Lymphgefässe nachzuweisen wäre, am häufigsten in Folge oft wiederkehrender Hyperämieen und Entzündungen, zuweilen indessen auch ohne jede nachweisbare Ursache.

Nach Entzündungsprocessen eintretende Lymphgefässerweiterungen beobachtet man namentlich bei jenen Hyperplasieen der Haut und des Unterhautbindegewebes, welche man als Elephantiasis bezeichnet. Eine solche Haut ist verdickt und lässt von der Schnittfläche reichlich klare Lymphe abfliessen, welche aus erweiterten Lymphgefässen austritt. Der Grad der Erweiterung ist selbstverständlich in den einzelnen Fällen verschieden. Mitunter wird durch die angestaute Lymphe die Epidermis in Blasen abgehoben.

Sehr häufig sind Ectasieen im Gebiete der mesenterialen Chylusgefässe. Entzündungen und Geschwulstbildungen, welche im Mesenterium oder in den mesenterialen Lymphgefässen oder im Ductus thoracicus ihren Sitz haben und die Lymphgefässe am Orte ihres Sitzes verlegen, bieten dazu die häufigste Veranlassung. Zuweilen ist der Verschluss durch Lymphthromben bedingt. Die erweiterten Chylusgefässe bilden gestreckte cylindrische oder geschlängelte, ausgebuchtete, rosenkranzartige Stränge. Der Inhalt ist meist weiss, flüssig oder breiig, käsig.

Lymphgefässektasieen, welche nicht mit Lymphstauungen und Entzündungen im Zusammenhange stehen, sind meistens angeboren oder entwickeln sich wenigstens aus angeborenen Anlagen. Es gilt dies zunächst für die sogen. Makroglossia und Makrocheilia lymphangiektatica, eine Vergrösserung der Zunge und der Lippen, welche wesentlich durch eine Erweiterung der betreffenden Lymphgefässe bedingt ist. Ferner gehören hierher Lymphangiektasieen der Haut, die am häufigsten in der Inguinalgegend, am Scrotum, an den Schamlippen und am Thorax beobachtet werden. Sie bilden mitunter geschwulstartige circumscripte Anschwellungen, werden daher zu den Geschwülsten gezählt und als Lymphangiome bezeichnet (vergl. § 152). Eine scharfe Abgrenzung dessen, was in das Gebiet der Geschwülste gehört und was nicht, ist nicht möglich.

Ueber die Zerreissungen der Lymphgefässe und über die Lymphorrhagie ist in § 31 berichtet worden.

Ueber die Folgen des Verschlusses des Ductus thoracicus vergl. HELLER, Deutsch. Arch. f. klin. Med. X. Bd. und STILLING, Virch. Arch. 88.

Ueber Ektasie der Lymphgefässe und über Lymphorrhoe s. GEORJEVIC, Arch. f. klin. Chir. XII; PETTERS und KLEBS, Vierteljahrsschr. f. pract. Heilk. Prag 125; MANSON, Med. Times and Gazette II; DÉSERT, Des dilatations lymphatiques, thèse de Paris no. 131, 1877; WEGNER, Arch. f. klin. Chir. XX.

§ 316. Neben den Lymphangiomen werden als besondere Lymphgefässgeschwülste noch die Endotheliome oder Endothelkrebse aufgeführt. Sie sind namentlich als Geschwülste der serösen Häute der Körperhöhlen, der Pia und der Haut beschrieben worden und sollen theils mehr flächenhaft ausgebreitete, theils mehr circumscripte Tumoren bilden. Nach den vorliegenden Mittheilungen giebt es in der That zu den Sarcomen zu zählende Geschwülste, bei welchen die Wucherung der Endothelien eine maassgebende Rolle spielt und zur Bildung von eigenartigen Zellnestern und Zellsträngen führt, welche in einem bindegewebigen Gerüst liegen und dadurch den Krebszellennestern sehr ähnlich sehen. Immerhin ist hervorzuheben, dass manche der von den Autoren beschriebenen Endothelkrebse ächte epitheliale Krebse waren, die sich innerhalb der Lymphbahnen verbreiteten. Dies gilt nicht nur von den als Endothelkrebse beschriebenen Geschwülsten der äusseren Haut, sondern auch der sogen. serösen Häute (vergl. § 358).

Abgesehen von den Endotheliomen können sich Endothelien der Lymphgefässe bei sämmtlichen Formen der Bindesubstanzgeschwülste betheiligen; sie erzeugen dabei indessen keine characteristischen Bildungen.

Auch bei dem Wachsthum und der Verbreitung der epithelialen Neubildungen sind die Lymphgefässe sehr oft betheiligt. Besonders häufig brechen Carcinome in die Lymphwege ein und bilden innerhalb derselben Stränge und Knoten von Krebsgewebe. So können z. B. von einem Mammacarcinom aus nicht nur die unmittelbar benachbarten, sondern auch weiter entfernte, namentlich subpleurale und pleurale Lymphgefässe ergriffen werden. Die Folge davon ist, dass sich in der Pleura dem Verlaufe der Lymphgefässe entsprechend ganze Züge und Reihen von Krebsknoten entwickeln. Die Rolle, welche dabei die Lymphgefässendothelien spielen, ist noch streitig. Manche Autoren halten dafür, dass sie Krebszellen liefern. Ich habe mich von einer solchen Production nicht überzeugen können, doch vermag ich das Vorkommen einer solchen Umwandlung nicht auszuschliessen. Ich sah einige Male Wucherung des Endothels, aber ich konnte keine sicheren Anhaltspuncte für einen Uebergang der Endothelien in Krebszellen gewinnen. Ich halte einstweilen dafür, dass sie, falls sie Gewebe produciren, Bindegewebe, d. h. Krebsstroma bilden.

Literatur über Endothelkrebs: KÖSTER, Die Entwickelung der Carcinome; PAGENSTECHER, Virch. Arch. 45. Bd.; EBERTH, Virch. Arch. 49. Bd.; ARNDT, ib. 51. Bd.; PFRLS, ib. 56. Bd.; WALDEYER, ib. 55. Bd.; WAGNER, Arch. der Heilk. 1870 XI.

DRITTER ABSCHNITT.

Pathologische Anatomie der Milz und der Lymphdrüsen.

I. Pathologische Anatomie der Milz.

1. Einleitung.

§ 317. Die Milz ist ein Organ, dessen Functionen bei dem Stoffwechsel des Blutes eine eigenartige und wichtige Rolle spielen. Diese innige Beziehung zum Leben des Blutes findet auch in der anatomischen Structur der Milz und in ihren besonderen Beziehungen zum Circulationsapparate ihren Ausdruck. Das für die Milz characteristische Gewebe ist die Milzpulpa, und diese steht mit dem Blutgefässsystem in so inniger Beziehung, dass stets flüssige und feste Bestandtheile des circulirenden Blutes in ihren Maschenräumen zu finden sind. Die Grösse der Milz des Erwachsenen beträgt 150—180 Cubctm.

Das Pulpagewebe besteht aus einem zarten zelligen Reticulum, das durch stärkere, theils von der Milzkapsel, theils von dem Hilus aus eintretende Bindegewebssepten in Stränge (Pulpastränge) getrennt wird. Dieses reticulirte Gewebe enthält sehr weite und sehr dünnwandige Capillaren und Venen, die ihr Blut aus Arterien beziehen, welche am Hilus von Bindegewebe begleitet in das Milzparenchym eintreten und sich verzweigend in feinste Aeste auflösen. Der Uebergang dieser Zweige in die Venen wird durch das Gebiet der Capillaren vermittelt. Sehr wahrscheinlich sind die Wände der letzteren nicht geschlossen, sondern durchbrochen, so dass das Blut zum Theil in das Maschenwerk der Pulpa eintritt. Und wenn auch die Wände vielleicht nicht grössere Lücken besitzen, wie Einige meinen, so ist jedenfalls der Austritt morphotischer Blutbestandtheile in die Pulpa durch eine von anderen Gefässen abweichende Durchlässigkeit der Gefässwände sehr leicht gemacht. Dem entsprechend enthält auch die Pulpa beständig Blutbestandtheile. In den Maschenräumen des Reticulums liegen neben Zellen von lymphoidem Character und grösseren ungefärbten ein- und mehrkernigen rundlichen Zellen freie farbige Blutkörperchen, ferner blutkörperchenhaltige Zellen, Pigmentkörnchenzellen und freies gelbes oder rostfarbenes oder braunes Pigment. Dieses Pigment bedingt in Verbindung mit dem Blute die braunrothe Farbe der Milz.

Neben der Pulpa enthält die Milz noch eine specifische Gewebsformation, die sogen. Malpighi'schen Körperchen. Sie bestehen aus lymphadenoidem Gewebe, das durch eine Umwandlung der bindegewebigen Scheide der Arterien in reticulirtes Bindegewebe entstanden ist. Dasselbe enthält nur farblose Zellen und seine Blutgefässe sind enge Capillaren, welche sich an der Peripherie der Malpighi'schen Körperchen zu weiten Venen vereinigen. Daher kommt es, dass diese Lymphfollikel weiss oder grauweiss aussehen.

Die äussere Form der Milz zeigt ziemlich erhebliche Variationen. Im Allgemeinen ist sie zungenförmig. Häufig ist sie auffallend lappig, oder besitzt wenigstens tiefe Einkerbungen. Nicht selten sind eine oder mehrere Nebenmilzen von Bohnen- bis Haselnussgrösse vorhanden. Auch Lageveränderungen der Milz sind häufig.

§ 318. Ueber die Functionen der Milz vermögen wir zur Zeit noch wenig Sicheres zu sagen. Sehr wahrscheinlich gehen innerhalb der Milz rothe Blutkörperchen zu Grunde, d. h. es werden die alten untauglich gewordenen rothen Blutkörperchen in die Milzpulpa übergeführt (vergl. § 268) und erleiden dort weitere Veränderungen. Nach QUINCKE und KUNKEL wird ein Theil des Eisens, welches die rothen Blutkörperchen enthalten, nach Untergang derselben zur Bildung neuer rother Blutkörperchen verbraucht, ein anderer Theil kommt in der Leber zur Abscheidung. Ob in der Milz selbst rothe Blutkörperchen gebildet werden, wie man früher vielfach annahm, ist auch nach neuesten Untersuchungen noch fraglich. Die Autoren, welche sich in der letzten Zeit mit der Untersuchung der Blutbildung beschäftigten, sprechen sich zum Theil dagegen (NEUMANN) zum Theil dafür (TIZZONI) aus. BIZZOZERO verwirft im Allgemeinen eine Blutbildung in der Milz während des postembryonalen Lebens, hält indessen dafür, dass sie unter besonderen Umständen, d. h. bei Anaemie eine solche Function ausübe. So viel ist wohl sicher, dass die rothen Blutkörperchen, die gewöhnlich in der Milzpulpa vorkommen, nicht neugebildete, sondern aus dem Blutgefässsystem ausgetretene sind, welche entweder zerstört werden oder verändert wieder in die Blutbahn eintreten. Falls die Milz dem Blute neue Zellen zuführt, sind es farblose Zellen, welche aus den lymphoiden Arterienscheiden stammen.

Für die Annahme, dass die altersschwach und untauglich gewordenen Blutkörperchen zum Theil in die Milz geschafft und dort ihrem gänzlichen Untergange zugeführt werden, spricht auch die Erfahrung der pathologischen Anatomie. Findet ein gesteigerter Zerfall der rothen Blutkörperchen in der Blutbahn statt (z. B. bei Malaria, vergl. § 268), so ist in der Milz auch die Zahl der Blutkörperchen- und Pigment haltenden Zellen, sowie die Masse des freien Pigmentes vermehrt. Es kann sogar zu intensiv rostfarbener oder auch zu schieferiger Pigmentirung der Milz kommen. In Folge des gesteigerten Zerfalls wird das freiwerdende Material nicht mehr alles zum Aufbau neuer Blutkörperchen verbraucht und auch nicht in hinlänglicher Weise durch die Leber abgeschieden, so dass das Pigment in der Milz sich anhäuft.

Auch Fremdkörper, die im Blute circuliren, lagern sich mit Vorliebe in der Milz ab (vergl. § 266). Offenbar ist sowohl die Stromverlangsamung in den weiten Milzcapillaren und Venen, als auch die Durchlässigkeit der Gefässwände einer solchen Ablagerung sehr förderlich.

Untersuchungen über die Function der Milz haben in der letzten Zeit namentlich NEUMANN (Arch. der Heilk. XV, Berliner klin. Wochenschr. 1880 Nr. 20 u. Zeitschr. f. klin. Med. III), FOÀ u. SALVIOLI (Arch. p. l. scienze med. IV), BIZZOZERO (ibid. I u. Archives ital. de biologie 1), TIZZONI (Atti della R. Academ. dei Lincei Serie 3 vol. X. u. Archives italiennes de biologie I), KORN, Virch. Arch. 86 Bd. angestellt. NEUMANN spricht sich entschieden dahin aus, dass die Milz im extrauterinen Leben sich an der Blutbildung nicht betheilige. BIZZOZERO, FOÀ u. SALVIOLI dagegen nehmen an, dass nach starken Blutverlusten die Milz eine Blut bildende Function ausübe. Auch TIZZONI hält dafür, dass in der Milz nicht nur Blut zerstört, sondern auch neugebildet werde. Er stützt sich dabei namentlich auf die Ergebnisse der Milzexstirpationen beim Hunde. Kurz nach der Operation steigt der Hämoglobingehalt des Blutes. Ungefähr in 2 Tagen geht er auf die Norm zurück, um dann mehr oder weniger tief unter die Norm zu sinken. Nach einer gewissen Zeit steigt er wieder. Letzteres rührt davon her, dass im Knochenmark nicht nur eine Verstärkung der Blutzerstörung, sondern auch eine Steigerung der Blutneubildung stattfindet. Nach TIZZONI findet nach Exstirpation der Milz mitunter eine Reproduction von Milzgewebe statt und zwar in Form von zahlreichen (60—80) Knötchen, die hauptsächlich auf dem Netz, in geringerer Zahl auch an anderen Stellen des Peritoneums sich entwickeln. Im ausgebildeten Zustande bestehen diese zelligen Knötchen aus Malpighischen Körperchen, Pulpagewebe und einer Kapsel und können untereinander zu grösseren Knötchen verschmelzen. Sie enthalten junge kernhaltige rothe Blutkörperchen.

2. Störungen der Circulation und Entzündungen.

§ 319. Die Milz zeigt schon unter physiologischen Verhältnissen einen sehr verschiedenen Blutgehalt. Während der Verdauung ist sie der Sitz einer congestiven Hyperämie, die vorübergeht, indem durch Contraction der zuführenden Arterien der Blutzufluss verringert wird, und die elastischen Fasern der Trabekel, möglicher Weise auch glatte Muskelfasern durch ihren Zug und die dadurch bewirkte Compression die Pulpa von ihrer Blutmasse theilweise entlasten.

Wie unter physiologischen, so kommt es auch unter pathologischen Bedingungen zu congestiver Hyperämie, welche die physiologische sowohl an Intensität, als an Dauer übertrifft. Bei allen infectiösen Allgemeinerkrankungen, bei Typhus, acuten Exanthemen, Syphilis, Pyämie tritt im Beginn der Krankheit auch eine Hyperämie der Milz ein. Sie bewirkt, dass die Milz anschwillt und zwar nicht nur in dem Maasse, wie dies bei Hyperämie anderer Organe vorkommt, sondern weit erheblicher, indem nicht nur die Capillaren und Venen eine beträchtliche Erweiterung ihres Lumens erfahren, sondern auch das Pulpagewebe, das ja in offener Verbindung mit der Blutbahn steht, mehr Blutelemente als normal in sich aufnimmt. Hat man Gelegenheit, eine solche Milz zu untersuchen, so findet man sie mehr oder weniger, oft sehr bedeutend vergrössert, und die Kapsel gespannt. Die Pulpa ist mehr oder weniger intensiv roth gefärbt, dabei weich, so dass sich von der Schnittfläche ziemlich leicht Pulpagewebe mit dem Messer abstreichen lässt. Die Malpighischen Körperchen sind bald deutlich als weisse Knötchen erkennbar, bald sind sie in der geschwellten Pulpa schwer zu finden.

§ 320. Die congestive Hyperämie kann ein rasch vorübergehender Zustand sein, nicht selten indessen hält sie längere Zeit an, und es kommt zu weiteren Veränderungen. Dies gilt namentlich für jene Milzschwellungen, welche bei acuten Infectionskrankheiten, insbesondere bei Typhus abdominalis, Pyämie, Typhus recurrens

Wechselfieber, acuter Nephritis, Scharlach auftreten. Untersucht man die Milz bei einem Individuum, das an Typhus etwa im Beginn der zweiten Woche oder an Septicämie vielleicht am 4.—5. Tage gestorben ist, so findet man die Pulpa nicht mehr intensiv roth gefärbt, sondern mehr grauroth, oder blassgrauröthlich. Dabei ist die Milz noch erheblich grösser als bei der congestiven Hyperämie; ihr Volumen kann das Doppelte ja das Vierfache der normalen Grösse betragen.

Die Pulpa ist äusserst weich, nahezu zerfliessend, doch ist diese Weichheit oft theilweise auf Rechnung der Fäulniss zu setzen. Bei sehr intensiver Schwellung kann es sogar zu Berstung der Kapsel kommen.

Bei einem Zustande der Milz, wie dem oben beschriebenen, kann man nicht mehr daran denken, lediglich von einer Hyperämie zu sprechen. Das Mikroskop zeigt auch, dass nicht wie bei der Hyperämie die Gefässe und Pulpastränge mit rothen Blutkörperchen stark gefüllt sind, sondern es enthalten sowohl die Gefässe als auch die Pulpastränge abnorm reichliche Mengen farbloser Zellen. Diese sind es, welche dem Gewebe die graue Farbe verleihen. Woher alle diese farblosen Elemente stammen, ist mit Sicherheit nicht zu sagen, doch dürfte wohl die Mehrzahl derselben der Milz auf dem Blutwege zugeführt worden sein. Möglicherweise findet auch innerhalb der Milzfollikel eine stärkere Production lymphatischer Elemente statt, doch ist dagegen zu bemerken, dass die Follikel meist nicht oder nur unerheblich geschwellt sind.

Diese Schwellung der Milz ist als eine Entzündung derselben, als eine Splenitis anzusehen. Dafür spricht schon, dass man nicht selten auch an der Oberfläche der Milz, an der Kapsel entzündliche Veränderungen wahrnimmt, welche sich durch eine Trübung der Kapsel und durch Fibrinauflagerungen zu erkennen geben. Eine strenge Scheidung, was in das Gebiet einfacher Hyperämie und was in dasjenige der Entzündung gehört, ist indessen bei der Milz noch weniger möglich als bei anderen Organen, da hier schon normaler Weise verschiedene Blutbestandtheile aus den Gefässen austreten.

Die Zellen, welche in einer geschwellten grauen Pulpa liegen, sind theils lymphatischen Elementen durchaus gleich, zum Theil sind sie grösser und haben einen hellen bläschenförmigen Kern. Eine ziemlich grosse Zahl der farblosen Zellen enthält Blutkörperchen oder Bruchstücke von solchen in ihrem Innern, ein Zeichen, dass der Untergang rother Blutkörperchen nicht nur nicht gegen die Norm verringert, sondern sogar erhöht ist.

Da in der Milz die im Blute circulirenden Fremdkörper sich sehr leicht ablagern, so ist es sehr wahrscheinlich, dass auch die organisirten Infectionsstoffe vornehmlich in der Milz liegen bleiben und hier alsdann Gefässalterationen herbeiführen. Manche Organismen dürften auch in der Milz zerstört werden.

Literatur: BIRCH-HIRSCHFELD, Arch. d. Heilk. XIII; FRIEDREICH, Sammlung klin. Vorträge v. Volkmann Nr. 75. SOCOLOFF, Virch. Arch. 66. Bd.; FISCHL, Prager med. Wochenschr. 1879.

§ 321. Der weitere Verlauf und die Folgen dieser congestiven Hyperämieen und Entzündungen können sich verschieden gestalten.

Mit dem Ablauf der Krankheit pflegt meist auch die infiltrative Schwellung der Pulpa zurückzugehen. Rothe und farblose Blutkörperchen, die in der Pulpa in abnormer Zahl staken, werden wieder abgeführt und die Milz dadurch ad integrum restituirt. In der Zeit der Abschwellung begegnet man neben blutkörperchenhaltigen Zellen, auch mit Fetttröpfchen erfüllten, sowie in Zerfall begriffenen Zellen.

In anderen Fällen kommt es zu dauernden Veränderungen und zwar zu Hyperplasie der Pulpa, der Trabekel, der Gefässwände und der Kapsel, sowie zu bleibenden Pigmentirungen. Solche Veränderungen treten namentlich dann ein, wenn Hyperämieen sich häufig wiederholen (Malaria), oder wenn die Entzündung einen productiven Charakter trägt. An der Kapsel bilden sich alsdann diffuse oder circumscripte Verdickungen, letztere nicht selten in Form zahlreicher flacher, linsenförmiger Knötchen, oder grösserer, derber, knorpelharter Plaques. Mitunter wird die ganze Kapsel in eine dicke schwielige Bindegewebsmasse umgewandelt.

Häufig bilden sich in Folge von Entzündung Verwachsungen der Milz mit der Umgebung (Perisplenitis) durch Adhäsionsmembranen, namentlich mit dem Zwerchfell, der Flexura lienalis intestini crassi und dem Fundus ventriculi, so dass bei der anatomischen Untersuchung die Milz sich oft nur mit Mühe herauspräpariren lässt. Man darf indessen nicht jede Verwachsung der Milz auf eine primäre Milzaffection zurückführen. Es können auch Entzündungsprocesse in der Umgebung der Milz secundär auf die Milzkapsel übergreifen. Die Milz selbst kann dabei verschieden ausschen. Zuweilen ist sie klein und an der Oberfläche granulirt, in anderen Fällen erheblich vergrössert. Letzteres findet man namentlich nach chronischen Malariainfectionen. Die Verschiedenheit in der Grösse beruht wesentlich in dem Verhalten der Pulpa, die im ersteren Falle spärlich, in letzterem reichlich vorhanden ist; immerhin kann auch eine Hyperplasie des Trabekelsystems zur Vergrösserung der Milz beitragen.

Die Pulpa ist sehr verschieden gefärbt. Enthält sie kein oder wenig Pigment, so ist sie hellroth; bei Anwesenheit von Pigment ist sie braun oder schwarzbraun oder schieferig. Die Consistenz derselben ist fest, so dass von der Schnittfläche nur wenig Pulpabestandtheile durch Abschaben zu erhalten sind. Die Zahl der farblosen Elemente in der Pulpa ist im Ganzen spärlich. Bei pigmentirten Milzen enthalten sie grossentheils Pigment in Form von gelben, braunen und schwarzen Körnern. Daneben findet sich freies Pigment. Auch die Endothelzellen der Venen enthalten feine Pigmentkörner, ferner auch einzelne Zellen der Malpighischen Körperchen.

Das Trabekelsystem ist mehr oder weniger verdickt; ist die Verdickung bedeutend, so kann man sie schon makroskopisch erkennen. Das Reticulum der Milzpulpa ist nur bei sehr festen und harten Milzen nachweisbar verdickt. Die Wände der Arterien und Venen erscheinen ebenfalls verdickt und mit Pigment infiltrirt. Dasselbe liegt theils frei im Gewebe, theils in Zellen eingeschlossen. Solche Veränderungen kommen namentlich bei Individuen vor, die an Sumpffieber gelitten haben, doch können sich auch nach anderen Affectionen, z. B. nach Typhus, ähnliche Zustände ausbilden.

Die Pigmentirung ist Folge erhöhten Zerfalls von Blut in der Blutbahn oder in der Milz.

§ 322. Verhältnissmässig selten nimmt die Entzündung der Milz ihren Ausgang in Eiterung. In diesem Falle häufen sich ungefärbte Rundzellen in der Pulpa und den Lymphfollikeln in grosser Menge an, so dass dieselben mehr und mehr ein gelblichweisses Aussehen erhalten. In seltenen Fällen kommt es zu einer diffusen Vereiterung der Milz. Es wandelt sich dabei die ganze Milz in eine graue oder grauröthliche breiige Masse um. Häufiger als diese totale Zerstörung der Milz ist die Bildung von circumscripten Eiterherden. Wo sich der eitrige Zerfall vorbereitet, ist das Milzgewebe graugelb bis gelbweiss verfärbt. Später verflüssigt sich das Gewebe; es bilden sich Abscesse.

Sie kommen namentlich bei pyämischer Infection, ferner bei Typhus recurrens (PONFICK) vor, also bei Processen, die ihre Genese dem Eindringen von Spaltpilzen in die Blutbahn verdanken.

Das Gewebe in der Umgebung der Abscesse ist meist verfärbt und in eitriger Infiltration begriffen, seltener ist der Eiterherd bereits durch eine Granulationsmembran gegen die Umgebung abgeschlossen.

Häufig bricht der Abscess durch die Kapsel durch. Gelangt der Eiter in die Bauchhöhle, so tritt tödtliche Peritonitis ein. Hat zuvor eine Verlöthung mit dem Magen oder dem Zwerchfell oder dem Dickdarm stattgefunden, so kann ein Durchbruch in die Brusthöhle oder in den Magen oder den Dickdarm eintreten.

Literatur: s. BESNIER, Art. Rate im Dictionnaire encyclopédique des sciences médicales. PONFICK Virch. Arch. 60. Bd.

§ 323. Stauungshyperämie der Milz und ihre Folgen stellen sich bei allen jenen Circulationsstörungen ein, welche die Entleerung der Milzvene behindern. Es sind dies Leberleiden einerseits, Herz- und Lungenaffectionen andererseits. Unter ersteren spielt die Cirrhose der Leber die Hauptrolle, indem bei derselben oft ein grosser Theil der Pfortaderäste verödet.

Hat im venösen Gebiet der Milz längere Zeit eine Stauung bestanden, so ist die Milz entweder normal gross oder mehr oder weniger vergrössert, selten verkleinert. Meist ist sie zugleich der Fläche nach gekrümmt, die Ränder sind abgerundet. Die Consistenz der Milz ist immer vermehrt, oft ist sie geradezu hart. Diese Härte wird bedingt durch Derbheit der bald hell-, bald dunkelrothen Pulpa. Von der Schnittfläche lässt sich kaum etwas Pulpagewebe abstreichen. Die Trabekeln treten meist stark hervor, und die Kapsel ist häufig verdickt. Die Hauptveränderung in einer dergestalt indurirten Milz besteht in einer Zunahme des Bindegewebes, welche sowohl das Trabekelsystem, als auch die Blutgefässwände und ihre Umgebung betrifft. Mitunter lässt sich auch eine partielle Verdickung des Reticulums der Pulpastränge nachweisen.

Anämie der Milz, die man namentlich nach starken Blutverlusten trifft, giebt sich durch eine blasse Farbe der Pulpa zu erkennen.

§ 324. Embolische Infarcte der Milz oder Residuen, d. h. Narben von solchen hat man sehr häufig zu beobachten Gelegenheit. Sie sind hauptsächlich Folgezustände der Losreissung von endocarditischen Efflorescenzen, oder von Herz- oder Aortenthromben. Die Grösse derselben ist sehr verschieden. Kleine Infarcte sind etwa kirschengross, grosse Infarcte können einen ganzen Abschnitt, ja die Hälfte der Milz und mehr einnehmen. In den ersten Stunden ihres Bestehens bilden sie dunkelblaurothe über das Niveau der Oberfläche vorragende kegelförmige Herde, deren Basis nach aussen gerichtet ist. Sehr bald pflegt eine Entfärbung einzutreten. Infarcte, wie man sie am häufigsten an menschlichen Leichen zu sehen Gelegenheit hat, sind entweder einfarbig oder man kann ein helleres Centrum von einer dunkleren Mantelzone unterscheiden.

Ist bereits eine Entfärbung eingetreten, so ist die Farbe des Infarctes braunroth oder orangegelb oder opak graugelb oder grauweiss. Der Mantel, falls ein solcher vorhanden, ist dunkelroth.

Die mikroskopische Untersuchung rother Infarcte zeigt, dass Venen und Capillaren sowie die Milzpulpa mit Blut dicht erfüllt sind. Die Follikel sind nur an ihrer Peripherie hämorrhagisch infiltrirt, ihr Centrum bleibt frei. An entfärbten Infarcten sind die rothen Blutkörperchen theils in körnige Massen zerfallen, theils difformirt, blass, entfärbt. Die Kerne der Netzbalken sind nicht mehr sichtbar, die Balken selbst mit Fetttröpfchen besetzt und gequollen. Auch die Lymphkörperchen sind grossentheils verschwunden oder in körnigem und fettigem Zerfall begriffen, von wenigen ist der Kern noch sichtbar. In einem späteren Stadium sind Reticulum und Zellen in eine körnige Masse zerfallen d. h. es ist das gesammte Gewebe durch Nekrose zu Grunde gegangen. Nur im Manteltheile erhält sich das Gewebe. Hier lassen sich durch Färbemittel die Kerne der Zellen und der Netzbalken gut nachweisen.

An diese Vorgänge der Nekrose schliesst sich eine productive Entzündung der Umgebung an. Gleichzeitig werden die nekrotischen Massen resorbirt. Nach einer gewissen Zeit hat sich an Stelle des Infarktes eine tief eingezogene strahlige Bindegewebsnarbe gebildet. Sie ist häufig pigmentirt und enthält dann zuweilen helle, weisse Flecken. Grössere Infarcte werden mitunter nicht ganz resorbirt, so dass die Narbe einen nekrotischen käsigen Herd einschliesst.

Gelangen in den embolischen Herd zu irgend einer Zeit bacteritische Fäulnissgifte, so treten statt der oben beschriebenen Veränderungen eitrige Entzündung oder Verjauchung ein.

Literatur. BILLROTH, Virch. Arch. 23. Bd. GUILLEBEAU, Die Histologie der hämorrhagischen Infarcte. Bern 1880.

3. Atrophie, Degenerationen, Wunden und Rupturen der Milz.

§ 325. **Einfache Atrophie der Milz** findet sich namentlich bei Greisen und marantischen Individuen. Die Milz ist dabei klein, die Kapsel runzelig, zuweilen etwas verdickt. Die Pulpa erscheint schlaff, blass und zäh, und es tritt die Substanz der Trabekeln stark hervor. Die mikroskopische Untersuchung ergiebt, dass die Zellen der Pulpa spärlicher vorhanden sind als normal, und dass die Blutgefässe der Pulpastränge nur schwach gefüllt sind.

Unter den degenerativen Processen ist nur die **Amyloidentartung** von Belang. Sie tritt in zwei Formen auf, als **Sagomilz** und als **Speckmilz**.

Bei der **Sagomilz** sind die Malpighi'schen Körperchen der Sitz der Affection. Die Milz ist meist etwas vergrössert und besitzt eine bedeutendere Festigkeit als gewöhnlich. In der braunrothen oder graurothen Pulpa liegen statt der normalen weisslichen Follikel hellbräunliche, hyaline, durchscheinende Körner, die gekochten Sagokörnern ähnlich sehen und an Grösse die normalen Follikel übertreffen. Giesst man eine dünne Jodlösung über die abgewaschene Schnittfläche, so färben sich die Körner intensiv dunkel braunroth.

Die **Speckmilz** ist gegen die Norm meist erheblich vergrössert, fest, resistent anzufühlen. Auf dem Durchschnitt zeigt ein grösserer oder geringerer Theil der Pulpa eine hyaline, speckige, durchscheinende Beschaffenheit. Mitunter ist der grössere Theil des Milzgewebes in dieser Weise umgewandelt, so dass das normale Pulpagewebe nur noch kleine Inseln bildet.

Die Amyloidentartung betrifft wesentlich die Gerüstbälkchen und die Gefässwände. Die lymphatischen Elemente der Follikel und die Zellen der Pulpa erkranken erst secundär. Gerüstbälkchen die amyloid entarten, quellen mächtig auf und werden varicös. Die zwischen ihnen in den Maschenräumen gelegenen Zellen gehen durch Atrophie zu Grunde. Möglicherweise bildet sich in einem Theil derselben auch Amyloidsubstanz. Die Arterien, deren lymphoide Scheiden amyloid entartet sind, sind bald frei von Amyloid, bald ebenfalls entartet. Bei Amyloidentartung der Pulpa sind auch die Wände der weiten Capillaren und Venen verdickt und amyloid degenerirt.

Literatur: VIRCHOW, Sein Archiv 8. Bd.; KYBER, Virch. Arch. 81. Bd.; EBERTH, Virch. Arch. 80. Bd.

§ 326. Rupturen der Milz können bei starker Schwellung spontan eintreten. Häufiger sind traumatische Rupturen, welche entweder eine gesunde oder eine zuvor veränderte Milz betreffen. Grössere Einrisse haben massige Hämorrhagieen zur Folge. Steht die Blutung durch Bildung eines Thrombus an der Rissstelle, so heilt die Wunde wie in anderen Organen. Das in der Rissstelle gelegene Blut wird resorbirt, es bildet sich an seiner Stelle eine Narbe. Dasselbe gilt auch für andere Wunden der Milz.

4. Infectiöse Granulationsgeschwülste.

§ 327. Tuberkeleruptionen sind in der Milz sehr häufig. Bei allgemeiner Miliartuberculose enthält meistens auch die Milz Miliartuberkel und zwar sowohl im Parenchym als in der Kapsel. Treten Tuberkel im Verlauf chronischer Tuberculose in der Milz auf, so bilden sie käsige Knoten verschiedener Grösse. Die Tuberkel haben ihren Sitz in den Malpighischen Körperchen, ferner in den Arterienscheiden ausserhalb der letzteren, und in der Pulpa. Je nach dem Alter sind die Tuberkel theils kleinzellig, theils grosszellig und im Centrum verkäst.

Gummiknoten entwickeln sich in der Milz nicht häufig, kommen aber sowohl bei acquirirter als bei hereditärer Syphilis vor. Sie treten einzeln oder in grösserer Zahl auf und bilden graudurchscheinende, in älteren Stadien opak gelbweisse Knoten mit grau durchscheinendem Hofe. Letzterer besteht aus zellreichem Gewebe, das sich mit Farbstoffen sehr intensiv färbt und sich allmählich im Pulpagewebe verliert.

In Folge von Syphilis kann sich auch eine hyperplastische Milzvergrösserung entwickeln. Sie kommt namentlich bei hereditärer Syphilis vor. Während die Milz des Neugeborenen im Mittel 9 Gramm oder 0,3 Proc. des Körpergewichtes beträgt, erreicht das mittlere Gewicht der Milz bei syphilitischen Neugeborenen nach BIRCH-HIRSCHFELD 14 Gramm oder 0,7 Proc. des Körpergewichtes. Ihr Stroma ist vermehrt, die Arterienscheiden sind diffus infiltrirt. BIRCH-HIRSCHFELD fand in den Pulpazellen häufig Fettkügelchen und Pigmentkörner.

Literatur über Syphilis der Milz: BÄRENSPRUNG, Die hereditäre Syphilis; WAGNER, Arch. d. Heilk. IV; MOSLER, Berlin. klin. Wochenschr. 1864; GERHARDT, Lehrb. d. Kinderkrankheiten; BIRCH-HIRSCHFELD, Arch. der Heilk. 1875 und Gerhardt's Handb. der Kinderkrankheiten IV. Bd.

5. Hyperplasie und Geschwülste der Milz.
Parasiten der Milz.

§ 328. In § 321 ist bereits mehrfach von jenen Vergrösserungen der Milz die Rede gewesen, welche sich im Anschluss an acute Milzschwellungen bei infectiösen Krankheiten entwickeln. Diese Vergrösserungen waren auf eine Zunahme theils der Pulpa, theils des bindegewebigen Stützwerkes zurückzuführen. Hiervon wesentlich verschieden giebt es noch eine hochwichtige Form der Milz-Hyperplasie, deren Aetiologie vollkommen dunkel ist, welche aber ein hohes Interesse beansprucht, indem sie als ein schweres Leiden anzusehen ist.

Die in Frage stehende Hyperplasie tritt meist gleichmässig über die Milz verbreitet, selten in Knotenform auf. Soweit bekannt, nimmt zu Beginn der Affection meist das ganze Parenchym der Milz an Masse zu, es handelt sich also um eine Hyperplasie sämmtlicher Bestandtheile. Das Parenchym ist dabei lebhaft roth gefärbt und weich, und die Follikel treten nirgends in abnormer Weise hervor. Weit seltener ist die Vergrösserung von vornherein hauptsächlich durch eine Hypertrophie der Malpighischen Körperchen bedingt, welche dabei zu grauweissen Knötchen und gelappten weissen Herden und Strängen heranwachsen.

Mit der weiteren Zunahme des Milzparenchyms gewinnt allmählich das ursprünglich weiche Gewebe eine derbere Beschaffenheit. Gleichzeitig wird es etwas blasser. Auch in diesem Stadium noch können die Follikel nur unerheblich vergrössert sein, in anderen Fällen bilden sie indessen bereits weisse Knoten und Stränge von beträchtlicher Grösse. Die Milzkapsel ist meist ziemlich bedeutend verdickt, von kleineren und grösseren bindegewebigen, derben Plaques durchsetzt; nicht selten bilden sich auch Verwachsungen der Milz mit der Umgebung. Die Vergrösserung, welche eine Milz durch diese Hyperplasie erfährt, kann sehr bedeutend sein, so dass ihr Gewicht auf 1 bis 2 bis 3 Kilogramm ansteigt.

In den ersten Stadien des Processes ist die hyperplastische Schwellung der Pulpa und der Follikel, abgesehen von der Blutfülle wesentlich durch eine Zunahme der Zellen bedingt. Später nimmt auch das Bindegewebe zu und verursacht die grössere Derbheit. Entwickeln sich die Follikel zu umfangreichen Knoten, so wird die Milzpulpa mehr oder weniger verdrängt und wird in Folge dessen nicht selten atrophisch. Sie enthält dann fettig degenerirte Zellen sowie Pigmentkörner theils frei, theils in Zellen eingeschlossen. Die Milz erhält dadurch auf dem Durchschnitt ein exquisit fleckiges marmorirtes Aussehen, indem die braun und gelb pigmentirte atrophische Pulpa mit den grauweissen oder gelblichweissen Lymphknoten abwechselt. In Folge von Circulationsstörungen, welche sich in der veränderten Milz einstellen, bilden sich in späteren Stadien nicht selten auch blutige Infarkte, welche je nach dem Stadium, in dem sie sich befinden, rothe, braune oder gelbe Herde darstellen.

In diesen alten hyperplastischen Milztumoren haben die vergrösserten Follikel ihre ursprüngliche Structur grossentheils eingebüsst, bilden ein zellig fibröses Gewebe, das einen reticulirten Bau nicht mehr erkennen lässt. Selbst die Pulpa kann z. Th. mehr fibrös werden.

Die beschriebene Veränderung der Milz tritt entweder primär auf oder entwickelt sich erst, nachdem ähnliche hyperplastische Wucherungsprocesse in den Lymphdrüsen und dem Knochenmark bestanden haben (vergl. § 344). Im ersten Falle gesellen sich häufig ähnliche Lymphdrüsenerkrankungen zu der primären Milzaffection hinzu. Endlich können auch in anderen Organen, welche normaler Weise kein lymphadenoides Gewebe enthalten, Tumoren aus solchem entstehen.

Sowohl die Milzhyperplasie als die Lymphdrüsenhyperplasie verbinden sich häufig mit Leukämie (§ 260), werden daher auch als leukämische bezeichnet. Fehlt Leukämie, so bezeichnet man die Affection als Pseudoleukämie oder als Hodkin'sche Krankheit oder als lienale (und lymphatische)

Anämie. Die letztere Bezeichnung hat ihren Grund darin, dass die betreffenden Individuen im höchsten Grade anämisch werden und schliesslich an Anämie zu Grunde gehen.

Ueber die Ursachen der leukämischen und pseudoleukämischen Milzhyperplasieen wissen wir nichts. In einzelnen Fällen giengen ihrer Entwickelung Traumen sowie Infectionen voran; häufiger fehlt indessen ein derartiger Vorläufer. Ebensowenig sind wir in der Lage uns sicher darüber auszusprechen, ob die beiden Formen identisch sind oder nicht. Für ersteres spricht, dass sie anatomisch nicht von einander differiren und dass sie ineinander übergehen können. Die Krankheit kommt in jedem Alter vor.

Beginnt der Process in den Lymphdrüsen als sogen. Adenie, und greift er von da secundär auf die Milz über, so gehen zunächst die Lymphfollikel eine hyperplastische Wucherung ein.

Literatur: VIRCHOW, Virch. Arch. V. Bd. und gesammelte Abhandlungen 1856; MOSLER, Pathologie und Therapie der Leukämie, Berlin 1872; PONFICK, Virch. Arch. 56. und 58. Bd.; BIRCH-HIRSCHFELD, Handbuch der Kinderkrankheiten v. Gerhardt, III. Bd.; COHNHEIM, Virch. Arch. 33. Bd.; TROUSSEAU, de l'adénie, Clinique méd. III. EBERTH, Virch. Arch. 51. Bd. LANGHANS, Virch. Arch. 54. Bd.

§ 329. Sieht man von den eben besprochenen hyperplastischen Wucherungen des Milzparenchyms, die in manchen Beziehungen, z. B. in Rücksicht auf die Bildung von Metastasen an Geschwülste erinnern, ab, so sind primäre Geschwulstbildungen in der Milz sehr selten. Beobachtet sind Fibrome, Sarcome und Angiome. In einem von LANGHANS (Virch. Arch. 75. Bd.) mitgetheilten Falle von einem pulsirenden, cavernösen Angiom der Milz fanden sich Metastasen in der Leber. Das Angiom selbst nahm neun Zehntel der erheblich vergrösserten Milz ein. Dermoide sind ebenfalls sehr selten.

Häufiger als primäre kommen in der Milz metastatische Geschwülste vor, namentlich Carcinome. Sie bilden meist rundliche Knoten.

Von den Parasiten kommt am häufigsten das Pentastomum vor. Es bildet erbsengrosse Knoten, die meist verkalkt sind. Auch Echinococcen und Cysticerken finden sich gelegentlich in der Milz.

II. Pathologische Anatomie der Lymphdrüsen.

1. Einleitung.

§ 330. Wie die Milz zu dem Blutgefässsystem, so stehen die Lymphdrüsen zu dem Lymphgefässsystem in einer besonderen Beziehung. Man kann dieselben als Haufen lymphadenoiden, d. h. Lymphkörperchen haltigen reticulirten Bindegewebes auffassen, die sich da und dort um die Lymphbahnen herumlagern. Ihre Bedeutung für die Lymphe besteht, abgesehen von Leistungen chemischer Art, darin, dass sie derselben lymphatische Elemente, die in ihren Gewebsmaschen producirt werden, zuführen.

Die Lymphe, welche die Lymphdrüsen durchströmt, hat eine dreifache Quelle. Die Hauptquelle ist Transsudat aus dem Blute. Tritt dieser Flüssigkeitsstrom durch die Gewebe, so wird ein Theil der aus dem Blute ausgetretenen Substanzen zurückgehalten, und dafür der Lymphe Producte des Stoffwechsels beigegeben. Endlich mischen sich an manchen Stellen des Körpers, namentlich wo resorbirende Schleimhautflächen sich vorfinden, der Lymphe auch Substanzen bei, die aus der Aussenwelt in den Organismus gelangt sind.

Aus denselben Quellen, aus denen die Lymphe stammt, empfangen die Lymphdrüsen auch am häufigsten schädliche Substanzen, welche in ihr Inneres aufgenommen leichtere oder schwerere Störungen der Funktion, sowie anatomische Veränderungen hervorrufen. Es erkranken danach die Lymphdrüsen secundär nach Erkrankung derjenigen Organe, aus welchen sie ihre Lymphe empfangen.

Immerhin fehlt es nicht an selbständig für sich auftretenden Drüsenerkrankungen, die theils den regressiven, theils den progressiven Ernährungsstörungen zugehören.

2. Einfache und degenerative Atrophieen. Infiltrationszustände.

§ 331. **Einfache Atrophie der Lymphdrüsen.** Schon unter normalen Verhältnissen findet im höheren Alter eine Abnahme des lymphatischen Gewebes statt, in Folge deren die Lymphdrüsen kleiner werden. Auch das lymphadenoide Gewebe der Schleimhäute büsst an Masse ein. Die Thymus, die ebenfalls aus lymphadenoidem Gewebe besteht, verödet schon in der Wachsthumsperiode des Organismus.

Die Ursache der Volumsveränderung des lymphatischen Gewebes beruht hauptsächlich auf der Abnahme der Zahl der lymphatischen Elemente. In der Thymus schwinden dieselben ganz, und das restirende Bindegewebe wandelt sich in Fettgewebe um.

In derselben Weise wie bei der physiologischen Rückbildung schwindet das lymphadenoide Gewebe auch unter pathologischen Verhältnissen, besonders bei prämaturem Marasmus, doch können auch local beschränkte Processe Verödung des lymphadenoiden Gewebes zur Folge haben. Unter den Lymphdrüsen atrophiren am häufigsten die Mesenterialdrüsen.

In erster Linie schwinden dabei die lymphatischen Elemente, namentlich in der Marksubstanz. Mitunter tritt ein völliger Schwund der Lymphkörperchen ein, und das restirende Bindegewebe wandelt sich vom Hilus der Lymphdrüse aus in Fettgewebe um. Atrophische Lymphdrüsen sehen, falls sie nicht pigmentirt sind, hellgrau aus und sind meist derber als normale; ihre Umwandlung in Fettgewebe ist an der characteristischen Beschaffenheit des Fettgewebes leicht zu erkennen.

§ 332. **Amyloidentartung** der Lymphdrüsen ist eine häufig vorkommende Affection. Meist sind ausser den Lymphdrüsen auch andere Organe amyloid degenerit, seltener ist die Erkrankung auf die Lymphdrüsen beschränkt. Im letzteren Falle sind meist chronische Eiterungen innerhalb des Gebietes, aus welchem die erkrankten Lymphdrüsen ihre Lymphe beziehen, die Ursache der Entartung. Höhere Grade der Erkrankung lassen sich an der mattgrauweissen Farbe und der festen Beschaffenheit der Lymphdrüsen zuweilen ohne weitere Hülfsmittel erkennen; meist jedoch ist es nöthig, zur Sicherung der Diagnose die Jod- oder die Methylviolettreaction vorzunehmen, oder die Lymphdrüsen mikroskopisch zu untersuchen. Sind dieselben amyloid, so liegen innerhalb des Lymphdrüsengewebes mit Jod sich braunfärbende Schollen, oder es zeigen sich braune Flecken in den Gefässwänden. Zuweilen sind hauptsächlich die Lymphsinus afficirt, in anderen Fällen dagegen, und zwar häufiger die Follikel und die Follicularstränge.

Untersucht man stark amyloid entartete Lymphdrüsen genauer, so erhält man den Eindruck, als ob die amyloiden Massen theils zu glänzenden Schollen umgewandelte Lymphkörperchen wären, theils sich durch eine Quellung und Hyalinisirung des Reticulums der Lymphfollikel und der Lymphstränge gebildet hätten.

Wie EBERTH gezeigt hat, pflegen sich indessen die Lymphkörperchen an der Amyloidbildung nicht zu betheiligen. Auch die amyloiden Schollen, welche ungefähr die Grösse von Lymphkörperchen haben und an deren Stelle zu liegen scheinen, sind aus dem amyloid entarteten Reticulum entstanden.

Die Degeneration beginnt mit einer hyalinen Verdickung der Balken des Reticulum (Fig. 132 a). Weiterhin werden die verdickten Balken varicös (b) und bilden schliesslich aneinandergereihte Schollen. Die Kerne des anastomosirenden Zellennetzes (c) erhalten sich bei diesem Umwandlungsprocesse auffallend lange. Schliesslich werden sie indessen sehr blass (d), färben sich mit Methylviolett nicht mehr blau, degeneriren und zerfallen. Die Lymphkörperchen selbst nehmen in dem Maasse, wie sich das Reticulum verdickt, an Zahl ab und können stellenweise ganz verschwinden. An den grösseren Blutgefässen erkrankt hauptsächlich die Media, an den Capillaren das adventitielle Gewebe.

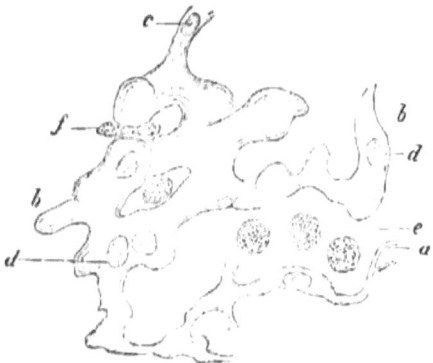

Fig. 132. Amyloide Quellung des Lymphdrüsenreticulums (nach Eberth). a Normales Reticulum. b Gequollenes Reticulum. c Erhaltener Kern. d Degenerirte Kerne. e Normale Lymphkörperchen. f Atrophische Lymphkörperchen. Vergr. 350. Methylviolettpräp.

Unter der Bezeichnung einer hyalinen Entartung der Lymphdrüsen sind in neuester Zeit (CORNIL) Veränderungen an den Lymphdrüsen beschrieben worden, welche zwar mit der Amyloidentartung eine gewisse Aehnlichkeit besitzen, von ihr jedoch sich dadurch wesentlich unterscheiden, dass eine besondere Reaction gegen Jod und Methylviolett dieser Entartung nicht zukommt (vergl. § 63).

Die Veränderung betrifft in den einen Fällen hauptsächlich die Blutgefässe der Lymphdrüsen (WIEGER, Virch. Arch. 78. Bd.), welche sich unter starker Verdickung ihrer Wände und Verengerung des Lumens in hyaline Schläuche umwandeln. In anderen Fällen bilden sich hyaline Klumpen aus den im Reticulum gelegenen Zellen. Diese hyaline Masse gehört wahrscheinlich zu den Colloidsubstanzen. Ihre Anwesenheit ist schon makroskopisch an der Bildung von weisslichen, mehr oder weniger opaken Bälkchen innerhalb des graurothen Lymphdrüsengewebes zu erkennen. Meist tritt bei einer gewissen Ausbildung des Processes Verkalkung ein.

Neben der eben beschriebenen giebt es noch eine zweite Art der homogenen Degeneration.

Sie kommt nach meiner Erfahrung namentlich in Lymphdrüsen vor, welche der Sitz einer grosszelligen Hyperplasie (§ 340) oder von Tuberkeln (§ 342) sind. Wie bereits in § 39 auseinandergesetzt wurde, gehört diese homogene Entartung in das Gebiet der Verkäsung (§ 333). Andere Autoren (ARNOLD, Virch. Arch. 87. Bd.) wollen in ihr eine besondere Degeneration sehen, die erst in ihrem weiteren Verlaufe zur Verkäsung führt.

Literatur: CORNIL, Journal de l'anat. et de la physiologie 1878 p. 358; CORNIL und RANVIER, Manuel d'histologie pathol. t. II p. 593; WIEGER l. c.; PETERS, Virch. Arch. 87. Bd.; VALLAT, Virch. Arch. 89. Bd.; VIRCHOW, ibid. 85. Bd. und 89. Bd.

§ 333. **Verfettung, Verkalkung und Nekrose** der Lymphdrüsen kommen namentlich als Ausgänge entzündlicher Affectionen vor. Was zunächst die Verfettung und die weiche käsige Nekrose betrifft, so findet man sie sehr häufig bei Entzündungen, welche in das Gebiet der Scrofulose und der Tuberculose gehören. Es bilden sich dabei entweder einer oder mehrere Käseherde innerhalb einer auch sonst veränderten, meist vergrösserten, an gewissen Stellen, wie am Lungenhilus, häufig auch pigmentirten Lymphdrüse, oder es ist die ganze Lymphdrüse in eine käsige, opak weisse Masse verwandelt, die nach aussen nur durch eine Bindegewebskapsel abgegrenzt ist. Diese trockenen käsigen Herde können im Laufe der Zeit unter Wasseraufnahme sich verflüssigen und in Erweichung übergehen, in anderen Fällen verkalken sie.

Die zweite Form der Nekrose, die man als eine feste Verkäsung bezeichnen kann, beginnt unter dem Bilde einer hyalinen oder homogenen Degeneration. Sie kommt hauptsächlich in hyperplastischen (§ 340) und tuberculösen (§ 342) Lymphdrüsen vor, welche dabei schon makroskopisch eine homogene etwas durchscheinende Beschaffenheit erhalten. Nach der mikroskopischen Untersuchung besteht der Process darin, dass entweder das ganze Gewebe eine gleichmässig homogene Beschaffenheit annimmt oder die einzelnen Zellen in glänzende homogene Schollen sich umwandeln, deren Kern früher oder später verschwindet. Geht eine feste Verkäsung in die weiche Verkäsung über, so zerfällt das Gewebe in eine körnige bröckelige Masse.

Nekrotische Herde, die aus einem grauweisslichen zerreisslichen ziemlich feuchten Gewebe bestehen, bilden sich in den Lymphdrüsen am häufigsten nach acuten entzündlichen Schwellungen, wie sie besonders bei Typhusinfectionen vorkommen. Auch bei diphtheritischen Processen kommen sie vor. Die Rundzellen wandeln sich dabei zum Theil in blasse kernlose Schollen um, welche später zerfallen.

Im weiteren Verlaufe kann der nekrotische Herd Veränderungen durchmachen, wie sie für Gangrän characteristisch sind, d. h. also eine putride Zersetzung eingehen. In anderen Fällen kommt es durch Wasserverlust zur Eindickung der abgestorbenen Massen, so dass dieselben ein käsiges Aussehen erhalten. Weiterhin tritt alsdann Verkalkung ein. Mitunter wird eine ganze Lymphdrüse in eine kreidige oder mörtelartige Masse umgewandelt.

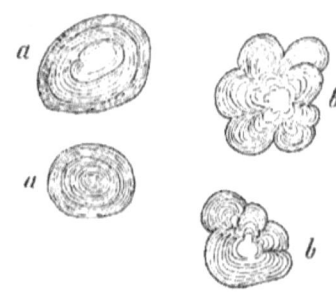

Fig. 133. Kalkconcremente, b aus tuberculösen Lymphdrüsen, a aus einem entzündeten Netz.

Nicht selten bilden sich statt diffuser Kalkablagerungen geschichtete Concremente (Fig. 133 b). Sie kommen besonders bei tuberculösen Processen vor.

3. Ablagerung von Fremdkörpern in den Lymphdrüsen.

§ 334. Gelangen kleine Fremdkörper auf dem Lymphwege in die Lymphdrüsen, so werden sie zum Theil vorübergehend oder dauernd in denselben zurückgehalten. So werden z. B. bei Resorption von Blutextravasaten die rothen Blutkörperchen oder deren Zerfallsproducte den Lymphdrüsen zugeführt und häufen sich in Zellen eingeschlossen innerhalb derselben an.

Im Beginn liegen diese Blutkörperchen oder Pigment (Eisenoxydhydrat vergl. § 268) haltigen Zellen namentlich innerhalb der Lymphbahnen (Fig. 134); später auch in den Follikeln. Unter Umständen wird ihre Ablagerung so massenhaft, dass man nicht mehr im Stande ist, die Structur der Lymphdrüsen zu erkennen. Selbstverständlich giebt diese Infiltration den Lymphdrüsen ein sehr verändertes Aussehen. Sie können dadurch ein dunkelbraunrothes oder rostfarbenes Aussehen gewinnen. Mitunter sehen sie einer Milzpulpa nicht unähnlich, namentlich dann, wenn gleichzeitig mit den morphotischen Zerfallsproducten auch gelöster Blutfarbstoff resorbirt wird.

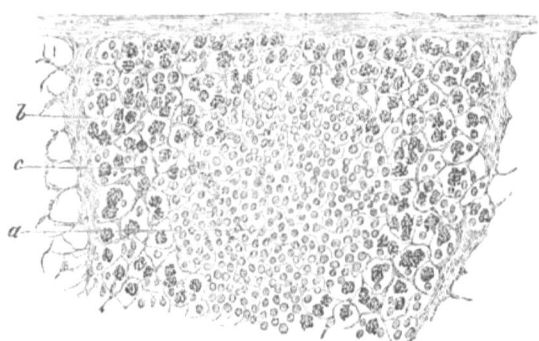

Fig. 134. Ablagerung von Pigmentkörnchenzellen in den Lymphdrüsen nach Resorption eines Blutextravasates. Vergr. 100.

Wie zerfallenes Blut, können selbstverständlich auch andere Substanzen den Lymphdrüsen zugeführt und dort zurückgehalten werden. Haben diese Körper eine Eigenfarbe, so gewinnen dadurch auch die Lymphdrüsen eine entsprechende Färbung. Am bekanntesten sind die auf solchen Ablagerungen beruhenden grauen und schwarzen Pigmentirungen der Lymphdrüsen des Lungenhilus. Bei Individuen, welche eine Tätowirung ihrer Haut vorgenommen und dabei blauen oder rothen Farbstoff verwendet haben, sind nicht selten auch die mit dem betreffenden Hautstück in Verbindung stehenden Lymphdrüsen entsprechend gefärbt.

Literatur: VIRCHOW, Cellularpathologie 4. Aufl. p. 224. BILLROTH, Beiträge zur pathologischen Histologie 1858 p. 135; ORTH, Virch. Arch. 61. Bd.; HINDENLANG, Virch. Arch. 79. Bd.

§ 335. Die Folgen der Einfuhr blander Fremdkörper in die Lymphdrüsen sind je nach der Menge derselben, sowie je nach ihrer chemisch physikalischen Beschaffenheit verschieden. Manche, wie z. B. kohlensaurer Kalk werden aufgelöst. Andere, wie z. B. Kohle und Zinnober, erhalten sich, so dass die Lymphdrüsen dauernd pigmentirt bleiben. Sie liegen dabei theils in lymphatische Zellen eingeschlossen (Fig. 135 c), theils haben sie ihren Sitz in dem Reticulum und den Trabekeln der Lymphdrüsen. Geringe Mengen rufen nur unerhebliche Texturveränderungen hervor. Bei Zufuhr grösserer Massen kommt es zu einer Schrumpfung der Lymphdrüsen. Die lymphatischen Elemente nehmen ab und verschwinden schliesslich ganz, während sich die Maschenräume des Reticulums mit Pigmentkörnchenzellen (Fig. 135 c und c') und freiem Pigment füllen. Das Reticulum selbst bleibt zum Theil unverändert, zum Theil hyperplasirt (a) es und besteht in letzterem Falle aus protoplasmareichen, verzweigten, untereinander anastomosirenden Zellen. Nicht selten bildet sich stellenweise auch dichtes fibrilläres Bindegewebe (b), das ebenfalls Pigment enthält.

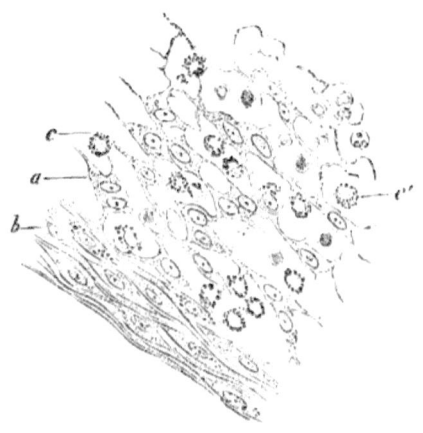

Fig. 135. Schnitt aus einer schieferig gefärbten Lymphdrüse der Lunge. a Aus grossen Zellen gebildetes Reticulum. b Fibrilläres Bindegewebe. c und c' Pigmenthaltige Rundzellen. Carminpräp. Vergr. 250.

Eine ganz andere Wirkung haben selbstverständlich chemisch wirksame Fremdkörper, sowie lebende Organismen, die sich in den Lymphdrüsen weiter entwickeln. Ihrer Invasion pflegt eine mehr oder minder heftige Entzündung, nicht selten auch Nekrose nachzufolgen.

4. Die Entzündung der Lymphdrüsen.

a. Lymphadenitis acuta. Bubonen.

§ 336. Die acute Entzündung der Lymphdrüsen wird am häufigsten durch Entzündungserreger veranlasst, welche ihnen auf dem Lymphwege zugeführt werden. In manchen Fällen kann man nachweisen, dass Bacterien die Ursache sind, in anderen lässt sich über die Natur des Giftes Sicheres nicht eruiren. Eine frisch entzündete Lymphdrüse ist mehr oder weniger, oft sehr bedeutend geschwellt. Auf dem Durchschnitt erscheint sie geröthet, feuchter, succulenter und weicher als unter normalen Verhältnissen. Mitunter enthält sie auch hämorrhagische Herde. Die Röthung betrifft entweder nur die Rinde oder Rinde und Marksubstanz. In späteren Stadien der Entzündung tritt die Röthung wieder zurück; der Durchschnitt der Drüsen ist buntgefleckt, oder durchgehends grauweis oder gelblichweiss oder weiss. Diesen Färbungen entsprechen auch verschiedene Zustände des Parenchyms.

In den gerötheten Partieen sind die Blutgefässe stark gefüllt und erweitert. Dabei ist das Maschenwerk der Lymphdrüsen sowohl ausserhalb als innerhalb der Follikel durch Anhäufung von Zellen und Flüssigkeit ausgedehnt. Sehr oft liegen im Gewebe auch rothe Blutkörperchen. In den blassen Lymphdrüsen hat die Zahl der Zellen noch mehr zugenommen, dagegen ist die Hyperämie zurückgegangen. Das Reticulum pflegt im Beginn nicht merkbar verändert zu sein, bei weiterem Fortschritt der Entzündung kann es stellenweise zu Grunde gehen.

Die Zahl der entzündlich geschwellten Lymphdrüsen ist gegebenen Falls sehr verschieden. Bald ist nur eine einzige, bald eine ganze Gruppe ergriffen.

Ueber die Quelle der im Lymphdrüsenreticulum bei der Entzündung sich anhäufenden Rundzellen hält es schwer, sichere Auskunft zu geben. Bekanntlich sollen die Follikelzellen der Lymphdrüsen unter physiologischen Verhältnissen durch Theilung neue Lymphkörperchen produciren. Es ist möglich, dass bei der Entzündung diese Zellneubildung eine Steigerung erfährt. Andererseits kann nicht ausgeschlossen werden, dass ein Theil der Rundzellen den Drüsen auf dem Lymphwege oder dem Blutwege zugeführt wird.

§ 337. Der weitere Verlauf der acuten Entzündung gestaltet sich verschieden. Das Ende derselben ist entweder die Resolution und die Restitutio ad integrum, oder Nekrose, Gangrän, Verkäsung und Vereiterung, oder Verödung und Induration. Ehe es zu einem der genannten Ausgänge kommt, bemerkt man an den lymphatischen Elementen verschiedene Veränderungen. Manche Zellen sind fettig degenerirt und in Zerfall begriffen oder bereits zu Detritushäufchen zerfallen. Andere wieder sind in trübe, blasse, nekrotische, kernlose Schollen umgewandelt (Coagulationsnekrose), oder es hat sich aus ihnen eine körnige Fibrinmasse gebildet. Wieder andere Zellen sind vergrössert, wie hydropisch gequollen. Noch andere zeigen das Aussehen von Bildungszellen, d. h. sie sind vergrössert, stärker gekörnt, und besitzen einen hellen, bläschenförmigen Kern mit Kernkörperchen. Ferner kommen grosse Zellen vor, welche andere lymphatische Elemente oder Bruchstücke von solchen, sowie von rothen Blutkörperchen in sich aufgenommen haben (fälschlich Brutzellen genannt). Endlich findet man oft auch zahlreiche Eiterkörperchen, deren Kerne in 2—3 Bruchstücke zerfallen sind. Diese nur mikroskopisch erkennbaren Veränderungen leiten in wechselnder Combination die verschiedenen Ausgänge ein.

Bei der Resolution werden die mehr oder weniger veränderten Rundzellen wieder resorbirt und abgeführt. Die Lymphdrüse wird dabei schlaff, erscheint wieder hyperämisch und geht erst allmählich in den normalen Zustand über. Bei der Vereiterung treten da und dort gelblichweisse Herde auf, innerhalb welcher das Gewebe sich zu Eiter verflüssigt. Nicht selten wandelt sich die ganze Lymphdrüse in einen flüssigen Eiterherd um (vereiternde Bubonen) und es greift die Entzündung auf die Nachbarschaft über. Sitzt die Drüse unter der äusseren Haut, so bemerkt man an der betreffenden Stelle Röthung und Schwellung. Weiterhin kommt es zum Durchbruch des Eiterherdes in die Umgebung. Unter der Haut gelegene Bubonen können nach aussen durchbrechen. In anderen Fällen gelangt der Eiter zur Resorption oder er dickt sich ein und wandelt sich in eine käsige Masse um. Bei beiden Ausgängen tritt in der Umgebung des Herdes oder, falls die ganze Lymphdrüse ergriffen ist, in der Kapsel und deren Umgebung eine plastische Entzündung ein. Sie führt zu Bindegewebsneubildung, in deren Gefolge der noch erhaltene Theil der Lymphdrüse sich verhärtet, und allfällig vorhandene Käseherde eine bindegewebige Kapsel erhalten.

Bei der Nekrose sterben grössere oder kleinere Theile der Lymphdrüsen ab, erhalten zunächst ein mattgrauweisses Aussehen und werden zugleich sehr zerreisslich. Tritt Zersetzung in diesen Herden hinzu, so werden sie missfarbig grau und wandeln sich in eine übelriechende schmierige oder flüssige Masse um. Ist reichlich Blut in dem Gewebe vorhanden gewesen, oder war eine Hämorrhagie in demselben eingetreten, so sieht die Masse schiefergrau oder schwarz aus. Selbstverständlich wirken diese nekrotischen und zersetzten Massen wieder Entzündung erregend und nekrotisirend auf die Umgebung.

Verödung und Verhärtung des Lymphdrüsengewebes sind Veränderungen, die zu ihrer Ausbildung längerer Zeit bedürfen. Bei ersterer handelt es sich um mangelhafte Wiederbildung lymphatischer Elemente, bei letzterer um Neubildung von Bindegewebe. Sie gehören in das Gebiet der chronischen Entzündungen (vergl. § 338 —341). Auch die Verkäsung gehört wesentlich in das Gebiet der chronisch verlaufenden Entzündungsprocesse.

b. Die chronische Lymphadenitis.

§ 338. Die chronischen Entzündungen der Lymphdrüsen pflegen durchgehends mit einer mehr oder weniger erheblichen Massenzunahme verbunden zu sein, welche durch Gewebsneubildung bedingt ist. Das neugebildete Gewebe ist häufig sehr hinfällig und erreicht nur eine sehr niedrige Stufe der Organisation, so dass man kaum von einem Gewebe sprechen kann. In anderen Fällen ist es höher organisirt und dementsprechend von dauerndem Bestande. Seine Structur weicht meist erheblich von derjenigen des normalen Lymphdrüsengewebes ab. Nicht selten kommen Gewebsformationen vor, die sehr an Geschwulstbildungen erinnern, und es hält oft schwer, nach der histologischen Untersuchung zu bestimmen, ob eine zu einem Tumor vergrösserte Lymphdrüse den Geschwülsten zugerechnet werden müsse oder den entzündlichen oder hyperplastischen Wucherungen. Der Entscheid liegt gerade hier oft mehr in dem durch die Erfahrung bekannten klinischen Verhalten der betreffenden Tumoren als in der histologischen Untersuchung.

Je nach der histologischen Zusammensetzung kann man unter den in das Gebiet der chronischen Lymphadenitis gehörenden Lymphdrüsentumoren 4 Formen unterscheiden, und zwar 1. die kleinzellige verkäsende und vereiternde Hyperplasie, die häufig auch als scrofulöse Lymphadenitis bezeichnet wird; 2. die grosszellige indurative Hyperplasie; 3. die trabeculäre und reticuläre indurative Hyperplasie; 4. die Tuberculose der Lymphdrüsen.

Die Kliniker belegen alle diese verschiedenen Hyperplasieen gerne mit dem Namen Lymphom.

§ 339. Die kleinzellige verkäsende oder vereiternde Hyperplasie der Lymphdrüsen (Lymphadenitis scrofulosa) steht der acuten Entzündung am nächsten und ist auch häufig nur ein Ausgang einer acut eingetretenen Entzündung, doch kann sie auch von vorneherein einen mehr subacuten oder chronischen Verlauf zeigen. Die Drüsen schwellen dabei zu ziemlich umfangreichen Knoten an. Bald betrifft die Schwellung nur eine einzige Lymphdrüse, bald eine ganze Gruppe, z. B. die Lymphdrüsen des Halses oder des Mesenteriums.

In frühen Stadien der Affection bestehen die Lymphdrüsen aus einem weichen grauweissen oder weissen, wenig durchscheinenden Gewebe; später enthalten sie meist Käseherde, oder es ist die ganze Lymphdrüse in eine opak weisse, käsige Masse verwandelt, die je nach dem Wassergehalt bald mehr trocken, bald mehr einem weichen Brei zu vergleichen ist. Das Gewebe, welches den Käseherd umschliesst, ist je nach dem Alter des Processes bald weich und grau und besteht aus einem entzündlich infiltrirten Lymphdrüsengewebe, oder ist derber und besteht aus einem Gewebe, das zwar noch zellreich ist, aber bereits erhebliche Mengen fibröser Grundsubstanz enthält. Namentlich die Kapsel der Lymphdrüse erscheint nicht selten verdickt.

Die mikroskopische Untersuchung weist in frischen Fällen als hauptsächliche Veränderung eine starke Anhäufung von kleinen Rundzellen in dem Maschenwerk des Lymphdrüsenreticulums nach. Nur wenige grössere Zellen sind dazwischen sichtbar, doch verhalten sich in dieser Beziehung nicht alle Fälle gleich. Es kommen Fälle vor, in denen sich nicht unerhebliche Mengen von epitheloiden Zellen entwickeln, die meist in Haufen beisammen liegen. Mitunter bilden sich auch Riesenzellen. Das Reticulum selbst erscheint im Beginn, soweit es sich darstellen lässt, nicht erheblich verändert; später geht es theilweise zu Grunde. Wo die Nekrose und die Verkäsung eingetreten, findet man die bekannten Veränderungen, nämlich statt des zelligen Gewebes eine Detritusmasse, die nur am Rande, wo sie in das Gebiet des lebenden Gewebes übergeht, noch färbbare Kerne enthält. Frisch untersucht finden sich in der Uebergangszone reichlich verfettete Zellen, zum Theil auch blasse Schollen (Coagulationsnekrose). Zuweilen geht dem nekrotischen Zerfall eine über grössere und kleinere Herde ausgebreitete gleichmässig homogene Degeneration vorauf.

§ 340. Die grosszellige indurative Hyperplasie der Lymphdrüsen (Lymphadenitis parenchymatosa hyperplastica makrocellularis) zeichnet sich dadurch aus, dass das Lymphdrüsengewebe in ein grosszelliges Gewebe umgewandelt wird, so dass der ursprüngliche Character desselben ganz verloren geht.

Das grosszellige Gewebe besteht theils aus dicht aneinandergelagerten, rundlich eckigen Zellen (Fig. 136 b), theils aus Spindelzellengewebe (c). Zwischen den Zellen liegt meist nur wenig Zwischensubstanz, doch kommen auch Gewebsparticen vor, innerhalb welcher zwischen den Zellen deutlich faserige Zwischenmasse vorhanden ist. Ist nicht das ganze lymphadenoide Gewebe verloren gegangen, so bilden die Reste desselben netzförmig angeord-

nete Züge *(a)*, welche
zwischen dem grosszelligen Gewebe durchziehen. Das Letztere tingirt sich mit kernfärbenden Farben stets weit
schwächer als die kleinzelligen lymphadenoiden
Gewebszüge.

Der Process beginnt
auch hier mit einer Anhäufung von Rundzellen
im Gewebe, der aber
sofort die Bildung der
grosskernigen epitheloiden Zellen nachfolgt. Zunächst bilden sich nur kleine Herde, welche hauptsächlich in den Follikeln und Follicularsträngen, zum Theil jedoch auch in den Lymphbahnen sitzen. Sowie die grossen Zellen sich gebildet haben, sind sie durch Färbungen leicht sichtbar zu machen.

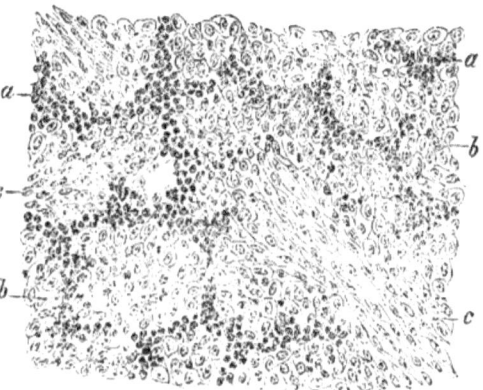

Fig. 136. Grosszellige Lymphdrüsenhyperplasie. *a* Reste lymphadenoiden Gewebes. *b* Grosszelliges Rundzellengewebe. *c* Spindelzellengewebe. Vergr. 150. Carminpräp.

Die Veränderung tritt in den Lymphdrüsen in zahlreichen kleinen Herden auf. Erst durch Vereinigung der Herde erhält der Process eine mehr diffuse Ausbreitung. Nicht selten jedoch bleiben die Herde auch bei erheblicher Ausbreitung des Processes von einander getrennt, so dass das Lymphdrüsengewebe wesentlich aus grosszelligen Knötchen zusammengesetzt erscheint. Man kann danach eine diffuse und eine knötchenförmige, grosszellige Hyperplasie der Lymphdrüsen unterscheiden. Bei letzterer sieht das Gewebe dem einer tuberculösen Lymphdrüse sehr ähnlich. Die Aehnlichkeit wird noch dadurch erhöht, das innerhalb der Knötchen mitunter auch Riesenzellen vorkommen (vergl. § 342).

Lymphdrüsen, welche der Sitz solcher Hyperplasieen sind, fühlen sich fest und derb an und können die Grösse eines Taubeneies, sogar diejenige eines kleinen Hühnereies erreichen. Die Schnittfläche erscheint gleichmässig grauweiss, etwas durchscheinend; an der Luft gewinnt sie nach einiger Zeit ein bräunliches Aussehen. Durch Abstreichen derselben erhält man nur wenig Saft. Ist die Erkrankung nicht diffus, sondern herdweise ausgebreitet, so kann man die Knötchen an ihrer von der Grundsubstanz verschiedenen Färbung und Transparenz mit blossem Auge erkennen. Eine weiche

Verkäsung pflegt bei dieser grosszelligen Hyperplasie nicht einzutreten, dagegen erleidet das Gewebe sehr oft eine homogene Entartung, die bis zu vollkommenem Untergang der Zellen führt und daher zur festen Form der Verkäsung gezählt werden muss. Das Gewebe wird dabei entweder gleichmässig homogen glänzend und kernlos oder wandelt sich in glänzende kernlose Schollen um. Ab und zu stellt sich schliesslich auch eine körnige Trübung und ein bröckeliger Zerfall, eine weiche Verkäsung ein.

Diese Erkrankung kommt namentlich häufig an den Lymphdrüsen des Halses vor, bald auf eine einzelne Drüse beschränkt, bald über mehrere verbreitet.

§ 341. Die Hyperplasie des Lymphdrüsenreticulums hat bereits zum Theil in § 335 bei Gelegenheit der Aufführung der Folgen der längere Zeit hindurch erfolgenden Ablagerung von Fremdkörpern in den Lymphdrüsen ihre Erwähnung gefunden. In den dort angeführten Fällen handelt es sich um verhältnissmässig geringfügige Zunahme des Bindegewebes. In Folge andauernder oder häufig sich wiederholender Entzündungszustände kann diese Hyperplasie weit erheblichere Dimensionen annehmen, so dass die Lymphdrüsen nicht nur induriren, sondern auch an Volum mächtig zunehmen. Gelegentlich entwickeln sich Knoten bis zu der Grösse eines Hühnereies und darüber.

Häufig sind dabei namentlich die Kapsel und die Bindegewebssepta verdickt, oder es nimmt wenigstens die Hyperplasie von den genannten Theilen ihren Ausgang. Da es sich hierbei um die Neubildung eines fibrösen Bindegewebes handelt, so bezeichnet man die Affection am besten als eine Hyperplasia fibrosa oder als Elephantiasis der Lymphdrüsen und unterscheidet eine trabeculäre oder eine interstitielle von einer mehr diffus ausgebreiteten reticulären Form. Die typischsten Formen dieser fibrösen Hyperplasie kommen mitunter bei Elephantiasis der Haut und des subcutanen Gewebes vor. Hat dieselbe hauptsächlich von der Kapsel und den Bindegewebssepten aus ihren Ausgang genommen, so sieht man auf dem Durchschnitt die Lymphdrüse von einer dicken Lage von Bindegewebe umgeben und das grauweisse Drüsenparenchym von glänzend weissen Bindegewebszügen durchzogen.

In solchen Lymphdrüsen hat das Stützgewebe an Masse erheblich zugenommen; an Stelle der Bindegewebssepten, in der Umgebung der Blutgefässe, haben sich mächtige Bindegewebszüge (Fig.

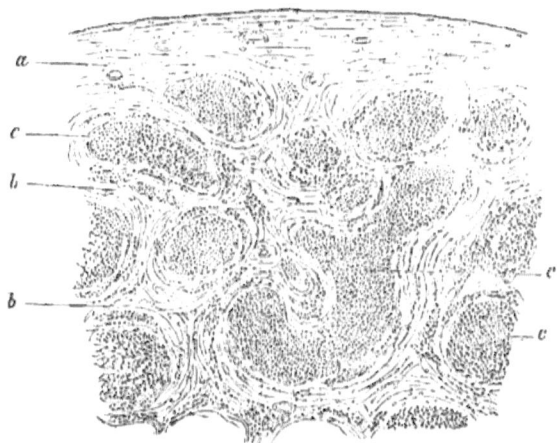

Fig. 137. Fibröse Hyperplasie der Lymphdrüsen. *a* Verdickte Kapsel. *b* Züge fibrösen Gewebes innerhalb der Lymphdrüse. *c* Reste des lymphadenoiden Gewebes. Vergr. 25. Hämatoxylinpräp.

137 *b*) entwickelt, und das Lymphdrüsengewebe ist auf einzelne Inseln *(c)* reducirt. Die Bindegewebsentwickelung geht von dem Bindegewebe der Lymphdrüsen aus, die lymphatischen Elemente werden verdrängt.

Ist die Hyperplasie des Bindegewebes eine mehr diffus ausgebreitete, so erscheint die Lymphdrüse auf der Schnittfläche gleichmässig hellgrauweiss, derb.

§ 342. Die Tuberculose der Lymphdrüsen spielt unter den Lymphdrüsenerkrankungen eine sehr wichtige Rolle. Der Bacillus, welcher die Tuberculose verursacht, gelangt meist auf dem Lymphwege in die Lymphdrüsen und verursacht auch schon am Orte des Eintrittes in den Körper eine tuberculöse Erkrankung, die Lymphdrüsen erkranken also evident secundär. In anderen Fällen sind die Veränderungen an der Eintrittspforte gering und vorübergehend, so dass sie bei der Untersuchung oft nicht mehr nachweisbar sind. Es hat den Anschein, als sei die Affection primär in den Lymphdrüsen aufgetreten. So findet man z. B. tuberculöse Halslymphdrüsen in einer Zeit, in welcher die Eintrittsstellen des Giftes, die Bindehaut des Auges, die Nase, die Tonsillen, der Pharynx, das Ohr etc. weder tuberculöse Veränderungen, noch auch sonst entzündliche Affectionen zeigen.

Drüsen, die der Sitz einer Tuberkeleruption sind, sind zuweilen erheblich vergrössert, fest, fleischartig, die frische Schnittfläche hellgrauröthlich oder hellgrauweiss oder graugelblich.

Nur bei genauem Zusehen oder bei der Betrachtung mit der Lupe erkennt man die Tuberkel als kleine, grauweisse transparente Herde. Leichter sind sie zu erkennen, wenn sie verkäst, opak gelbweiss sind. In anderen Fällen ist das Gewebe weicher, grau oder grauroth gefärbt, succulent, dabei von grau durchscheinenden oder auch von opak weissen Knötchen, sowie von grösseren käsigen Herden durchsetzt. Nicht selten hinwiederum sind zwar die Lymphdrüsen succulent, vielleicht auch geröthet, aber von den Tuberkeln ist makroskopisch nichts zu sehen. Mitunter ist makroskopisch überhaupt keine Veränderung wahrzunehmen.

Tuberculöse Lymphdrüsen aus der Lungenpforte sind meistens gleichzeitig schieferig pigmentirt, nicht selten indurirt.

Die Zahl der Tuberkel ist selbstverständlich in den einzelnen Fällen sehr verschieden; nicht selten jedoch sind sie in grosser Menge vorhanden und zugleich sehr schön ausgebildet. Riesenzellenhaltige Tuberkel (Fig. 138) kann man gerade in den Lymphdrüsen sehr gut studiren.

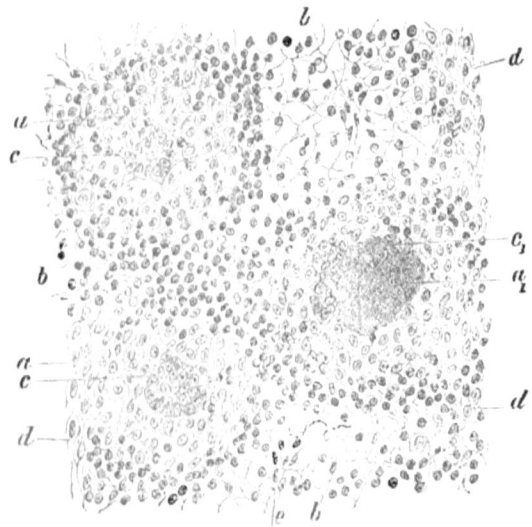

Fig. 138. Tuberkeleruption in einer Lymphdrüse. *a* Tuberkel. *a*$_1$ Verkäster Tuberkel. *b* Lymphdrüsengewebe. *c* Riesenzelle im Centrum eines Tuberkels. *c*$_1$ Eine solche am Rande eines Käseherdes. *d* Grosszelliges Gewebe ausserhalb der Tuberkel. *e* Blutgefäss. Vergr. 150. Hämatoxylinpräp.

Die Tuberkelbildung beginnt mit einer circumscripten Anhäufung kleiner Rundzellen in den Lymphkolben und Lymphsträngen, welcher sehr bald eine Bildung grosskerniger epitheloider Zellen aus diesen kleinen Rundzellen nachfolgt. In Folge dieser Umwandlung bilden an gefärbten Präparaten die kleinsten Tuberkelherde helle Flecken, die von einer Zone dunkelgefärbter Rundzellen umgeben sind (Fig. 138 a). Früher oder später treten in denselben auch Riesenzellen (c) auf. Weiterhin verkäst der Tuberkel, d. h. es wandelt sich sein Centrum in eine homogene kernlose Masse um und zerfällt schliesslich in körnigen Detritus. Mitunter tritt auch schon vor der Bildung der grossen Zellen Verkäsung ein. Auf der anderen Seite kann der Process auch mit der homogenen Entartung abschliessen (vergl. § 333).

In manchen Fällen besteht auch ausserhalb der Tuberkel eine kleinzellige Infiltration, die sich auch auf die Lymphbahnen, die Kapsel und das Stützgewebe des Hilus erstreckt.

Das Reticulum ist dabei entweder unverändert oder unbedeutend verdickt, seine Zellen erscheinen geschwellt. In anderen Fällen bildet sich auch ausserhalb der Knötchen stellenweise eine grosszellige Hyperplasie des Gewebes (Fig. 138 d) aus, oder es entwickelt sich derbes, fibröses Bindegewebe. Letzteres kommt namentlich bei chronisch verlaufenden Fällen vor.

Am häufigsten erkranken an Tuberculose die Lymphdrüsen des Mesenterium, des Lungenhilus und des Halses, seltener andere Lymphdrüsen.

Die Häufigkeit der Tuberculose der Lymphdrüsen ist auf anatomischem Wege nicht leicht festzustellen, indem es oft schwer hält zu entscheiden, ob eine gegebene Lymphdrüsenaffection als eine tuberculöse anzusehen ist oder nicht. Ich habe die grosszellige Hyperplasie (§ 340) von der Tuberculose getrennt, doch ist es nicht unwahrscheinlich, dass auch tuberculöse Processe unter ihrem Bilde verlaufen, dass ferner auch ein Theil der sogen. scrofulösen Lymphdrüsenentzündungen, bei denen typische Tuberkel fehlen, durch die Invasion des Tuberculosebacillus entstehen. In Zukunft wird man, um gegebenen Falles einen Entscheid zu treffen, entweder den Nachweis der Anwesenheit oder Abwesenheit des Bacillus tuberculosis leisten, oder aber durch Impfexperimente die infectiösen Eigenschaften der in Frage stehenden Lymphdrüse erproben müssen. Jedenfalls ist die Lymphdrüsentuberculose ein häufiges Leiden, und kommt auch bei Individuen vor, die im Uebrigen von Tuberculose frei sind, kann also eine durchaus locale Affection sein.

Literatur: SCHÜPPEL, Die Lymphdrüsentuberculose. Tübingen 1871. Cornil, Journ. de l'anatomie normale et pathol. 1878; J. Arnold, Virch. Arch. 87. Bd.; BAUMGARTEN, Sammlung klin. Vorträge v. Volkmann, N. 218.

Die **syphilitischen Entzündungen** der Lymphdrüsen (harte Bubonen) lassen histologisch besondere Eigenthümlichkeiten nicht erkennen. Die Anhäufung von Rundzellen in den Follikeln, den Follicularsträngen und den Lymphbahnen pflegt sehr bedeutend zu sein. Auch die Kapsel und das Hilusstroma ist mit Zellen infiltrirt.

5. Neubildungen der Lymphdrüsen.

a. Primäre Neubildungen.

§ 343. Die nichtentzündlichen Tumoren der Lymphdrüsen zerfallen nach ihrem histologischen Bau in zwei Hauptgruppen. Die erste derselben umfasst Bildungen, welche im Allgemeinen den Typus des lymphadenoiden Gewebes beibehalten. Bei der zweiten dagegen geht letzteres zu Grunde, und es wird das Lymphdrüsengewebe durch ein anderes Gewebe ersetzt. Die zu der ersten Gruppe gehörenden Tumoren werden bald als Lymphome, bald als Lymphadenome oder Adenome, bald als Lymphosarcome bezeichnet, unter den Tumoren der zweiten Gruppe spielen die Sarcome die Hauptrolle. Bei den ersten handelt es sich also um homöoplastische, bei den zweiten um heteroplastische Bildungen.

Sowohl von den homöoplastischen, als auch von den heteroplastischen Drüsenknoten ist es im gegebenen Falle nicht immer mit Sicherheit zu bestimmen, ob dieselben als Geschwülste im engeren Sinne anzusehen sind. Manche unter den homöoplastischen Bildungen tragen anatomisch eher den Character von Hyperplasieen als von Geschwülsten. Für eine solche Auffassung spricht auch, dass mit der Vergrösserung der Lymphdrüsen, soweit man dies zur Zeit beurtheilen kann, auch eine Steigerung der Function Hand in Hand geht, die sich darin äussert, dass dem Blute eine vermehrte Zahl farbloser Blutkörperchen zugeführt wird (leukämische Lymphome). Auf der anderen Seite ist dagegen hervorzuheben, dass in anderen Fällen Drüsentumoren von demselben Bau sich klinisch wie Geschwülste verhalten, dass sie z. B. Metastasen machen und zu cachectischen Zuständen führen (maligne Lymphome). Es kann sogar in ihrem Gefolge unter fortschreitender Abmagerung, Bildung von hydropischen Ergüssen, Coma und Delirien etc. der Tod eintreten.

In Rücksicht auf die Schwierigkeit, welche sich hier der Trennung der Geschwülste von den Hyperplasieen entgegenstellt, werden alle in Nachstehendem aufgeführten Drüsentumoren zu den Geschwülsten gezählt werden. Je nach ihrem Bau kann man verschiedene Formen unterscheiden.

Es ist sehr wahrscheinlich, dass ein tieferer Einblick in die Natur der hier in Betracht kommenden Vorgänge es ermöglichen wird, die Lymphdrüsentumoren in schärferer Weise von einander zu trennen und zu kennzeichnen, als es zur Zeit möglich ist. Weshalb histologisch gleich aussehende Lymphome in dem einen Fall eine Blutveränderung nach sich ziehen, in dem anderen Falle nicht, darüber vermögen wir einstweilen keine Auskunft zu geben. Ebensowenig wissen wir anzugeben, weshalb gleichgebaute Drüsentumoren in dem einen Fall ein rein locales Leiden sind, während in einem anderen Falle der Wucherungsprocess successive die verschiedenen Drüsengruppen ergreift oder auch in Organen auftritt, die kein Lymphdrüsengewebe enthalten.

KLEBS hat für die leukämischen Lymphome die Vermuthung ausgesprochen, dass sie einer Infection ihre Entstehung verdanken und hat sie dementsprechend zu den infectiösen Granulationsgeschwülsten gestellt. Diese Anschauung hat manches für sich, doch ist es zur Zeit nicht möglich, Beweise für dieselbe beizubringen.

Literatur. VIRCHOW, Geschwülste II. Bd.; WUNDERLICH, Arch. der Heilk. VII. Bd.; MURCHISON, Pathol. Trans. XXI. p. 372; LANGHANS, Virch. Arch. LIV. POTAIN, Dictionn. encyclop. des sciences médicales 2. sér. 3. vol. 520. 1870.

§ 344. Das weiche Lymphadenom (Lymphosarcom) präsentirt sich als eine weiche, fast fluctuirende Geschwulst, deren Schnittfläche eine hellgraue oder grauweisse oder hellgrauröthliche Farbe besitzt. Zuweilen sieht man innerhalb dieses Gewebes kleine rothe Inseln, erweiterten Gefässen oder kleinen Extravasaten entsprechend. Von der Schnittfläche lässt sich reichlich trüber Saft abstreichen. Periadenitische Veränderungen fehlen, dagegen können benachbarte Lymphdrüsen zu einem einzigen Tumor sich vereinigen. Zuweilen enthalten die Tumoren verkäste Einschlüsse. Der abgestrichene Saft besteht aus kleinen Rundzellen, zum Theil auch aus grösseren Zellen, von denen einzelne mehrere Kerne besitzen; endlich findet man auch Spindelzellen (von den Gefässwänden), rothe Blutkörperchen und durch Zerfall von Zellen freigewordene Kerne.

Die Untersuchung von mikroskopischen Schnittpräparaten ergiebt zunächst, dass die Lymphfollikel mächtig vergrössert sind. Ferner ist das Bindegewebe der Marksubstanz verschwunden, und das ganze Gewebe der Rindensubstanz ähnlich. An ausgepinselten und ausgeschüttelten Schnitten erscheint das Reticulum gegen die Norm verdickt, enthält in den Knotenpunkten Kerne und beherbergt eine grosse Masse lymphatischer Elemente. Danach handelt es sich also um die Neubildung eines Gewebes, welches demjenigen der Lymphdrüsenfollikel ähnlich ist.

Die Lymphadenome verbreitet sich bald nur über eine beschränkte Zahl, bald über ganze Gruppen von Lymphdrüsen. Sehr häufig erkranken auch andere Theile des lymphatischen Apparates, so namentlich die Follikel der Milz, ferner die Schleimhaut des Darmtractus, besonders jene Stellen, die schon normaler Weise lymphadenoides Gewebe enthalten, also die Follikel der Zunge, des Magens und des Darmes. Auch die Thymus kann sich bei jungen Individuen daran betheiligen.

Aber auch an Stellen, welche normaler Weise kein lymphatisches Gewebe enthalten, können sich Lymphadenome entwickeln, so z. B. im Knochen, in der Leber, den Nieren, den Ovarien etc.

Das Blut verhält sich in den einzelnen Fällen verschieden, und man kann danach zwei Formen unterscheiden. In manchen Fällen ist es für die mikroskopische Untersuchung nicht nachweislich verändert, sondern nur vermindert. Dieses Leiden bezeichnet man als HODGKIN'sche Krankheit (nach dem ersten Beschreiber derselben) oder als Adenie (TROUSSEAU) oder als Lymphosarcom im engeren Sinne (VIRCHOW) oder als malignes Lymphom (BILLROTH) oder endlich als Pseudoleukämie (COHNHEIM).

In der zweiten Gruppe von Fällen ist die Zahl der farblosen Blutkörperchen im Blute vermehrt (Leukämie). Man bezeichnet in diesem Falle die Geschwülste als leukämische Lymphome oder leukämische Lymphadenome.

Durch die Untersuchung des Blutes sind beide Formen leicht von einander zu trennen, im Uebrigen können aber die Veränderungen ganz dieselben sein. (Ueber die Blutveränderung vergl. § 260, über die Milzveränderung § 328).

Bei der Leukämie tritt sehr häufig in Folge der Vermehrung der farblosen Blutkörperchen eine diffuse oder mehr herdweise sich verbreitende Ueberschwemmung der Organe mit farblosen Blutzellen auf. Diese Ablagerungen aus dem Blute dürfen nicht mit der Bildung eigentlicher Lymphadenome verwechselt werden.

LANGHANS (Virch. Arch. 54. Bd.) hat vorgeschlagen, beide Affectionen, sowohl die Lymphadenombildung mit, als auch diejenige ohne Leukämie Adenie zu nennen. Zur Unterscheidung beider Formen wäre alsdann erstere als leukämische, letztere als einfache Adenie zu bezeichnen. Eine solche Unterscheidung wäre jedenfalls der jetzt herrschenden Willkür in der Benennung vorzuziehen. Worauf die Unterschiede zwischen der leukämischen und der einfachen Adenie beruhen, ist vollkommen unbekannt. Es sind einzelne Fälle beobachtet, bei welchen eine einfache Adenie in eine leukämische überging und umgekehrt.

Die Milz betheiligt sich sowohl bei der einfachen als bei der leukämischen Adenie. Im ersteren Falle ist sie bald fest, bald weich, die Follikel sind vergrössert bis zu Haselnussgrösse, graugelb, oft gefässreich, ecchymosirt. Nur selten ist sie stärker erkrankt als die Lymphdrüsen. Umgekehrt tritt bei der leukämischen Adenie die Affection der Milz oft sehr in den Vordergrund.

Literatur: CORNIL, Arch. gén. 1865 II. 207; COHNHEIM, Virch. Arch. 33. Bd.; HODGKIN, Med. chir. Trans. XVII. 1832; EBERTH, Virch. Arch. 49. Bd.; B. SCHULZ, Arch. d. Heilkunde 1874.

§ 345. Das harte Lymphadenom oder Lymphosarcom tritt primär am häufigsten an den oberflächlich gelegenen Lymphdrüsen auf. Im weiteren Verlaufe erkranken alsdann neue Gruppen. Nimmt dasselbe z. B. von einem Theil der Halslymphdrüsen seinen Ausgang, so erkranken später die übrigen Hals-, ferner die Brust- und Bauchlymphdrüsen, welche in der Nähe der grossen Gefässstämme liegen. Die Drüsen wandeln sich dabei in derbe, zähe, bald elastisch nachgiebige, bald mehr harte Knoten um, welche zusammen ganze Packete bilden. Die einzelne Lymphdrüse kann dabei die Grösse einer Wallnuss erreichen.

Die Schnittfläche der Knoten wölbt sich nur wenig über die Oberfläche vor und lässt nur wenig Flüssigkeit abfliessen; ihr Aussehen ist blass, gelblich weiss, bald durchscheinend, bald opak; zuweilen enthalten sie kleine Hämorrhagieen.

Die Kapsel der Lymphdrüsen und die Umgebung zeigt meist keine erhebliche fibröse Verdickung.

Die mikroskopische Untersuchung ergiebt (LANGHANS), dass der lymphadenoide Bau noch erhalten ist, dagegen erscheinen die Zellen vermehrt, das Reticulum mehr oder weniger erheblich verdickt. Die Zellen gleichen den normalen Lymphkörperchen, wenige sind grösser oder mehrkernig. Die Balken des Reticulums sind breiter, feinstreifig, auch ist ihre Zahl vermehrt, das Netz dichter, die Maschen enger.

Follikel und Lymphbahnen sind nicht mehr zu unterscheiden. Die Adventitia der Gefässe ist verdickt und besteht aus glänzenden Bindegewebsbündeln. Verfettung, Verkalkung und Erweichung kommt nur selten vor. Im weiteren Verlaufe kann auch die Follicularsubstanz der Milz erkranken und in derselben Weise wie die

Lymphdrüsen sich in harte Knoten umwandeln. Niemals erkrankt dagegen bei der harten Form des Lymphadenoms die Milz primär. Ferner können sich auch in dem lymphadenoiden Gewebe des Darmtractus und der Thymus ähnliche Knoten bilden. Mitunter treten auch in der Leber, den Nieren, den Lungen etc. Metastasen auf. Leukämie kommt dabei nicht vor.

Zwischen hartem und weichem Lymphadenom giebt es auch Uebergangsformen.

§ 346. Sarcome der Lymphdrüsen sind ziemlich seltene Geschwülste. Sie treten solitär auf, oder es entwickeln sich gleichzeitig mehrere Tumoren, welche sich zu einer knotigen Geschwulstmasse vereinigen. Nicht selten überschreiten sie bei ihrem Wachsthum die Grenzen der Drüsen und brechen in die Nachbarschaft ein. Ebenso bilden sich auch Metastasen. Es kommen sowohl weiche, kleinzellige Rundzellensarcome, als auch Spindelzellensarcome, Fibrosarcome und Alveolärsarcome oder alveoläre Angiosarcome vor. Die letzteren zeigen einen krebsähnlichen Bau, indem Zellen mit epithelialem Character in Nestern gruppirt innerhalb eines alveolär gebauten Stroma's liegen.

Nach den Angaben der Autoren nimmt die Sarcomentwickelung von verschiedenen Gewebspartieen ihren Ausgang. So soll bei dem Alveolärsarcom die Umgebung der Gefässe wesentlich der Entwickelungsboden sein (PUTIATA). In anderen Fällen, namentlich bei den Spindelzellensarcomen soll das Bindegewebsgerüst in Wucherung gerathen (WINIWARTER). Von Anderen (PUTIATA) wird wieder angegeben, dass die lymphatischen Elemente zu Geschwulstzellen werden.

Literatur: LANGENBECK, Deutsche Klinik 1860 N. 47. BILLROTH, Beiträge zur pathol. Histologie. Berlin 1858; PUTIATA, Ueber Sarcom der Lymphdrüsen. Virch. Arch. 69. Bd.

b. Secundäre Geschwülste.

§ 347. Alle Geschwülste, welche Metastasen machen, können secundär auch in den Lymphdrüsen zur Entwickelung kommen. Am häufigsten machen Krebse Lymphdrüsenmetastasen. Bei der Entwickelung derselben vergrössert sich die Lymphdrüse und verändert gleichzeitig ihr Aussehen. Meist zeigt die Schnittfläche eine markig weisse Beschaffenheit, und man erhält beim Abstreifen mehr oder weniger reichlich Krebssaft. Selbstverständlich sind indessen die entarteten Drüsen nicht immer gleich, da ja auch die primären Krebse, denen die Metastasen gleichen, verschieden aussehen. Der Bau der Muttergeschwulst kommt meist in den Lymphdrüsenmetastasen zu besonders schöner Ausbildung. Ebenso machen auch die Metastasen dieselben Veränderungen durch wie die Mutterknoten.

Durch die Krebswucherung wird das Lymphdrüsengewebe verdrängt und substituirt. Die auf dem Lymphwege eingeführten Krebszellen vermehren sich zunächst innerhalb der Lymphbahn. Weiterhin bilden sie Krebszellennester, während sich aus dem Lymphdrüsengewebe das Stroma des Krebses entwickelt. Beginnende krebsige Entartung der Lymphdrüsen ist oft makroskopisch nicht zu erkennen und muss mit dem Mikroskope aufgesucht werden. Mitunter ist auch vorgeschrittene Krebsbildung am frischen Präparat ohne mikroskopische Untersuchung nicht sicher zu diagnosticiren.

Wie die Krebsmetastasen, so nehmen auch die Sarcommetastasen von eingeschleppten Zellen, welche innerhalb der Lymphbahnen liegen, ihren Ausgang.

VIERTER ABSCHNITT.

Pathologische Anatomie der Leibeshöhle (Enterocoel) und ihrer Auskleidungsmembranen Peritoneum, Pleura und Pericard.

1. Einleitung.

§ 348. Die Leibeshöhle ist ein grosser einheitlicher zwischen Darm und Körperwand gelegener Hohlraum, welcher allseitig gegen das Blutgefässsystem abgeschlossen ist (HERTWIG). Die bis in die neueste Zeit geltende Ansicht, wonach die Leibeshöhle oder das Cölom in untrennbarem Zusammenhange mit dem Gefässsystem stehen sollte (HAECKEL), wonach ferner die Leibeshöhle geradezu als der erste Anfang der Bildung eines Gefässsystems betrachtet wurde, hat sich durch die neueren entwickelungsgeschichtlichen Untersuchungen als unrichtig herausgestellt (HERTWIG). Die Blut- und Lymphgefässe entstehen unabhängig von der Leibeshöhle als Lücken, welche sich im Mesenchym des stark entwickelten Darmfaserblattes durch theilweise Verflüssigung des Gewebes und Umwandlung der Zellen zu Blutkörperchen gebildet haben. Die Leibeshöhle dagegen entwickelt sich primär aus dem Urdarm und zwar aus einer rechts und links erfolgenden Einfaltung der Darmwand, und wenn auch im ausgebildeten Zustande gewisse Verbindungen mit dem Lymphgefässsystem bestehen, so sind diese secundär erworben (HERTWIG).

Die Entstehungsweise der Leibeshöhle ist auch bestimmend für den Bau ihrer Auskleidungsmembran. Die Leibeshöhle ist kein Lymphraum wie der Arachnoidalsack, sie ist daher auch nicht mit einem Endothel ausgekleidet, sondern mit einem ächten Epithel das secundär von dem Entoblast abstammt. Wie verschiedene entwickelungsgeschichtliche Untersuchungen ergeben haben, stammen vom Epithel der Leibeshöhle sowohl die Excretionsorgane als auch die Geschlechtsorgane ab und auch die animale Musculatur ist ursprünglich eine vom Cölomepithel stammende Bildung (HERTWIG).

Der nicht zur Bildung besonderer Organe verbrauchte Theil des Epithels bildet eine einfache Lage platter Zellen, welche die ganze Leibeshöhle gleichmässig auskleidet. Unter diesem Epithel liegt eine mit Blut- und Lymphgefässen reichlich versehene Bindegewebsmembran. Die Lymphgefässe stehen mit der Leibeshöhle durch zahlreiche Ostien in offener Verbindung. Nach dem gewöhnlichen Sprachgebrauche bezeichnet man diese Auskleidungsmembran der Leibeshöhle als eine seröse Haut. Sie zerfällt bekanntlich in Peritoneum, Pleura und Pericard.

Die Kenntniss der Genese der Leibeshöhle der Wirbelthiere ist nicht nur für den Embryologen, sondern auch für den Pathologen wichtig, indem es danach nicht mehr gestattet ist die Leibeshöhle als einen Lymphraum anzusehen und dessen pathologische Veränderungen mit denjenigen der Lymphkanäle zu vergleichen. Da die epitheliale Auskleidung der Leibeshöhle von dem Darmepithel stammt, so werden auch die pathologischen Veränderungen derselben sowie der unter ihr gelegenen Bindegewebsmembranen, an die pathologischen Veränderungen der Schleimhäute sich anschliessen und demgemäss mit ihnen verglichen werden müssen. Ferner wird bei der Beurtheilung der in den serösen Häuten vorkommenden Geschwülste beachtet werden müssen, dass sie ein ächtes Epithel besitzen.

Die Erkrankungen der serösen Häute verlaufen nur zum Theil als selbständige auf sie selbst beschränkte Processe. Da in die Leibeshöhle verschiedene Organe eingelagert und dadurch in die innigste Beziehung zu den serösen Häuten gebracht sind, erkrankten letztere enorm häufig secundär im Anschluss an Erkrankung der von ihnen bedeckten Organe. Diese secundären unselbständigen Erkrankungen werden bei den verschiedenen Organerkrankungen ihre Besprechung finden; in Nachfolgendem sollen hauptsächlich die selbständigen Erkrankungen der serösen Häute berücksichtigt werden.

Die obige Darstellung der Entstehung der Leibeshöhle weicht wesentlich von derjenigen in der ersten Auflage ab. In Letzterer habe ich mich noch durchaus der allgemein verbreiteten Ansicht angeschlossen, wonach die Pleuro-Peritonealhöhle als ein Lymphraum anzusehen ist. Die seither erschienene Abhandlung von O. HERTWIG (Die Coelomtheorie, Jena 1881) scheint mir sicher zu stellen, dass die frühere Ansicht irrig war, dass also die Leibeshöhle der Wirbelthiere keine Spaltbildung des Mesenchyms, sondern eine Bildung des Entoderm ist.

Der Umstand, dass die serösen Häute sekretorischer Functionen fähig sind, steht ja in vollem Einklang mit ihrer Entstehung aus einem secretorischen Blatte (Entoderm).

2. Circulationsstörungen und ihre Folgen.

§ 349. Störungen der Circulation, sind an den serösen Häuten sehr häufig.

Bei congestiven Hyperämieen, wie sie namentlich im Beginn entzündlicher Processe, dann aber auch bei plötzlicher Verminderung des in der betreffenden Höhle bestehenden Druckes auftreten, kann die Röthung des Gewebes sehr lebhaft sein. Bei Stauungshyperämieen sind namentlich die Venen mit Blut stark gefüllt, zuweilen nicht unbedeutend erweitert.

Sehr häufig trifft man Hämorrhagieen in Form kleiner circumscripter Herde, so namentlich bei Entzündungen, ferner sehr oft bei Individuen, die an Infectionskrankheiten oder an Nierenerkrankungen oder an Herzfehlern, an Erstickung etc. zu Grunde gegangen sind. Frisch sind sie roth, später braun, oder schiefergrau. Die Ursache ihrer Entstehung sind entweder Gefässwandveränderungen oder hochgradige Stauungen und Gefässverstopfungen oder beides zugleich.

Massige Blutungen, bei welchen das Blut sich zum Theil frei in die Leibeshöhlen ergiesst, können aus sehr verschiedenen Ursachen entstehen. Häufig sind sie Folge von Traumen, die zu Zerreissung eines grösseren Gefässes geführt haben. So kommt es z. B. zu bedeutenden Blutungen nach traumatischen Rupturen der Leber, der Nieren, der Milz, der Lungen etc. Massige Blutungen liefert auch eine Ruptur des Herzens oder der Aorta oder einer anderen Arterie, die in Folge von Krankheit berstet, ebenso eine Zerreissung des Fruchtsackes bei Tubarschwangerschaft etc. Mitunter treten auch bedeutende Blutungen ohne besondere Läsionen ein, so namentlich bei hämorrhagischer Diathese; sehr leicht bluten auch Gefässe, die in Folge stattgehabter Entzündungen sich neugebildet haben. Endlich können auch in Folge von hochgradigen Stauungen (Thrombose der Pfortader), ferner in Folge von Embolisirungen von Arterien hochgradige Blutungen auftreten.

Das in die Bauch-, Brust- oder Pericardialhöhle ergossene Blut kann, falls nicht besondere Veränderungen der serösen Häute hemmend im Wege stehen, bald wieder resorbirt, d. h. durch die mit den Leibeshöhlen in offener Communication stehenden Lymphgefässe aufgenommen werden. Sehr rasch wird flüssig bleibendes Blut aufgenommen und zwar grossentheils unverändert, theils erst nachdem die Blutkörperchen ihren Farbstoff abgegeben und sich aufgelöst haben. Coagula bieten der Resorption grössere Schwierigkeiten, doch werden sie schliesslich ebenfalls resorbirt. Blutextravasate in der Serosa und der Subserosa werden in der in § 112—116 beschriebenen Weise resorbirt. Bei Zerfall des Blutes vor oder nach der Aufnahme durch die Lymphgefässe tritt Urobilinurie oder Hämoglobinurie ein.

Ueber die Aufsaugung von Fremdkörpern (Milch, gefärbte Flüssigkeiten, Blut) aus der Bauchhöhle hat zuerst v. RECKLINGHAUSEN (Virch. Arch. XXVI) Aufschluss gegeben. Genauer noch sind die Untersuchungen von PONFICK (Virch. Arch. 48. Bd.) und CORDUA (Ueber den Resorptionsmechanismus von Blutergüssen. Berlin 1877). Letztere spritzten fibrinhaltiges und defibrinirtes Blut in die Bauchhöhle von Thieren und fanden, dass namentlich defibrinirtes Blut sehr rasch und grossentheils unverändert aufgenommen wird. Es ist diese Beobachtung auch für den Practiker insofern von Werth, als durch sie nahe gelegt wird, auch beim Menschen statt der Transfusion in ein Blutgefäss eine solche in die Bauchhöhle zu versuchen. Die resorbirten Blutkörperchen leben, in die Blutbahn gelangt, weiter.

Ganzes Blut in die Bauchhöhle von Thieren eingespritzt wird weit unvollkommener resorbirt, da sich Gerinsel in der Bauchhöhle bilden, die sich zu einem Klumpen zusammenziehen. Dieselben treten mit den Wänden der Bauchhöhle in engen Contact, werden durch entzündliche Exsudationen da oder dort an die Oberfläche fixirt und erhalten einen Belag von Zellen. Ferner treten grosse protoplasmareiche Zellen auf, welche in mehrfacher Lage der Oberfläche des Gerinsels aufliegen. Diese Zellen sind Bildungszellen, welche aus farblosen Blutkörperchen entstanden sind. Sie bilden später, nachdem Blutgefässe durch Sprossung von den Blutgefässen der Serosa aus sich entwickelt haben, Bindegewebe. Während dies geschieht, geht im Inneren das Gerinsel seiner Auflösung entgegen. Die rothen Blutkörperchen und deren Zerfallsproducte wandeln sich in Pigmentschollen um oder werden von Zellen aufgenommen und machen hier ihre Umwandlung zu Pigment durch (vergl. § 68), oder sie geben ihren Farbstoff ab, worauf er in Form von Krystallen zu Tage tritt. Der Detritus wird resorbirt.

Was von dem Blutextravasat gesagt ist, gilt auch für andere leicht resorbirbare Körper, zu denen namentlich frisch abgestorbene Gewebe, etwas weniger in Alcohol gehärtete Gewebe gehören. Nicht resorbirbare Fremdkörper werden von Bindegewebe umgeben und meist irgendwo fixirt. Sind sie ganz unlöslich und üben sie keinen Reiz aus (Glas), so können sie lange Zeit in der Höhle liegen bleiben, ohne Entzündung hervorzurufen.

§ 350. Sehr häufig kommt es in den Leibeshöhlen zu Ansammlung grösserer Mengen seröser Flüssigkeiten. Man bezeichnet einen solchen Zustand je nach seinem Sitz als **Hydropericard**, **Hydrothorax** und **Ascites** (Bauchwassersucht). Diese Transsudate sind farblos oder leicht gelblich gefärbt, klar, zuweilen opalescirend, längere Zeit nach dem Tode durch abgefallenes Epithel zuweilen leicht getrübt. Mitunter enthalten sie einzelne zarte Fibrinflocken. Besteht gleichzeitig Icterus, so sind oft auch die Transsudate icterisch gefärbt; durch Blutaustritt erhalten sie eine rothe Farbe. Findet irgendwo eine Continuitätstrennung der den Leibeshöhlen benachbarten oder in denselben liegenden grossen Lymphgefässe z. B. eines mesenterialen Lymphgefässes oder des Ductus thoracicus statt, so wird das Transsudat durch Austritt von Chylus weiss, milchig (**Hydrops chylosus**).

An morphotischen Bestandtheilen ist die Flüssigkeit arm. Ab und zu gewahrt man abgestossene Epithelien in Form von grosskernigen gekörnten Zellen, die oft Fetttröpfchen enthalten oder bereits im Zerfall begriffen sind. Lymphkörperchen finden sich nur spärlich. Hämorrhagische Transsudate enthalten auch rothe Blutkörperchen; bei chylösem Ascites findet man neben Lymphkörperchen staubförmige Körner und Fetttröpfchen. Sind Geschwülste in den betreffenden Körperhöhlen vorhanden, so kann ein allfälliger hydropischer Erguss gelegentlich auch Geschwulstelemente enthalten. Dieselben sind meist zum Theil schleimig und fettig degenerirt. Vollkommen fettig zerfallene Gewebstheile können der Flüssigkeit eine molkige Beschaffenheit verleihen.

Die Bedingungen, unter denen eine Ansammlung seröser Flüssigkeit in den Geweben des Körpers stattfindet, sind bereits in § 23—25 angegeben worden. Die Hauptursache der Steigerung der Transsudation von Flüssigkeiten aus den Blutgefässen ist die Behinderung des venösen Abflusses, unterstützt wird sie durch Degenerationszustände an den Gefässwänden. Am häufigsten ist Höhlenhydrops die Folge von uncompensirten Herzfehlern, Lungenemphysem und von Degenerationszuständen in den Nieren. Ascites tritt sehr häufig bei Lebererkrankungen auf, bei welchen ein grösserer oder geringerer Abschnitt des Pfortadergebietes unwegsam geworden ist. Ferner begleitet Ascites gewöhnlich auch die Entwickelung von Unterleibsgeschwülsten. Nach QUINCKE (Deutsch. Arch. f. klin. Med. 30. Bd.) kommt Ascites bei jungen Mädchen im Entwickelungsalter auch ohne erkennbare Veranlassung vor; derselbe schwindet mit Eintritt der Menses.

Die unmittelbare Folge des Höhlenhydrops ist zunächst immer eine Beeinträchtigung des Raumes für die betreffenden in der Höhle liegenden Organe. Am evidentesten kommt diese Compression des Organs bei der Lunge zur Geltung, welche bei grösseren Ergüssen ganz an die Wirbelsäule gedrängt sein kann. Weniger macht sich die Compression bei Hydrops pericardii und bei Ascites geltend, da sowohl das Pericard als die Bauchhöhle erheblicher Ausdehnung fähig sind. Immerhin können auch hier bedeutende Flüssigkeitsansammlungen schwere Functionsstörungen herbeiführen. Bei hochgradigem Ascites wird das Zwerchfell nach oben gedrängt und die Athmung behindert; starke Flüssigkeitsansammlung im Pericard behindert die Herzthätigkeit, namentlich die diastolische Erweiterung. Tritt Hydrops der verschiedenen Höhlen gleichzeitig auf, so wird natürlich die Behinderung der Function der einzelnen Organe gesteigert.

Die anatomischen Veränderungen der serösen Häute bei hydropischen Zuständen, sind oft sehr gering. Nicht selten beschränken sie sich auf eine stärkere Durchfeuchtung des serösen und des subserösen Gewebes. In anderen Fällen sind die Venen mehr oder minder erheblich erweitert. Nach langem Bestande des Hydrops, d. h. der Stauung, bilden sich oft weissliche Trübungen und Verdickungen an der Oberfläche sowie bindegewebige Verwachsungen. Erstere werden hauptsächlich durch Veränderungen der Epithelzellen veranlasst. Dieselben sind grossentheils mehr oder weniger geschwollen, zum Theil von der Unterlage abgehoben, in Desquamation begriffen und nicht selten von Fetttröpfchen durchsetzt. Daneben liegen wieder proliferirende Zellen, ausgezeichnet durch reichliches Protoplasma und durch 2—4 und mehr Kerne. Es stellt sich also bei Stauung ein Catarrh ein mit Desquamation und Wucherung des Epithels (vergl. Fig. 141). Im Bindegewebe besteht dabei häufig eine mässige kleinzellige Infiltration, welche bei längerer Dauer des Processes zu Bindegewebsneubildung und damit zu diffusen oder circumscripten Verdickungen der Serosa sowie zu Verwachsungen führt.

3. Die Entzündungen der serösen Häute.

§ 351. Die wichtigste Rolle unter den Erkrankungen der serösen Häute spielen die Entzündungen. Ueber ihren Verlauf sind wir im Ganzen gut unterrichtet. Wie in § 95 angegeben, hat schon COHNHEIM seine für die Entzündungslehre grundlegenden Untersuchungen am Mesenterium des Frosches angestellt. Beim Menschen lässt sich zur mikroskopischen Untersuchung mit Vortheil das Netz verwenden, das ohne besondere Präparation der Betrachtung unter dem Mikroskope zugänglich ist; es lassen sich indessen die durch die Entzündung gesetzten Veränderungen anatomisch auch an jeder anderen Serosa, z. B. am Pericard und an der Pleura leicht untersuchen.

Die ersten Stadien der Entzündung sind im Allgemeinen cha-

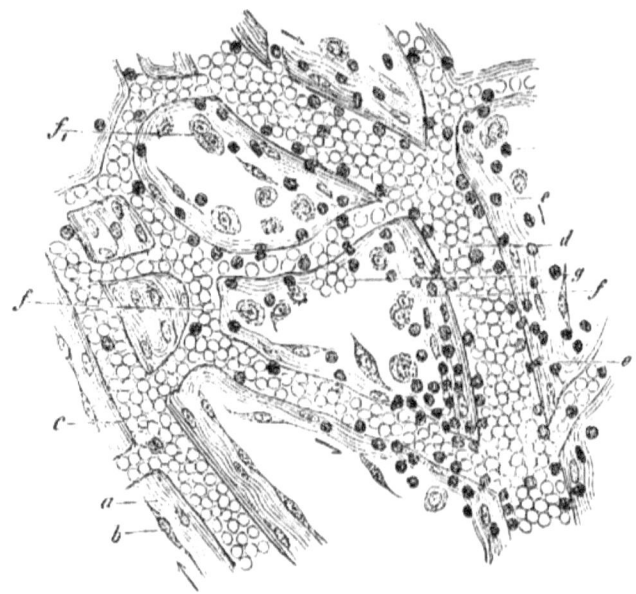

Fig. 139. Entzündetes Netz vom Menschen. Vergr. 200. *a* Normaler Netzbalken mit normalem Epithel (*b*). *c* Kleine Arterie. *d* Vene mit ihren zuführenden Capillaren; im Innern derselben Randstellung der farblosen Blutkörperchen. *e* Emigrirte oder in Emigration begriffene Zellen. *f* Desquamirtes und in Zerfall begriffenes Epithel. *g* Ausgetretene rothe Blutkörperchen.

racterisirt, erstens durch die Bildung eines aus Zellen (Fig. 139 *e*) und Flüssigkeit bestehenden Exsudates, das sich theils in der Serosa, theils an der Oberfläche derselben ansammelt, zweitens durch Desquamation und Zerfall des Epithels (Fig. 139 *f*). Nur bei sehr geringfügigen Entzündungen der serösen Häute erhält sich das Epithel intact oder geräth in Proliferation; sobald die Schädigung, welche die seröse Haut trifft, bedeutender ist, und eine reichliche Exsudatbildung erfolgt, geht es verloren.

Je nach der Beschaffenheit des Exsudates kann man drei Hauptformen der Entzündung unterscheiden, nämlich die **fibrinöse**, die **serösfibrinöse** und die **eitrige**. Die fibrinösen Formen werden häufig auch als **adhäsive** bezeichnet, da sie meist zu Bildung von Adhäsionen zwischen den Blättern der Serosa führen.

§ 352. **Die fibrinöse und die serösfibrinöse Entzündung.** Bei frischer fibrinöser Entzündung ist die Serosa stärker als gewöhnlich injicirt, ihre Oberfläche trübe, ohne Glanz. Letzteres tritt namentlich deutlich hervor, wenn man die Oberfläche abstreift. Diese Trübung ist wesentlich bedingt durch die Auflagerung einer hellgrauweissen oder gelblichweissen Gerinnungsmasse. Hat dieselbe eine gewisse Mächtigkeit, so verdeckt sie die Injectionsröthe.

Die ersten Fibrinauflagerungen treten in Form von kleinen Häufchen auf, welche aus körnigen und scholligen Massen oder aus netzförmig angeordneten Fäden bestehen. Das Epithel zwischen den einzelnen Fibrinhäufchen ist mitunter noch wohl erhalten; in anderen Fällen ist es in Desquamation begriffen. Ist die Entzündung etwas intensiver, so kann das Epithel sich in eine homogene oder körnige, meist zerklüftete kernlose Membran umwandeln, kann also absterben und coaguliren.

Fibrinöse Auflagerungen auf serösen Häuten kommen vor, ohne dass eine erhebliche Vermehrung der Flüssigkeit in den serösen Höhlen vorhanden wäre. Dieselbe erscheint nur durch abgestossenes Epithel oder durch emigrirte farblose Blutkörperchen getrübt. Eine solche Entzündung bezeichnet man als eine trockene (**Pleuritis, Pericarditis, Peritonitis sicca**). Sie führt häufig zu einer Verklebung der einander gegenüber liegenden Blätter der Serosa.

Ist die Exsudation aus den Blutgefässen reichlicher, so bildet sich auch ein mehr oder weniger massenhafter Erguss in die serösen Höhlen. Das Pericard wird auf Kosten der Lunge stark ausgedehnt; durch einen Erguss in die Pleura wird die Lunge comprimirt. Im Unterleib sammelt sich die Flüssigkeit zunächst in den abhängigen Theilen; durch grosse Flüssigkeitsmassen werden die Organe comprimirt, der Unterleib selbst ausgedehnt.

Der Gehalt dieser Exsudate an Zellen und Faserstoff ist verschieden. Sind erstere in reichlicher Zahl vorhanden, so ist die Flüssigkeit stark getrübt. Sind auch rothe Blutkörperchen ausgetreten (hämorrhagische Entzündung), so ist die Flüssigkeit mehr oder weniger geröthet, und in der Serosa selbst finden sich hämorrhagische Herde. Der Faserstoff bildet in der Flüssigkeit Fäden und Flocken, die je nach dem Gehalt an eingeschlossenen farblosen Zellen bald mehr durchscheinend hellgelblich, bald mehr opak weisslich sind. Am reichlichsten schlägt sich das Fibrin auf der Oberfläche der erkrankten serösen Membran selbst nieder und bildet daselbst dicke haftende Ueberzüge.

Meist ist deren Oberfläche nicht glatt, sondern rauh, namentlich gilt dies für die Fibrinauflagerungen des Herzens, die oft ein zottiges Aussehen haben (Cor villosum) oder netzförmig anastomosirende leistenartige Erhabenheiten bilden, welche der Schleimhaut eines Netzmagens der Wiederkäuer ähnlich sehen. Ist bei geringer Menge von flüssigem Exsudat die Menge des coagulirten Fibrins sehr bedeutend, so bildet sich eine ziemlich feste Verbindung zwischen dem Visceralblatt und dem Parietalblatt der Serosa.

Die Ausbreitung der Entzündung kann selbstverständlich eine sehr verschiedene sein. So kann sie z. B. in einem Falle nur einen kleinen Theil des Pericards betreffen, während sie in einem anderen über eine ganze Lunge sich ausdehnt.

Bei einer gewissen Mächtigkeit des Exsudates hört die Exsudation auf, und es nehmen, falls nicht neue Schädlichkeiten die Entzündung wieder anregen, die Heilungsvorgänge ihren Anfang. Die Heilung besteht in der Resorption des Exsudates. Meist ist sie verbunden mit der Entwickelung von neuem Bindegewebe.

Am leichtesten werden natürlich die flüssigen Theile des Exsudates resorbirt, doch ist die Raschheit, mit der dies geschieht, nicht immer die nämliche. Stellen sich die Functionen der Blut- und Lymphgefässe in normaler Weise wieder her, öffnen sich die verstopften Lymphbahnen der serösen Häute wieder, so kann das Exsudat rasch resorbirt werden. Bleiben die Lymphwege verschlossen, so kann auch die Resorption des flüssigen Antheils des Exsudates lange auf sich warten lassen.

Das Fibrin bietet der Resorption grösseren Widerstand, doch wird es durch Zerfall und Auflösung auch resorptionsfähig. Selten bleiben Residuen davon übrig, die verkalken.

Die Anwesenheit der Fibrinmassen, die als todte dem Organismus fremde Körper die Entzündung unterhalten, hat zur Folge, dass eine entzündliche Gewebebildung sich einstellt.

Schon 4—6 Tage nach Beginn einer fibrinösen Pleuritis oder Pericarditis kann man beim Abziehen der Faserstoffauflagerungen

Entzündung. 141

von der Serosa kleinste Gefässchen erkennen, welche aus dem Bindegewebe austretend in die Faserstoffmembran sich einsenken.

Dies ist ein Zeichen, dass die Gewebebildung begonnen hat. In den tieferen Schichten der Fibrinmembran (Fig. 140) sind bereits Bildungszellen *(f)* vorhanden, welche als erste Anlage des zukünftigen Bindegewebes anzusehen sind.

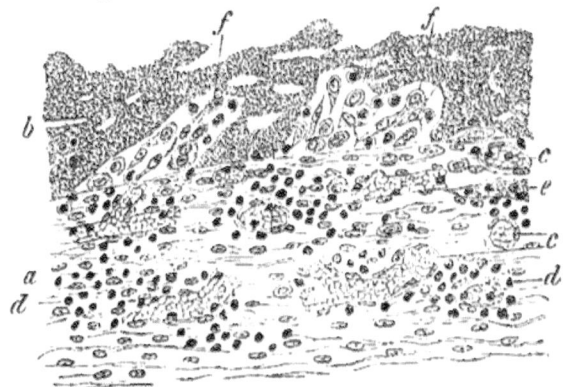

Fig. 140. Pericarditis adhaesiva. Durchschnitt durch das Epicard *a* und die Fibrinmembran *b*. *c* Erweiterte stark gefüllte Blutgefässe. *d* Rundzellen, welche das Gewebe infiltriren. *e* Lymphgefäss mit Zellen und Gerinseln gefüllt. *f* Bildungszellen innerhalb der Auflagerung, aus emigrirten, farblosen Blutzellen entstanden. Vergr. 150.

Das Gewebe des Epicards selbst ist von einer mässigen Menge von Rundzellen (*d*) durchsetzt, die Blutgefässe (*c*) strotzend mit Blut gefüllt, in den Lymphgefässen (*e*) liegen Zellen und körnige Gerinnungsmassen. Rundzellen finden sich auch innerhalb der Fibrinmembran, wo sie sich namentlich in den Lücken anhäufen. Aus ihnen entwickeln sich die Bildungszellen *(f)*, welche sich durch ihren grossen, hellen, bläschenförmigen Kern und das stärker gekörnte Protoplasma auszeichnen. Sie zeigen verschiedene Gestaltung *(f)* und treten sowohl unter sich, als auch mit dem Epicard in Verbindung. Aus ihrem Protoplasma bilden sie später Bindegewebe. Schon früher treten zwischen ihnen Gefässe auf, welche durch Sprossung aus den Gefässen des Epicards entstanden sind. Gleichzeitig mit der Gewebsneubildung schwindet der Faserstoff.

Der Effect dieser entzündlichen Gewebebildung ist ein verschiedener. Ist dieselbe eine beschränkte und erreicht sie nur eine geringe Mächtigkeit, so bildet sich an der betreffenden Stelle oft nur eine leichte Verdickung der Serosa in Form eines scharf abgegrenzten oder mehr verwaschenen, glänzenden weissen Fleckes, eines sogen. Sehnenfleckes. Hält die entzündliche Gewebebildung länger an, so bilden sich ziemlich dicke, zuweilen knorpelharte, bindegewebige Plaques oder diffus ausgebreitete sehnige und schwielige Verdickungen.

§ 353. Am Pericard treten die plastischen Entzündungen meist als selbständige Processe auf, doch können sie sich auch mit Entzündungen des Endocards und Myocards combiniren oder als Folge pleuritischer und mediastinitischer Processe auftreten.

Leichte und örtlich beschränkte Entzündungen führen sehr häufig zu Bildungen von sogen. Sehnenflecken, welche in einfacher oder mehrfacher Zahl da oder dort im Epicard sitzen, und weisse Flecken von wenigen Millimetern bis zu mehreren Centimetern Durchmesser bilden. Gelegentlich kann der grösste Theil des Pericards oder wohl auch das ganze weisse Verdickungen zeigen.

Bei verdicktem Pericard ist das Herz bald frei, bald verwachsen. In letzterem Falle kann die Verwachsung sich auf einen oder einige wenige Fäden beschränken, welche von verdickten Stellen des Epicards aus nach dem Pericardium parietale hinüberziehen. Nicht selten sind die Verwachsungen zahlreicher und erstrecken sich mitunter über das ganze Herz (Concretio pericardii). Sie sind bald nur zart und leicht zu trennen, bald fester und derber, ohne Zerreissung der Musculatur des Herzens nicht lösbar. Wird zur Zeit der Exsudation reichlich Fibrin gebildet, so bleiben Reste desselben oft noch lange zwischen den Verwachsungsmembranen liegen und können schliesslich verkalken. Dasselbe Schicksal kann unter Umständen auch das neugebildete Bindegewebe erleiden. Es kommen Fälle vor, in denen das Herz ganz von Kalkplatten umschlossen ist.

Plastische Entzündungen der Pleura (Pleuritis plastica adhäsiva) kommen sowohl als selbständige Processe als auch als Begleiterscheinungen entzündlicher Lungenerkrankungen (s. diese) vor. Leichte Entzündungen führen auch hier nur zu mässigen Pleuraverdickungen und zu Bildung zarter Verwachsungsmembranen und Fäden. Nach länger dauernden oder häufig sich wiederholenden Entzündungen dagegen bilden sich oft sehr erhebliche und ausgebreitete Pleuraverdickungen und äusserst feste kaum trennbare Verwachsungen (s. Cap. Lunge). Auch stösst die Resorption der Exsudate oft auf Schwierigkeiten, namentlich wenn dieselben sich zu einer käsigen Masse eindicken. In diesem Falle kann eine Verkalkung eintreten und ebenso kann auch das neugebildete schwielige Bindegewebe verkalken.

Plastische und adhäsive Entzündung des Peritoneums (Peritonitis plastica adhaesiva) tritt ebenfalls sowohl als selbständiger Process, als auch als Secundärerscheinung nach entzündlichen Organerkrankungen auf. In letzterem Falle pflegt sie auf die Umgebung des zuerst erkrankten Organes (Leber, Milz, Ovarien, Magen etc.) beschränkt zu sein. Einfache Verdickungen der Serosa sind hier etwas seltener, doch kommen sie vor, am häufigsten an der Milz (s. diese). Gewöhnlich führen die peritonitischen Processe zu Verwachsungen der Peritonealblätter die nach der Dauer des Processes bald zarter, bald fester sind. Zarte neugebildete Membranen geben leicht zu Blutungen Veranlassung (Peritonitis haemorrhagica).

Bei diffus ausgebreiteter selbständig verlaufender chronischer Peritonitis kann im Laufe der Zeit das Peritoneum ganz bedeutende Verdickungen erfahren. Dieselben können diffus ausgebreitet sein, doch bilden sich stellenweise stärkere plaqueförmige, schwielige, knorpelähnliche Verdickungen. Das verdickte Mesenterium pflegt sich dabei zu verkürzen; das Netz schrumpft ebenfalls zu einem derben Strang zusammen (Peritonitis deformans). Dabei erleiden die Baucheingeweide ausgedehnte Verwachsungen. So können z. B. die Darmschlingen zu einer vollkommen kompacten Masse untereinander vereinigt werden. Ebenso können auch die Leber und die Milz total in Verwachsungen eingeschlossen werden. Zwischen den Verwachsungen ist Exsudat bald nur spärlich, bald reichlich vorhanden. Je nach der momentan bestehenden Entzündung ist auch sein Gehalt an Eiweiss und an zelligen Bestandtheilen verschieden.

Die eben beschriebene Peritonitis pflegt namentlich bei hochgradigen Stauungen im Unterleibe, wie sie durch Klappenfehler am Herzen und durch Leberleiden herbeigeführt werden aufzutreten. Es kann daher dabei ein sehr reichliches Stauungstranssudat vorhanden sein.

§ 354. Die eitrige Entzündung der serösen Häute entsteht entweder primär als solche, oder entwickelt sich aus einer serös fibrinösen durch Steigerung der entzündlichen Zellemigration. Eine scharfe Grenze zwischen eitrigen und serös fibrinösen Entzündungen lässt sich nicht ziehen. Es giebt im Gegentheil Zwischenformen, die einen eitrig fibrinösen Character tragen, bei welchen das flüssige Exsudat eine eitrige Beschaffenheit besitzt, während es gleichzeitig weiche, zerreissliche, weisse, von Zellen reichlich durchsetzte Fibrinflocken enthält. In solchen Fällen sind auch die verschiedenen Organe mit diesen eitrig fibrinösen Massen bedeckt und zum Theil untereinander verklebt.

Nicht selten zeigt das Exsudat eine putride Beschaffenheit, d. h. die Flüssigkeit ist missfarbig grauweiss und übelriechend. Solche Formen kommen am häufigsten in der Bauchhöhle vor, wo sie sich als Folgeerscheinungen septischer Entzündungen des Uterus und seiner Adnexa, sowie nach verschiedenen Darmläsionen, bei welchen es zu Austritt von Koth in die Bauchhöhle kommt, entwickeln. Sie zeichnen sich vor anderen eitrigen Entzündungen dadurch aus, dass sie grössere Mengen von Mikrokokken theils als Einzelkügelchen, theils in Torulaketten, mitunter auch Mikrobacterien enthalten.

Bei frischen eitrigen und eitrig fibrinösen, ebenso auch bei jauchigen Entzündungen ist die Serosa injicirt, das Bindegewebe mit kleinen Rundzellen durchsetzt; das Endothel ist immer total verloren gegangen. In den Eiterkörperchen des Exsudates treten frühzeitig fettige Degeneration und Zerfall ein.

Die Resorption eitriger Exsudate geht erheblich langsamer vor sich als diejenige seröser. Häufig erfolgt der Tod auf der Höhe der Entzündung. Die Resorption kann unter Umständen eine vollständige sein. Nicht selten indessen wird nur der flüssige Theil resorbirt, während die fettig zerfallenen Eiterkörperchen sich zu einer käsigen Masse eindicken, die nur sehr allmählich resorbirt wird, mitunter dauernd liegen bleibt und verkalkt. Da die Anwesenheit des Eiters die Entzündung lange unterhält, so kommt es zur Bildung von Granulationen und von Bindegewebe, welch letzteres oft sehr erhebliche Dimensionen erlangt.

Die Pleura z. B., welche einen eitrigen Erguss abgrenzt, bedeckt sich mit der Zeit mit Granulationen und wird durch Bindegewebsneubildung zu einer derben Membran verdickt. Wird der Eiter resorbirt oder auf operativem Wege entfernt, so verwachsen allmählich die Pleuralblätter durch die Vermittelung der Granulationsbildungen untereinander und wandeln sich in dicke Bindegewebsschwarten um. Allgemeine eitrige Peritonitis und eitrige Pericarditis pflegen auf der Höhe der Entzündung tödtlich zu enden.

4. Die Tuberculose der serösen Häute.

§ 355. Die Tuberculose der serösen Häute tritt in drei genetisch verschiedenen Formen auf. Zunächst kommt dieselbe vor als Theilerscheinung einer allgemeinen Miliartuberculose. Bei der zweiten Form geht die Infection von einem der betreffenden serösen Höhle anliegenden oder ihr benachbarten Tuberkelherd aus. Im dritten Falle tritt die Tuberculose primär in einer Serosa auf, d. h. es gelingt in keiner Weise, einen primären Herd ausserhalb der afficirten serösen Haut zu finden, in welchem man den Ausgang der Affection vermuthen könnte.

Auch anatomisch kann man drei verschiedene Formen unterscheiden.

Im ersten Falle treten Tuberkel auf, ohne dass daneben entzündliche Veränderungen wahrzunehmen wären. Dieses Verhältniss findet sich namentlich bei allgemeiner Miliartuberculose. Bei der zweiten Form stellen sich gleichzeitig mit der Tuberkeleruption diffus ausgebreitete entzündliche Veränderungen ein, welche zu der Bildung eines flüssigen Exsudates führen. Bei der dritten Form treten die diffus ausgebreiteten, entzündlichen Veränderungen vollkommen in den Vordergrund, d. h. die Tuberkel sitzen durchgehends in entzündlich verändertem oder in neugebildetem Gewebe. Eine scharfe Grenze zwischen den 3 aufgeführten anatomischen Formen giebt es nicht, sie gehen im Gegentheil ineinander über.

§ 356. Die Eruption von grauen Tuberkeln bei allgemeiner Miliartuberculose, welche ohne diffus ausgebreitete Entzündung sich einstellt, beobachtet man am häufigsten am Peritoneum und an der Pleura, selten am Pericard. Die grauen Knötchen entstehen aus einer Ansammlung kleiner Rundzellen in der Umgebung der Gefässe (vergl. § 123). Die Epithelien bleiben dabei längere Zeit durchaus unverändert, später werden sie abgestossen.

Miliartuberkeleruption, die unter mässigen Entzündungserscheinungen auftritt, beobachtet man namentlich in Fällen, in denen die Serosa secundär durch Aufnahme des Giftes aus einem benachbarten Herd, z. B. einer Lymphdrüse, einem cariösen Wirbel, einer phthisischen Lunge, einem tuberculösen Darmgeschwür erkrankt. In andern Fällen ist ein solcher Ausgangspunct nicht nachzuweisen, sondern es tritt die Tuberkeleruption als primäre Affection auf. Am häufigsten findet sich dies im Peritoneum.

Die Tuberkeleruptionen sind entweder local beschränkt, z. B. auf das kleine Becken oder auf die Umgebung der Milz oder auf eine circumscripte Stelle der Pleura oder des Pericards, oder aber sie sind diffus über eine ganze seröse Haut oder über mehrere derselben, z. B. über Pleura und Peritoneum ausgebreitet. In letzterem Falle pflegt ein Exsudat vorhanden zu sein. Zuweilen ist dasselbe hämorrhagisch gefärbt. Die Zahl der Tuberkel kann dabei spärlich oder ungeheuer reichlich sein, so dass die Serosa sich feinkörnig anfühlt. Ihr Gewebe ist, namentlich in der Umgebung der Tuberkel, injicirt, nicht selten von kleinen Hämorrhagieen durchsetzt. An der Leiche sehen Letztere durch Bildung von Schwefeleisen, sowie in Folge von Veränderungen des Blutfarbstoffes schiefergrau oder schwarz oder wohl auch mehr braun aus. Hat der Process bereits längere Zeit bestanden, so pflegt die Serosa mehr oder weniger verdickt zu sein; Netz und Mesenterium sind zugleich meist verkürzt. In der Umgebung der Tuberkel hat sich nicht selten ein ganzer Hof von stark vascularisirtem, zartem durchscheinendem jungem Bindegewebe gebildet.

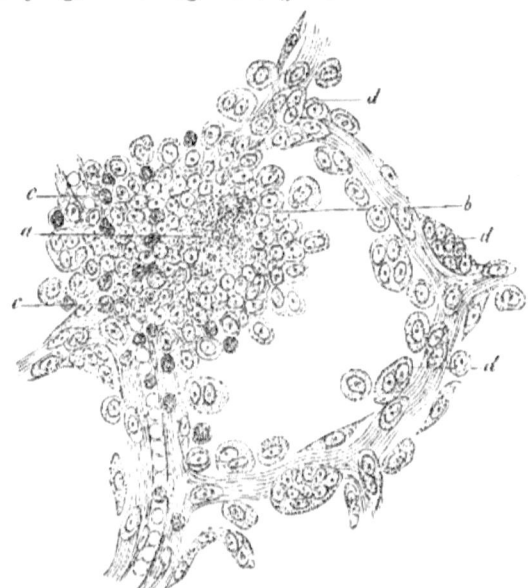

Fig. 141. Tuberculosis omenti. *a* Tuberkelcentrum. *b* Zellen mit epithelialem Character. *c* Lymphatische Elemente. *d* Gewucherte Epithelien der Umgebung. Vergr. 200. Carminpräp.

Den makroskopischen Erscheinungen entsprechend ist bei dieser Form der Tuberculose stets eine mehr oder minder ausgedehnte zellige Infiltration vorhanden. Das Epithel ist meist in Wucherung und catarrhalischer Desquamation (Fig. 141 *d*) begriffen. Die Tuberkel werden durch eine stärkere Zellanhäufung (*a*) gebildet, innerhalb welcher Tuberkelzellen und gewucherte Epithelzellen meist nicht mehr von einander zu unterscheiden sind.

§ 357. Bei der dritten Form der Tuberculose der serösen Häute, die man zum Unterschiede von den eben besprochenen Miliareruptionen als adhäsive tuberculöse Entzündung bezeichnet, sind die diffus ausgebreiteten Entzündungsprocesse das Prädominirende. Wie bei anderen plastischen Entzündungen bildet sich junges graudurchscheinendes Keimgewebe und Bindegewebe, welches unter den einander benachbarten Theilen der serösen Häute vielfach Verbindungen herstellt. In diesem neugebildeten Gewebe sitzen graue oder gelbe Knötchen. Sehr gewöhnlich enthält es auch gelblich weisse oder käsig fibröse Einschlüsse oder es liegen ebensolche Auflagerungen auf den serösen Ueberzügen der verschiedenen Organe.

Die tuberculöse Pericarditis präsentirt sich am häufigsten in Form einer totalen Verwachsung der Herzbeutelblätter, doch kommen auch Fälle zur Beobachtung, in welchen zwischen den Verwachsungsmembranen noch flüssiges, sowie zelliges und fibrinöses Exsudat steckt. Das neugebildete Gewebe besteht aus jungem graurothem zartem Keimgewebe und derbem fibrösem Gewebe und enthält theils graue und gelbe Knötchen, theils grössere käsige gelbe Herde.

Die tuberculöse Pleuritis gesellt sich am häufigsten zu tuberculösen Lungenerkrankungen. Auch hier sitzen die Tuberkel theils in jungem gefässreichem Keimgewebe, theils in derbem Bindegewebe. Häufig ist gleichzeitig ein serös fibrinöses Exsudat vorhanden; grössere käsige Einschlüsse sind dagegen selten.

Die Peritonitis tuberculosa adhaesiva ist ausgezeichnet durch eine reichliche Entwickelung von Bindegewebe, welches ausgedehnte Verwachsungsmembranen zwischen den Baucheingeweiden bildet. Netz und Mesenterium sind stets mehr oder weniger verdickt; ersteres häufig in eine dicke harte Schürze oder in einen quer durch die Bauchhöhle ziehenden Strang verwandelt. Das neugebildete Bindegewebe und das verdickte infiltrirte Peritoneum enthält Tuberkel und käsige Plaques. Letztere sind bald nur spärlich, bald sehr reichlich. Flüssiges Exsudat kann fehlen oder vorhanden sein.

5. **Geschwülste, Cysten und Parasiten der serösen Häute.**

§ 358. **Primäre Geschwülste** der serösen Häute sind selten. Sie gehören theils zu den epithelialen, theils zu den Bindesubstanzgeschwülsten. Unter den ersteren nehmen das Hauptinteresse jene in Anspruch, welche bis jetzt von den Autoren (WAGNER, SCHULZ, BIRCH-HIRSCHFELD, NEELSEN) als Endothelkrebse beschrieben worden sind. Es sind dies Geschwülste, welche am häufigsten in der Pleura, seltener im Peritoneum ihren Sitz haben und meist in Form multipler flacher und untereinander verschmelzender oder durch Stränge verbundener weisser Knoten auftreten, zwischen denen die Pleura oder das Peritoneum mehr oder weniger verdickt zu sein pflegt. Meist ist ein seröses oder serös fibrinöses Exsudat vorhanden. Die Geschwulst macht ferner Metastasen, die bei primärer Affection der Pleura hauptsächlich in den peribronchialen Bindegewebszügen, in den Bronchialdrüsen sowie in den Thoraxmuskeln ihren Sitz haben.

Histologisch ist die Geschwulst ausgezeichnet durch die Bildung epithelialer Zellnester und Zellstränge (WAGNER, SCHULZ, NEELSEN), die in der Peripherie zum Theil sogar aus Cylinderzellen bestehen. Die Zellnester und Stränge liegen in einem derben Bindegewebsstroma, entsprechen in ihrer Vertheilung durchaus dem Verlauf der Lymphgefässe und sollen durch Wucherung der Lymphgefässendothelien entstehen. Letzteres erscheint indessen zweifelhaft. Da sich nachweisen lässt, dass auch das oberflächliche Epithel in lebhafter Wucherung begriffen ist (NEELSEN) und zum Theil cylindrische Zellen liefert, so liegt es näher, die Geschwulstentwickelung auf eine Wucherung des Epithels der Leibeshöhle zurückzuführen und sie danach den epithelialen Geschwülsten, den ächten Krebsen zuzuzählen.

Unter den Bindesubstanzgeschwülsten kommen Fibrome und Myxome am häufigsten vor, doch sind sie selten. Sehr selten sind Sarcome. WALDEYER hat aus der Bauchhöhle ein plexiformes Angiosarcom beschrieben.

Häufiger als von der Serosa selbst gehen Geschwülste von dem subserösen Gewebe aus, namentlich Fibrome, Lipome und Sarcome.

Verhältnissmässig häufig kommen Geschwülste, namentlich Sarcome, im Mediastinalgewebe vor. Sie können eine erhebliche Grösse gewinnen.

Häufiger als primäre kommen secundäre Geschwülste vor. Im Peritoneum bilden namentlich Krebse, welche von den Organen des Unterleibs ausgehen, Metastasen. Mamma- und Schilddrüsencarcinome machen nicht selten Metastasen in der Pleura. Oesophagus und Magencarcinome greifen gelegentlich direct auf das Pericard über oder bilden ebenfalls metastatische Knoten.

Die Metastasen treten meist in Form scharf abgegrenzter Knoten und Knötchen auf. In der Pleura liegen sie namentlich im Verlauf der pleuralen und subpleuralen Lymphgefässe. Sie sind je nach der Beschaffenheit des Mutterknotens bald weich und weiss, medullär, bald hart, in einzelnen Fällen schwarz oder braun, melanotisch. Die Umgebung der Knoten ist bald wenig verändert, bald erheblich verdickt, hyperplasirt, indurirt und stark vascularisirt. Sitzen die Knoten dicht beisammen, so kann die betreffende Stelle der Serosa, z. B. das Netz, in eine dicke, höckerige, derbe Schwarte umgewandelt werden.

In seltenen Fällen verbreitet sich die Carcinombildung mehr diffus. Es ereignet sich dies namentlich bei Gallertkrebsen des Darmtractus oder des Ovariums, die auf die Bauchserosa übergreifen und die ganze Bauchhöhle mit gallertigen Massen füllen können.

Verältnissmässig häufig ist die Leibeshöhle, namentlich der Bauchraum, der Sitz von Dermoiden und teratoiden Fötalinclusionen. Erstere finden sich besonders häufig bei Frauen, bei denen sie in den Ovarien oder deren Umgebung ihren Sitz haben. Die Fötalinclusionen können an verschiedenen Stellen liegen und bilden mit der Umgebung verwachsene Cysten, welche einen rudimentären Fötus enthalten (vergl. § 13).

Cysten mit serösem Inhalt finden sich namentlich in der Umgebung des weiblichen Geschlechtsapparates (s. diesen), mit dem sie auch zusammenhängen. In seltenen Fällen kommen auch an anderen Stellen des Bauchfelles festsitzende Cysten verschiedener Grösse zur Beobachtung, deren Entstehung noch nicht aufgeklärt ist. Ihr Inhalt hat zuweilen eine schleimige Beschaffenheit und ist sehr eiweissreich.

Von thierischen Parasiten hat der Echinococcus einige Bedeutung. Er kann in den serösen Höhlen Blasen von erheblicher Grösse bilden, welche mit der Umgebung durch Bindegewebsadhäsionen verbunden sind. Cysticerken, die gelegentlich da oder dort gefunden werden, verursachen kaum je gefährliche Störungen. Ab und zu gelangen Darmparasiten, namentlich Spulwürmer, in die Bauchhöhle. Es geschieht dies namentlich dann, wenn die Darmwand lädirt ist, doch können Spulwürmer sich auch durch eine intacte Darmwand durchbohren. Die Folge der Darmperforation ist eine eitrige oder jauchige Peritonitis.

Trichinenembryonen, welche bei ihrer Auswanderung aus dem Darm in die Bauchhöhle gelangen, halten sich in derselben nicht auf, sondern wandern weiter nach den Muskeln.

Literatur über Krebs der Leibeshöhlen: WAGNER, Arch. d. Heilk. XI.; R. SCHULZ, ib. XVII; BIRCH-HIRSCHFELD, Patholog. Anatomie; BOSTROEM, Deutsch. Arch. f. klin. Med. 1881; BÖHME, Virch. Arch. 81. Bd.; NEELSEN, Deutsch. Arch. f. klin. Med. 31. Bd.; G. DE MASSY, Gazette des Hôpitaux 1867; GROSS, Philadelphia med. Times 1878; HUBL, Wiener med. Wochenschr. 1879 Nr. 52; THIERFELDER, Atlas der pathol. Histol. Taf. XXII.

FÜNFTER ABSCHNITT.

Pathologische Anatomie der äusseren Haut.

I. Einleitung.

§ 359. Die äussere Haut ist ein ziemlich complicirt gebautes Organ, welches theils eine schützende Decke für den Organismus bildet, theils im Dienste des Organismus gewisse Thätigkeiten ausübt. In letzterer Beziehung functionirt sie theils als Sinnesorgan für die Tastempfindung, theils als Wärmeregulator, theils als ein Organ, das bestimmte Secrete liefert und auch an dem Wechsel der gasförmigen Bestandtheile des Körpers sich betheiligt. Entsprechend ihren physiologischen Aufgaben steht sie einerseits mit dem übrigen Organismus im engsten Zusammenhang, auf der anderen Seite tritt sie auch zur Aussenwelt in die mannigfaltigsten Beziehungen. Keinem einzigen der anderen Organe kommen so verschiedene Aufgaben zu und keines ist äusseren Einflüssen in dem Maasse ausgesetzt wie die äussere Haut.

Die innigen Beziehungen zum übrigen Organismus sowohl als zur Aussenwelt bedingen es, dass die Haut auch äusserst häufig in krankhafte Zustände geräth. Es ist kaum nöthig hervorzuheben, dass sowohl mechanisch als auch thermisch oder chemisch wirksame Schädlichkeiten in unbegrenzter Zahl die Haut treffen und dadurch krankhafte Veränderungen, namentlich Entzündungen, hervorrufen können. Auch pflanzliche und thierische Parasiten können sich auf der Haut niederlassen. Diese durch eine direct auf die Haut wirkende Schädlichkeit erzeugten Hautkrankheiten bezeichnet man als idiopathische.

Auf der anderen Seite ist nicht zu vergessen, dass auch die Beschaffenheit des Blutes und der Gewebssäfte, dass Erkrankungen einzelner Organe, z. B. des Herzens, der Leber, der Nieren, des Geschlechtsapparates, des Nervensystemes etc., Veränderungen in der Haut zur Folge haben können. Diese als Theilerscheinung oder als Folge einer anderen Affection auftretenden Hautveränderungen werden als **symptomatische** bezeichnet.

Berücksichtigt man die grosse, ja unendliche Zahl der Schädlichkeiten, welche Hautveränderungen hervorzurufen im Stande sind, so wird man sich von vorneherein sagen, dass es wohl kaum zweckmässig sein würde, den Versuch zu machen, bei einer Besprechung der pathologischen Anatomie der Haut die Aetiologie durchgehends zur Grundlage der Eintheilung zu machen. Es würde sich letzteres schon aus dem Grunde nicht empfehlen, weil dieselbe Schädlichkeit bei verschiedenen Individuen durchaus nicht immer dieselben Veränderungen hervorruft, und umgekehrt verschiedene Schädlichkeiten denselben Effect haben können.

In Nachstehendem sollen daher die Veränderungen der Haut im Allgemeinen auf der Basis der dabei beobachteten anatomischen Gewebsveränderungen zusammengestellt werden. Die Aetiologie wird nur dann als maassgebendes Eintheilungsprincip zur Anwendung gebracht werden, wenn es sich um Schädlichkeiten handelt, welche einerseits als solche der anatomischen Untersuchung zugänglich sind (Parasiten), welche andererseits auch specifische Krankheitsformen, die sich in derselben Weise immer wieder wiederholen, hervorrufen.

Ganz consequent wird freilich auch nach Ausschluss der eben genannten Processe sich das anatomische Eintheilungsprincip nicht durchführen lassen. Schon der Umstand, dass dieselbe anatomische Veränderung, auf verschiedene Weise entstehen, dass also eine momentan sich vorfindende Veränderung in den Kreis verschiedener krankhafter Processe gehören kann, nöthigt uns auch dem klinischen Verlaufe der Affectionen bis zu einem gewissen Grade Rechnung zu tragen. Da wir bei der Haut den Werdegang der verschiedenen krankhaften Processe vor uns sehen und dabei verfolgen können, dass einem momentanen anatomischen Zustand nicht immer derselbe klinische Verlauf entspricht, so widerstrebt es uns, die Veränderungen in derselben Weise, wie wir es sonst thun, lediglich nach anatomischen Grundsätzen zu ordnen.

Literatur: Kaposi, Pathologie und Therapie der Hautkrankheiten. Wien und Leipzig 1880; Neumann, Lehrbuch der Hautkrankheiten. Wien 1880. 5te Auflage; Vierteljahresschrift für Dermatologie und Syphilis I.—VIII. Jahrgang.

II. Hyperämie, Anämie und Oedem der äusseren Haut.

§ 360. Wie schon unter physiologischen Verhältnissen der Blutgehalt der Haut grossen Schwankungen unterliegt, so wechselt er auch unter pathologischen Einflüssen. Hyperämie präsentirt sich theils als diffuse, theils als circumscripte Röthung der Haut, welche unter dem Fingerdruck schwindet. Die Farbe wechselt vom blassen Rosenroth bis zum dunkeln Blutroth und zur blaurothen Cyanose. Die Blutfülle betrifft dabei hauptsächlich die oberen Schichten des Corium, besonders den Papillarkörper.

Die Hyperämie ist theils eine active, theils eine passive; erstere ist theils eine von localen Traumen abhängige, also idiopathische, theils eine unter dem Einfluss des Centralnervensystems zu Stande kommende, also symptomatische Erscheinung. Kleine hyperämische Flecken bezeichnet man als Roseola, umfangreichere Röthungen als Eryth eme. Zuweilen sind die hyperämischen Theile zugleich merklich geschwellt, und es findet sich, abgesehen von der Erweiterung der Gefässe, auch eine stärkere Durchfeuchtung der Gewebe (entzündliches Oedem). Bei länger dauernder Hyperämie kommt es zu vermehrter Abschuppung der Haut, zu Desquamation. Nach Schwund der Hyperämie bleibt, namentlich wenn dieselbe lange gedauert oder häufig sich wiederholt hat, eine mehr oder weniger deutliche Pigmentirung zurück. Sie beruht auf einer Umwandlung extravasirter Blutkörperchen in Pigment.

Nach dem Tode pflegen einfache Hyperämieen der Haut zu verschwinden.

Durch Stauung bedingte Hyperämie erzeugt meist blaurothe, nicht scharf abgegrenzte Flecken. Ein kleiner Fleck wird als Livedo, diffus ausgedehnte Röthung als Cyanose bezeichnet.

Die Anämie der Haut giebt sich durch abnorme Blässe zu erkennen. Sie kann allgemein oder nur local vorhanden sein. Die Ursachen sind entweder in äusseren Einflüssen, welche die Haut direct treffen oder aber in einer Erregung der Vasoconstrictoren vom Nervensystem aus zu suchen.

Oedeme der Haut, d. h. Durchtränkung derselben mit seröser Flüssigkeit sind entweder Folgen von Stauung des Blutes oder der Lymphe oder von erhöhter Durchlässigkeit der Gefässwände. Eine ödematöse Haut ist verdickt, von der Schnittfläche ergiesst sich Flüssigkeit. Bei hochgradigem Oedem kann die ganze Epidermis in Form von Blasen (vergl. § 370) vom Papillarkörper abgehoben werden.

Die activen Hyperämieen lassen sich selbstverständlich von den Entzündungsprocessen nicht scharf trennen. Sie führen vielfach in dieselben über, sind nur Anfangsstadien derselben. Bei den Hautröthungen, z. B. bei jenen, die man als Erytheme bezeichnet und die sowohl idiopathisch (E. traumaticum, caloricum etc.) als symptomatisch (E. infantilis bei Dentition, oder bei Gastricismus) auftreten, enthält das Gewebe zuweilen auch entzündliches Exsudat, besonders bei ersteren.

Als Acne rosacea (Kupfernase) bezeichnet man dunkelrothe, von weiten Gefässen durchzogene Flecken, Knötchen und Höcker, die namentlich an der Nase und Wange vorkommen und sich allmählich entwickeln. Ihre Bildung ist auf eine dauernde Erweiterung der Gefässe zurückzuführen, zu der sich zuweilen eine Vergrösserung der Talgdrüsen hinzugesellt.

III. Hämorrhagieen der äusseren Haut.

§ 361. Frische Hämorrhagieen der Haut bilden rothe Flecken, welche unter dem Fingerdruck nicht schwinden. Kleine hirsekorn bis linsengrosse Flecken bezeichnet man als Petechien. Sie sind meist unregelmässig gestaltet. Vibices nennt man kleine, länglich streifenförmige, einfache oder verzweigte Herde, Ecchymosen grössere, unregelmässige Herde.

Einen Knötchen bildenden Bluterguss nennt man Lichen hämorrhagicus oder Purpura papulosa; eine durch massigere Blutansammlungen gebildete Beule Ecchymoma oder Hämatoma. Wird die Epidermis durch Blut abgehoben, so bilden sich hämorrhagische Blasen.

Der Sitz der Blutung ist verschieden. Vornehmlich ist der Papillarkörper und das Corium betroffen. Von da ergiesst das Blut sich unter das Epithel und kann dasselbe abheben oder sich zwischen die Epithelzellen hineindrängen. Gelangt das Blut in die Schweissdrüsen und tritt aus denselben aus, so spricht man von Hämatidrosis.

Die im allgemeinen Theile (§ 68) beschriebenen Umwandlungen des Blutfarbstoffes in Extravasaten kann man in der Haut zum Theil mit blossem Auge verfolgen, indem das Hellroth der frischen

Flecken sich in Blauroth, Gelbgrün und Braun umwandelt. Nach einer gewissen Zeit verschwinden die Flecken durch Resorption des Blutfarbstoffes. Das Blut, das zwischen die Epithelzellen gelangt war, kommt durch die physiologische Abstossung des Epithels schliesslich an die Oberfläche.

Nach ihrer Genese trennt man die Hämorrhagieen in idiopathische und symptomatische. Spontan entstandene Hämorrhagieen fasst man gewöhnlich unter dem Namen Purpura zusammen und setzt sie den traumatischen gegenüber.

Die spontan auftretenden Blutungen sind Theilerscheinungen oder Folgezustände in ihrer Natur theils gekannter theils ungekannter Affectionen. So treten bei Variola nicht selten Hämorrhagieen auf, welche in einzelnen Fällen, d. h. bei der sogen. Variola hämorrhagica oder Purpura variolosa eine sehr bedeutende Ausdehnung erreichen können. Im Beginn als kleine Flecken ohne bestimmte Anordnung auftretend, dehnen sie sich in wenigen Stunden zu grossen hämorrhagischen Herden aus. Auch bei der Pest, nach Schlangenbissen, bei Septicämie, Scharlach, Endocarditis und anderen Infectionen und Intoxicationen treten Hauthämorrhagieen in Form von Petechien und lividen Flecken auf. Ihre Entstehung ist auf Veränderung des Blutes sowie der Gefässwände, in einzelnen Fällen auf embolische Pilzansiedelungen zurückzuführen.

Als Purpura oder Peliosis rheumatica bezeichnet man eine eigenthümliche Affection, bei welcher mit oder ohne leichte Fiebersymptome Schmerzen im Knie und im Fussgelenk sich einstellen, denen nach einiger Zeit die Bildung von grossen und kleinen Hauthämorrhagieen in der Umgebung des Knieses folgt. Ihre Ursache ist unbekannt. Ebensowenig ist die Ursache der Purpura simplex und der Purpura hämorrhagica oder des Morbus maculosus Werlhofii bekannt, bei welchen unter Fiebersymptomen und Abgeschlagenheit an verschiedenen Stellen des Körpers Hauthämorrhagieen auftreten. Bei der letzten Form können die hämorrhagischen Flecken handtellergross werden, zugleich treten Blutungen aus Mund, Nase und Rachen auf.

Sehr bedeutend werden die Hämorrhagieen auch bei dem Scorbut oder der Purpura scorbutica, bei welchem, abgesehen von den characteristischen Affectionen des Zahnfleisches, nicht nur die Haut, sondern auch das Unterhautzellgewebe ihr Sitz ist. Hier lässt sich in letzter Instanz die Affection auf ungenügende oder schlechte Ernährung zurückführen.

Sehr häufig begegnet man circumscripten Blutungen an den unteren Extremitäten alter Individuen, deren Gefässsystem atheromatös entartet ist (Purpura senilis) und bei denen sich in Folge dessen Circulationsstörungen eingestellt haben.

IV. Abnorme Pigmentirungen der äusseren Haut.

§ 362. Die abnormen Pigmentirungen der Haut treten entweder diffus oder circumscript auf. Sie beruhen theils auf einer Vermehrung des normalen Pigmentes der Retezellen und des Corium theils auf einer Einlagerung von Pigment, das dem Organismus fremd ist. Auch aus extravasirtem Blute können sich Pigmente bilden.

Ein Theil der pathologischen Pigmentirungen findet sich angeboren und tritt in Form von kleineren und grösseren, blassbraunen bis dunkelbraunen und schwarzen Flecken auf. Sie werden als Naevi pigmentosi bezeichnet. Sie sind glatt (N. spilus) oder warzig (N. verrucosus) oder mit Haaren besetzt (N. pilosus) (vergl. Warzen § 399).

Erworbene Pigmentflecken bezeichnet man als Chloasmata und unterscheidet idiopathische und symtomatische. Unter den ersteren sind namentlich die Sommersprossen (Ephelis) und die Linsenflecken (Lentigo) zu nennen. Jene sind blassbraune, unregelmässig gestaltete, zackige, diese gelb bis schwarzbraun gefärbte, scharfbegrenzte, stecknadelknopf- bis linsengrosse Flecken. Die Sommersprossen kommen hauptsächlich im Gesicht vor und treten namentlich in jungen Jahren auf, um im höheren Alter wieder zu verschwinden. Die Linsenflecke haben keinen bevorzugten Standort und bleiben, nachdem sie sich einmal entwickelt, das ganze Leben hindurch bestehen (Ueber den Bau derselben vergl. § 399).

Sehr oft entstehen Pigmentirungen nach häufig stattgehabten Hyperämieen und Entzündungen, wie sie z. B. durch Kratzen hervorgerufen werden (Chloasma traumaticum), ferner dadurch, dass man die Haut häufig den Sonnenstrahlen exponirt (Chl. caloricum).

Auch Veränderungen innerer Organe, namentlich des Geschlechtsapparates bei Frauen, können mit Pigmentirungen der Haut einhergehen (Chl. uterinum). Auch zeigen marantische Individuen oft eine sehr auffallende Pigmentirung.

Als Morbus Addisoni bezeichnet man eine Affection, bei welcher die erkrankten Individuen eine broncebraune Hautfärbung erhalten und zugleich cachectisch werden. Die Broncefärbung soll mit der Erkrankung der Nebenniere zusammenhängen, letztere ist indessen in den betreffenden Fällen nicht immer verändert.

Das Pigment hat bei den genannten Affectionen seinen Sitz theils in den tiefsten Schichten des Rete Malpighii, namentlich in der untersten Zelllage, theils im Corium. Es bildet dasselbe gelbe und braune Körner, zum Theil sind die Zellen auch diffus gefärbt.

Von den eigentlichen Pigmentosen sind die sogen. Dyschromasieen zu trennen. Sie werden durch Einlagerung von Farbstoffen in das Corium gebildet. Diese Farbstoffe sind theils im Körper selbst gebildet, theils von aussen eingeführt. Als Hauptrepräsentant der ersteren ist der Icterus, d. h. die Imprägnation der Haut mit Galle, als Repräsentanten der letzteren die Argyrie, d. h. die Ablagerung von Silber nach chronischem Genuss von Silberpräparaten und die Tätowirung aufzuführen.

Bei dem Icterus wird die Haut citronengelb bis graugelb und graugrün, bei der Argyrie broncefarben bis schiefergrau. Die schwarzen Silberkörnchen haben ihren Sitz in der Cutis. Bei dem Tätowiren wird die Haut mit Nadeln blutig gestochen und alsdann Farbstoff, namentlich Kohlenpulver, Schiesspulver, Zinnober, Berlinerblau und Indigo eingerieben. Ein Theil des eingeriebenen körnigen Farbstoffes bleibt im Cutisgewebe liegen.

V. Atrophie der äusseren Haut.

§ 363. Bei der einfachen Hautatrophie handelt es sich um eine Massenabnahme der einzelnen Hautbestandtheile. Meist ändert sich dabei auch ihre Beschaffenheit. Die Atrophie ist entweder local oder diffus über grössere Strecken ausgebreitet, ferner bald eine consecutive, bald eine primäre Veränderung.

Schon bei der physiologischen Senescenz oder der senilen Atrophie geht die Haut oft Texturveränderungen ein, die einen sehr hohen Grad erreichen können. Zunächst wird die Haut dünner. Diese Verdünnung beruht auf einem Kleinerwerden der Papillen; an Orten, wo sie nicht gross sind, können sie ganz verschwinden. Ferner nehmen auch die Faserbündel des Corium mehr oder weniger an Mächtigkeit ab und gewinnen dabei sehr häufig ein trübes Aussehen, indem zahlreiche feine Körner in ihnen auftreten. Diese Körner erhalten sich auch bei Einschluss der Präparate in Canadabalsam.

Die Zusammensetzung der Bündel aus Fasern ist bald noch deutlich zu sehen, bald nicht. In letzterem Falle können die Bündel ganz hyalin, glasartig verquollen erscheinen (hyaline Degeneration). NEUMANN vergleicht sie mit coagulirtem Leim.

Die Gefässe der Haut sind zum Theil verödet, so dass man bei Injectionen kein so dichtes Gefässnetz erhält, wie unter normalen Verhältnissen. Nicht selten findet man Pigmentablagerungen in Form von gelbbraunen oder dunkelbraunen Körnern, welche theils in den Zellen des Rete Malpighii, theils in der Umgebung der Cutisgefässe liegen.

§ 364. Mit der Atrophie des Cutisgewebes gehen auch Veränderungen der epidermoidalen Theile der Haut parallel. Die weichen Schichten der Epidermis pflegen an Mächtigkeit mehr oder weniger abzunehmen, so dass die Hornschicht nur durch wenige Lagen von Zellen von dem Papillarkörper getrennt ist. Die Hornschicht selbst ist trocken und spröde, oft schilfernd (Pityriasis tabescentium). An einzelnen Stellen häufen sich epidermoidale Schuppen an und bilden linsen- bis 5pfennigstückgrosse, weissfarbige Auflagerungen.

Wo Haare stehen, fallen dieselben aus, um sich nicht wieder zu ersetzen, so dass die Haarfollikel entweder gar keine Haare oder nur Wollhaare enthalten. Mitunter liegen auch in einem Follikel mehrere Wollhaare, die sich auf einer Papille successive gebildet haben oder auf verschiedenen Papillen, in verschiedenen Ausbuchtungen des Haarbalges ihren Sitz haben. Im Uebrigen sind die Haarfollikel theils geschrumpft und verkürzt (Fig. 142 *b*), theils durch angehäuftes Epithel, welches zuweilen auch kleine Härchen enthält, erweitert (*c*). In manchen Follikeln ist die Haarpapille geschwunden. Der geschrumpfte Haarbalg ist bald cylindrisch, am unteren Ende zugespitzt, bald vielfach ausgebuchtet und verzerrt. Es hat oft den Anschein, als ob die Wurzelscheiden durch Auswuchern neue Haarbälge zu bilden versuchen wollten. Bei starker Verkürzung des Haarbalges sieht der restirende Theil desselben wie ein einfacher Ausführungsgang einer Talgdrüse aus.

Ein vollständiger Untergang der Haarbälge scheint meist nicht einzutreten (NEUMANN). Selbst wenn die Wurzelscheide schwindet, bleiben noch Vertiefungen zurück, die mit verhornten Zellen gefüllt sind.

Von den Talgdrüsen geht an diesen kahlen atrophischen Hautstellen ein Theil ganz unter, andere sind erheblich geschrumpft

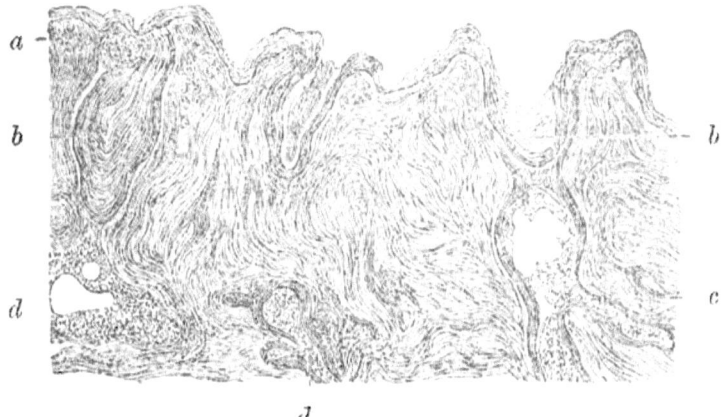

Fig. 142. Durchschnitt durch eine hochgradig degenerirte senile Stirnhaut, an welcher die geschrumpften Haarbälge sammt ihrem Inhalte, bestehend theils aus Epidermis, theils aus Sebummassen zu sehen sind. *a* Cutis mit fleckweisen körnigen Trübungen. *b* Verkürzter Haarbalg sammt äusserer Wurzelscheide. *c* Verhornte Zellen, welche den Haarbalg ausfüllen. *d* Segmente von erweiterten Talgdrüsen. (Nach NEUMANN).

und verkleinert, noch andere durch Secretanhäufung erweitert (Fig. 142 *d*) und nicht selten in ziemlich grosse Cysten umgewandelt (Milium, Grutum). Letzteres kommt namentlich an Stellen vor, die dicht behaart waren, so z. B. an der Glatze.

Die Schweissdrüsen zeigen keine auffälligen Veränderungen.

Locale Atrophieen der Haut in Form von weissen Streifen und Flecken finden sich bei erwachsenen Individuen nicht selten am Gesäss, an den Trochanteren, am vorderen Beckenrande, am Knie etc. Frauen, welche eine Schwangerschaft durchgemacht haben, besitzen am Bauche, oft auch an den Oberschenkeln und am Gesäss glänzend weisse Streifen, sogen. Schwangerschaftsnarben. Nach LANGE (Anzeiger d. k. k. Gesellsch. d. Aerzte in Wien, Mai 1879) sind an solchen Stellen die Faserbündel der Cutis auseinander gedrängt, die Papillen mehr oder weniger verstrichen. Die weisse Beschaffenheit dieser Stellen dagegen rührt nach LANGE weniger davon her, dass die Haut verdünnt ist, als vielmehr davon, dass die Faserbündel der Cutis durchgehends parallel gelagert sind. Ebenso verhält sich die Sache bei den weissen Hautflecken, die sich bei Anasarka entwickeln.

Auch durch Druck entstehen Hautatrophieen, sei es, dass Geschwülste aus der Tiefe gegen die Haut sich vordrängen, sei es, dass von aussen Schwielen drücken. Chronische Entzündungen haben ebenfalls oft Atrophie der Haut zur Folge, ebenso kommt sie in Folge von Neurosen vor. Die Veränderungen sind dieselben, wie bei der senilen Atrophie.

Als Xeroderma oder Pergamenthaut wird von den Autoren

(CAPOSI) eine eigenthümliche Hautaffection beschrieben, die in zwei Hauptformen vorkommt. Bei der einen Form ist die Haut gesprenkelt, gelbbraun, roth und weiss, glänzend. Dabei ist die Epidermis pergamentartig, trocken, dünn, glatt oder gefurcht und rissig, die Cutis verdünnt aber stramm angezogen, geschrumpft, fettarm. Diese Erkrankung findet sich besonders bei Kindern und ist progressiv. Bei den anderen stationär bleibenden Fällen ist die Haut weiss, gespannt, blass; die Epidermis verdünnt, glänzend und hebt sich in dünnen glänzenden Blättchen ab.

§ 365. Unter Pigmentatrophie (Achromatia, Leukopathia) fasst man alle jene Zustände zusammen, bei denen das einem Gewebe normal zukommende Pigment mangelt oder in zu geringer Menge vorhanden ist. Man unterscheidet einen angeborenen und einen erworbenen Pigmentmangel; ersteren nennt man Albinismus, letzteren Vitiligo oder Leukoderma acquisitum.

Bei dem Zustande, den man als Albinismus universalis bezeichnet, fehlen sämmtliche Pigmente des Körpers von Geburt an. Die betreffenden Individuen, welche man Albinos oder Kakerlaken nennt, haben eine hellweisse oder rosig durchscheinende Haut; die Haare sind gelblich weiss, seidenartig, auch die Iris und die Chorioidea sind pigmentlos und scheinen durch ihren Blutgehalt hellroth gefärbt. Die Missbildung ist bei Europäern ziemlich selten, häufiger kommt sie bei Negern vor. Auch der partielle Albinismus, bei welchem das Pigment nur stellenweise mangelt, kommt bei Negern häufiger vor als bei den weissen Racen.

Vitiligo, also erworbener Pigmentmangel, entsteht zuweilen ohne bekannte Ursache. Für einige Fälle werden Veränderungen der Hautnerven als Ursache angenommen (LELOIR, Arch. de physiol. 1881). Es bilden sich dabei helle, farblose Flecken, die von einem Pigmenthofe umgeben sind. In seltenen Fällen dehnt sich der Process durch fortgesetzte Bildung neuer Flecken über einen grossen Theil der Haut aus.

Auch im Gefolge von Entzündungsprocessen, wie Furunkeln, Lupus, syphilitischen Eruptionen, Leprabildungen etc. können weisse Flecken in der Haut zurückbleiben.

Atrophie des Haarpigmentes, d. h. Ergrauen d. Haare, Canities, Poliosis, ist im höheren Alter eine physiologische Erscheinung. Sie ist durch eine Abnahme der zwischen den Zellen der Rindensubstanz des Haares liegenden Pigmentkörner bedingt.

Das einmal gebildete Pigment schwindet indessen nicht wieder, sondern es wird nur die Pigmentbildung in der Haarzwiebel vermindert und sistirt (CAPOSI).
Dasselbe geschieht bei der prämaturen Poliosis.

VI. Die Entzündungen der äusseren Haut.

1. Dermatosen mit transitorischem Character, geringer Exsudation und geringer Gewebsveränderung, Erytheme (Roseola), Papeln, Quaddeln, (Bläschenbildung).

§ 366. Bereits bei der Besprechung des Erythems (§ 360) als einer Form der Hauthyperämie ist darauf hingewiesen worden, dass im weiteren Verlaufe oder bei Steigerung des Processes es zu exsudativen Vorgängen kommen kann, welche die Affection aus dem Gebiete der einfachen Hyperämieen in dasjenige der Entzündungen versetzen. Für die Betrachtung mit blossem Auge existirt zwischen erythematöser Hyperämie und erythematöser Entzündung kein grosser Unterschied, nur dass bei letzterer in Folge der Bildung eines Exsudates der afficirte Theil geschwellt ist. Ist diese Exsudation auf eine oder einige wenige Papillen beschränkt oder wenigstens an einzelnen Stellen stärker als an anderen, so entstehen knötchenförmige Erhebungen, sogen. Papeln. Schwillt eine grössere Gruppe von Papillen gleichzeitig an, so entstehen sogen. Quaddeln, d. h. betartige Erhebungen der Haut. Ist die Exsudation noch bedeutender, so entstehen knotenförmige Herde. Bei den Quaddeln und den knotenförmigen Herden kann die Röthung im centralen Theile schwinden, so dass die geschwellte Stelle im Centrum blass, in der Peripherie geröthet erscheint.

Wie die mikroskopische Untersuchung ergiebt, handelt es sich bei diesen Schwellungen meist um seröse Exsudationen, welche die Spalträume der oberflächlichen Schichten des Corium und des Papillarkörpers ausdehnen und die Zellen des Rete Malpighii zur Quellung bringen. Bei Steigerung und längerer Dauer der Entzündung ist das Exsudat zellreicher, die Affection ist danach durch eine kleinzellige Infiltration des Bindegewebes gekennzeichnet.

Mitunter führt die Quellung des Epithels zum Untergang einzelner Zellen durch Verflüssigung und Zerfall des Protoplasma's.

In diesem Falle können sich über den Papeln und Quaddeln Bläschen bilden (vergl. § 370). Nicht selten treten mit der flüssigen Exsudation auch rothe Blutkörperchen in das Gewebe ein. Makroskopisch ist dies daran erkennbar, dass nach Entfernung des Blutes durch den Fingerdruck sich in der Haut rothe oder gelbliche oder bräunliche Färbungen zeigen.

Die Folgen dieser Entzündungen für die Haut sind meist sehr gering. Da es sich grösstentheils um ein flüssiges Exsudat handelt, so geht auch die Resorption desselben sehr leicht und rasch von Statten. Am Epithel sind häufig keine Consecutivveränderungen zu bemerken; in anderen Fällen kommt es zu einer Desquamation der oberflächlichen Lagen in Form von dünnen Schüppchen und dünnen Fetzen. War eine Hämorrhagie eingetreten, so bleibt zunächst eine Pigmentirung zurück, die später wieder verschwindet.

§ 367. Die Ursachen dieser leichten Entzündungsformen sind äusserst verschiedene. Auf der einen Seite können zahlreiche äussere Schädlichkeiten dieselben hervorrufen; auf der anderen Seite sind sie auch häufig symptomatische Erscheinungen bei infectiösen Allgemeinerkrankungen, sowie bei Erkrankungen innerer Organe. In manchen Fällen ist die Ursache ihres Eintrittes unbekannt. In einzelnen Fällen scheint eine Angioneurose die Ursache zu sein.

Unter den zahlreichen Formen verdienen folgende, die sich durch einen besonderen Verlauf auszeichnen, eine specielle Erwähnung.

1) Das Masernexanthem tritt zuerst am Gesicht, der Stirn und den Schläfen auf und verbreitet sich von da über den Hinterkopf, den Hals, die Schultern und den Stamm. Es bildet nagelgliedgrosse rothe und gelblichrothe Flecken, welche theils im Niveau der Haut liegen, theils etwas über dasselbe erhaben sind und Knötchen bilden, welche den Follikelmündungen entsprechen (morbilli laeves und papulosi). Die Haut und das scubutane Gewebe sind stellenweise mehr oder weniger ödematös geschwellt, namentlich im Gesicht. Die Flecken können theilweise confluiren, jedoch nie allgemein. Schon nach Verlauf weniger Stunden blasst das Exanthem mit Hinterlassung leichter, gelblicher Pigmentirung ab und an Stelle des Exanthems tritt eine kleienförmige Abschuppung der Haut ein.

2) Das Scharlachexanthem tritt zuerst am Halse und in der Schlüsselbeingegend auf und verbreitet sich von da über den Rücken und die Brust auf die oberen und unteren Extremitäten. Erst bilden sich feine rothe Pünktchen, welche sehr dicht beisammen stehen, so dass die afficirten Theile diffus roth erscheinen. Anfangs ist die Farbe rosenroth, später dunkelroth, livid, „scharlachroth". Die Haut ist durch die Infiltration geschwellt. Das Exanthem erhält sich 1—3, zuweilen

5—7 Tage, dann blasst es ab und die Haut erscheint gelbbraun pigmentirt. Weiterhin schülfert sich die Epidermis in kleineren und grösseren Lamellen ab. Eine Abschülferung in grossen Lamellen bezeichnet man als Desquamatio membranacea, eine solche in kleinen Schüppchen als Desquamatio furfuracea. Zuweilen kommt es auch bei Scharlach zu Knötchen- und Bläschenbildungen (Scarlatina papulosa, vesicularis und pemphigoides), nicht selten auch zu Hämorrhagieen (Sc. hämorrhagica). Das im Gewebe sitzende Exsudat ist ziemlich zellreich.

3) **Erythema exsudativum multiforme.** Nach CAPOSI entstehen im Beginne dieser Affection auf Hand- und Fussrücken, sowie auf den angrenzenden Hautpartieen der Vorderarme und der Unterschenkel stecknadelkopfgrosse, alsbald zu Linsengrösse heranwachsende, zinnoberrothe, unter dem Fingerdruck erblassende, flache, nur mässig prominirende, scharf begrenzte, disseminirte Flecken (Erythma laeve). Durch peripheres Wachsthum werden die Flecken grösser, während sie zugleich im Centrum einsinken und cyanotisch werden. Die grösseren Flecken confluiren untereinander. Nicht selten treten Hämorrhagieen ein.

Durch Abblassen der Flecken im Centrum bei Ausbreitung des rothen Saumes entsteht das sogen. Er. annulare, durch Aufeinandertreffen mehrerer Kreise das Er. gyratum, durch das Auftreten eines rothen Fleckes in einem blassen, von einem rothen Kreise umgebenen Centrum das Er. Iris, durch Bildung von Knötchen das Er. papulatum, durch Bildung von Quaddeln das Er. urticatum s. Lichen urticatus, durch Bildung von Bläschen das Er. vesiculosum. Schreitet die Bläschenbildung peripher weiter, während sich das Centrum zurückbildet, so entsteht der Herpes circinnatus, characterisirt durch einen Kranz von Bläschen. Ist in der Mitte des Kranzes noch ein Bläschen, so spricht man von Herpes Iris. Ein grossblasiges Erythem bezeichnet man als Er. bullosum.

Nach Rückbildung des Processes pflegt eine braune Pigmentirung zurückzubleiben. Hatten sich Bläschen gebildet, so bilden sich nachher auch Schuppen und Krusten. Der Process dauert 14 Tage bis 4 Wochen. Die Ursachen seiner Entstehung sind unbekannt.

4) Das **Erythema nodosum s. Dermatitis contusiformis s. Urticaria tuberosa** ist ausgezeichnet durch die Bildung grosser Beulen und Knollen und kommt am häufigsten an den unteren Extremitäten vor. Die Knollen ragen nur wenig oder gar nicht über das Niveau der Haut hervor, sind an der Peripherie hellroth, im Centrum blauroth. Nach 2—3 Tagen tritt eine Verfärbung in Blauroth, Gelb und Grün und zugleich auch die Rückbildung ein. Da es sich im Wesentlichen um eine seröse Exsudation handelt, so geht auch die Resorption sehr rasch vor sich und der Process hinterlässt keine andere Veränderung als eine leichte Pigmentirung.

5) Das **Erythema traumaticum** entsteht nach äusserst verschiedenen Hautreizen, die theils mechanisch, theils calorisch, theils chemisch auf die Haut einwirken.

Zu der ersten Gruppe von Schädlichkeiten gehört z. B. das Reiben durch Kleidungsstücke oder zweier Hautflächen gegeneinander, zu der zweiten Verbrennungen und Erfrierungen leichtesten Grades, zu der dritten Terpentin, graue Salbe, verdünnte Säuren, die auf die Haut applicirt werden, ferner viele Insectenstiche. Die durch Frost entstandenen Beulen nennt man Perniones.

Mitunter entstehen Eytheme auch durch Genuss von Medicamenten (Chinin).

6) Zu der Gruppe der exsudativen Erytheme gehört auch ein Theil der als Roseola bezeichneten circumscripten, rothen Hautflecken. Je nach ihrer Ursache spricht man von R. rheumatica, cholerica, typhosa, aestiva, autumnalis, infantilis etc.

7) Mit dem Namen Pellagra oder Mal rosso oder Mal del sole oder Risipola lombarda hat man eine eigenthümliche in Oberitalien, Südfrankreich, Spanien und Rumänien vorkommende Krankheit belegt, bei welcher Erytheme besonders an den unbekleideten Hautstellen auftreten. Sie zeigen sich besonders im Frühjahr und im Sommer und schwinden im Herbst unter Schuppung. Vergl. CAROSI l. c.; SCHEIBER, Vierteljahresschr. f. Dermat. u. Syph. II. WINTERNITZ, ib. III.

8) Urticaria oder Cnidosis (Nesselsucht) nennt man ein Exanthem, das sich durch Bildung von Quaddeln auszeichnet, die enorm rasch sich erheben und rasch wieder verschwinden. Das Plateau der Quaddeln ist weiss, der Saum roth. Mitunter entwickeln sich auch kleine Bläschen (U. vesiculosa), oder Knötchen (U. papulosa). Die Urticaria ist theils ein Effect äusserer Schädlichkeiten (Brennnesseln, Floh-, Wanzen-, Läuse-, Mückenstiche), theils eine symptomatische Erscheinung, die bei Reizzuständen in anderen Organen (Darm) oder in der Haut selbst auftritt.

2. Dermatosen mit reichlicher Gewebsinfiltration. Knötchen, Schuppen, Bläschen, Pusteln und Borken bildende Exantheme.

a. Ueber die histologischen Vorgänge im Allgemeinen.

§ 368. Die in den nachfolgenden Paragraphen zu besprechenden Affectionen haben gegenüber den Erythemen das gemeinsam, dass die entzündlichen Veränderungen weit hochgradigere sind. Bei der Mehrzahl derselben ist auch die Dauer der Affection eine bedeutendere und ist auch die Restitutio ad integrum mit grösseren Schwierigkeiten verbunden.

Die entzündliche Infiltration tritt theils in diffuser Ausbreitung auf, theils ist sie circumscript. Bei frischen Affectionen liegt das zellige Exsudat oft hauptsächlich in der Umgebung der Venen. Neben der Exsudation findet man auch degenerative Veränderungen an Epithel und Bindegewebe, welche ihr zeitlich theils vorangehen, theils nachfolgen, theils parallel gehen. In späteren Stadien des Processes stellen sich sowohl im Epithel als im Bindegewebe Wucherungsvorgänge ein, welche theils den Wiedersatz verloren gegangener Theile bezwecken, theils zu Hyperplasie der betreffenden Theile führen. Die äussere Erscheinungsweise dieser Dermatitiden ist eine sehr mannigfaltige.

Durch die entzündliche Infiltration des Gewebes bilden sich theils locale und circumscripte (Papeln), theils diffus ausgebreitete Schwellungen. An der epithelialen Decke beobachtet man Blasen, Pusteln, Schuppen, Krusten und Borken. Nicht selten bilden sich kleine Substanzverluste, namentlich im Epithel. Zuweilen wird auch Exsudat an die freie Oberfläche gesetzt.

Nach ihrem klinischen Verlaufe sind die hieher gerechneten Entzündungen von einander sehr verschieden. Ein Theil derselben verläuft acut, während andere chronisch verlaufen und manche sich über viele Jahre hinziehen. Auch die Aetiologie der einzelnen Formen ist höchst verschieden, so dass sich etwas Allgemeines über dieselbe nicht sagen lässt.

§ 369. Das Infiltrat, welches eine local begrenzte oder eine diffus ausgebreitete Schwellung und Verdickung der Haut bedingt, besteht theils aus Flüssigkeit, theils aus geronnenem Fibrin, theils aus Zellen. Letztere sind bei der histologischen Untersuchung am leichtesten zu erkennen und sind an gehärteten Präparaten auch oft das Einzige, was sich mikroskopisch nachweisen lässt. Bei leichteren Graden der Entzündung kann das Exsudat auf den Papillarkörper (Fig. 143 i) beschränkt sein. In anderen Fällen ist auch das Cutisgewebe (Fig. 143 k und Fig. 145 m), ja auch das subcutane Gewebe infiltrirt. Endlich kann auch die epitheliale Decke (Fig. 143 $f\ g\ h$) von Exsudat durchsetzt sein.

Der Zellreichthum des Exsudates ist bald gering, bald bedeutend. Frische rasch entstandene Exsudate (Fig. 144) pflegen zellarm, ältere und langsamer entstandene dagegen verhältnissmässig zellreich (Fig. 143 und 145) zu sein. Treten im Exsudat Gerinnungen auf (Fig. 143 k) so bilden sich meist körnige und fädige Niederschläge. Der im Bindegewebe steckende Theil des Exsudates hat seinen Sitz theils in den Bindegewebsspalten, theils in den Lymphgefässen (Fig. 143 l).

Vom Papillarkörper aus gelangt das Exsudat auch in die epi-

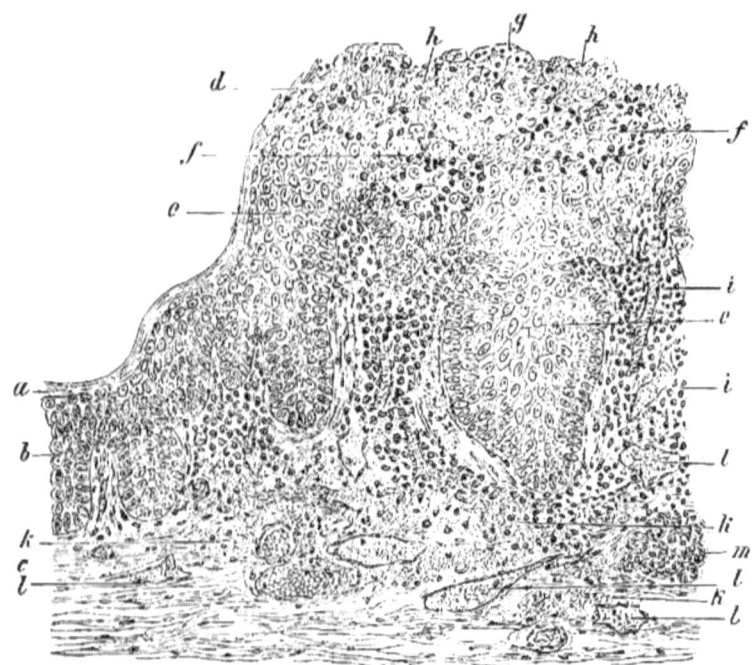

Fig. 143. Schnitt durch ein Condyloma latum ani. *a* Hornschicht der Epidermis. *b* Rete Malpighii. *c* Corium. *d* Aufgequollene und mit Rundzellen infiltrirte Hornschicht. *e* Aufgequollene Zellen des Rete Malp. *f* Aufgequollenes und zellig infiltrirtes Epithel. *g* Epithelien, in deren degenerirtes Innere Rundzellen eingedrungen sind. *h* Körnige Gerinnungsmassen. *i* Geschwellter, zellig infiltrirter Papillarkörper. *k* Corium mit Zellen und Fibrin infiltrirt. *l* Lymphgefäss. *m* Schweissdrüse. Anilinbraunpräp. Vergr. 100.

theliale Decke. Hier verbreiten sich die Zellen sowohl als die Flüssigkeit zunächst zwischen den Epithelzellen (Fig. 143 *f*). Weiterhin dringen sie indessen auch in die Zellen hinein. In Folge davon quellen dieselben auf (Fig. 143 *f* und *g*), oder es treten in ihrem Inneren helle Flüssigkeitstropfen (vergl. § 371 Fig. 145 *e f*) sogen. Vacuolen auf, welche das Protoplasma und den Kern zur Seite drängen. Letzterer kann sich eine Zeit lang erhalten, geht indessen früher oder später durch Aufquellung oder Zerbröckelung zu Grunde. Am längsten erhalten sich die Zellmembranen, doch können sie schliesslich ebenfalls aufgelöst werden (vergl. § 371).

§ 370. Die Bläschen- und Blasenbildung. Bei sehr vielen entzündlichen Hautaffectionen bleiben die Veränderungen im Epithel nicht bei der in dem vorhergehenden Paragraphen beschrie-

benen Quellung der Zellen stehen, sondern es kommt zu mehr oder
minder ausgedehntem Zerfall und Untergang des Epithels und damit zur Bildung sog. Bläschen und Blasen. Was wir eine Blase
oder ein Bläschen (Vesica oder Vesicula) nennen, ist, falls es sich
um eine entzündliche Hautaffection handelt, stets eine durch Zerfall von Epithel entstandene Höhle innerhalb des Epithels. Eine
Blasenbildung, die etwa lediglich durch Ansammlung von Flüssigkeit zwischen den Epithelzellen, z. B. zwischen Hornschicht und
Schleimschicht der Epidermis entstände, giebt es nicht. Dagegen
können Blasenbildungen in der Haut dadurch entstehen, dass die
unveränderte epitheliale Decke an einer circumscripten Stelle in
toto durch transsudirende Flüssigkeit abgehoben wird. Solche Blasen haben aber keinen entzündlichen Ursprung, sondern sind Stauungsblasen, und bilden sich in Folge hochgradiger ödematöser
Schwellung der Haut. Die hierbei vorhandene Flüssigkeitsansammlung lockert die Verbindung zwischen Epithel und Bindegewebe
und hebt ersteres von letzterem ab. Aehnliches beobachtet man
bei fauligen, gangränösen Processen in der Haut.

Bei entzündlicher Blasenbildung handelt es sich also, wie
bereits erwähnt, stets um Höhlen, welche durch den Untergang von
Epithelzellen der weicheren Epidermislagen gebildet werden und
welche durch exsudirte Flüssigkeit mehr oder weniger prall gefüllt
sind. Das Epithel kann dabei in verschiedener Weise zu Grunde
gehen. Von maassgebender Bedeutung ist die Art und der Zeitpunct des Todes der Epithelzellen einerseits, die Beschaffenheit und
Mächtigkeit der Exsudation in das Epithel andererseits. Wird
z. B. das Epithel durch eine Schädlichkeit (hohe Temperatur) abgetödtet und gleichzeitig durch Läsion der Gefässe des Papillarkörpers eine Exsudation von Flüssigkeit aus den Gefässen veranlasst, so gehen die abgetödteten Epithelzellen sehr rasch einer Auflösung entgegen. Entsteht dagegen ein exsudativer Entzündungsprocess in der Haut als Folge einer Schädlichkeit, welche primär
die Gefässe der Cutis und des Papillarkörpers trifft, so geht dem
Untergang der Zellen ein verhältnissmässig lange dauerndes Stadium der Quellung voran.

Lässt man auf irgend eine Hautstelle eine hohe Temperatur
kurze Zeit einwirken, so tritt an derselben sofort eine starke Röthung
ein. Nach kurzer Zeit wird die Hornschicht der Epidermis in die
Höhe gehoben, indem sich unter derselben eine mit Flüssigkeit gefüllte Höhle eine sogen. Brandblase bildet. Durch die Einwir-

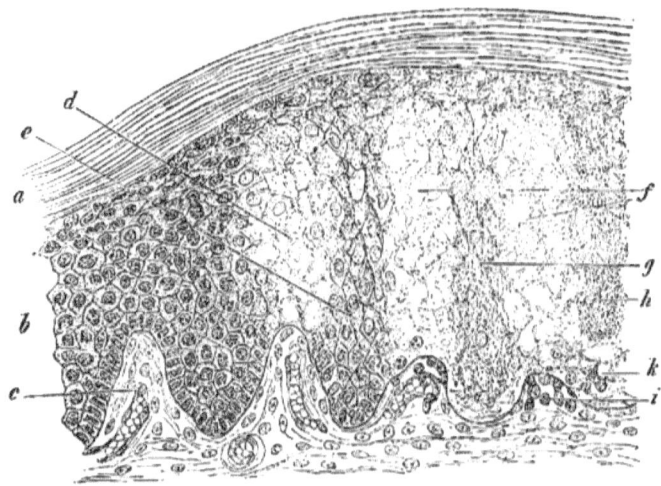

Fig. 144. Durchschnitt durch den Rand einer Brandblase. *a* Hornschicht der Epidermis. *b* Rete Malpighii. *c* Normale Papillen. *d* Aufgequollene Zellen, deren Kerne zum Theil noch sichtbar, aber blass, zum Theil zu Grunde gegangen sind. *e* Interpapillär gelegene Epithelzellen, in der Tiefe erhalten, in den höheren Lagen in die Länge gezogen und zum Theil gequollen, ohne Kern. *f* Aus Epithelzellen und Exsudat entstandenes Fibrinnetz, über den Papillen totale Verflüssigung der Zellen. *g* Interpapilläre Zellen, kernlos, gequollen und von der Cutis abgehoben. *h* Totale Degeneration der von der Cutis abgehobenen interpapillär gelegenen Zellen. *k* Unter dem abgehobenen Epithel liegendes geronnenes Exsudat (Fibrin). *i* Niedergedrückte Papillen, zellig infiltrirt. Carminpräp. Vergr. 150.

kung der Hitze werden die Epithelzellen theilweise abgetödtet und gleichzeitig die Gefässe des Papillarkörpers mehr oder weniger heftig alterirt. In Folge davon stellt sich eine Exsudation aus den Gefässen ein, welche zunächst von der Spitze des Papillarkörpers aus in die Epitheldecke eindringt. Die durch die Wärme bereits abgetödteten oder wenigstens geschädigten Epithelzellen werden dadurch zur Quellung (Fig. 144 *d*) und schliesslich zur vollkommenen Auflösung *(f)* gebracht. Zunächst geschieht dies über den Spitzen des Papillarkörpers *(d f)*. Die interpapillär gelegenen Theile des Epithels *(e)* können noch eine Zeit lang erhalten bleiben, doch werden sie durch das Exsudat verzerrt und gestreckt. Sowie indessen die Exsudation eine gewisse Mächtigkeit erreicht, gehen sie ebenfalls durch Quellung und Auflösung zu Grunde *(g)*. Gleichzeitig mit der Auflösung des Epithels bilden sich durch Eintritt einer Gerinnung Körner und Fäden, deren Anordnung im Allgemeinen den früheren Zellgrenzen entspricht und welche daher oft noch lange (vergl. Fig. 148) die Configuration des Rete Malpighii erkennen lassen.

Durch die mächtige Exsudation, welche gegen die Hornschicht der Epidermis andrängt und dieselbe mehr oder weniger emporhebt, wird der Papillarkörper (*i*) stets niedergedrückt und abgeflacht. Hört auch nach der Zerstörung der Epitheldecke die Exsudation nicht auf, so wird die ganze Gerinnungsmasse abgehoben und es sammelt sich unter derselben von neuem Exsudat (*k*) an.

§ 371. Der eben beschriebene Modus der Blasenbildung findet sich nur in Fällen in denen die exsudativen Processe in stürmischer Weise erfolgen. Entwickelt sich ein Entzündungsprocess in der Haut weniger stürmisch und ist zugleich die Schädigung des Epithels keine so ausgedehnte wie bei der Verbrennung, so bilden sich auch die Blasen mehr allmählich. Ist z. B. durch Ansiede-

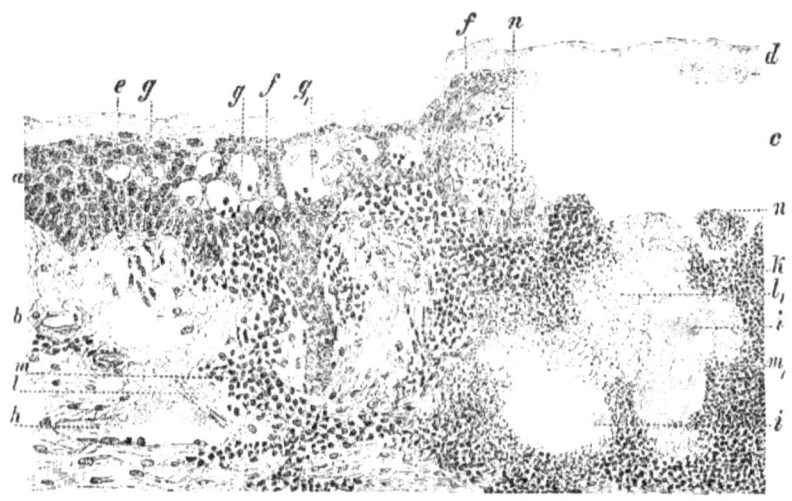

Fig. 145. Durchschnitt durch die Haut bei Erysipelas bullosum. *a* Epidermis. *b* Corium. *c* Blase. *d* Blasendecke *e* Epithelzelle mit Vacuole. *f* Gequollene Zelle mit gequollenem Kern *g g*₁ Durch Verflüssigung von Epithelien gebildete Hohlräume, Bruchstücke von Epithelien und Eiterkörperchen enthaltend. *h* Lymphgefäss mit Mikrokokken theilweise gefüllt. *i* Mit Mikrokokken prall gefüllte Lymphgefässe. *k* Im Gewebe sitzender Schwarm von Mikrokokken. *l l*₁ Nekrotisches Gewebe. *m* Zellige, *m*₁ zelligfibrinöse Gewebsinfiltration. *n* Zelligfibrinöses Exsudat in der Blase. Canadapräp. in Alauncarmin gef. Vergr. 60.

lung von Mikrokokken in den Lymphgefässen der Haut (Fig. 145 *h i k*) eine sogen. erysipelatöse Entzündung der Haut eingetreten, so ist zunächst das Corium und der Papillarkörper der Sitz einer mehr oder minder ausgedehnten zelligen Infiltration (*m*). Dringt ein Theil des Exsudates auch in die epitheliale Decke, so kann zunächst eine Quellung einzelner Epithelzellen (*f*) auftreten. Weiterhin bilden sich in den Zellen Vacuolen, d. h. Flüssigkeitstropfen (*e*), welche den Kern und das Protoplasma an den Rand der Zellen drängen. Entstehen gleichzeitig mehrere Tropfen, so zieht sich das Protoplasma auf einzelne untereinander anastomosirende Fäden (*g*) zurück, welche an irgend einer Stelle noch den Kern enthalten. Schliesslich löst sich das ganze Protoplasma auf und auch der Kern geht durch Verquellung oder Zerbröckelung zu Grunde. An Stelle einer Epithelzelle hat sich eine mit Flüssigkeit gefüllte Höhle (*g*) gebildet.

Die einzelnen kleinen Höhlen sind zunächst durch die noch erhaltene Zellmembran, oder durch dazwischen liegende Epithelzellen von einander getrennt, doch pflegt sehr bald eine Vereinigung der kleinsten Blase zu grösseren (g_1) einzutreten.

Da die einmal gebildeten Blasen durch die fortgesetzte Exsudation mehr oder weniger stark ausgedehnt werden, so erleiden die zwischen ihnen liegenden noch normalen oder bereits ebenfalls in Degeneration begriffenen Zellen theils eine Compression theils eine Zerrung und werden dadurch in der mannigfaltigsten Weise verunstaltet (Fig. 146).

Aehnlich wie die Erysipelblasen entwickeln sich eine ganze Menge von Blasen, wie z. B. Pocken-, Herpes- und Ekzemblasen. Selbstverständlich kommen im Gange der Entwickelung mancherlei Verschiedenheiten vor und auch die Epithelveränderungen beschränken sich nicht auf das eben Angeführte. So können sich z. B. die Epithelzellen in blasse homogene glänzende Schollen oder auch in körnige Gerinnungsmassen umwandeln, es kann ferner eine frühzeitige Zerbröckelung des Kernes eintreten, u. s. w.

Die Darstellung der Blasenentwickelung weicht in mancher Hinsicht von den Angaben der verschiedenen Lehrbücher der pathologischen Anatomie und der Hautkrankheiten, ebenso auch von den Angaben verschiedener Specialarbeiten ab. Namentlich ist der Degeneration und der Auflösung der Zellen ein grösseres Gewicht beigelegt worden als dies von vielen Autoren geschehen ist.

Ohne mich auf eine zu weit führende Discussion hier einzulassen, bemerke ich nur, dass die Darstellung auf eigener Anschauung beruht, die ich theils an selbstgefertigten Präparaten gewonnen habe theils an Präparaten des Herrn Touton, der die Bildung der Blasen auf meinem Laboratorium eingehender untersucht hat. Seinen Präpa-

Blasenbildung.

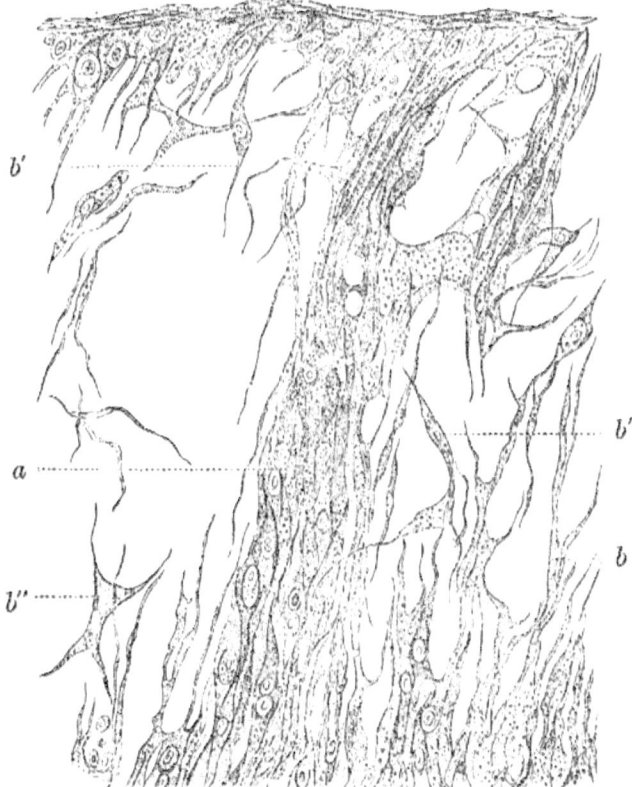

Fig. 146. Durchschnitt durch einen Theil einer Blase von Herpes Zoster (Fig. nach Haight, Sitzungsber. der kais. Akad. in Wien 1868). *a* Ein dickerer, aus spindelförmig ausgezogenen Epithelien gebildeter Strang. *b* Ein Strickwerk, bestehend aus spindelförmigen Zellen *b'* und aus Zellen mit mehreren Fortsätzen *b''* Vergr. 450.

raten sind auch Fig. 144 und 148 entnommen. Die Resultate seiner Untersuchungen hat er in seiner Schrift: Vergleichende Untersuchungen über die Entstehung der Hautblasen Tübingen 1882 niedergelegt. Im Uebrigen verweise ich auf die Arbeiten von WEIGERT, Anatomische Beiträge zur Lehre von den Pocken. Breslau 1874. UNNA, Virch. Arch. 69. Bd. und Vierteljahresschr. f. Derm. und Syph. V. Bd.

§ 372. Die letztbeschriebenen Blasen sind vermöge ihrer Genese stets mehr fächerig. Da sie sich aus einer Anzahl Degenerationsherde im Epithel entwickeln, bleiben zunächst zwischen den einzelnen Höhlen Scheidewände, welche theils aus Zellmembranen theils aus comprimirten und verzerrten Zellen bestehen.

Je weiter sich im Laufe der Affection die Blase entwickelt,

desto einfacher wird sie (Fig. 147). Die Zahl der Scheidewände nimmt mehr und mehr ab, indem auch sie der Auflösung verfallen. Schliesslich deuten nur noch unvollkommene Scheidewände den früher vollkommen fächerigen Bau an.

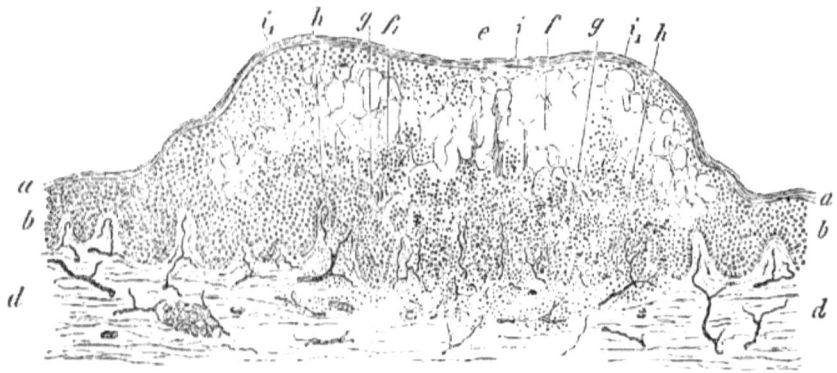

Fig. 147. Durchschnitt durch eine Pockenblase im Stadium des Ueberganges zur Pustel. a Hornschicht der Epidermis. b Schleimschicht. d Cutis. e Pockenblase. f Höhle der Pocke, bei f_1 Eiterkörperchen enthaltend. g Interpapillär gelegene, von Eiterkörperchen durchsetzte Epithelreste. h Zellig infiltrirter Papillarkörper. i Delle mit dünner Pockendecke. i_1 Rand der Pockenblase, deren Decke hier aus einer mehrfachen Lage von Zellen besteht. Injicirtes Hämatoxylinpräparat. Vergr. 25.

Während dies geschieht ändert sich meist auch der Inhalt der Blase. Das zuerst innerhalb des Epithels auftretende Exsudat ist meist zellarm. Die einzelnen Hohlräume enthalten, abgesehen von der Flüssigkeit, nur spärliche Bruchstücke (Fig. 145 $g\ g_1$) der zerfallenen Epithelien, sowie einige wenige Exsudatzellen. Je älter die Blase wird, desto mehr nimmt die Zahl der letzteren zu. Hat sie eine gewisse Höhe erreicht, so wird die Flüssigkeit trübe und schliesslich eiterähnlich. Die Blase ist damit zur Pustel geworden. Der Zeitpunct dieser Trübung tritt bei manchen Blasen spät oder nie (Pockenbläschen, Brandblasen) bei anderen (Ekzem) schon sehr früh ein. Mitunter hat das Exsudat von vornherein eine eitrige Beschaffenheit. Ferner kommt es vor, dass das Exsudat rothe Blutkörperchen enthält, so dass der Blaseninhalt roth gefärbt ist.

§ 373. Ist es in Folge einer Entzündung zu einer Infiltration und Quellung des Epithels oder zu Blasen und Pustelbildung gekommen, so schliessen sich an diese Processe weitere Veränderungen an, die man als Schuppen-, Borken- und Krustenbildung bezeichnet.

Unter **Schuppen, Squamae**, begreift man kleine kleienähnliche, oder grössere, dünne, weisse, glänzende oder mehr schmutzig grauweiss gefärbte Blättchen, oder dickere weisse Platten, oder zusammenhängende Membranen, welche sich von der Oberfläche der Haut abschülfern. Bei der Bildung kleiner Schuppen spricht man von einer **Desquamatio furfuracea**, sind dieselben grösser, von einer **Desquamatio membranacea und siliquosa**. Zuweilen ballen sich die Schuppen zu Häufchen oder zu dicken Platten zusammen.

Die Schuppenbildung ist theils eine Folge vermehrter, theils eine Folge krankhaft veränderter Production von verhornten Zellen. Das Pathologische beruht in letzterem Falle hauptsächlich darin, dass die aus der Tiefe nachdrückenden Zellen in Folge der gestörten Ernährung des Epithels nicht den regelrechten Verhornungsprocess eingehen, sondern mehr einem Vertrocknungsprocess anheimfallen. Neben dieser Schuppenbildung, welche das Deckepithel liefert, kommt auch eine solche vor, welche durch eine krankhafte Secretion der Talgdrüsen (vergl. Seborrhoea sicca § 403) hervorgerufen wird.

Borken oder Krusten (Crustae) entstehen dann, wenn ausgetretene Exsudatmassen an der Oberfläche eintrocknen. Am häufigsten bilden sich solche Borken aus Bläschen und Pusteln, deren Inhalt eintrocknet. In anderen Fällen dringen die Exsudatmassen durch die gequollene Epitheldecke an die Oberfläche. Sehr häufig bilden sich auch Krusten aus Exsudationen, die nach oberflächlichen Substanzverlusten aufgetreten sind, so namentlich bei den sogenannten **Excoriationen** oder **Hautabschürfungen**, kleinen oberflächlichen Hautdefecten, wie sie z. B. durch Kratzen entstehen. Auch die sogenannten **Rhagaden** oder **Hautschrunden**, d. h. spaltenartige Risse in der Haut bedecken sich mit Krusten.

Ist das eintrocknende Exsudat eine lymphatische Flüssigkeit, so sieht die Borke gummiähnlich aus, ist dasselbe bluthaltig, so wird sie braun. Eitrige Massen werden beim Eintrocknen schmutzig braungelb. Selbstverständlich ist die Form und Grösse der Krusten je nach ihrer Genese sehr verschieden. Die Umgebung derselben ist stets mehr oder weniger geröthet, der Grund geschwellt.

§ 374. Als **Ausgang** der genannten Veränderungen ist meistens eine **Restitutio ad integrum** zu verzeichnen, nicht selten kommt es indessen zu bleibenden Veränderungen der Haut.

Bei der Restitutio ad integrum lassen allmählich die Entzündungserscheinungen nach, die exsudativen Vorgänge hören auf. Ein Theil des Exsudates, d. h. derjenige, der im Bindegewebe seinen Sitz hat, wird durch Resorption entfernt. Die oberflächlich im Gebiet der Epitheldecke gelegenen Exsudate, sowie das mortificirte Epithel werden abgestossen, und der Epitheldefect durch regenerative Wucherung des Epithels wieder ersetzt.

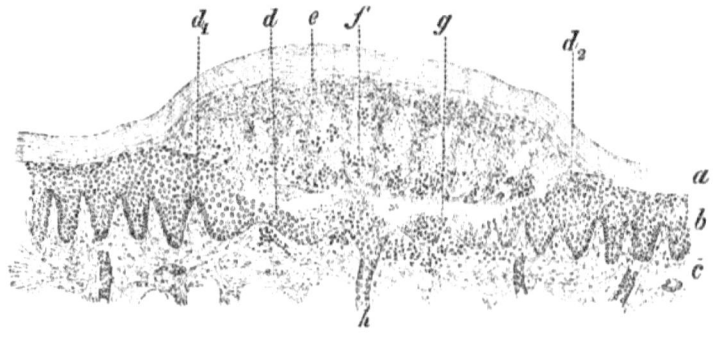

Fig. 148. Brandblase in Heilung. Durchschnitt durch die Haut der Katzenpfote 48 Stunden nach Erzeugung einer Brandblase. *a* Hornschicht. *b* Rete Malpighii. *c* Corium mit Schleimdrüsen (*h*). *d* Neugebildetes, d_1 neugebildetes und bereits in verschiedene Schichten differenzirtes Epithel. d_2 Neugebildete Hornschicht. *e* Das degenerirte alte Epithellager. *f* Eiterkörperchen. *g* Secundäres Exsudat. Canadabalsampräp. in Alauncarmin gef. Vergr. 25.

Diese Wucherung geht hauptsächlich von dem die Blase einschliessenden Rande des Rete Malpighii (Fig. 148 *d*) aus; in untergeordneter Weise können auch zwischen den Papillen stehen gebliebene Theile des Deckepithels, sowie das Epithel von Schweissdrüsen *(h)* eventuell auch von Haarbälgen daran Theil nehmen. Sie tritt schon sehr bald, bei Brandblasen am zweiten Tage nach der Entstehung der Blase auf und bildet Epithelmassen, welche sich vom Rande der Blase aus über den des Epithels beraubten niedergedrückten Papillarkörper vorschieben *(d)*. Sowie die Epithellage eine gewisse Mächtigkeit erlangt hat, stellt sich auch eine Differenzirung der einzelnen Epithelschichten ein (d_1). Nicht selten haben sich in den peripheren Theilen des Epitheldefectes bereits wieder sämmtliche Schichten, sogar auch die Hornschicht der Epidermis (d_2) wieder gebildet, ehe die centralgelegenen Partieen mit Epithel bedeckt sind.

Durch diese in der Tiefe erfolgende regenerative Wucherung wird die Blase mehr und mehr nach aussen geschoben. Bildet sich unter ihr eine neue Hornschicht, so ist sie schliesslich zwischen zwei Hornschichten eingelagert. Selbstverständlich ist sie in dieser Zeit nicht selten schon zu einer Borke eingetrocknet.

Anders gestalten sich die Verhältnisse, wenn in Folge des Entzündungsprocesses auch eine Nekrose von Bindegewebe, z. B. des Papillarkörpers, eingetreten ist (vergl. Fig. 145 l_1). In diesem Falle bildet sich ein Defect der nicht wieder ersetzt wird, wenigstens nicht in vollkommener Weise. Die Folge davon ist für die betroffene Stelle eine bleibende Vertiefung, eine Narbe. Sie entstehen am häufigsten bei den sogenannten diphtheritischen Pocken.

Bleibende Hautveränderungen treten ferner sehr oft ein nach Entzündungen, die sehr lange anhalten oder häufig sich wiederholen. Sie bestehen theils in hyperplastischen Zuständen des Epithels sowohl als des Bindegewebes, theils in atrophischen Zuständen. In letzterem Falle kann die Epitheldecke sehr erheblich sich verdünnen, der Papillarkörper sich abplatten, die Lederhaut an Dicke verlieren.

Bei hyperplastischen Processen nimmt die Epidermis, namentlich die Hornschicht derselben an Masse zu, die Papillen des Papillarkörpers vergrössern sich, das Corium wird verdickt.

Ein typisches Beispiel einer Entzündung mit Ausgang in Atrophie bildet die sogenannte Pityriasis rubra (§ 377). Hyperplastische Zustände entstehen namentlich nach chronischen Ekzemen (vergl. Ekzem nach Krätze § 413).

Häufig bleiben als Folge stattgehabter Entzündung Pigmentirungen der Haut zurück, welche kürzere oder längere Zeit sich erhalten.

b. Die einzelnen Formen der Dermatosen.

α. Acute und chronische, hauptsächlich durch reichliche zellige Infiltration der Cutis und durch Bildung von Epithelschuppen und Papeln characterisirte Dermatosen.

§ 375. Der Rothlauf, Erysipelas, ist eine durch eine Wundinfection bedingte acute Entzündung der Haut, welche unter dem Bilde einer peripher fortschreitenden Röthung und Schwellung der Haut verläuft. Gleichzeitig besteht Fieber. Im Beginn erscheint die Haut glatt und glänzend, lebhaft roth gefärbt. Später wird sie mehr blauroth oder braunroth; gleichzeitig nimmt die Schwellung ab und es beginnt die Epidermis sich in Schuppen und Lamellen abzulösen.

In einzelnen Fällen, in denen die Exsudation nach der Oberfläche intensiver wird, kommt es zur Bildung von Bläschen und Blasen, zu einem Erysipelas vesiculosum und bullosum (Fig. 149). Wird der Blaseninhalt eitrig, so spricht man von einem Erys. pustulosum. Durch Vertrocknung der Pusteln zu Borken geht dasselbe in ein Erysipelas crustosum über. Werden einzelne Hautpartieen nekrotisch und gangränös, so bezeichnet man das Erysipel als ein Er. gangränosum.

Nach der mikroskopischen Untersuchung handelt es sich bei dem Erysipel, abgesehen von den entzündlichen Hyperämieen, um eine sehr erhebliche, zellig seröse (Fig. 149 m) mitunter auch zellig

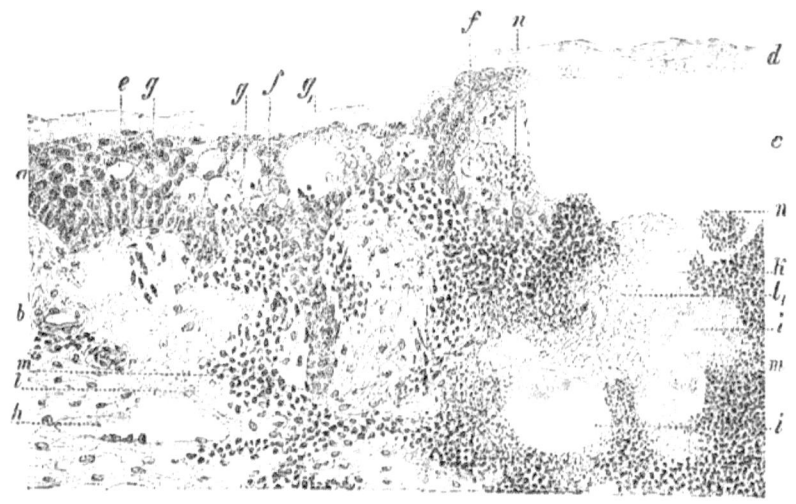

Fig. 149. Durchschnitt durch die Haut bei Erysipelas bullosum. a Epidermis. b Corium. c Blase. d Blasendecke. e Epithelzelle mit Vacuole. f Gequollene Zelle mit gequollenem Kern. g g₁ Durch Verflüssigung von Epithelien gebildete Hohlräume, Bruchstücke von Epithelien und Eiterkörperchen enthaltend. h Lymphgefäss mit Mikrokokken theilweise gefüllt. i Mit Mikrokokken prall gefüllte Lymphgefässe. k Im Gewebe sitzender Schwarm von Mikrokokken. l l₁ Nekrotisches Gewebe. m Zellige, m₁ zelligfibrinöse Gewebsinfiltration. n Zelligfibrinöses Exsudat in der Blase. Canadapräp. in Alauncarmin gef. Vergr. 60.

fibrinöse (m_1) Infiltration der Haut und des subcutanen Bindegewebes. Die Blasenbildung erfolgt in der in § 371 beschriebenen Weise durch Aufquellung, Verflüssigung und Zerfall des Epithels des Rete Malpighii $(e\ f\ g)$. Da diese Verflüssigung des Epithels in einzelnen Herden auftritt, so bilden sich zunächst kleine Höhlen, die durch restirende vielfach verzerrte und spindelig ausgezogene Zellen von einander getrennt sind. Später gehen die Septen zu Grunde (c).

Die Ursache des Erysipelas ist in der Invasion von Mikrokokken $(h\ i\ k)$ gelegen, welche von irgend einer Wunde aus in die Haut eindringen. Hier angelangt verbreiten sie sich vornehmlich innerhalb der Lymphgefässe (h), füllen dieselben schliesslich vollkommen aus (i). Von den Lymphgefässen aus gehen sie auch auf das Bindegewebe über und bilden hier nicht scharf abgegrenzte Schwärme (k) oder Toruletten. In der Umgebung der Bacterienansiedelung wird das Gewebe nach einiger Zeit in grösserer oder geringerer Ausdehnung nekrotisch (l_1), gleichzeitig stellt sich eine reactive Entzündung ein. Die extravasirten Zellen sind bald diffus im Gewebe vertheilt, bald mehr in Zügen angeordnet.

Die Ausdehnung der Nekrose ist oft nur sehr gering, zuweilen indessen nicht unbedeutend (l_1), so dass umfangreiche Gewebsdefecte entstehen (Erys. gangraenosum).

Nach einer in den letzten Tagen erhaltenen Mittheilung hat FEHLEISEN in der letzten Zeit sehr interessante Impfungs- u. Züchtungsversuche über Erysipelmikrokokken angestellt (Sitzungsber. d. Würzburger Phys. med. Gesellsch. 1882). FEHLEISEN bestätigt meine auf der Naturforscherversammlung in Salzburg 1881, sowie in § 204 dieses Buches mitgetheilten Impfungsversuche an Kaninchen, nur endete bei seinen Impfungen der Process mit Heilung, während die von mir geimpften Kaninchen zu Grunde giengen. FEHLEISEN hat weiterhin Reinculturen auf Fleischinfus-Pepton-Gelatine gezüchtet, mit einer Reincultur in der vierten Generation einen Impfversuch am Menschen angestellt und ein typisches Erysipel erzeugt. Nach diesen Experimenten dürfte die Bedeutung der Erysipelmikrokokken nicht mehr zweifelhaft sein.

§ 376. Die Psoriasis ist eine chronische Dermatose, die in ausgezeichneter Weise durch die Bildung trockener, glänzender, weisser Schuppen characterisirt ist. Dieselben lagern in Form punctförmiger Hügelchen oder grösserer, scheibenförmiger Platten auf scharf begrenztem, rothem, nicht blutendem Grunde (CAPOSI). Im Beginne sieht man braunrothe Knötchen, die sich nach einigen Tagen mit einem Epidermisschüppchen bedecken. Beim Ablösen erscheint auf dem rothen Grunde ein blutender Punkt. Viele solcher kleiner Efflorescenzen geben das Bild der Psoriasis punctata. Sind die Erkrankungsherde und damit auch die Schuppen grösser, so spricht man von Ps. guttata und nummularis. Auch die grossen Schuppen sitzen stets auf geröthetem Grunde.

Bei der Heilung blasst der Grund ab, und die Schuppen desquamiren, die Haut wird wieder normal oder bleibt noch eine Zeit lang pigmentirt. Oft heilt der Process im Centrum, während er an der Peripherie vorwärts schreitet. Auf diese Weise bildet sich die Ps. annularis s. gyrata. Psoriasis kann überall auftreten, doch kommt sie am häufigsten am Knie und in der Ellenbogengegend, sowie am behaarten Theile des Kopfes und in der Sacralgegend vor. Haare und Nägel können dabei verloren gehen.

Die histologischen Veränderungen bei Psoriasis betreffen im Wesentlichen das Epithel, den Papillarkörper, sowie die höheren Lagen des Corium. Die beiden letzteren sind mehr oder weniger stark kleinzellig infiltrirt. Bei sehr langer Dauer des Processes tritt Hyperplasie des Bindegewebes mit Vergrösserung der Papillen ein. Es greift ferner der Process auch auf die tieferen Lagen des Corium und das subcutane Bindegewebe über.

Was das Epithel betrifft, so erscheint die Schleimschicht stärker als normal entwickelt, namentlich zwischen den Papillen. In den höheren Lagen der Epidermis ist der Verhornungsprocess gestört. Die Epithelumwandlung hat mehr den Charakter einer Vertrocknung unter gleichzeitiger Lockerung des Zusammenhanges der Zelllagen.

E. LANG (Vierteljahresschr. f. Derm. und Syphil. 1879 und Sammlung klin. Vorträge v. Volkmann N. 208) fand in den Psoriasisefflorescenzen constant Pilzelemente, die er Epidermidophyton nennt und für die Ursache der Psoriasis erklärt. Sie bilden Fäden und Sporen und haben ihren Sitz in den tiefsten Schichten der Schuppen. In zwei Fällen, die ich an Schnittpräparaten untersuchte, konnte ich Pilze nicht finden. Nur ab und zu fand ich in den Schuppen Mikrokokken, die wohl kaum als Ursache des Processes anzusehen sind.

Neuere Mittheilungen über die Anatomie der Psoriasis geben NEUMANN (Med. Jahrb. I. H. 1879), R. ROBINSON (New-York med. Journ. 1879) und W. A. JAMIESON (The histolog. of Psoriasis, Edinbourgh 1879).

§ 377. Pityriasis rubra universalis ist eine eigenthümliche Hautaffection, bei welcher während des ganzen Verlaufes einzig und allein nur Röthung und Schuppung der Haut vorhanden ist, bei welcher sich also nie Knötchen oder Bläschen oder Pusteln bilden (CAPOSI). Die Schuppen sind bald klein, bald ziemlich gross. Nach längerer Dauer wird die Haut glatt, glänzend und verdünnt, zugleich erscheint sie stramm angezogen. Die Haare werden dünn und fallen aus. Nach jahrelangem Verlauf tritt der Tod durch Marasmus ein. Die einzige Veränderung, die man in frischen Fällen nachweisen kann, besteht in einer mässigen zelligen Infiltration der Cutis und des Papillarkörpers. Am Epithel sind, abgesehen von der Schuppenbildung, besondere Veränderungen nicht wahrnehmbar. Auch in späteren Stadien des Processes findet man noch eine kleinzellige Infiltration, deren Stärke an verschiedenen Stellen sehr ungleich ist. Daneben ist die Haut meist erheblich atrophisch geworden. Das Rete Malpighii hat an Mächtigkeit abgenommen, der Papillarkörper ist niedriger geworden, das Corium ist dünn und seine Faserbündel zeigen eine ähnliche Beschaffenheit, wie bei der senilen Hautatrophie (vergl. § 363). Die Talgdrüsen und die Haarfollikel sind verödet.

Literatur: GEBER, Vierteljahrsschr. f. Dermat. u. Syphil. III; FLEISCHMANN ibid. IV.

§ 378. Prurigo ist eine in frühester Kindheit erscheinende, meist das ganze Leben hindurch bestehende Krankheit, bei welcher in chronisch sich wiederholenden Eruptionen hirsekorn- bis stecknadelkopfgrosse, blasse oder blassrothe, derbe, sehr heftig juckende Epidermisknötchen auf dem Körper zerstreut, aber doch vorwiegend auf die Streckseite der Extremitäten localisirt erscheinen, während die Haut der Gelenkbeuge regelmässig frei bleibt (CAPOSI). Im Bereiche der Knötchen besteht eine mässige zellige Infiltration der Papillen. Hat die Affection längere Zeit bestanden, so ist die Haut stärker verändert. In Folge des durch das Jucken verursachten Kratzens kommt es zu Eczemen mit ihren Folgen.

§ 379. Die papulösen Syphilide treten in zwei Hauptformen, als kleinpapulöse und als grosspapulöse auf.

Das kleinpapulöse Syphilid, auch Lichen syphiliticus genannt, bildet mohnkorn- bis stecknadelkopfgrosse, in Gruppen und Kreislinien gestellte Knötchen, nach deren unter starker Abschuppung erfolgter Involution seichte Grübchen zurückbleiben.

Das grosspapulöse oder lenticuläre Syphilid besteht aus linsengrossen oder grösseren, scharf begrenzten, derben Knötchen, welche durch peripheres Wachsthum sich vergrössern. Involviren sich dieselben unter Schuppung, so hinterlassen sie ein anfangs pigmentirtes, später weissglänzendes Grübchen. Papeln an der Flachhand und der Fusssohle, über denen sich Schuppen entwickeln, bilden jene Hautaffection, die unter dem Namen Psoriasis palmaris und plantaris syphilitica bekannt ist. In ihren Frühformen kann man noch einzelne Knötchen unterscheiden; später, nach Jahre langem Bestande, verschmelzen die Knötchen und es bilden sich diffuse Infiltrationen mit schwieliger Verhärtung der Epidermis.

Auch das Condyloma latum (Plaque muqueuse) gehört zu den papulösen Syphiliden. Man versteht darunter scheiben-

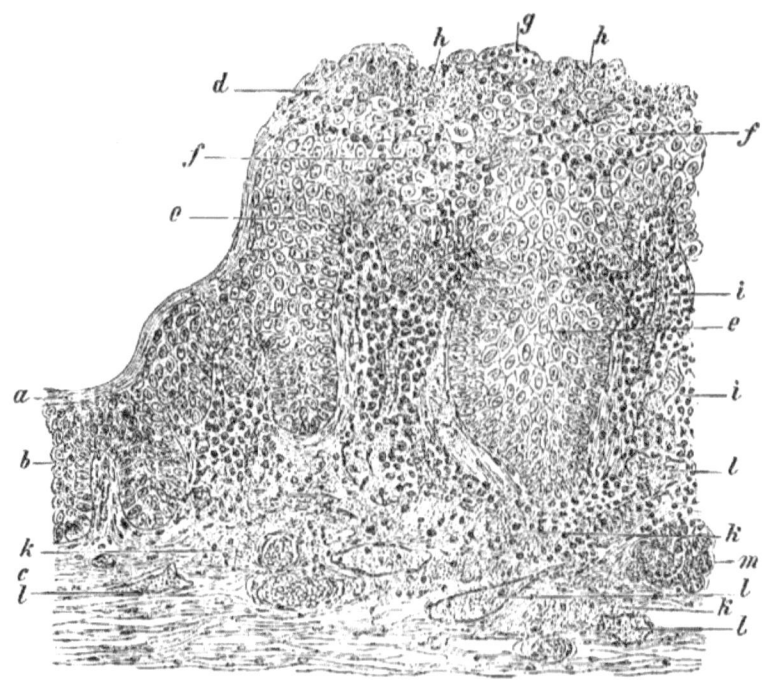

Fig. 150. Schnitt durch ein Condyloma latum ani. *a* Hornschicht der Epidermis. *b* Rete Malpighii. *c* Corium. *d* Aufgequollene und mit Rundzellen infiltrirte Hornschicht. *e* Aufgequollene Zellen des Rete Malp. *f* Aufgequollenes und zellig infiltrirtes Epithel. *g* Epithelien, in deren degenerirtes Innere Rundzellen eingedrungen sind. *h* Körnige Gerinnungsmassen. *i* Geschwellter, zellig infiltrirter Papillarkörper. *k* Corium mit Zellen und Fibrin infiltrirt. *l* Lymphgefäss. *m* Schweissdrüse. Anilinbraunpräp. Vergr. 100.

förmige, beetartige Erhebungen der Haut, die an der Oberfläche mit einer grauen Masse belegt sind und nässen. Sie entwickeln sich aus Papeln an solchen Stellen, an denen Hautfalten sich gegenseitig berühren und feucht halten, wie z. B. an den Schamlippen, am Perineum, am After, am Scrotum, am Penis, in der Achselhöhle.

Ein Durchschnitt durch ein solches Condylom zeigt, dass die Erhebung der Haut durch eine Infiltration bedingt wird, welche, wie bereits in § 369 erwähnt, sowohl die Epitheldecke (Fig. 150 $f\,g\,h$), als auch den Papillarkörper (i) und das Corium (k) betrifft. Das Exsudat, das im Gewebe steckt, besteht aus Rundzellen und Fibrin ($h\,k$). Seine Anwesenheit bedingt sowohl eine erhebliche Vergrösserung des Papillarkörpers, als auch eine Verdickung des Epithels. Letztere wird noch gesteigert durch eine Verstärkung der Epithelproduction.

Das syphilitische Condylom kann wieder verschwinden, indem das zellige und das flüssige Exsudat im Bindegewebe resorbirt, das erkrankte Epithel unter Schuppung oder Borkenbildung abgestossen wird. Die Abnahme der Schwellung erfolgt zuerst im centralen Theil, während die peripheren Theile noch infiltrirt sind. Der Borkenbildung geht ein eitriger Zerfall des Gewebes voran; es entsteht ein Geschwür, dessen Peripherie infiltrirt ist.

Ueber die syphilitischen Primäraffectionen vergl. § 391.

Die Hautentzündungen, welche unter dem Einflusse der Syphilis entstehen, zeigen nach ihrem Aeusseren erhebliche Verschiedenheiten. So bietet ein kleinpapulöses Syphilid ein erheblich anderes Aussehen als ein breites Condylom, und auch ein syphilitischer Pemphigus (vergl. § 386) scheint im ersten Augenblick mit einem papulösen Syphilid oder mit einer Initialsclerose (vergl. § 391) wenig Gemeinsames zu haben. Gleichwohl handelt es sich bei allen diesen Affectionen um Processe, welche einander sehr nahe stehen und von einander nur graduell, d. h. nach Intensität und Extensität der Erkrankung differiren. Es handelt sich stets um circumscripte, deutlich abgegrenzte Entzündungsprocesse, die sich durch ein verhältnissmässig zellreiches Exsudat auszeichnen. Dieses zellige Exsudat pflegt keine Neigung zu Organisation zu zeigen, sondern es kommt dasselbe entweder zur Resorption, oder wird durch nekrotischen Zerfall und Eiterung nach aussen geschafft.

Selbst in jenen Fällen, in denen der Entzündungsherd die Beschaffenheit eines Granulationsgewebes zeigt (§ 391), pflegt Zerfall und Eiterung einzutreten.

Die Grundform der syphilitischen Hauteruption ist die Papel. Ob über derselben Schuppen oder Bläschen oder Pusteln sich bilden, ist für das Wesen des ganzen Vorganges von untergeordneter Bedeutung.

Auch die Grösse und Ausdehnung des Herdes ist für die Beurtheilung des Vorganges gleichgiltig.

§ 380. Der Lupus erythematosus ist eine Dermatose, welche nach CAPOSI mit der Bildung eines oder mehrerer stecknadelkopf- bis linsengrosser, rother, erhabener Flecken beginnt, von denen jeder im Centrum dellig vertieft oder narbig glänzend oder mit einem dünnen, festhaftenden Schüppchen versehen ist. Durch peripheres Fortschreiten des rothen Randes bei gleichzeitiger narbiger Umwandlung des centralen Theiles bildet sich im Laufe vieler Monate eine rothumrandete Scheibe (Lupus erythematosus discoides).

In anderen Fällen vergrössert sich der Erkrankungsbezirk nicht durch Wachsthum der primären Herde, sondern durch Bildung neuer Herde (L. er. disseminatus).

Der Process besteht in einer Entzündung des Cutisgewebes, besonders in der Umgebung der Talg- und Schweissdrüsen. Die Drüsen selbst zeigen eine Vermehrung der Zellen; die Epidermis ist geschwellt und bildet an der Oberfläche Schuppen, zuweilen auch Blasen. In späteren Stadien sind sowohl die epithelialen als auch die bindegewebigen Bestandtheile der Haut atrophisch.

Literatur: CAPOSI l. c.; GEBER, Vierteljahrsschr. f. Dermatol. u. Syphil. III.

β. Acute und chronische Dermatosen, die hauptsächlich durch die Bildung von Bläschen und Pusteln characterisirt sind. Phlyctänosen.

§ 381. Dermatitis combustionis bullosa. Wirken hohe Temperaturen in der Weise auf die äussere Haut ein, dass es zur Abtödtung des Epithels kommt, während das darunterliegende Corium mit seinen Blutgefässen zwar geschädigt, aber nicht abgetödtet wird, so bilden sich sogenannte Brandblasen, d. h. es erheben sich sehr bald auf der durch congestive Hyperämie gerötheten äusseren Haut Blasen verschiedener Grösse mit klarem Inhalte.

Die Veränderungen, die eine solche Brandblase eingeht, können sich verschieden gestalten. Meist findet unter dem Schutze der durch die Hornschicht gebildeten Decke sehr bald ein Wiederersatz des verloren gegangenen Epithels statt (vergl. § 374 Fig. 148).

Die exsudirte Flüssigkeit wird durch Verdunstung entfernt. Hebt man nach einigen Tagen die trockene Decke der verhornten

Epidermis ab, so findet man die epidermoidale Decke wieder vollkommen hergestellt, die Stelle nur noch durch eine stärkere Röthung gekennzeichnet.

Gelangen Entzündung erregende Verunreinigungen auf den des Epithels beraubten Papillarkörper, z. B. nach Verlust der den Papillarkörper noch schützenden Hornschicht, so wird der Heilungsprocess, d. h. die Regeneration des Epithels erheblich verzögert.

Die Exsudation von flüssigen und zelligen Massen aus den Blutgefässen hält noch eine gewisse Zeit an, so dass die stark geröthete Oberfläche mehr oder weniger eitrig getrübte Flüssigkeit secernirt (Catarrh). Mit der Zeit stellt sich indessen auch hier das Epithel wieder her und sistirt damit die entzündliche Secretion der Oberfläche. Einen Verlauf wie den letztbeschriebenen darf man namentlich erwarten, wenn die Verbrennung eine ziemlich hochgradige war, somit auch das Cutisgewebe, namentlich der Papillarkörper, stark afficirt wurde.

Ein ähnliches Verhalten wie Brandblasen zeigen durch Canthariden erzeugte Blasen, nur pflegt die Quellung des Epithels nicht so stark zu sein und nicht so rasch vor sich zu gehen. Auch bilden sich stellenweise kernlose Schollen aus den abgetödteten Epithelzellen.

Es bedarf kaum einer besonderen Erwähnung, dass eine Verbrennung sehr verschiedene Grade zeigen kann. Man unterscheidet deren drei. Bei der Verbrennung ersten Grades kommt es nur zu erythematöser Röthung der Haut, bei einer solchen zweiten Grades erheben sich Brandblasen, bei einer solchen dritten Grades wird auch ein Theil des Bindegewebes nekrotisch (vergl. § 389). Selbstverständlich kommen zwischen den einzelnen Graden die verschiedensten Zwischenstufen vor. So wird z. B. nicht immer das gesammte Epithel bei einer Verbrennung zweiten Grades durch die Hitze nekrotisch werden. Demgemäss werden sich auch der allgemeine Verlauf, sowie die histologischen Vorgänge im Einzelnen verschieden gestalten. Vor Allem wird die Auflösung des Epithels in der exsudirten Flüssigkeit keine so allgemeine sein, wie es oben angenommen wurde. Die noch erhaltenen Epithelzellen können alsdann verschiedene Verschiebungen und Verzerrungen erleiden (vergl. § 371). Ist die Zerstörung ausgedehnter, so dass für längere Zeit entzündliche Processe in der von Epithel entblössten Haut sich einstellen, so findet man Eiterkörperchen nicht nur im Secret der Oberfläche, sondern auch innerhalb des bindegewebigen Theiles der Haut.

§ 382. Miliaria crystallina nennt man eine Eruption von kleinen wasserhellen, nur von einer dünnen Epidermisdecke bedeckten Bläschen, welche zuweilen bei Puerperalaffectionen, bei Typhus dem acuten Gelenkrheumatismus etc. aufschiessen und mehrere Tage bestehen können. Ihr Sitz ist hauptsächlich der Rumpf. Auch bei dieser Bläschenbildung findet eine Auflösung von Epithelzellen statt. Derselben geht eine zellig seröse Infiltration des Papillarkörpers sowie der Epitheldecke vorauf. Nach kurzem Bestande der Bläschen, deren Inhalt erst zellarm, später ziemlich zellreich ist, regenerirt sich die Epitheldecke unter den Bläschen. Bildet sich auch eine neue Hornschicht, so erscheint alsdann das Bläschen zwischen die Blätter der Hornschicht eingeschlossen. Die zellige Infiltration des Corium erhält sich ziemlich lange; namentlich die Lymphgefässe bleiben längere Zeit mit Zellen gefüllt.

§ 383. Unter Herpes versteht man (CAPOSI) eine acut und typisch verlaufende Hautaffection, welche sich durch Bildung von in Gruppen gestellten, mit wasserheller Flüssigkeit gefüllten Bläschen characterisirt, welche ferner gewisse, theils anatomisch besonders vorgezeichnete, theils wenigstens topographisch markirte Regionen des Körpers occupirt und jedesmal in einem bestimmten, auf relativ kurze Zeit bemessenen Cyclus abläuft.

Als erste Veränderung beobachtet man die Bildung kleiner Hautelevationen oder Knötchen, welche sich rasch durch Ansammlung von Serum zu Bläschen entwickeln. Damit ist der Höhepunkt des Processes erreicht. Die Bläschen bestehen ein paar Stunden oder 1—2—4 Tage und trocknen alsdann zu Borken ein. Unter denselben stellt sich eine regenerative Wucherung des Epithels ein, welche zu einem Wiederersatz der verloren gegangenen epithelialen Hautbestandtheile, sowie zur Elimination und Abstossung der Borke führt.

Die Herpesblasen entstehen in den tieferen Schichten des Rete Malpighii. Die Zellen des letzteren gehen theils unter Aufquellung und Vacuolenbildung (vergl. § 371) zu Grunde, theils werden sie durch das austretende Exsudat auseinander gedrängt und vielfach verzerrt.

Der Blaseninhalt der ausgebildeten Blase besteht aus Serum, Fibringerinseln und Eiterkörperchen. Letztere sind namentlich in späteren Stadien des Processes vorhanden. Auch der Papillarkörper und das Corium sind von seröser Flüssigkeit und Rundzellen mehr oder weniger reichlich durchsetzt. Mitunter treten auch Hämorrhagieen auf. Geht dabei der Papillarkörper stellenweise zu

Grunde und kommt es zu Eiterung, so heilt später der Process unter Bildung einer Narbe.

Man unterscheidet nach Sitz und Genese 5 Herpesformen.

1) **Herpes Zoster, Gürtelausschlag**, ist eine Krankheit, bei welcher in acuter Weise Bläschengruppen auftreten, die in ihrer Verbreitung sich an einen Nervenbezirk anschliessen. Meist tritt die Affection einseitig, selten doppelseitig auf.

Der Inhalt der Bläschen bleibt 3—4 Tage klar, dann trübt er sich und wird eitrig. Durch Eintrocknen bilden sich gelbbraune Borken. Zuweilen treten bei der Blasenbildung Hämorrhagieen auf.

Auf den Zusammenhang der Blaseneruption mit der Ausbreitung eines Nerven hat zuerst Bärensprung aufmerksam gemacht (Charité-Annalen IX. und XI. Bd.) und nachgewiesen, dass zuweilen gleichzeitig in den Spinalganglien und in dem Ganglion Gasseri Veränderungen vorhanden sind.

Untersuchungen von Rayer, Weidner, E. Wagner, Charcot, Caposi, Bohn, E. Lesser, Neumann und Anderen haben dies bestätigt und gezeigt, dass auch Erkrankungen des Rückenmarks und der peripheren Nerven zu Blaseneruptionen führen können. Die Veränderungen in den genannten Theilen des Nervensystems treten theils primär, theils secundär nach Erkrankung der Nachbarschaft, theils nach Traumen auf. Meist handelt es sich um entzündliche und hämorrhagische Processe, in Folge deren die Nervenfasern und Ganglienzellen theilweise zu Grunde gehen.

Literatur: Caposi, Wiener med. Wochenschr. 1874, 1875 und 1877; Bohn, Jahrb. f. Kinderheilk. N. F. II 1869; Charcot, Leçons sur les malad. du syst. nerv.; Haight, Sitzungsber. d. Wiener Acad. d. Wiss. Bd. 57; Wagner, Arch. d. Heilk. XI; Wyss, ebenda XII; E. Lesser, Virch. Arch. 86. Bd.; Neumann, Lehrbuch d. Hautkrankheiten.

2) **Herpes labialis und facialis** nennt man eine acute Bläscheneruption im Bereiche der Lippen und in der Umgebung des Mundes und der Nase.

Die Bläschen bestehen 2—3 Tage und heilen unter Bildung von Borken ohne Narben ab. Die Ursache der Affection ist unbekannt. Häufig beobachtet man sie bei Pneumonie und Intermittens, selten bei Typhus.

3) Der **Herpes praeputialis und progenitalis** hat seinen Sitz am Penis, an der Clitoris und an den Labien. Der Verlauf ist ähnlich wie bei Herpes labialis.

4) **Herpes Iris und circinnatus** ist nach Caposi identisch mit **Erythema Iris und circinnatum**. Die Blasen treten auf Hand- und Fussrücken auf und bilden einfache oder concentrische Kreise. Die kleinen Bläschen involviren sich nach 8—10 tägigem Bestande durch Resorption und Verdunstung des Inhaltes. Vergl. § 367.

5) Der **Herpes tonsurans vesiculosus** ist eine besondere Form des Herpes tonsurans (vergl. § 411), einer durch pflanzliche Parasiten bedingten Hautaffection. Es bilden sich dabei aus Bläschen zusammengesetzte Kreise verschiedener Grösse. Sie entwickeln sich von

einem Centrum aus, indem die ursprünglichen Bläschen wieder eintrocknen, während neue Bläschen an der Peripherie aufschiessen.

§ 384. **Pemphigus.** Unter Pemphigus versteht man einen Hautausschlag, bei welchem auf der Haut Blasen von der Grösse einer kleinen Erbse bis zu derjenigen eines Gänseeies sich entwickeln.

Der Blasenbildung geht meist die Bildung rother Flecken und Quaddeln vorauf, und es erheben sich die Blasen auf den letzteren, doch können auch Blasen auf scheinbar unveränderter Haut entstehen. Der Inhalt der Blasen ist anfangs wasserklar, zuweilen hämorrhagisch gefärbt; später wird er trübe, eitrig. Durch Vertrocknung des Exsudates bilden sich Borken, unter denen das Epithel sich wieder regenerirt (Pemphigus vulgaris).

In anderen Fällen bleibt die Ueberhäutung aus, und die Abhebung der epidermoidalen Decke greift in der Peripherie weiter um sich, so dass das Corium über grosse Strecken blosgelegt wird (P. foliaceus). Nach Entfernung der Blase erscheint die Oberfläche roth, nässend. Durch Vertrocknung des an die Oberfläche gesickerten Exsudates bilden sich Borken.

Das Corium ist an solchen Stellen stets mehr oder weniger infiltrirt. Mitunter kommt es zu nekrotischem Zerfall einzelner Gewebspartieen (P. diphtheriticus). Im Anschluss daran können sich Granulationen erheben, die aber wieder zerfallen (CAPOSI).

Kleine Blasen sind fächerig, grosse meist einkämmerig. An der Unterfläche der Blasendecke hängen oft aus den Follikelmündungen herausgerissene Epidermisfortsätze. Der Papillarkörper und das Corium sind mehr oder weniger reichlich zellig infiltrirt.

Nach dem klinischen Verlauf unterscheidet man (CAPOSI) 4 Hauptformen:

1) **Pemphigus acutus** ist eine acute Affection, bei welcher mit oder ohne Fiebererscheinungen unregelmässig vertheilte Blasen auftreten, welche nach Bestand einiger Stunden oder Tage zu Borken eintrocknen. Bei Abfall derselben ist die Haut mit junger Epidermis bedeckt; der Process hat sein Ende erreicht.

2) **Pemphigus chronicus vulgaris** zeichnet sich durch Bildung prallgefüllter Blasen, die unter Fiebererscheinungen auftreten, aus. Die Eruption erfolgt in periodisch sich wiederholenden Ausbrüchen. Je nach der Gruppirung der Blasen unterscheidet man: P. disseminatus mit unregelmässig zertreuten, P. confertus mit dichtgedrängten, P. circinnatus mit Kreise bildenden und P. gyratus oder serpiginosus mit Schlangenlinien bildenden Blasen. Der Process dauert ungefähr 2—6

Monate und endet zuweilen tödtlich. Vor kurzem habe ich einen Fall secirt, der nach 6 Wochen mit Tod abgieng. GIBLER (Gaz. de l'aris 1881) hält dafür, dass der fieberhafte Pemphigus durch Bacterien hervorgerufen werde.

3) **Pemphigus foliaceus** ist die schwerste Form des P. Er zeichnet sich dadurch aus, dass der Process stetig weiter kriecht, und die Bildung junger Epidermis nur in unvollkommener Weise erfolgt. Nach Monaten und Jahren wird schliesslich der ganze Körper occupirt. Die Haut sieht dann theils pergamentartig trocken und braun, theils nässend und roth aus; theils ist sie von Borken bedeckt und mit Rissen durchzogen.

4) **Pemphigus syphiliticus** s. § 386.

§ 385. **Ekzema.** Das Ekzem ist eine bald acut, bald chronisch verlaufende Dermatose, bei welcher sich Knötchen, Bläschen, Pusteln und Borken bilden; bei welcher ferner die Haut mehr oder weniger diffus geröthet und geschwellt ist, häufig schuppt oder nässt und sich mit ausgedehnten Borken bedeckt.

Die Ekzeme entstehen durch äussere Reize. Sind dieselben gering oder ist die Haut gegen Reize nicht empfindlich, so bilden sich als geringster Grad der Veränderung Knötchen (E. **papulosum**). Bei etwas stärkeren Reizen bilden sich kleine Bläschen (E. **vesiculosum**). Trocknet der Inhalt derselben ein, so stösst sich die Decke in Form von Schuppen ab.

Ist der Reiz, der die Haut trifft, intensiver oder die Haut sehr empfindlich, so kommt es zu schmerzhafter Röthung und Schwellung eines ganzen Hautbezirkes (E. **erythematosum**). Auf diesem entzündeten Bezirke erheben sich alsdann Bläschen mit hellem Inhalt, der indessen bald sich eitrig zu trüben pflegt (E. **vesiculosum et pustulosum**). Geht die Decke der Bläschen (durch Kratzen) verloren, so nässt die Fläche (E. **madidans**). Die der verhornenden Epidermiszellen beraubte Fläche sieht dunkelroth aus (E. **rubrum**).

Durch Vertrocknung des an die Oberfläche gelangenden theils serösen, theils eitrigen Secretes bilden sich gelbe Borken (E. **crustosum**). Unter diesen Borken sammelt sich dann oft Eiter an (E. **impetiginosum**). In anderen Fällen tritt unter den Borken Epithelneubildung ein. Stossen sich die Borken ab, so erscheint die Stelle roth und schülfert (E. **squamosum**), kommt der Process zur Heilung, so gewinnt die Haut allmählich wieder ein normales Aussehen, doch ist sie häufig leicht pigmentirt (CAPOSI).

Ekzeme, welche linsengrosse zu Borken vertrocknende Pusteln bilden, werden häufig auch als Impetigo bezeichnet. Grössere Pusteln, welche zu braunen Borken eintrocknen, nennt man Ekthyma.

Als Impetigo contagiosa (Fox) bezeichnet man ein Ekzem, das durch Contagiosität ausgezeichnet ist (Unna, Vierteljahresschr. f. Dermatol. und Syphil. VII). Die Affection tritt besonders bei Kindern auf und hat ihren Sitz vornehmlich am Kopfe und an den Extremitäten. Zu Beginn bilden sich auf geröthetem Grunde kirschkerngrosse Blasen, die später zu gelben Borken eintrocknen.

Nicht selten wird der Entzündungsprocess chronisch. In diesem Falle kann die Haut zu gleicher Zeit mit Bläschen, Pusteln, Borken und Schuppen besetzt sein.

Die anatomische Veränderung im Cutisgewebe besteht bei Ekzem in einer zellig serösen Infiltration des Bindegewebes. Besonders dicht ist die zellige Infiltration bei Ekzema pustulosum und impetiginodes. Nicht selten ist auch das subcutane Gewebe infiltrirt.

Was das Epithel betrifft, so gehen die Zellen der Schleimschicht im Stadium der Bläschenbildung theils zu Grunde, theils werden sie durch das Exsudat auseinander gedrängt und vielfach spindelförmig ausgezogen. Die in das Epithel austretende Flüssigkeit enthält meist reichlich Rundzellen, so dass man nicht nur in den Bläschen, sondern sehr oft auch schon zwischen den noch erhaltenen Epithelzellen lymphatische Elemente findet. Auch in das Innere von Epithelien dringen dieselben. In manchen Fällen geht das Epithel ganz verloren, und auch der Papillarkörper kann unter der eitrigen Entzündung (E. impetiginodes) zu Grunde gehen.

Die Folgen des Ekzems gestalten sich verschieden. Nach leichten Formen wird die Haut ad integrum restituirt, ist dagegen stellenweise der Papillarkörper zu Grunde gegangen, so wird derselbe nicht mehr wiederersetzt, der Process heilt unter Narbenbildung. Nach chronischen Ekzemen stellen sich Pigmentirungen der Haut ein. Ferner kann das Epithel sowohl als das Bindegewebe hypertrophisch werden. Ist die Hypertrophie bedeutend, so erscheint die Cutis erheblich verdickt, ähnlich wie bei Elephantiasis; ist auch der Papillarkörper vergrössert, so wird die Oberfläche der Haut höckerig und warzig. Da meist auch das Epithel hypertrophisch ist und Epithel-Platten, Schuppen und Schilder bildet, so gewinnt der betreffende Hautabschnitt ein Aussehen ähnlich einer mit Elephantiasis verbundenen Ichthyosis (vergl. § 394, § 396 und § 413). Das hyperplasirte Bindegewebe ist, solange die Entzündung anhält, von Rundzellenherden dicht durchsetzt. Dieselben sind zuweilen knötchenförmig und enthalten Riesenzellen.

§ 386. Das pustulöse Syphilid geht aus dem papulösen Syphilid (§ 379) hervor und zwar dadurch, dass über den Papeln Pusteln entstehen. Wie man ein kleinpapulöses Syphilid von einem grosspapulösen unterscheidet, so kann man daher auch das pustulöse Syphilid in ein kleinpustulöses und ein grosspustulöses eintheilen. Letzteres wird auch als Variola oder Acne oder Impetigo syphilitica bezeichnet. Die Pusteln sind von einem rothen, infiltrirten, erhabenen Rand umsäumt. Wächst sowohl die Papel als die Pustel zu umfangreicher Grösse heran, so bezeichnet man dieselbe als Pemphigus syphiliticus. Vertrocknen diese Eiterblasen zu Borken, so spricht man von Rupia syphilitica.

Eine besondere Erwähnung verdient der Pemphigus syphiliticus neonatorum (Fig. 151).

Derselbe findet sich in Form grosser Blasen namentlich an

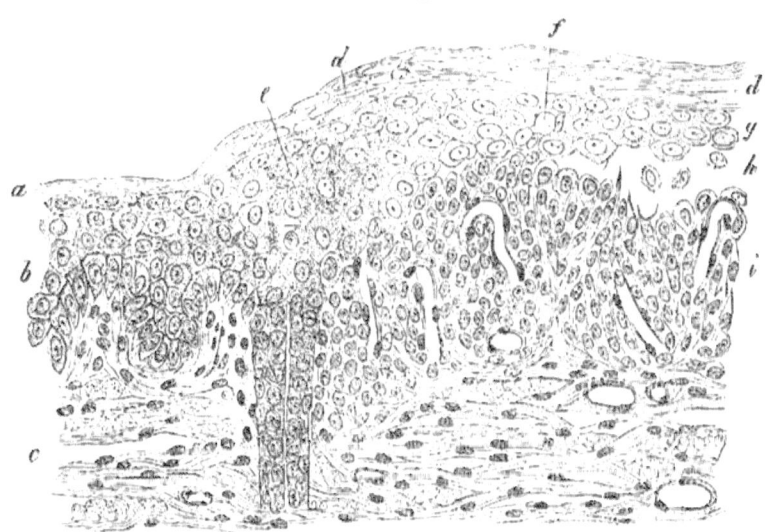

Fig. 151. Pemphigus syphiliticus neonati. Durchschnitt durch die Randpartie der Blase. *a* Normale Hornschicht. *b* Normale Schleimschicht. *c* Corium. *d* Gequollene auseinandergeblätterte Hornschicht. *e* Gequollene Schleimschicht. *f* Epithelzellen mit Vacuolen. *g* Rest der Schleimschicht durch den Blaseninhalt comprimirt. *h* Blase durch die Zerstörung der tieferen Lagen der Schleimschicht entstanden. *i* Aus der Cutis sich erhebende Wucherungen. Hämatoxylinpräp. Vergr. 200.

den Extremitäten hereditär syphilitischer Kinder, und ist entweder angeboren oder entwickelt sich in den ersten Wochen. Die Blasen entstehen ganz in derselben Weise wie andere entzündliche Blasen, also unter Auflösung von Epithel der Schleimschicht. Dagegen ist die Affection dadurch ausgezeichnet, dass im Grunde der Blasen aus dem Gewebe des Corium und des Papillarkörpers ein grosszelliges, reich vascularisirtes Keimgewebe *(i)* sich entwickelt.

Der Pemphigus syphiliticus neonatorum gehört streng genommen nicht zu den hier als Phlyctänosen zusammengefassten Processen. Er unterscheidet sich von denselben wesentlich dadurch, dass es sich bei ihm nicht einfach um die Bildung eines entzündlichen Exsudates, sondern um ein vascularisirtes Neoplasma handelt. Dass ich denselben gleichwohl hier aufgeführt habe, hat seinen Grund darin, dass seine ganze makroskopische Erscheinungsweise mit den Phlyctänosen übereinstimmt.

§ 387. Die Pocke. Unter Pocken versteht man eine Hauteffloresceuz, welche in Form von Knötchen, Bläschen und Pusteln auftritt und genetisch als Folge einer Infection des Organismus mit Blatterngift anzusehen ist. Eine gewisse Zeit nach der Infection treten, abgesehen von häufig vorkommenden prodromalen Erythemen, als erste Hautveränderung stecknadelkopfgrosse, rothe, derbe Knötchen auf, welche von einem rothen Hofe umgeben sind. Ein Theil dieser Stippchen vergrössert sich und wandelt sich in helle Bläschen um, die z. Th. eine Delle, d. h. eine Depression in der Mitte besitzen. Nach 2—3 Tagen trübt sich der Inhalt des Bläschens, es wird dasselbe zur Pustel. Gleichzeitig pflegt die Delle zu verschwinden; die Umgebung der Pustel ist intensiv geröthet. Durch Vertrocknung der Pustel bildet sich nach 3—4 Tagen eine braune Borke, die nach weiteren 3—4 Tagen abfällt und einen leicht vertieften, bald rothen, bald braunen, bald weissen Flecken hinterlässt, der nach einiger Zeit ebenfalls verschwindet.

Nicht selten ist der Verlauf kein so gutartiger, wie der eben beschriebene. Zunächst heilen nicht alle Pocken ohne Narben, sondern es bleiben häufig narbige Vertiefungen in der Haut zurück, die zuerst dunkelroth sind und später weiss werden. Einen solchen Ausgang beobachtet man namentlich dann, wenn, was nicht selten geschieht, Blutungen in die Pusteln oder deren Umgebung sich einstellen, ferner dann, wenn die Pockenefflorescenzen sehr zahlreich sind, so dass die Pusteln dicht bei einander stehen (Variola confluens). Die Haut hat alsdann ein vollkommen höckeriges Aussehen und ist stark geschwellt. Wird die Pusteldecke durch nachdrängenden Eiter abgehoben, so liegt das Eiter secernirende Corium bloss. Einzelne Theile desselben gehen dabei nicht selten durch diphtheritische Verschorfung und Gangrän zu Grunde. Die betreffende Stelle wird dabei missfarbig, grau oder schwarz.

Noch anders gestalten sich die Verhältnisse bei jenen Variolaformen, die man als Variola hämorrhagica bezeichnet. Es sind dies Fälle, in denen zugleich mit dem Fieber sich eine dunkle Purpurröthe über die ganze Körperhaut einstellt (Purpura variolosa) (vergl. § 361). Weiterhin treten hämorrhagische Herde auf, die sich rasch vergrössern. Nach wenigen Tagen tritt der Tod ein und die Section ergiebt, dass auch in verschiedenen inneren Organen Blutungen aufgetreten sind.

In anderen Fällen bilden sich in der stark anschwellenden Haut zahllose kleine, harte Knötchen, innerhalb welcher nach 1—2 Tagen ebenfalls Hämorrhagieen auftreten. Durch Confluenz der kleinen hämorrhagischen Herde entstehen grössere Herde. Auch in diesen Fällen pflegt der Ausgang ein tödtlicher zu sein.

§ 388. Die histologischen Veränderungen, welche man bei der Bildung der für Variola characteristischen Pockenpustel beobachtet, haben z. Th. bereits in § 371 und 372 ihre Besprechung gefunden. Als erste Veränderung innerhalb der Epitheldecke bemerkt man Aufquellungen der Zellen der Schleimschicht oberhalb der Spitzen des Papillarkörpers. Wie WEIGERT gezeigt hat, kommt auch eine Umwandlung der Zellen in blasse, kernlose Schollen vor. An diese Veränderungen schliesst sich bald der völlige Untergang zahlreicher Epithelien an. Dieselben lösen sich in dem um diese Zeit aus dem Papillarkörper austretenden Exsudate auf, während gleichzeitig die Degeneration nach allen Richtungen auf die Nachbarschaft fortschreitet. Nur ein kleiner Theil des epithelialen Gewebes widersteht der Auflösung. Es sind dies theils Zellmembranen, theils zu Schollen degenerirte kernlose, theils noch kernhaltige Zellen, welche durch das sich ansammelnde Exsudat zu Balken und Fäden ausgezogen werden.

So findet man denn zur Zeit der höchsten Ausbildung der Pocke eine von Membranen, Balken und Fäden durchzogene Höhle (Fig. 152 f), die in der Mitte bis an die Hornschicht hinanreicht (i), seitlich dagegen noch durch Zellen der Uebergangsschicht von letzterer ge-

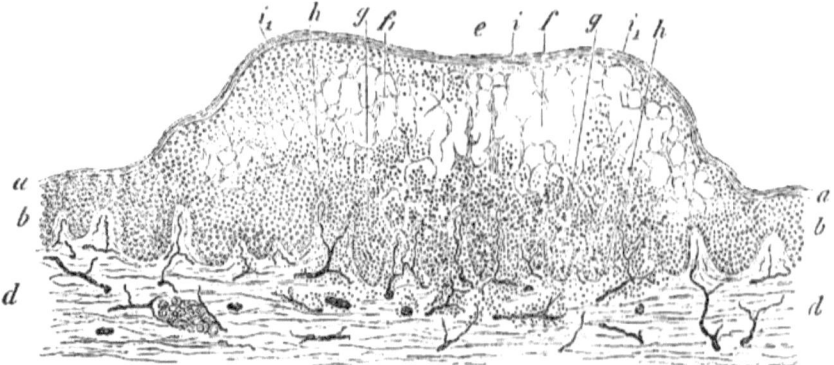

Fig 152. Durchschnitt durch eine Pocke. *a* Hornschicht. *b* Schleimschicht der Epidermis. *d* Cutis. *e* Pocke. *f* Höhle der Pocke, bei f_1 Eiterkörperchen enthaltend. *g* Interpapillär gelegene, von Eiterkörperchen durchsetzte Epithelreste. *h* Zellig infiltrirter Papillarkörper. *i* Delle mit dünner Pockendecke. i_1 Rand der Pocke, deren Decke hier aus der Hornschicht und der Uebergangsschicht besteht. Injicirtes Hämatoxylinpräparat. Vergr. 25.

trennt ist. Nach unten bilden die Grenze theils die Reste der interpapillären Theile des Rete Malpighii (*g*), theils der unbedeckte Papillarkörper (*h*) selbst. Der letztere, sowie die oberen Schichten der Cutis sind geschwellt und von Rundzellen durchsetzt und auch innerhalb der Pockenflüssigkeit haben sich bereits reichlich Eiterkörperchen angesammelt (f_1).

Wird die Pocke zur Pustel, so nimmt die Zahl der aus dem Papillarkörper in die Pocke eintretenden Eiterkörperchen zu. Gleichzeitig schmelzen die Trabekel ein. Dann bilden sich Borken. Treten unter denselben die Heilungsvorgänge ein, so verschwindet die zellige Infiltration durch Resorption; das Epithel ersetzt sich wieder durch regenerative Wucherung von den stehen gebliebenen Epithelresten, resp. von den Rändern aus.

Eine Pocke wie die in Fig. 152 abgebildete hinterlässt keine Narbe, da nichts zerstört ist, was sich nicht wieder ersetzen liesse.

Anders verhält sich die Sache, wenn die Entzündung einen höheren Grad erreicht, wenn es zu einer Verschorfung und Vereiterung des Papillarkörpers (*h*) kommt. In diesem Falle ist eine vollkommene Regeneration nicht mehr möglich, es bleibt an der betreffenden Stelle dauernd eine narbige Vertiefung. Eine Pocke, bei welcher der Papillarkörper verschorft, nennt man eine diphtheritische Pocke.

Durch Untersuchungen verschiedener Autoren ist es wahrscheinlich gemacht, dass die Pocken durch Invasion von Spaltpilzen hervorgerufen werden. WEIGERT (Anatom. Beiträge zur Lehre von den Pocken.

Breslau 1874) hält dafür, dass das durch die Bacterien gebildete Pockengift erst eine Nekrose des Epithels hervorrufe. Alle anderen Vorgänge sollten alsdann als Reaction auf diese Nekrose angesehen werden. WEIGERT's Darstellung scheint mir nach dem, was ich gesehen, an Einseitigkeit zu leiden. Wenn (was ich ebenfalls annehme) das Pockengift auf das Epithel nekrotisirend wirkt, so ist es wahrscheinlich, dass es auch auf die Gefässe einen Einfluss ausübt, und ich sehe nicht ein, weshalb das Gift nicht auch eine entzündliche Alteration der Gefässwände hervorrufen könnte. Für letzteres spricht das frühe Auftreten exsudativer Processe, in Folge deren die oben aufgeführten Epithelveränderungen sich einstellen.

Die Angaben UNNA's (Virch. Arch. 69. Bd.), dass die Pocke ihren Sitz in der basalen Hornschicht (stratum lucidum) hätte, vermag ich nicht zu bestätigen; doch muss ich hinzufügen, dass ich die Pockeneruption nicht an denselben Stellen untersucht habe, wie UNNA. Einen Sitz des Pockenkörpers oberhalb des Rete Malpighii, wie ihn UNNA beschreibt, fand ich nur in Zeiten, in denen bereits in der Tiefe ein regenerativer Ersatz des Epithels stattgefunden hatte. Wie durch letztere die Blase nach aussen gedrängt wird, ist in § 374 Fig. 148 erörtert worden. Auch in Fig. 152 lässt sich bereits erkennen, wie durch die vom linken Rande der Pocke herkommende regenerative Wucherung in der Umgebung der Papille *h* der Pockenherd nach aussen geschoben wird.

Der Umstand, dass die Pocke meistens gedellt ist, hat zu verschiedenen Controversen Veranlassung gegeben. RINDFLEISCH (Pathologische Gewebelehre) sucht das Retinaculum der Erhebung in der Anwesenheit von Haarbälgen und Schweissdrüsenausführungsgängen. AUSPITZ und BASCH (Virch. Arch. 28. Bd.) glauben, dass die Ausdehnung des mittleren Theils durch Exsudat nicht gleichen Schritt halte mit der Schwellung an der Peripherie. WEIGERT hält die Balken, welche die Pocke durchziehen, für die Ursache der geringen Erhebung der centralen Partie. Soviel ich sehe, verhält sich die Sache so, dass thatsächlich sowohl das von AUSPITZ und BASCH, als auch das von WEIGERT hervorgehobene Moment im Sinne einer Dellenbildung wirkt.

Die durch Vaccine erzeugten Impfblasen zeigen in Bau und Entwickelung durchaus die nämlichen Verhältnisse, wie die ächten Pockenblasen.

3. Hautentzündungen mit Ausgang in Nekrose, Eiterung und Geschwürsbildung. Granulationen bildende Entzündungen. Infectiöse Granulationsgeschwülste.

§ 389. Bei den in den letzten Paragraphen abgehandelten Dermatosen handelt es sich um Entzündungen, welche entweder nur vorübergehend sind und mit einer völligen Wiederherstellung der Haut enden, oder aber, falls sie über grössere Zeiträume sich erstrecken, zwar zu bleibenden Texturveränderungen, nicht aber zu Zerstörung der Haut führen. Nur ausnahmsweise kommt es zur Bildung von Hautdefecten, zur Entwickelung von Granulations- und Narbengewebe.

Bei den in Nachstehendem zu besprechenden Processen handelt es sich um Entzündungen, bei denen eitriger und nekrotischer Zerfall der Gewebe, sowie die Bildung von Granulations- und Narbengewebe zu dem typischen Verlaufe gehört.

Die Schädlichkeiten, welche diese Processe verursachen, sind zum Theil dieselben, welche auch die früher besprochenen leichteren Entzündungsformen veranlassen; grossentheils indessen sind es Noxen eigener Art, namentlich specifische Infectionsstoffe, welche diese destructiven Entzündungsprocesse hervorrufen.

Was zunächst jene Schädlichkeiten betrifft, welche theils leichte, theils schwere Entzündungsformen verursachen, so erhellt aus der klinischen und anatomischen Beobachtung zur Evidenz, dass die Verschiedenheit ihrer Einwirkung theils in einer Prädisposition der einzelnen Individuen, theils in einer Stärkung oder Schwächung der betreffenden Schädlichkeit selbst liegt.

Ein typisches Beispiel der ersteren Art bildet die Pockenefflorescenz, die bei wenig disponirten Individuen als superficielle, ohne dauernden Nachtheil vorübergehende Entzündung verläuft, bei prädisponirten Individuen dagegen oft zu umfangreichen Zerstörungen der Haut führt.

Als Beispiel einer Steigerung des Effectes durch Verstärkung der zur Einwirkung gelangenden Schädlichkeit mag die Verbrennung dritten Grades dienen. Man versteht darunter eine Verbrennung, bei welcher nicht nur das Epithel durch die Hitze getödtet wird, sondern auch ein grösserer oder geringerer Theil des cutanen, stellenweise wohl auch des subcutanen Bindegewebes. Die Folge dieser Zerstörung ist zunächst eine intensive Entzündung, durch welche das todte Gewebe von dem lebenden allmählich losgelöst wird. Hieran schliesst sich eine Bildung von Granulationsgewebe an, welches sich in Form kleiner Fleischwärzchen auf dem Defect erhebt. Aus diesem Granulationsgewebe wird im weiteren Verlaufe Narbengewebe gebildet, welches von den Rändern des Defectes aus allmählich mit Epidermis bedeckt wird. Dieses Narbengewebe besitzt eine glatte Oberfläche und entbehrt eines regelmässig entwickelten Papillarkörpers. Kurz nach seiner Entstehung ist dasselbe gefässreich und daher geröthet. Später verödet ein Theil der Gefässe, das Gewebe wird blass, schrumpft und bildet weisse, oft strahlige Narben. War die Brandwunde über eine grosse Fläche ausgedehnt, so kann bei der Vernarbung eine solche Schrumpfung der Haut eintreten, dass dadurch die Function des betreffenden Theiles, z. B. einer Extremität, erheblich beeinträchtigt wird.

Was für die Wirkung hoher Temperaturen gesagt ist, gilt im Allgemeinen auch für die Wirkung niedriger Temperaturen, welche ebenfalls je nach dem Grad ihrer Einwirkung theils vorübergehende, keine bleibende Veränderung hinterlassende Entzündungen hervorrufen, theils zu Nekrose kleinerer oder grösserer Gewebspartieen führen, deren Anwesenheit alsdann eine demarkirende Entzündung verursacht, an die sich weiterhin die Entwickelung von Granulations- und Narbengewebe anschliesst.

Aehnlich wie hohe Temperaturen wirken ferner zahlreiche chemisch wirksame Substanzen. Auch bei mechanisch wirksamen Schädlichkeiten kann man nach dem Effect ähnliche graduelle Unterschiede machen, wie dies für die Verbrennung geschehen ist. So kann man z. B. Wunden, welche ohne Substanzverlust heilen, von solchen unterscheiden, bei denen bleibende Defecte gesetzt werden und sich Narbengewebe bildet (vergl. § 106—111).

Es bedarf kaum der besonderen Erwähnung, dass mit den oben angeführten Processen die Wirkungsweise der aufgeführten Schädlichkeiten auf die Haut auch nicht annähernd erschöpft ist. So ist z. B. bei der Wirkung der hohen und niederen Temperaturen nur die momentane Einwirkung extrem hoher oder extrem niedriger Temperaturen berücksichtigt worden. Bekanntlich können aber auch wenig von den gewöhnlichen Temperaturgraden abweichende Temperaturen, wenn sie längere Zeit und zu wiederholten Malen einwirken, einen schädigenden Einfluss auf das Gewebe ausüben. So entstehen z. B. durch wiederholte Abkühlung der Füsse und Hände bei empfindlichen Individuen die sogen. Frostbeulen (Perniones), blaurothe Anschwellungen der Haut, die ihre Entstehung entzündlichen Exsudationen in der Haut verdanken und die nicht selten zu eitrigen Entzündungen sich steigern. Aehnliches liesse sich für die Wirkung zahlreicher anderer Schädlichkeiten nachweisen.

§ 390. Unter den zu Eiterung und Gewebstod führenden Entzündungen der Haut, die wegen ihres eigenartigen Verlaufes und ihrer specifischen Genese mit besonderen Namen belegt werden, sind zunächst die Phlegmone und die Pustula maligna zu nennen.

Die erstere verdankt ihre Entstehung der Invasion eines Spaltpilzes, eines Mikrokokkus, welcher von einer verletzten Körperstelle aus seinen Eintritt in die Gewebe findet. Am Lebenden oder an der Leiche erscheint eine an Phlegmone erkrankte Haut mehr oder weniger geröthet und hochgradig geschwellt. Diese Schwellung ist durch Anhäufung einer bald eitrig serösen, oder eitrig fibrinösen, bald mehr rein eitrigen Flüssigkeit in den Spalträumen des cutanen und besonders des subcutanen Gewebes bedingt. In frischen Fällen findet man daselbst auch Mikrokokken.

In Folge der heftigen Entzündung und der damit zusammenhängenden schweren Circulationsstörungen pflegt das Gewebe in grösserer oder geringerer Ausdehnung abzusterben und zu vereitern.

Demgemäss bilden sich in der Haut und dem subcutanen Gewebe kleinere und grössere Eiterherde, Abscesse, welche in ihrem Innern nekrotische, von Eiter durchsetzte Gewebsfetzen enthalten.

Phlegmonöse Entzündungen entstehen am häufigsten an den Extremitäten. Eine besondere Form, welche an den Phalangen der Finger vorkommt und hier zu äusserst schmerzhaften Schwellungen mit Ausgang in partielle Vereiterung führt, hat den Namen Panaritium erhalten.

Als Pustula maligna bezeichnet man eine Hautentzündung, welche durch Milzbrandbacillen hervorgerufen wird. Sie beginnt mit einer Röthung und Schwellung, welche sich von der Infectionsstelle aus ausbreitet. Letztere wird bald gangränös und ist nicht selten mit blaurothen und schwärzlichen Blasen umgeben. Zuweilen entwickelt sich auch an der Infectiousstelle selbst eine erbsen- bis bohnengrosse gedellte Blase. In seltenen Fällen entstehen grössere geschwulstartige Hautschwellungen, die in ihrer Configuration einer colossalen Pocke gleichen (KOCH), deren Delle schwärzlich gefärbt ist und deren Rand von einem gelblichen Wulste gebildet wird. Stösst sich im centralen Theil dieses Knotens die Epidermis los, so tritt eine helle Flüssigkeit aus dem Gewebe aus. Die Schwellung wird theils durch serös fibrinöses, theils durch zellig seröses Exsudat bedingt.

Eine der bacillösen Pustula maligna ähnliche Hautaffection kann auch durch Mikrokokken hervorgerufen werden. Wie bei der Milzbrandinfection so geht auch hier die Infection von kleinen Verletzungen aus. Zuweilen wird dieselbe durch den Stich eines inficirten Insectes vermittelt. Die entzündliche Schwellung pflegt sowohl nach ihrer Intensität als nach ihrer Extensität bedeutender zu sein, als nach Milzbrandinfection und es stellt sich in der Umgebung der Infectionsstelle in grösserer oder geringerer Ausdehnung Gangrän ein. Nach Sequestrirung des Abgestorbenen kann der Process unter Narbenbildung zur Heilung kommen. In anderen Fällen tritt eine tödtliche Blutinfection ein.

Eine weitere hierher gehörende Form durch Bacterien verursachter Entzündung bildet der sogen. Hospitalbrand oder die Nosocomialgangrän. Sie ist eine Wundinfectionskrankheit, die an jeder Wunde sich einstellen kann, mit Vorliebe indessen an kleinen Hautwunden (Schröpfwunden, Blutegelstichen) auftritt. Sie wird durch einen specifischen Mikrokokkus verursacht. In Folge der Infection nimmt die Umgebung der Wunde eine schmutzig gelbgraue Färbung an und verfällt der Gangrän. Hatten sich an einer Wunde schon Granulationen gebildet, so werden zunächst diese missfarbig und verwandeln sich in einen gelben schmierigen Brei, der zerfällt, worauf die Wunde eine serös jauchige Flüssigkeit absondert.

Von der specifischen Hospitalgangrän ist die sogen. Decubitalgangrän zu unterscheiden. Sie tritt bei Individuen ein, deren Ernährung herabgesetzt und deren Blutcirculation in Folge von Blutmangel und Herzschwäche eine unvollkommene ist. In Folge davon genügt schon ein leichter Druck, um eine Nekrose der Haut herbeizuführen. Die abgestorbene Haut sieht blauschwarz oder schwarz aus und geht unter dem Einfluss eingedrungener Fäulnissorganismen eine brandige Zersetzung ein. Am häufigsten tritt Decubitalnekrose über dem Kreuzbein und den Trochanteren des Oberschenkels sowie an der Ferse ein. Sie beschränkt sich häufig nicht auf die Haut, sondern greift auch auf die tiefer gelegenen Weichtheile über.

Maligne, zu Eiterung und Gewebsnekrose führende Entzündungen treten auch nach Infection mit sogen. Leichengift auf. Dieselben zeigen einen verschiedenen Verlauf. Meist bleibt die Entzündung local. Um die verletzte Stelle tritt eine schmerzhafte Röthung und Schwellung auf; dann tritt Eiterung ein. In anderen Fällen nimmt die Entzündung den Verlauf einer diffus sich ausbreitenden Phlegmone, oder es gesellt sich zu dem localen Processe eine Lymphangoitis (vergl. § 314). Wird die Entzündung chronisch, so stellt sich eine Hyperplasie der Haut mit Vergrösserung der Hautpapillen und Verdickung der Epidermis ein. Die dadurch bedingten knotigen und warzigen Erhabenheiten werden als **Leichentuberkel** bezeichnet.

Vor Kurzem habe ich Gelegenheit gehabt, 2 Fälle durch Mikrokokken verursachter gangröser Hautentzündungen zu sehen, welche von Collega JÜRGENSEN behandelt wurden. Bei dem Einen wurde die Infection durch einen Insectenstich am unteren Augenlide vermittelt. Es trat in der Umgebung des Stiches ausgedehnte Gangrän ein, während die ganze Gesichtshälfte und der obere Theil des Halses mächtig anschwoll. Der Fall endete in Genesung. In einem 2ten Falle gieng die Affection von der Lippe aus. Am Kinn und Halse entwickelte sich eine phlegmonöse Infiltration. Der Tod erfolgte unter Bildung zahlreicher hämorrhagischer Lungenherde, welche durch embolische Verschleppung eines puriform erweichten Thrombus der Jugularis externa herbeigeführt wurden. In beiden Fällen liessen sich Mikrokokken nachweisen, im 2ten Fall am schönsten in den Blutgefässen der Lunge. Impfungen auf Kaninchen und Ratten blieben erfolglos.

§ 391. Die **Geschwüre** der Haut. Unter Hautgeschwür versteht man einen zu Tage liegenden Substanzverlust der Cutis, dessen entzündlich infiltrirter Grund und Rand in fortschreitendem molecularen Zerfall begriffen ist. Manche Geschwüre bilden auf ihrem Grunde Granulationen, gleichwohl pflegt dabei Narbenbildung, d. h. also Heilung nicht einzutreten.

Geschwüre können selbstverständlich ein verschiedenes Aussehen bieten. In der Regel ist der Grund mit einem graugelben Belag bedeckt, welcher theils aus nekrotisch gewordenem Gewebe, theils aus Eiterkörperchen besteht. Die Grundfläche ist bald glatt, bald höckerig oder grubig vertieft. Die Ränder sind bald wallartig aufgeworfen, bald scharf abgeschnitten, bald unterminirt, bald allmählich abfallend, bald regelmässig verlaufend, bald zackig und buchtig. Die Umgebung der Geschwüre ist bald intensiv geschwellt und geröthet, bald wenig oder gar nicht verändert, bald derb infiltrirt, bald nur oedematös. Das Secret, welches die Geschwüre liefern, ist bald spärlich, bald reichlich, bald dünnflüssig, bald eitrig, rahmig. Häufig bilden sich Krusten oder gummiartige Auflagerungen, oder es ist das Geschwür mit einem missfarbigen, diphtheritischen Belag bedeckt.

Geschwüre entstehen gemeiniglich durch nekrotischen Zerfall einer zuvor entzündlich infiltrirten Haut. Der Grund, weshalb dieser Zerfall stetig fortschreitet und die Geschwüre sich vergrössern, liegt entweder in der anatomischen Prädisposition des Gewebes, auf dem das Geschwür entsteht, oder aber in der Natur und Beschaffenheit der die Entzündung hervorrufenden Schädlichkeit. Letzteres ist das häufigere.

Zu den am häufigsten vorkommenden Geschwüren gehören folgende, durch ihre besondere Genese characterisirte Formen.

1) Das varicöse Geschwür. Die Genese dieses Geschwüres ist darauf zurückzuführen, dass in Folge von Stauungen im venösen Kreislauf eine Erweiterung der Venen und eine oedematöse Infiltration der Haut entsteht, zu der sich nach verhältnissmässig sehr geringfügigen Reizen und Läsionen zellige Infiltration des Gewebes und schliesslich Eiterung und Zerfall hinzugesellen. Es bilden sich dann Geschwüre, die sich zwar mit Granulationen bedecken, die aber, so lange die causale Schädlichkeit besteht, nicht zur Heilung führen. Die Bedeckung der Granulationen mit Epithel bleibt nicht nur aus, sondern es vergrössert sich das Geschwür namentlich der Fläche nach und kann schliesslich eine enorme Ausdehnung erlangen.

Das an das Geschwür angrenzende Bindegewebe verdickt sich theils durch oedematöse Infiltration, theils durch Bindegewebsneubildung. Es zeigt dabei ein speckiges Aussehen. Die Granulationen bieten, mikroskopisch untersucht, nichts Besonderes, und sind bald stark, bald schwach entwickelt.

Das Epithel, das an den Granulationsrand anstösst und denselben in einem schmalen Saum bedeckt, treibt nicht selten Zapfen zwischen die Granulationen hinein, schiebt sich aber nicht in gehöriger Weise über dieselben vor.

Die weitere Umgebung und der Untergrund des Geschwüres zeigen meistens durch Stauung bedingte Gewebsveränderungen, wie cyanotische Färbungen, Hautabschülferungen, erweiterte Venen, oedematöse Durchtränkung etc. Ihren Hauptsitz haben diese Geschwüre am Unterschenkel und am Fusse.

2) Der weiche Schanker, Ulcus molle, ist eine ansteckende Localaffection, beginnt schon 24 Stunden nach der Infection als Bläschen oder als Pustel und entwickelt sich rasch zu einem Geschwür mit gelbem, speckigem Grunde und rother Umgebung. Dieses Geschwür vergrössert sich durch fortschreitenden molecularen Zerfall. Grund und Rand des Geschwüres sind mit äusserst zahlreichen Zellen infiltrirt, welche in der Nähe der Oberfläche in verschiedenen Stadien der Degeneration und des Zerfalls sich befinden und schliesslich in eine Detrituslage übergehen. Von

dem weichen Schanker aus kann sich eine Lymphangoitis und Lymphadenitis (Bubonen), aber keine Syphilis entwickeln.

3) Wird ein Individuum gleichzeitig mit Schankergift und mit dem Gifte der Syphilis inficirt, so tritt in der 3.—4. Woche nach der Infection eine Verhärtung des Geschwürsgrundes ein. Aus dem weichen wird ein harter Schanker, ein Ulcus induratum. Ist der weiche Schanker schon abgeheilt, so verhärtet sich die Narbe.

Erfolgt eine syphilitische Infection ohne Schankerinfection, so entsteht zuerst eine Papel, welche der Fläche nach sich ausbreitet und 8—10 Tage nach ihrem Auftreten Schuppen bildet, oder aber ulcerirt und eine geringe Menge seröser oder eitriger Flüssigkeit secernirt, welche zu einer Borke eintrocknet. Gleichzeitig verhärtet sich der Grund und bildet eine scheibenförmige dicke oder eine dünne pergamentartige Einlage in der Haut. Zuweilen entsteht auch zuerst ein Bläschen und aus diesem eine Erosion und alsdann ein Geschwür, das wenig secernirt, dessen Grund aber verhärtet ist. Diese Verhärtung bezeichnet man als Initialsclerose oder Hunter'sche Induration. Sie wird durch eine dichte zellige Infiltration bedingt, welche besondere, eigenartige Charactere nicht erkennen lässt. Die Angabe von Cornil (Leçons sur la Syphilis 1879), dass beim indurirten Schanker die Gewebe in höchstem Grade zellig infiltrirt seien, ist zwar richtig, doch ist dies durchaus nicht dem harten Schanker eigenthümlich, sondern findet sich auch innerhalb anderer, namentlich auch innerhalb tuberculöser Granulationsbildungen. Auch an den Arterien und Venen gewahrt man keine specifischen Veränderungen. Dass das infiltrirte Gewebe so hart ist, scheint seinen Grund darin zu haben, dass die Bindegewebsfasern sich trotz der starken Infiltrationen lange erhalten, während beim weichen Schanker verhältnissmässig rasch eine Zerstörung derselben eintritt.

Je nach dem Stadium, in dem sich der Knoten befindet, sind die Zellen durchgehends klein, oder aber zum Theil grösser, epitheloid, manche auch mehrkernig (vergl. § 128). Die Verhärtungen gehen früher oder später wieder zurück, am raschesten die dünnen pergamentartigen. War keine Ulceration eingetreten, so bleibt an der betreffenden Stelle nur ein pigmentloser Fleck. War der Indurationsknoten ulcerirt, so bildet sich eine Narbe.

4) Eine zweite Form syphilitischer Geschwüre entsteht aus dem Hautgumma (Knotensyphilid). Dasselbe bildet Knoten verschiedener Grösse, welche ihren Sitz theils in der Haut, theils

im subcutanen Gewebe haben. Dieselben verschwinden entweder durch Resorption, oder zerfallen und bilden Geschwüre, deren Rand und Grund infiltrirt sind und ein speckiges Aussehen zeigen. Durch fortgesetzten Zerfall können die Geschwüre eine sehr bedeutende Grösse erreichen. Bildet sich durch Eintrocknen des Secretes auf dem Geschwür eine erhabene Borke, so bezeichnet man dies als Rupia syphilitica. Characteristisch für dieselbe ist, dass sie von einem Infiltrationssaum umgeben ist. Ueber den Bau des Gumma vergl. § 129—130.

5) Das scrofulöse Hautgeschwür entsteht aus Knoten, die ihren Sitz im cutanen oder subcutanen Gewebe haben.

Die Knoten sind nichts anderes als zellige Infiltrationsherde und haben grosse Aehnlichkeit mit den gummösen Knoten. Sie kommen auch, wie diese, besonders bei Kindern vor. Durch Zerfall und Vereiterung der Knoten bilden sich unterminirte, schlaffrandige Geschwüre, die leicht bluten. Das Secret der Geschwüre ist rahmähnlich.

Geschwüre ähnlicher Art bilden sich auch, wenn subcutane Lymphdrüsen zur Vereiterung kommen.

6) Geschwüre, die man nach ihrer anatomischen Beschaffenheit als tuberculös bezeichnen kann, sind sehr selten. Anatomisch stützt sich die Diagnose auf die Anwesenheit von Tuberkeln im Grunde oder in der Umgebung des Geschwüres.

Wie bereits in § 206 bemerkt wurde, hat KLEBS in excidirten harten Schankern kleine Bacillen gefunden. AUFRECHT (Centralbl. f. med. Wissensch. 1881) dagegen beschreibt aus breiten Condylomen Mikrokokken. BEKMANN (New-York med. Journ. December 1880) beschreibt Mikrokokken und Bacterien aus den Lymphgefässen in der Umgebung der Initialsclerose. In den letzten Tagen hat BIRCH-HIRSCHFELD die Mittheilung gemacht (Centralbl. f. med. Wissensch. 1882), dass nicht nur die primären syphilitischen Herde, sondern auch die Gummiknoten kleine Bacillen von 1 μ Länge enthalten, die theils frei im Gewebe liegen, theils in Zellen eingeschlossen sind. Er hält sie für die Träger des syphilitischen Contagiums.

Die Tuberculose der Haut tritt theils in Form von Geschwüren, theils in Form von Knoten und Knötchengruppen auf. Ob alle Knoten und Geschwüre, welche Tuberkel enthalten, durch den Bacillus der Tuberculose hervorgerufen werden, ist fraglich. In dieser Beziehung ist daran zu erinnern, dass auch in lupösen Granulationen Tuberkel vorkommen.

Literatur über Hauttuberculose: KÖSTER, Centralbl. f. med. Wissensch. 1873; FRIEDLAENDER, Samml. klin. Vorträge v. Volkmann Nr. 64 u. Virch. Arch. 60. Bd.; BIZZOZERO, Giorn. della R. accad. di med.

e chir. 1874; BRODOWSKI, Virch. Arch. 63. Bd.; CHIARI, Wiener med. Jahrb. 1877; HALL, Ueber Tuberculose der Haut. I. D. Bonn 1879.

§ 392. Granulationswucherungen können, wie aus dem Bisherigen hervorgeht, in der mannigfaltigsten Weise und aus den verschiedensten Ursachen entstehen. Sie werden sich zunächst bei allen Entzündungsformen, welche eine Gewebszerstörung herbeiführen, einstellen können. Meist haben diese Granulationsbildungen einen Heilzweck und führen zur Bildung von Narbengewebe. Es kommt indessen vor, dass sie als Wucherungen auftreten, die einen mehr selbständigen Character tragen und zur Bildung mehr oder weniger umfangreicher geschwulstartiger Granulationen sogen. Granulome führen. Es kann dies schon bei Entzündungen geschehen, denen wir specifische Ursachen nicht zuerkennen, z. B. bei chronischen Ekzemen. Meist indessen handelt es sich um Granulationen, die aus specifischen Ursachen entstehen, daher in die Gruppe der infectiösen Granulationsgeschwülste gezählt werden. Dieselben haben grossentheils im allgemeinen Theile (§ 128—135) ihre Besprechung gefunden. Der Knotensyphilide ist soeben bei Gelegenheit der Besprechung der Hautgeschwüre (§ 391) noch einmal gedacht worden. An dieser Stelle soll daher nur noch einiges Wenige nachgeholt werden.

Was zunächst den Lupus vulgaris anlangt, so ist daran zu erinnern, dass es sich dabei um eine Hautaffection handelt, bei welcher subepithelial im Cutisgewebe Granulationen ähnliche, knötchenförmige Herde (Fig. 153 d) entstehen. Mitunter zeigen dieselben den Bau von Tuberkeln, in anderen Fällen bestehen sie hauptsächlich aus kleinen Zellen und enthalten auch zum Theil (d) Blutgefässe. Daneben finden sich auch eine diffuse, zellige Infiltration der Cutis und des Papillarkörpers (c), ferner Zellzüge (f), die dem Verlauf der Lymphgefässe entsprechen. Häufig stellen sich über der erkrankten Cutis Epithelwucherungen (h) ein, welche in Form von Zapfen in die Tiefe dringen. Erreichen dieselben eine erhebliche Grösse, so erinnern sie an Krebszapfen. Im Uebrigen beobachtet man am Epithel Quellungszustände und Vacuolenbildung, ferner vermehrte Abschülferung.

Auch die Haarfollikel und Talgdrüsen erkranken. In ersteren degeneriren die Haarpapillen, so dass die Haare verloren gehen. In den Talgdrüsen ist die Talgbildung gestört; nicht selten ver-

Infectiöse Granulationsgeschwülste. 203

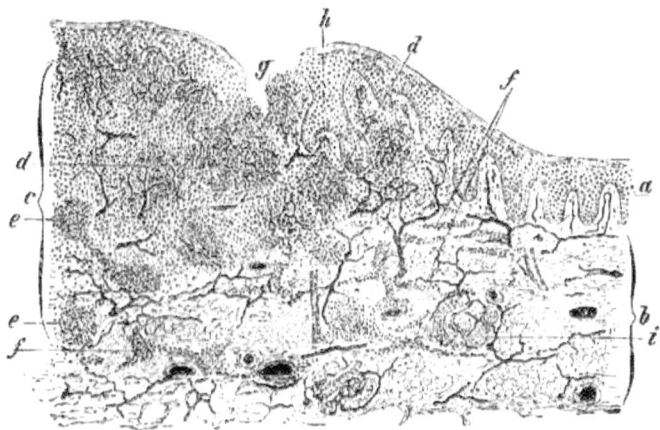

Fig. 153. Lupus vulgaris. *a* Normale Epidermis. *b* Normale Cutis mit Schweissdrüsen *i*. *c* Gebiet der lupösen Neubildung. *d* Blutgefässhaltige Knötchen innerhalb eines diffusen Infiltrates. *e* Knötchen ohne Gefässe. *f* Zellzüge. *g* Geschwür. *h* Gewuchertes Epithel. Carminpräp. Vergr. 25.

grössern sie sich durch Epithelanhäufung. Mitunter ist auch die zellige Infiltration in bevorzugter Weise um die Talgdrüsen gelagert.

Sehr häufig wird das infiltrirte Gewebe nekrotisch, erweicht, zerfällt und bricht durch die Epitheldecke durch (*g*). In Folge davon bilden sich Geschwüre, welche durch fortschreitenden Zerfall eine erhebliche Ausdehnung erreichen können.

In anderen Fällen unterbleibt der Durchbruch durch das Epithel, und es werden die zerfallenden Knötchen wieder resorbirt.

Ein Theil der im Gewebe sitzenden Zellen wird zu Bildung von Bindegewebe verbraucht. In Folge davon können sich der Papillarkörper dauernd vergrössern, die Haut sich verdicken und ein etwa entstandenes Geschwür heilen. Nach einiger Zeit pflegt das neugebildete Bindegewebe zu schrumpfen, es bilden sich strahlige Narben.

Was das makroskopische Aussehen des Lupus vulgaris betrifft, so bemerkt man als erste Veränderung hirsekorn- bis stecknadelkopfgrosse, lebhaft rothe oder braunrothe Flecken (CAPOSI). Nach einiger Zeit sieht und fühlt man an den betreffenden Stellen knötchenförmige Erhabenheiten. Durch Verschmelzung mehrerer solcher Knötchen entstehen grössere Knoten (Lupus tumidus). Nach einigen Wochen beginnt die Rückbildung. Werden die Knötchen resorbirt, so wird die Epidermis runzlig und blättert sich ab (L. exfoliativus); später erscheint sie narbig. Zerfallen die Knötchen und brechen sie durch das Epithel durch, so bildet sich ein

Geschwür (L. exulcerans) von rundlicher Form mit schlaffen, geröteten Rändern und rothem granulirendem Grunde, welches Eiter secernirt, der häufig zu Borken eintrocknet. Diese Geschwüre können sich überhäuten und unter Narbenbildung heilen. In anderen Fällen bilden sich auf dem Grunde warzige Wucherungen (L. papillaris s. verrucosus). Sind im Beginn die Knötchen unregelmässig zerstreut, so spricht man von L. disseminatus, bilden sie Bogenlinien, von L. serpiginosus.

Lupus kommt am häufigsten an der Nase vor, häufig auch im Bereiche des übrigen Gesichtes, am Halse, den Ohrmuscheln, in der Mund-, Nasen- und Rachenhöhle, im Kehlkopf, an den Ober- und Unterextremitäten, seltener am Stamm. Im Laufe der Jahre führt er durch die Ulceration der Haut und durch die narbige Schrumpfung der ulcerirten Theile zu sehr bedeutenden Verunstaltungen.

Die Lepra hat bereits in § 131 ihre Besprechung gefunden. Es bilden sich bei derselben in der Haut theils flache, diffuse, theils knotige Infiltrationen (L. tuberosa), über welchen die Haut bald roth, bald braun, bald blass gefärbt ist und entweder schuppt oder ulcerirt. Nach v. Recklinghausen sollen auch die eigentlichen Hautknoten vornehmlich an den Nerven sich entwickeln. Die durch Zerfall der Knoten entstehenden Geschwüre können sehr tief in die Gewebe eingreifen und dadurch zu Verlust von Gliedmaassen führen (L. mutilans). Bei der sogen. Lepra maculosa bilden sich diffuse Pigmentirungen mit eingelagerten weissen Flecken und Streifen.

Literatur über Lepra s. § 131; ferner Behrend, Neuere Arbeiten über Lepra, Schmidt's Jahrbücher Bd. 192 pag. 246; Literatur über Lupus: Caposi l. c.; Virchow, Die krankhaften Geschwülste; Lang, Vierteljahresschr. f. Dermatol. und Syph. I. und II. Bd.; Caposi, ibid. VI.; Jarisch, ibid. VII.

VII. Erworbene entzündliche Hypertrophieen der Haut.

§ 393. Die in den letzten Paragraphen abgehandelten Entzündungsprocesse hatten im Allgemeinen das Gemeinsame, dass die Gewebebildung nur eine untergeordnete Rolle spielte und sich im Grossen und Ganzen darauf beschränkte, allfällig durch die Entzündung verloren gegangene Theile wieder zu ersetzen. Selbst die

Granulationen bildenden Entzündungen endeten mit Gewebszerfall und Geschwürsbildung.

Immerhin war dies nicht absolut durchgehend der Fall, sondern es musste mehrfach darauf hingewiesen werden (vergl. § 390 Leichentuberkel; § 385 und § 392 Ekzem), dass im Anschluss an verschiedene chronische Entzündungsprocesse eine Hyperplasie des Gewebes auftreten kann.

Diese Hyperplasie kann sowohl die epithelialen als die bindegewebigen Theile der Haut betreffen. Bei ersteren äussert sich die vermehrte Epithelproduction oft nur in einer vermehrten Abstossung von Epithel, in anderen Fällen dagegen kann sie zu einer mehr oder minder hochgradigen Verdickung einzelner oder sämmtlicher Epithelschichten führen. Im Bindegewebe hat eine Gewebshyperplasie unter allen Umständen eine Dickenzunahme zur Folge. Je nach der Ausdehnung des Processes ist dieselbe bald über grössere, bald nur über kleinere abgegrenzte Bezirke ausgebreitet. Ist vornehmlich der Papillarkörper der Sitz der Hyperplasie, so nehmen die Papillen vornehmlich an Länge zu, verzweigen sich dabei nicht selten und führen so zur Bildung von Unebenheiten an der Oberfläche, welche bald einem ganzen Bezirke eine höckerige, rauhe Beschaffenheit geben, bald nur an einzelnen abgegrenzten Stellen geschwulstartige Wucherungen erzeugen.

Das neugebildete Gewebe ist zur Zeit der Untersuchung oft noch zellreich und steht dem Granulationsgewebe nahe; in anderen Fällen ist es zellärmer, derb, fibrös, in seinem Bau dem Narbengewebe ähnlich. Häufig sind beide Gewebsformationen nebeneinander vorhanden.

§ 394. Wird eine Hautstelle häufig auf mechanische Weise lädirt, und stellen sich in Folge dessen wiederholt Hyperämieen und leichte Entzündungen ein, so kann die Epidermis im Laufe der Zeit hypertrophiren. Betrifft diese Hypertrophie hauptsächlich die Hornschicht der Epidermis und bilden sich dabei hornartige Verdickungen, so bezeichnet man dieselben als Schwielen (Callositas, Tyloma). Sie entwickeln sich am häufigsten an Händen und Füssen.

Nehmen die schwieligen Verdickungen der Hornschicht der Epidermis zu, und dringen sie dabei auch nach der Tiefe vor, so dass sie auf den Papillarkörper drücken, denselben verdrängen und zur Atrophie bringen, so bezeichnet man die veränderte Stelle als einen Leichdorn oder ein Hühnerauge (Clavus). Zufolge des starken Reizes, welchen die verdickte Hornschicht namentlich bei äusserem Druck auf den Papillarkörper ausübt, besteht in letzterem eine mehr oder minder intensive Entzündung, die sich oft in erheblicher Röthung und Schwellung des Gewebes äussert, unter Umständen sogar in Eiterung ihren Ausgang nehmen kann.

Bildet an irgend einer Stelle der Haut die hypertrophirende Hornschicht der Epidermis statt scheibenförmiger Verdickungen Thierhörnern ähnliche Erhebungen, so bezeichnet man diese Hypertrophie als ein Hauthorn, (Cornu cutaneum). Dasselbe kann nicht unerhebliche Grössen erreichen; an seiner Basis sind meist einige Hautpapillen hypertrophisch, mehr oder weniger verlängert.

Den Schwielen hinsichtlich ihrer Genese nahestehend, in ihrem Aussehen dagegen von denselben sehr verschieden sind die entzündlichen Papillome. Sie bilden sich dann, wenn an irgend einer Hautstelle längere Zeit hindurch ziemlich erhebliche Reizzustände bestehen. Eine der häufigsten Formen dieser Papillome, ist das spitze Condylom (Condyloma acuminatum).

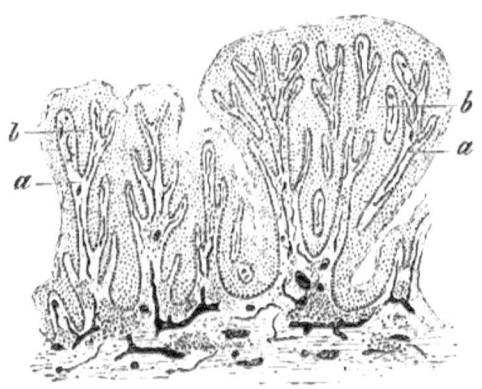

Fig. 154. Condyloma acuminatum. *a* Vergrösserte und verzweigte Papillen *b* Epidermis. Injectionspräp. mit Hämatoxylin gefärbt. Vergr. 20.

Es hat seinen Sitz an den äusseren Geschlechtstheilen sowie in der Umgebung des Anus und entwickelt sich dann, wenn Katarrhe der Harnröhre oder schankröse Geschwüre oder zersetztes Secret der Präputialhaut etc. einen chronischen Reizzustand unterhalten. In Folge davon hypertrophiren sowohl der Papillarkörper als auch die oberste Schicht des Stratum reticulare cutis. Die Hautpapillen (Fig. 154 *a*) wachsen dabei mit ihren Blutgefässen in die

Länge und verzweigen sich; häufig erhebt sich zugleich auch der Boden auf dem sie stehen. Das Deckepithel *(b)* ist dabei wohl erhalten und hypertrophirt ebenfalls. Ein Theil der durch die Vergrösserung und Verzweigung der Papillen bedingten Unebenheiten wird durch das Deckepithel ausgeglichen, andere dagegen nicht, so dass ein Gewächs entsteht, das schon makroskopisch einen exquisit papillären Bau zeigt.

Die Condylome entwickeln sich an den genannten Theilen oft in grosser Zahl. Anfänglich nur klein können sie allmählich zu bedeutender Grösse heranwachsen, so dass sie schliesslich blumenkohlartige Gewächse von der Grösse einer Wallnuss ja sogar eines Apfels bilden. Mit dem Wachsthum pflegt auch die Verzweigung der Papillen zuzunehmen. Die vergrösserten Papillen bestehen aus gefässhaltigem Bindegewebe, doch enthalten sie stets mehr oder weniger reichliche Rundzellen, und auch der Boden, auf dem sie stehen, ist zellig infiltrirt. Häufig findet sich in ihrer Umgebung eine ziemlich ausgebreitete Lymphangoitis, kenntlich an einer starken Zellanhäufung in den Lymphgefässen und deren Umgebung.

Entzündliche Papillome können sich auch auf dem Boden von Geschwüren erheben. Besonders häufig aber entstehen sie bei chronischen impetiginösen Ekzemen (§ 385). Hier können sie auch der Fläche nach eine erhebliche Ausdehnung erlangen und so zu diffus ausgebreiteten papillösen Verdickungen der Haut führen (§ 395).

Die letztgenannten Papillome pflegen ein sehr zellreiches Stroma zu besitzen, so dass man dasselbe geradezu als Granulationsgewebe bezeichnen kann. Eine Epitheldecke fehlt ihnen zuweilen, in anderen Fällen ist sie vorhanden und hypertrophisch. Häufig bilden sich an der Oberfläche der Wucherung Epithelschuppen, Platten und Schilder.

§ 395. Als erworbene Elephantiasis (Elephantiasis Arabum, Pachydermia) bezeichnet man über grössere Strecken ausgebreitete hyperplastische Verdickungen der Haut. Was unter dem Namen Elephantiasis geht, hat durchaus nicht immer dieselbe Genese, doch kann man sagen, dass die elephantiastische Hauthypertrophie mit Ausnahme jener Form, welche man als Elephantiasis mollis und Fibroma molluscum bezeichnet (§ 399), und deren Entstehung auf eine congenitale Anlage zurückzuführen ist, im Allgemeinen einen Folgezustand chronischer oder häufig sich wiederholender Entzündungen darstellt.

In § 394 ist bereits des Ekzemes als eines Entzündungsprocesses gedacht worden, welcher nicht selten zu Papillarhypertrophie führt. Diese Hypertrophie der Papillen kann sich auch mit einer Hypertrophie der ganzen Lederhaut und des Unterhautbindegewebes combiniren und schliesslich zu ganz bedeutenden Verdickungen führen, so besonders am Unterschenkel.

Wie Ekzem, so können auch andere chronische Entzündungsprocesse, z. B. chronische Geschwüre, welche sich im Anschluss an venöse Stauungen entwickeln, ferner chronische Entzündung von Knochen, welche dicht unter der Haut liegen, Pachydermie erzeugen. Für manche Formen und zwar speciell für jene, welche man als Elephantiasis im engeren Sinne bezeichnet, werden als Entstehungsursache häufig sich wiederholende erysipelatöse Entzündungen angegeben. Endlich hat man als Ursache einer in den Tropen häufig vorkommenden Form von Elephantiasis die Filaria sanguinis (§ 235) erkannt, welche namentlich die Lymphgefässe des Scrotum und der unteren Extremität bewohnt und Entzündung und Lymphstauung veranlasst.

Die erworbene Elephantiasis kann an den verschiedensten Stellen vorkommen, tritt aber am häufigsten an den unteren Extremitäten und den äusseren Geschlechtstheilen auf. Durch die mächtigen Verdickungen, welche die Haut und das subcutane Bindegewebe erfahren, werden die erkrankten Theile stets mehr oder weniger verunstaltet. Der Unterschenkel wird durch dieselben plump und unförmlich. Reichen die Verdickungen bis auf den Fuss, so geht die Abgrenzung des letzteren gegen den Unterschenkel mehr und mehr verloren, die untere Extremität wird einem Elephantenfusse ähnlich. Befällt die Affection den Hodensack, so wächst derselbe zu einer mächtigen Geschwulstmasse heran, welche ein Gewicht von 50 Kilogramm und mehr erreichen kann.

§ 396. Elephantiastisch verdickte Hauttheile bestehen bald aus einem dichten, harten, weissen, speckigen, derben (Eleph. dura), bald aus einem weicheren, mehr grau weissen, schlaffen Gewebe (E. mollis). Von der Schnittfläche fliesst meist ziemlich reichliche, mitunter sogar sehr viel Gewebslymphe ab. Im letzteren Falle enthält das Gewebe oft weite, klaffende Lymphgefässe (El. lymphangiectatica).

Die Blutgefässe sind bald auffallend weit und dickwandig, bald unverändert. Neben der Haut ist meist auch das subcutane Gewebe, mitunter auch das Bindegewebe der in der Tiefe gelegenen Theile hyperplasirt. Die Oberfläche der Haut ist bald glatt und die Hornschicht nicht verändert (E. glabra), bald ist sie mehr warzig (E. verrucosa) oder knotig (E. tuberosa) oder mit papillären Wucherungen (E. papillomatosa) besetzt. Oft ist auch die Hornschicht verdickt und bildet eine zusammenhängende dicke Hornlage oder Schuppen, Platten und Schilder. Diese Hyperplasie der Hornschicht bezeichnet man als erworbene Ichthyosis (§ 397) oder Keratosis.

Die Structur der elephantiastisch verdickten Haut ist kaum in zwei Fällen vollkommen gleich. Bei jenen Formen, die sich in Folge ekzematöser und ulceröser Processe entwickeln, pflegt auch das Gewebe zellreich zu sein und kann stellenweise ganz den Character von Granulationsgewebe tragen. Zuweilen finden sich auch Granulationsherde, die Tuberkeln durchaus ähnlich sehen; ferner sind die Lymphgefässe und ihre Umgebung mit Zellen vollgepfropft.

Im Gegensatz dazu giebt es Fälle, in denen das Gewebe zellarm, grobfaserig, derb ist. Es macht den Eindruck als ob die Fibrillenbündel der Haut nicht vermehrt, sondern nur verdickt wären. Zwischen diesen Extremen stehen zahlreiche Uebergangsformen, bei welchen einerseits der Zellreichthum des Gewebes erheblich variirt, andererseits auch die Grösse der Faserbündel und die Dicke der einzelnen Fäserchen sehr verschieden ist.

Die Gewebshyperplasie erfolgt meist gleichmässig, doch kommen Fälle vor, in welchen sich innerhalb der verdickten Cutis noch knotenförmige Herde erkennen lassen, oder bei welchen die Bindegewebsneubildung in der Umgebung der Haarbälge und Schweissdrüsen stärker entwickelt ist. Der Papillarkörper ist bald wenig, bald stark vergrössert.

Die Hyperplasie ist anzusehen als eine Folge der Ueberernährung, welche sich im Anschluss an die Entzündungen einstellt. Begünstigt wird die Wucherung oft noch dadurch, dass die Lymphbahnen in Folge der Entzündung stellenweise verlegt werden. Es geschieht dies namentlich in den Lymphdrüsen, in denen die häufigen Entzündungen ebenfalls hyperplastische Processe wachrufen. Als nächste Folgen der Verstärkung der Lymphproduction und der Veränderung ihrer Abfuhr ist die starke Durchtränkung des Gewebes mit Flüssigkeit sowie die Erweiterung der Lymphgefässe anzusehen.

Eine sehr eigenthümliche, in ihrer Genese unerklärte Affection, die bei Erwachsenen vorkommt, ist das Scleroderma. Man versteht darunter eine ohne äussere Veranlassung ziemlich rasch auftretende local beschränkte oder ausgebreitete Verhärtung der Haut, die entweder stationär bleibt oder progressiv weiter schreitet, oder wieder verschwindet um von Neuem aufzutreten und schliesslich einer Atrophie Platz zu machen. Sie kann sowohl am Stamme als im Gesicht und an den Extremitäten auftreten. Die Haut fühlt sich an der betreffenden Stelle bretthart an wie ein gefrorner Leichnam (Carosi). Nach den Angaben der Autoren ist an solchen Stellen der Faserfilz der Haut verdickt, das Gewebe stellenweise kleinzellig infiltrirt. (Chiari, Vierteljahresschr. f. Dermatol. und Syphil. V).

Heller fand in einem Falle von Scleroderma Obliteration des Ductus thoracicus (Deutsch. Arch. f. klin. Med. X 1872).

Als Sclerema neonatorum bezeichnet man eine Verhärtung des Zellgewebes, welche zuweilen bei Kindern in den ersten Lebensmonaten auftritt und namentlich Unterschenkel und Füsse befällt. Nach Langer (Wiener acad. Sitzungsber. 1881) beruht diese Verhärtung darauf, dass beim Sinken der Körpertemperatur in Collapszuständen das Fett des Panniculus erstarrt. Das Fett von Kindern enthält mehr Palmitin- und Stearinsäure als das der Erwachsenen, dagegen weniger Oelsäure. Es schmilzt daher erst bei 45° C. Das Fett der Erwachsenen trennt sich bei Zimmertemperatur in 2 Schichten. Die obere flüssige erstarrt bei 0° C., die untere krümmelige wird bei 36° C flüssig.

VIII. Nicht entzündliche zum Theil auf congenitaler Anlage beruhende Hypertrophieen (Warzen) und Geschwülste der Haut.

§ 397. Als Ichthyosis oder Fischschuppenkrankheit bezeichnet man eine Affection, welche durch die Bildung epidermoidaler Schuppen, Blättchen und Platten oder horniger Warzen characterisirt ist. Sie beruht auf einer Vegetationsanomalie der Cutis, besonders aber der Epidermis und ist angeboren und hereditär, doch kommen die Erscheinungen meist erst im Verlaufe der ersten Lebensjahre zur vollkommenen Entwickelung. Leloir hat in zwei Fällen Degeneration der Hautnerven der afficirten Theile nachgewiesen und hält die Nervenerkrankung für die Ursache.

Die Hornschicht der Epidermis ist mächtig verdickt und bildet ein vielfach zerklüftetes Lager (Fig. 155 a). Das Rete Malpighii dagegen ist verhältnissmässig schwach entwickelt und geht rasch und unvermittelt in die Hornschicht über.

Bei der als Ichthyosis simplex bezeichneten Form ist der Papillarkörper nicht vergrössert. In den allerleichtesten Fällen (Caposi) ist die Haut nur besät mit kleinen Knötchen, die eine Schuppendecke tragen, unter der ein zusammengerolltes Härchen liegt (Lichen piliaris). Sie findet sich namentlich an den Streckseiten der Extremitäten. Erreicht die Erkrankung einen höheren Grad, so bilden sich linsen- bis pfenniggrosse Schüppchen und Plättchen, die in der Mitte festsitzen und der Haut ein gefeldertes Aussehen geben (I. nitida). Weiterhin kann sich die Haut mit missfarbigen, schmutzigen Epidermisschuppen bedecken.

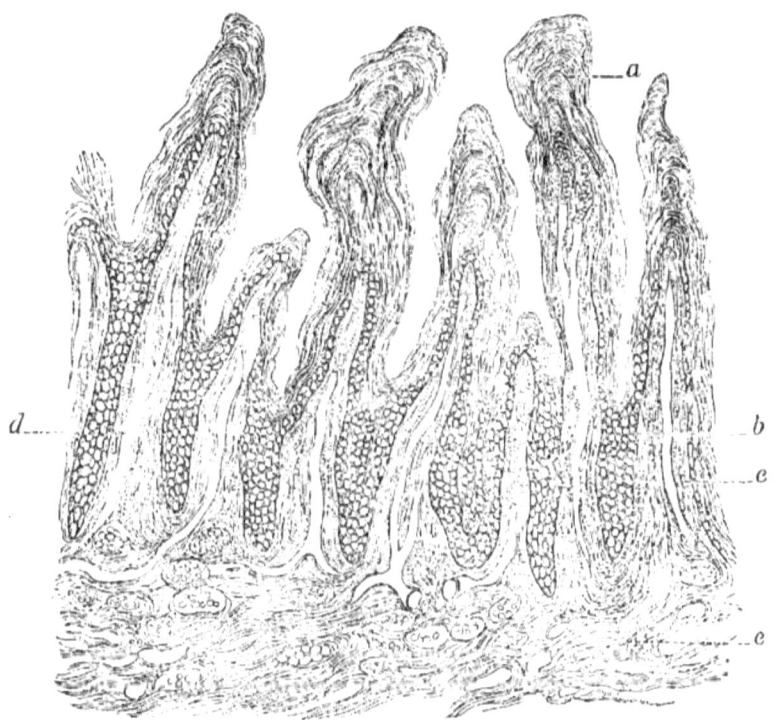

Fig. 155. Ichthyosis hystrix. (Nach Caposi, schwache Vergr.).
a Hornzellenlage. b Retezapfen. c Zellig infiltrirte, vergrösserte Papillen mit erweiterten Gefässen d. Corium mit derbem Bindegewebe und zahlreichen Gefässen.

Gesellt sich zu der Hypertrophie der verhornten Epidermis auch noch eine Hypertrophie des Papillarkörpers, so gewinnt die

Oberfläche eine höckerige rauhe Beschaffenheit. Man bezeichnet diese Form als Ichthyosis hystrix.

Nach Beobachtungen von EULENBURG, AMOZAN & GEBER kommt Ichthyosis auch als eine im späteren Leben erworbene Hautkrankheit vor, und zwar nach Neuritis und nach Nervenverletzungen.

Der Ichthyosis nahestehend, möglicher Weise sogar mit ihr identisch, ist nach Angabe der Autoren eine eigenthümliche Hautaffection, welche man als neuropathisches Hautpapillom (GERHARDT) oder Nervennaevus (TH. SIMON) bezeichnet. Dasselbe bildet multiple papilläre Hauterhebungen, über welchen die Epidermis sich zerklüftet, und ist theils pigmentlos, theils pigmentirt. Da gleichzeitig mit seinem Vorkommen nervöse Erscheinungen beobachtet werden, da ferner die Papillome zuweilen eine Vertheilung ähnlich dem Zoster zeigen und bei einseitigem Vorkommen in der Mittellinie des Körpers aufhören, so wird seine Entstehung mit Erkrankung von Nerven in Verbindung gebracht (BEIGEL, GERHARDT, HARDY, V. RECKLINGHAUSEN). Nach den bis jetzt gemachten Beobachtungen kommt das Leiden angeboren vor, oder entwickelt sich in den ersten Kinderjahren.

Die ächte Ichthyosis ist nicht zu verwechseln mit jener Pseudoichthyosis, welche sich so oft bei entzündlichen Hautaffectionen entwickelt und welche bereits mehrfach Erwähnung gefunden hat. Ebenso ist sie von der Ichthyosis sebacea (§ 403) zu trennen.

Literatur über Ichthyosis: NEUMANN, Lehrb. der Hautkrankheiten; ESOFF, Virch. Arch. 69. Bd.; LELOIR, Arch. de Phys. exper. et pathol. 1881. KYBER (Wiener med. Jahrb. 1880) fand bei einem Neugeborenen die Hornschicht der Epidermis so verdickt, dass sie einen undehnbaren Hornpanzer bildete (diffuses Keratom).

Literatur über das neuropathische Papillom: BEIGEL, Virch. Arch. 47. Bd.; GERHARDT, Jahrbuch für Kinderheilkunde IV 1871 und v. RECKLINGHAUSEN, Ueber die multiplen Fibrome der Haut. Berlin 1882. Letzterer spricht die Vermuthung aus, dass die Papillome Folgen einer congenitalen Neuritis, und dass vasomotorische Störungen die nächste Ursache seien.

Vor einiger Zeit hat BOSTRÖM (Sitzungsber. d. physic. med. Soc. zu Erlangen 1880) einen Fall mitgetheilt, bei welchem etwa 3—4 Mal im Jahr eine vollkommene Losstossung der Hornschicht der Epidermis der Hand in Form eines Handschuhes erfolgte. Da diese Abstossungen nach Eintritt einer starken Röthung zur Zeit der Menses auftraten, wird man die Affection wohl am ehesten als eine vasomotorische Störung ansehen dürfen.

§ 398. In der Haut kommen eine ganze Reihe eigenthümlicher Bildungen vor, welche sämmtliche durch die Anwesenheit von Zellnestern und Zellsträngen im Cutisgewebe, gekennzeichnet sind.

Alle diese Bildungen sind ferner entweder angeboren oder entwickeln sich in den ersten Jahrzehnten des Lebens.

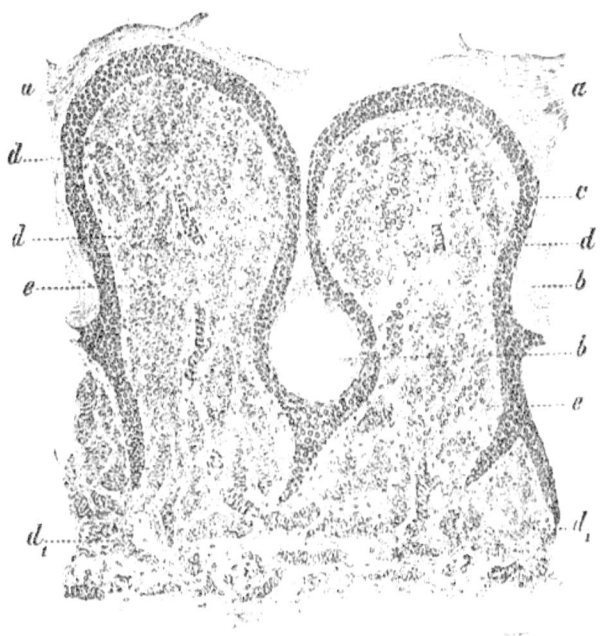

Fig. 156. Durchschnitt durch zwei Papillen einer rauhen Warze. *a* Verdickte Hornschicht der Epidermis. *b* Epithelperlen. *c* Rete Malpighii. *d* Zellnester und Zellstränge in den Papillen, d_1 im Stratum reticulare. *e* Bindegewebe. Vergr. 50. Carminpräp.

Die Nester und Stränge (Fig. 156 *d*) bestehen aus Zellen, welche einen epithelialen Character tragen, grosse helle ovale bläschenförmige Kerne besitzen. Die Stränge liegen entweder im Stratum reticulare der Cutis oder im Papillarkörper. Sie sind von einander durch gefässhaltiges Bindegewebe (*e*) getrennt, während innerhalb der Zellstränge selbst Gefässe und Bindegewebsfasern fehlen. Sind nur wenige Zellhaufen im Gewebe, so bilden sie keine äusserlich erkennbaren Herde, sind sie reichlicher, so bedingen sie eine Prominenz der Oberfläche und bilden alsdann die Grundlage verschiedener Warzen.

Die Zellherde und Zellstränge sind meist deutlich von einander getrennt, und zeigen theilweise eine regelmässige Anordnung in Säulen, welche zu der Oberfläche senkrecht gerichtet sind. Ist ihre Zahl bedeutend, und die Menge des noch vorhandenen fibrösen Gewebes gering, so wird ihre Gruppirung undeutlich, und es hat den Anschein, als ob das Gewebe aus gleichmässig vertheilten nur von Blutgefässen unterbrochenen Zellmassen bestehen würde.

Das über ihnen gelegene Epithellager, sowie das zwischen ihnen liegende Bindegewebe enthält zuweilen gelbes und braunes Pigment. Die Zellstränge selbst dagegen enthalten solches nur in seltenen Fällen.

Die pigmentirten Herde bilden die anatomische Grundlage jener Bildungen, die man als Ephelis, Lentigo und Naevus pigmentosus bezeichnet.

Die **Epheliden** oder **Sommersprossen** sind kleine unregelmässig gestaltete bräunliche Hautflecken, welche bei Kindern namentlich im Gesicht auftreten, um später meist wieder zu verschwinden. Sie können sich indessen das ganze Leben hindurch erhalten.

Als **Lentigo** bezeichnet man grössere scharf umschriebene dunkelbraune Hautflecken, welche angeboren vorkommen oder in den ersten Lebensjahren sich entwickeln und dann unverändert sich erhalten.

Pigmentmäler oder **Naevi pigmentosi** nennt man kleinere oder grössere, gelbe bis schwarzbraune, angeborne, im Niveau der Haut gelegene oder etwas über dasselbe erhabene Pigmentflecken. Sie enthalten oft Haare, welche stärker entwickelt sind als diejenigen der Umgebung, und werden alsdann als **Naevi pilosi** bezeichnet.

Stärkere Ausbildung der Zellnester und Stränge führt, wie schon erwähnt, zur Bildung sogenannter **Warzen**.

Der Breitendurchmesser dieser Warzen schwankt etwa zwischen 1—20 mm. Haben die Zellhaufen hauptsächlich im Stratum reticulare ihren Sitz und greifen sie nur wenig in den Papillarkörper hinein, so ist die Oberfläche der Warze vollkommen glatt. Entwickeln sie sich in letzterem stärker (Fig. 157 e), so wird sie etwas höckerig. Erlangen sie im Papillarkörper ihre stärkste Ausbildung, und verlängern sich die Papillen in erheblichem Maasse, so entstehen **papillöse höckerige Warzen**.

Bei den glatten Warzen ist die Epidermis meist nicht verdickt,

Warzen. Fibrome. 215

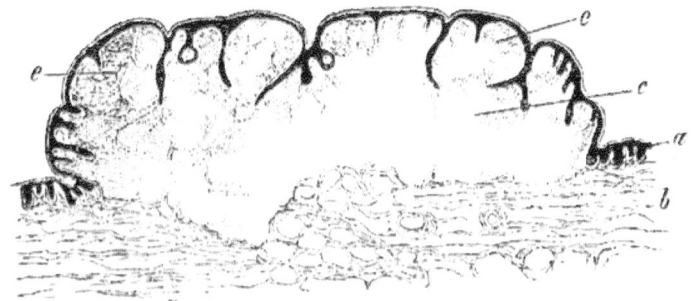

Fig. 157. Weiche Warze. *a* Epidermis. *b* Cutis. *c* Die in der Cutis, *e* die in dem Papillarkörper sitzende zellige Neubildung. Anilinbraunpräp. Vergr. 10.

die Warze daher weich. (Verruca mollis s. carnea, Fleischwarze.) Bei den rauhen Warzen ist die Hornschicht der Epidermis meist hypertrophisch (Fig. 156 *a*), und zwischen den verlängerten Papillen bilden sich geschichtete Epithelperlen (Fig. 156 *b*). In Folge davon wird die Warze hart. (Verruca dura.)

Die Bedeutung dieser eigenthümlichen Hautbildungen für die Geschwulstlehre ist bereits in § 179 besprochen worden. Da sie grossentheils angeboren vorkommen oder wenigstens in frühem Lebensalter sich entwickeln, so hat die Annahme viel für sich, dass diese Zellnester als Reste embryonalen Bildungsgewebes anzusehen sind, die gelegentlich im postembryonalen Leben sich weiter entwickeln. Untersuchungen über die Pigmentflecken hat kürzlich DEMIÉVILLE (Virch. Arch. 81. Bd.) angestellt. Derselbe hält dafür, dass die Zellnester und Stränge aus der Adventitia der Blutgefässe hervorgehen. v. RECKLINGHAUSEN (Die multiplen Fibrome der Haut. Berlin 1882), welcher die weichen Warzen untersucht hat, glaubt, dass die Zellnester und Stränge in den Lymphgefässen und Lymphbahnen sich entwickeln und bezeichnet die Geschwulst als Lymphangiofibrom. Meines Erachtens ist diese Bezeichnung ganz unpassend, da mit dem Begriff Fibrom wohl Niemand die Vorstellung einer so zellreichen Neubildung verbinden wird. Auch die Angabe von v. RECKLINGHAUSEN, dass die Zellhaufen sich im Stratum papillare entwickeln und erst secundär in den Papillarkörper eindringen, gilt nur für einen Theil der Fälle. Bei papillösen Warzen sitzen sie hauptsächlich in den Papillen und bei den kleinen Pigmentflecken sind sie oft ganz auf den Papillarkörper beschränkt. Sind nur wenig Zellstränge vorhanden, so liegen sie perivasculär, ist ihre Zahl bedeutend, so ist ein solches Verhältniss zu den Gefässen nicht mehr erkennbar.

§ 399. Fibrome der Haut treten in zwei Formen auf, nämlich als harte und als weiche. Letztere Form ist die häufigere und wird als Fibroma molluscum bezeichnet.

Dasselbe bildet Geschwülste von Mohnkorngrösse bis zu der Grösse eines Manneskopfes und darüber. Sehr kleine Geschwülste können ganz in der Haut versteckt liegen, grössere erheben sich mehr und mehr über die Oberfläche. Häufig sind sie gestielt (Fibroma pendulum).

Sie fühlen sich stets schlaff und weich an, die Oberfläche ist häufig runzelig. Meist treten sie multipel auf, mitunter in ganz ungeheurer Zahl, so dass die Haut mit glatten oder runzeligen Warzen dicht besetzt und einem zottigen Schaffell nicht unähnlich ist. Bevorzugt ist die Haut des Rumpfes. Sind viele kleine Geschwülste vorhanden, so findet man meist auch einzelne grosse Knoten.

Die Geschwülste bestehen aus einem hellgrauweissen, etwas durchscheinenden, auf der Schnittfläche feuchtglänzenden Gewebe, das sich aus schmalen platten Spindelzellen und feinen Bindegewebsfasern zusammensetzt.

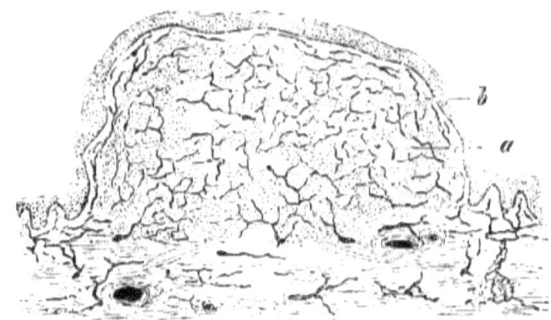

Fig. 158. Neurofibroma molluscum. *a* Fibrom. *b* Abgeflachter Papillarkörper. Injectionspräp. m. Hämatox gef. Vergr. 20.

Man kann eine derbere und eine weichere Form unterscheiden; die letztere ist verhältnissmässig reich an kleinen Zellen, und die Grundsubstanz nur undeutlich faserig, die erstere ist zellärmer und die Grundsubstanz ausgesprochen faserig. Immerhin wird das Gewebe niemals so grobfaserig als dasjenige der Cutis. Sie entwickeln sich im Stratum reticulare der Cutis (Fig. 158). Erheben sie sich über die Oberfläche der Haut, so wird der Papillarkörper abgeflacht. Es kann die Neubildung ferner in den Papillarkörper sowie auch in das subcutane Gewebe vordringen.

Durch sehr eingehende und sorgfältige Untersuchungen hat v. RECKLINGHAUSEN den Nachweis geliefert, dass die multiplen Hautfibrome nichts anderes sind, als Neurofibrome oder neuromatöse Fibrome. Sie entwickeln sich von den bindegewebigen Scheiden kleiner Hautnerven aus und greifen dann secundär auf die bindegewebigen Hüllen der Gefässe, der Schweisscanäle, der Schweissdrüsen und der Haarbälge über. Wie v. RECKLINGHAUSEN gezeigt hat, enthalten die weicheren Formen auch noch Nervenfasern, welche, von der Unterfläche aus eintretend, das Geschwulstgewebe in Form eines axial gelegenen Bündels durchziehen oder sich in demselben zerstreuen. Werden die Fibrome derber, so gehen die Nervenfasern verloren. Von der Eintrittsstelle aus greift die Fibromatose auch noch eine Strecke weit auf das Nervenstämmchen über.

Eine sorgfältige Zertheilung der Fibrome ergiebt, dass sie in dichte Stränge von Bindegewebe sich zerlegen lassen, welche eng aneinander geschmiegt sind und durch weniger dichtes Bindegewebe untereinander verbunden werden. Sie zeigen also eine plexiforme Anordnung, ähnlich wie die Neurofibrome der Nervenstämmchen.

Die multiplen Neurofibrome der Haut sind entweder angeboren, oder entwickeln sich wenigstens schon in den ersten Lebensjahren. Rein erworben ist die Affection nie.

In manchen Fällen ist Heredität nachgewiesen. Bei bestehender Disposition scheinen häufig wiederkehrende Reize ihre Entwickelung zu veranlassen. Sehr oft kommen gleichartig mit ihnen auch an den Nerven innerer Organe sowie an den Nervenstämmen Fibrome vor, ein Beweis mehr, dass sie in der That den Nervenfibromen angehören.

Wenn die Neurofibrome der Haut heranwachsen, so greifen sie auf die bindegewebigen Scheiden der verschiedenen in der Haut eingelagerten röhrenförmigen Gebilde über. Bei stärkerer Verbreitung können sie schliesslich colossale Tumoren in den Hautdecken bilden. Sie stellen dann eine Form der Elephantiasis dar, welche man als Pachydermatocele (VAL. MOTT) oder als elephantiastisches Molluscum (NELATON) oder als Elephantiasis mollis (VIRCHOW) bezeichnet. Gegenüber der erworbenen Elephantiasis (§ 395) kann sie auch als Elephantiasis congenita bezeichnet werden.

Sie tritt nicht immer in abgegrenzten Tumoren auf, sondern auch als diffus ausgebreitete Hautverdickung, bei welcher die Haut mächtige Falten bildet, welche sehr an die Hautfalten der Pachydermen erinnern.

Abgesehen von den neuromatösen Fibromen kommen in der Haut, allerdings seltener, auch Fibrome verschiedener Grösse vor, welche nicht mit Nerven in Verbindung stehen. Sie bilden theils harte, theils weiche Knoten, welche in der Haut oder dem subcutanen Gewebe ihren Sitz haben.

Eine sehr seltene Form des Fibroms ist das Keloid. Dasselbe bildet knollenförmige oder platten- und streifenförmige oder wohl auch strahlenförmige Geschwülste, welche ihren Sitz unter dem Papillarkörper haben. Letzterer ist intact, ebenso auch das Epithel. In ausgebildetem Zustande besteht die Geschwulst fast ganz aus derben Faserbündeln. In jüngeren Entwickelungsstadien enthält sie reichlich Spindelzellen.

Von dem wahren Keloid ist das Narben-Keloid zu unterscheiden. Dasselbe entwickelt sich von einer Narbe aus, ist also nicht überall von einem intacten Papillarkörper bedeckt. Im Uebrigen kann es dem ächten Keloid ähnlich sehen.

Die hochinteressante Frage nach der Genese und der Bedeutung der multipel auftretenden Hautfibrome hat in diesem Jahre von v. RECKLINGHAUSEN (Die multiplen Fibrome der Haut. Berlin 1882.) eine sehr eingehende Bearbeitung gefunden. Derselbe hat ihre Beziehungen zu den einzelnen Theilen der Haut, ihre Entwickelung aus der bindegewebigen Scheide der Nerven aufs Genaueste verfolgt und dadurch bisher ungekannte Verhältnisse klargelegt. v. RECKLINGHAUSEN hat ferner das Verhältniss der Hautfibrome zu den Fibromen der Nervenstämme, sowie zu verschiedenen verwandten Hautaffectionen, namentlich auch zur Elephantiasis mollis einer genauen Erörterung unterzogen. Auf die nahen Beziehungen der Letzteren zu den multiplen Nervenfibromen hatten schon früher P. BRUNS (Virch. Arch. 50. Bd.) und CZERNY (v. Langenbecks Arch. XVII) hingewiesen.

v. RECKLINGHAUSEN giebt auch eine kurze Reproduction der bis jetzt publicirten Fälle von multiplen Hautfibromen und multiplen Neuromen sowie eine Zusammenstellung der Literatur. Die elephantiastische Hautverdickung, welche die Haut in Falten legt, betrachtet er nicht als durch die Ausbreitung einer neuromatösen Geschwulst entstanden, sondern hält sie für neuropathischen Ursprungs, ähnlich wie das neuropathische Papillom.

Nach LABBÉ und LEGROS (Journ. de l'anat. et de la physiol.) giebt es auch eine circumscripte Hypertrophie des Papillarkörpers, welche mit hyperplastischer Entwickelung der Tastkörperchen verbunden ist. Sie bezeichnen dies als Neurome papillaire.

Literatur über Keloid: LANGHANS, Virch. Arch. 40. Bd. BABESIU, Vierteljahresschr. f. Dermat. u. Syphil. VII.

§ 400. Neben den entzündlichen und geschwulstartigen Hautwucherungen giebt es auch abgegrenzte, meist Warzen bildende Hautverdickungen, bei welchen die verschiedenen Bestandtheile der Haut zunehmen, ohne dabei ihre Structur erheblich zu ändern. Sie kommen am häufigsten in der Gesichtshaut vor und bilden drusige, höckerige, oft mit Haaren besetzte Hauterhebungen. Auf der Nase bilden sie höckerige, ungleichmässig gelappte Anschwellungen, die man (v. HEBRA) als Rhinophyma bezeichnet. Der Grund der Verdickung liegt wesentlich in einer Zunahme des Bindegewebes und in einer Vergrösserung, einer Hyperplasie und einer cystischen Dilatation der Talgdrüsen. Zuweilen entwickelt sich auch Fettgewebe in der Cutis. Durch alle diese Processe erheben sich einzelne Theile des Stratum reticulare des Corium mitsammt dem zugehörenden Papillarkörper über das Niveau der Umgebung. Die Epidermis ist bald verdickt, bald unverändert.

Als Molluscum contagiosum (Epithelioma molluscum, Sebumwarze, endocytisches Condylom) hat man verschiedene Dinge beschrieben, und auch heute noch gehen die Ansichten der Autoren über seine Bedeutung auseinander.

Manche, namentlich die Engländer, ebenso auch HEBRA und CAPOSI bezeichnen als Molluscum contagiosum eine durch Zellanhäufung bedingte Ausdehnung der Talgdrüsen, bei welcher die angehäuften Zellen zum Theil eine eigenthümliche Metamorphose durchmachen. Andere (VIRCHOW, BIZZOZERO, MANFREDI und PERLS) beschreiben als Molluscum eine epitheliale Bildung, die nicht von den Talgdrüsen ausgeht. Nach den letztgenannten Autoren ist die Bildung als eine hyperplastische gutartige Epithelwucherung anzusehen, welche von den Haarbälgen (VIRCHOW) oder von den interpapillären Theilen des Rete Malpighii (BIZZOZERO und MANFREDI) ihren Ausgang nimmt. Es bilden sich dabei Knoten von Erbsengrösse und darüber. Häufig kommen mehrere Knötchen dicht gruppirt beisammen vor. Auf dem Durchschnitt haben dieselben einen lappigen, drüsigen Bau, und bestehen aus epithelialen Zellnestern, welche durch bindegewebige Septa von einander getrennt sind. Die Epithelzellen in der Peripherie der Herde sind cylindrisch. Im Centrum der Epithelnester liegen eigenthümliche, gequollener Stärke gleichende Körper theils frei, theils in Zellen eingeschlossen. Diese Körper sind für Molluscum contagiosum characteristisch und werden von den Einen für eigenartig degenerirte Epithelzellen, von Anderen (KLEBS, BOLLINGER) für parasitäre Organismen gehalten. Da die Affection gelegentlich bei mehreren zusammenlebenden Individuen gleichzeitig beobachtet wird, so gilt dieselbe vielfach für contagiös (VIRCHOW). Von anderen Autoren wird dies bestritten.

Der Name Molluscum contagiosum stammt von BATEMAN (Delineations of cutaneus diseases. London 1817 Fl. LXI). VIRCHOW (sein Arch. 33. Bd.) hält die Contagiosität für sicher und bezeichnet das Molluscum als Epithelioma.

O. SIMON (Deutsche med. Wochenschr. 1876), C. BÖCK (Vierteljahresschr. f. Dermatol. und Syphil. II 1875), BIZZOZERO und MANFREDI (Sul mollusco contagioso. Arch. per le scienze med. Vol. I. 1876) lassen das Molluscum durch Wucherung der Zellen des Rete Malpighii entstehen. Letztere machen Mittheilung über die Entstehung der Molluscumkugeln aus den Epithelzellen.

Nach THIN (Journ. of Anat. and Phys. vol. 16, 1881) treten bei der Molluskenbildung in den Zellen des Haarbalges, dann auch in den Zellen der Oberfläche Häufchen kleiner Körner auf, die sich später in eine homogene Masse umwandeln. Dann beginnt das Epithel in das Bindegewebe hineinzuwuchern. In den gewucherten Zellen entstehen später dieselben homogenen Körper.

§ 401. Unter den von der Cutis ausgehenden Bindesubstanzgeschwülsten sind, abgesehen von den Fibromen, die Angiome, Lymphangiome und Sarcome als verhältnissmässig häufig vorkommend hervorzuheben.

Die Angiome, welche lebhaft rothe oder blaurothe, zum Theil etwas erhabene Flecken der Haut bilden, sind bereits in § 148— § 151 eingehend besprochen worden. Auch die Lymphangiome, welche bei starker Ausbildung in der Haut weiche ungefärbte Knoten bilden, haben in § 152 bereits ihre Besprechung gefunden.

Die Sarcome bilden knotige Tumoren, die je nach ihrer Grösse sich mehr oder weniger über das Niveau der Haut erheben. Grössere Sarcome zeigen mitunter die Gestalt eines kurzgestielten Hutpilzes. Meist sind sie solitär, doch kommt es vor, dass gleichzeitig oder kurz nacheinander mehrere mitunter sogar sehr zahlreiche Knoten auftreten.

Die Hautsarcome gehören theils den Rundzellen-, theils den Spindelzellensarcomen, sowie Mischformen an. Am häufigsten sind die Rundzellensarcome. Von letzteren kommen sowohl kleinzellige als grosszellige Formen (Fig. 50, § 159) vor. Verhältnissmässig häufig sind melanotische Sarcome und Alveolärsarcome. Letztere (Fig. 54 § 161) gehen von den zellreichen Warzen und Pigmentflecken aus und schliessen sich in ihrem Bau auch durchaus an dieselben an. Entwickeln sie sich aus pigmentirten Warzen oder Pigmentflecken, so sind sie ebenfalls pigmentirt. Sie gehören ebenso wie die anderen Rundzellensarcome zu den bösartigen Sarcomformen.

Wie die Alveolärsarcome, so können auch Spindelzellensarcome aus Warzen oder aus Fibromen hervorgehen. Im Uebrigen können sämmtliche Sarcomformen an Hautstellen sich entwickeln, welche zuvor unverändert aussehen.

Lipome der Haut und des subcutanen Gewebes sind häufig vorkommende Geschwülste und können eine bedeutende Grösse erreichen. Am häufigsten sitzen sie in der Schultergegend.

Seltener als Lipome kommen **Myxome** und **Enchondrome** vor, noch seltener **Osteome**. Myxome und Myxofibrome haben ihren Sitz am häufigsten an den äusseren Theilen des weiblichen Geschlechtsapparates.

Eine eigenartige Bildung ist das **Xanthelasma** oder **Xanthoma**. Dasselbe bildet schwefelgelbe oder bräunlichgelbe circumscripte Flecken (X. planum) oder Knötchen (X. tuberosum). Letztere sind isolirt oder zu Plaques vereinigt. Das Xanthom kommt hauptsächlich an den Augenlidern und an den Wangen vor und verdankt seine Entstehung einer Bindegewebsneubildung, in welcher sich alsdann Fett anhäuft. Aehnliche Flecken und Knötchen, die man häufig ebenfalls als Xanthome bezeichnet, entstehen am Augenlid dadurch, dass die Meibom'schen Drüsen sich vergrössern, während über denselben hellgelbes Pigment in der Cutis sich ablagert.

§ 402. Unter den epithelialen Neubildungen der Haut ist weitaus die wichtigste der **Krebs** oder das **Kankroid** oder das **Epitheliom**. Die Genese desselben hat bereits in § 170 Fig. 62 ihre Besprechung gefunden. Es ist dabei erwähnt worden, dass die epithelialen Wucherungen sowohl vom Deckepithel als auch vom Epithel der Talgdrüsen und der Haarbälge ausgehen können. Man könnte danach auch drei verschiedene Formen aufstellen. Praktischer ist es, da die Genese sich nicht in jedem Fall nachweisen lässt, den allgemeinen Habitus des Hautkrebses zu benutzen, um verschiedene Formen zu unterscheiden.

THIERSCH unterscheidet eine flache und eine tiefgreifende Form. Erstere kommt namentlich an der Lippe, der Stirn und der Nase vor und ist dadurch ausgezeichnet, dass die Epithelzapfen nur in geringe Tiefe reichen. Meist präsentirt sie sich in Form eines erhabenen Geschwürs mit infiltrirten Rändern, welches durch Zerfall eines primär sich entwickelnden Knotens entstanden ist.

Das Wachsthum dieses Krebses pflegt ein sehr langsames zu

sein, und es kann das Geschwür im Centrum vernarben, während die Ulceration an der Peripherie weiter schreitet (vernarbendes Epitheliom).

In anderen Fällen geht der Zerfall rascher vor sich, sodass das Geschwür sowohl in der Breite als nach der Tiefe rasch zunimmt. Solche Geschwüre bezeichnet man wohl auch als Ulcus rodens. Das Stroma geschwürig zerfallender Krebse ist stets mehr oder weniger zellig infiltrirt, nicht selten zeigt es stellenweise ganz den Charakter von Granulationsgewebe. Der flache Epithelkrebs macht selten Metastasen.

Eine zweite Hauptform ist das tiefgreifende Carcinom, das meistens unregelmässig gestaltete Geschwüre bildet, die ebenfalls aus Zerfall von Knoten entstehen. Aus dem Grunde und von den Rändern des Krebsgeschwüres erheben sich oft mächtige warzige Wucherungen, so dass eine papillomartige Neubildung entsteht. Diese Form des Krebses bildet häufiger Metastasen als die erstgenannte.

Flache und tiefgreifende Formen sind selbstverständlich nicht scharf von einander zu trennen, sondern es kommen auch Zwischenformen vor. Ferner ist mit der Feststellung dieser Formen die Verschiedenheit der Erscheinungsweise noch nicht erschöpft. Infiltration des Gewebes mit Krebszapfen, Wucherung des Bindegewebes und Zerfall können sich in der verschiedenartigsten Weise combiniren und so verschiedene Formen des Krebses erzeugen.

Der Hautkrebs entwickelt sich mit Vorliebe an den Uebergangsstellen der äusseren Haut in die Schleimhaut, an der Unterlippe, der Nase, den Augenlidern, dem Präputium, dem Anus, den äusseren weiblichen Genitalien etc. Mitunter nimmt er von Warzen oder Hauthörnern oder Narben seinen Ausgang.

Als eine selten vorkommende Geschwulst ist das Adenom der Schweissdrüsen aufzuführen. Dasselbe bildet Knoten, die durch Ulceration in Geschwüre sich umwandeln.

Secundäre Hautgeschwülste sind im Ganzen nicht eben häufig, doch können sowohl Bindesubstanz- als auch Epithelgeschwülste Metastasen in der Haut machen. Zunächst sind es die bösartigen Hautgeschwülste selbst, welche innerhalb der Haut sich verbreiten und Tochterknoten bilden. Von den Geschwülsten anderer Organe macht am häufigsten das Carcinom der Mamma Hautmetastasen.

IX. Besondere Affectionen der Talgdrüsen, Haare, Schweissdrüsen und Nägel.

1. Hautveränderungen, welche durch Störung der Secretion der Talgdrüsen bedingt sind.

§ 403. Die Talgdrüsen liefern normaler Weise ein fettiges Secret, das in den Epithelien der Drüsen gebildet wird und nach Untergang der Zellen zu einer fettigen Schmiere wird. Ist diese Secretion über ein gewisses Maass gesteigert, so bezeichnet man die Secretionsanomalie als Seborrhoea, (Schmeerfluss, Stearrhoea, Tinea, Acne sebacea, Ichthyosis sebacea). Es bilden sich dabei auf der Haut schuppenartige Auflagerungen (Seborrhoea sicca, squamosa, furfuracea) oder ölartige Ueberzüge der Oberfläche (Seb. oleosa).

Die Schuppen und Schüppchen werden durch vertrocknenden Talg gebildet und sind oft durch Verunreinigungen schmutzig gelb und grau oder schwarz gefärbt, zuweilen bilden sich grosse Borken und Lamellen, an deren Unterfläche Fortsätze in die Talgdrüsenmündungen eintreten.

Die Seborrhoe tritt bald local, bald allgemein auf. Im ersteren Fall findet sie sich besonders auf der behaarten Kopfhaut und an den Genitalien. Allgemeine Seborrhoe ist selten, am häufigsten bei Neugebornen, bei welchen die intensive Talgsekretion, die während des intrauterinen Lebens herrscht, post partum noch fortdauert. Die normal im ersten Lebensjahr fortdauernde Talgsekretion am behaarten Kopftheil giebt nicht selten Veranlassung zur Bildung missfarbiger, käsiger, zerklüfteter Borken, des sogen. Gneis, der aus Fett, Schmutz, Epidermis und Haaren besteht.

Häufig beobachtet man Seborrhoe bei heruntergekommenen Individuen. Da sich dabei auf der Haut des Stammes und der Extremitäten glänzende Schüppchen bilden, hat man dieser Seborrhoe den Namen Pityriasis tabescentium gegeben.

Jene Seborrhoeformen der behaarten Kopfhaut, bei welcher sich reichlich Schuppen und kleienförmige Massen abstossen, bezeichnet man als Pityriasis furfuracea capillitii oder als Porrigo amianthacea; bilden sich grössere, schuppenähnliche Tafeln, so spricht man von Ichthyosis sebacea.

Verminderung der Talgsekretion, Asteatosis, kommt idiopathisch selten vor, meist ist sie Folge anderer Erkrankungen, wie von Ichthyosis, Prurigo, Psoriasis, Pityriasis rubra, Lepra. Die Haut wird dabei rissig und trocken und schülfert ab.

§ 404. Durch Anhäufung des Talges in Folge Behinderung seiner Excretion entstehen verschiedene Veränderungen. Die Retention des Epithels und des Fettes erfolgt entweder in der Talgdrüse oder in dem Ausführungsgang. Die Verstopfung geschieht am häufigsten durch Vertrocknung und Verunreinigung des in der Ausgangsöffnung liegenden Talges. Auch Veränderung der Beschaffenheit des Secretes kann Ursache seiner Retention sein. Man unterscheidet folgende Formen:

1. Comedo, Mitesser, nennt man einen Pfropf, der sich in dem Ausführungsgang einer Talgdrüse oder in dem gemeinschaftlichen Ausführungsgang dieser und eines Haarbalges gebildet hat. Drängt man den Pfropf durch Druck auf die Haut aus derselben heraus, so erhält man ein weisses, ziemlich festes, flaschenförmiges oder birnförmiges oder cylindrisches, etwa hirsekorngrosses Klümpchen, dessen äusseres Endstück braun oder schwarz gefärbt ist. Dasselbe besteht aus verhornten Epithelzellen und Talg; häufig enthält es auch ein oder mehrere Härchen. Nach UNNA (Virch. Arch. 82. Bd.) wird die schwarze Färbung des sogen. Kopfes des Comedo durch diffus pigmentirte Hornzellen bewirkt. Daneben enthält der Comedo noch schwarze, blaue und braune Pigmentkörner. Der Sitz dieser Comedonen ist hauptsächlich die Gesichts- und Stirn- sowie die Brusthaut.

2. Als Milium (Grutum, Hautgries) bezeichnet man ein kleines, weisses oder gelbweisses Hautknötchen, welches durch Ansammlung von Epidermiszellen in den Talgdrüsen entsteht und etwas über die Oberfläche der Haut hervorragt. Bei den in Haarbälge mündenden Talgdrüsen bildet das Milium gelegentlich eine cystische Erweiterung des Haarbalges.

Am häufigsten kommen Milien in der Haut des Augenlides vor. Schneidet man die Haut ein und entleert den Inhalt des Knötchens, so erhält man eine glatte oder höckerige, gelappte Kugel, die aus epidermoidalen Zellen und Fett besteht.

3. Das Atherom (Balggeschwulst, Grützbeutel) entsteht durch Ansammlung von Drüsensekret im Lumen einer Talgdrüse und deren Ausführungsgange sowie im zugehörigen Haarbalge, die dadurch zu einer Cyste ausgedehnt werden. Es können auf diese Weise Cysten bis zu Haselnuss- und Wallnussgrösse, sogar bis zu Faustgrösse entstehen. Im Centrum des Grützbeutels liegt eine breiige, schmierige Masse, ihr folgt nach aussen eine Lage geschichteter, platter Epithelien. Diese durch das epitheliale Se-

Atherom. Acne. 225

kret gebildete Kugel wird von einer mit Epithel ausgekleideten bindegewebigen Kapsel, dem sogen. Balg umschlossen.

Balggeschwülste entwickeln sich am häufigsten in der behaarten Kopfhaut, in der Haut des Nackens und des Gesichtes, seltener an dem Stamm und den Extremitäten.

Von der bindegewebigen Wand der Atherome erheben sich mitunter mit Epidermis bedeckte Excrescenzen. Sie bilden zunächst papilläre Wucherungen und können schliesslich den Balg ganz ausfüllen. FÖRSTER hat diese Bildung als trockenes Cancroid (Würzburger Verhandl. X) beschrieben. Diese Neoplasie kann verkalken. CHIARI (Tagebl. der Naturforschervers. in Salzburg 1881) beobachtete auch eine ausgedehnte Verhornung der Epithelien eines solchen Tumors bei gleichzeitiger Schrumpfung des Bindegewebes.

Atherome können auch von Resten der Kiemengänge aus sich entwickeln.

2. Entzündungen in der Umgebung der Talgdrüsen und der Haarbälge.

§ 405. Mit dem Namen Acne bezeichnet man einen Entzündungsherd, der seinen Sitz in der Umgebung eines Haarbalges sowie der dazu gehörenden Talgdrüse hat (Fig. 159). Es bilden sich dabei kleine, rothe Knötchen, in welchen man entweder einen schwarzen Comedopfropf oder einen kleinen Eiterherd bemerkt.

Je nach dem Grad der Entzündung ist das Gewebe, das den Haarfollikel und die Talgdrüse umgiebt, nur zellig infiltrirt und hyperämisch (Fig. 159 b) oder bereits vereitert. Auf dieser Verschiedenheit in dem Grade der Entzündung beruhen die Bezeichnungen A. indurata, A. punctata, A. pustulosa. Auch die Ausdehnung der Entzündung ist sehr verschieden. Schliesslich geht die Talgdrüse durch die Eiterung zu Grunde, mitunter auch der Haarfollikel.

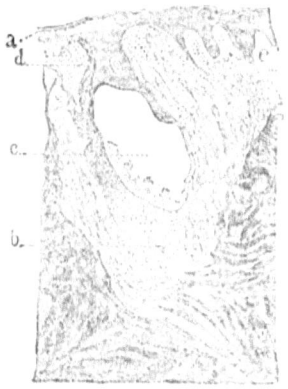

Fig. 159. Verticalschnitt durch eine Acnepustel. a Epidermis. b Entzündliche Infiltration in dem die Talgdrüse und den Follikel umgebenden Corium und den benachbarten Papillen e. c Talgdrüse, deren Inhalt grösstentheils ausgefallen; der Rest ist Eiter und fettig epithelialer Detritus. d Zur Drüse gehöriger Haarfollikel, schief getroffen. Schwache Vergr. (nach Caposi).

Die Ursachen der Entzündung sind in Anomalieen der Talgdrüsensekretion zu suchen. Stagnirt das Sekret und wird es verunreinigt, so wirkt es Entzündung erregend.

Als **Acne mentagra** oder **Sycosis** oder **Folliculitis barbae** bezeichnet man eine in Vereiterung ausgehende Entzündung der Haarfollikel und ihrer Umgebung. Es bilden sich bei derselben Knoten und Pusteln, die jeweilen von einem Haar durchbrochen sind. Sitz dieser Affection sind die behaarten Theile der Haut, namentlich der Bart.

Von der gewöhnlichen Sycosis ist die **Sycosis parasitaria** zu trennen, die anatomisch der ersteren gleicht, aber durch einen Pilz bedingt wird (s. Herpes tonsurans § 411).

Was man **Furunkel** nennt, ist ebenfalls eine Entzündung, welche sich um einen Haarbalg herum entwickelt. Von der Acne unterscheidet sich derselbe dadurch, dass die Entzündung eine weit bedeutendere Intensität und Extensität erlangt. Es bildet sich dementsprechend eine ziemlich umfangreiche, knotenförmige, dunkelrothe Schwellung. Nach einiger Zeit tritt im Innern derselben ein nekrotischer Pfropf auf, der durch eitrige Einschmelzung des umgebenden Gewebes gelöst und nach Durchbruch des Herdes nach aussen geschafft wird.

Bei der als **Anthrax** oder **Karbunkel** bezeichneten Hautentzündung handelt es sich um eine der Furunkelbildung ähnliche Affection, bei welcher indessen eine noch weit grössere Hautfläche infiltrirt wird, so dass sich derbe, dunkelrothe Anschwellungen bis zu der Grösse einer Flachhand und darüber entwickeln. Die Haut pflegt innerhalb der geschwellten Theile in grösserer oder geringerer Ausdehnung zu nekrotisiren und sich dabei in eine bläulich schwarze Pulpe oder in einen Schorf zu verwandeln. Auch in den tieferen Gewebsschichten kommt es zu Nekrose und zu Eiterung. Schliesslich werden die nekrotischen Massen durch Eiterung gelöst und abgestossen, worauf eine granulirende Wundfläche erscheint.

§ 406. Mit dem Namen **Lichen** bezeichnet man nach HEBRA und CAPOSI eine Krankheitsform, bei welcher Knötchen gebildet werden, die als solche bestehen bleiben und keine Umwandlung zu höheren Efflorescenzen durchmachen.

Lichen scrofulosorum ist eine chronische Dermatose, bei welcher sich blassrothe bis braunrothe, flache Knötchen bilden, an deren Spitze sich kleine Schüppchen finden. Sie kommen namentlich bei scrofulösen Individuen vor und haben ihren Sitz am Rumpf. Nach CAPOSI beruht der Process auf einer Zellinfiltration und Exsudation in und um die Haarfollikel und die dazu gehörenden Talgdrüsen, sowie in die den Follikel umgrenzenden Papillen. Die Schüppchen werden durch Epithelien gebildet, welche sich an der Follikelmündung anhäufen.

Lichen ruber acuminatus ist nach CAPOSI durch disseminirte hirsekorn- bis stecknadelkopfgrosse, rothe, an den Spitzen ein Epidermiskügelchen tragende, harte Knötchen ausgezeichnet, die zu diffusen, rothen, schuppenden Flächen verschmelzen. Im Lauf der Jahre kann sich die Affection über den ganzen Körper ausbreiten.

Nach HEBRA, CAPOSI und NEUMANN geht der Process von den Haarfollikeln und deren Umgebung aus. Die genannten Autoren fanden Hyperplasieen der Zellen der äusseren Wurzelscheide, zapfenartiges Auswachsen der Haarbälge, Zellinfiltration der den Follikel umgebenden Papillen und Proliferation des sie bedeckenden Rete Malpighii. Bei Lichen ruber planus sind die Knötchen platt, gedellt, nicht schuppend, wachsartig glänzend, roth oder blass.

3. **Atrophie und Hypertrophie der Haare und Nägel.**

§ 407. Jedes Haar hat, je nach seiner Grösse, eine typische Lebensdauer. Nach dieser Zeit wird es abgestossen und durch ein anderes ersetzt. Dieser Wechsel geht in der Weise vor sich, dass bei vollendeter Ausbildung des Haares die Neubildung von Zellen über der Haarpapille aufhört und das Haar mit der inneren Wurzelscheide von der Papille sich trennt. Das junge Haar wird durch Wucherung von Epithelzellen gebildet, welche bei der Trennung des alten Haares auf der Papille stehen geblieben waren. Dicke, grosse Haare leben länger als kleine, schmächtige Haare.

Damit der Haarwuchs derselbe bleibt, mus also ein constantes Verhältniss zwischen Verlust und Ersatz vorhanden sein. Wird dies gestört zu Ungunsten des Nachwuchses, so kommt es zu mangelhaftem Haarwuchs. Diesen Zustand bezeichnet man als Alopecia. CAPOSI unterscheidet folgende Formen:

1. Alopecia adnata, angeborner, mangelhafter Haarwuchs, ist selten bleibend.

2. Alopecia acquisita (Clavities acquisita) erscheint als Altersschwund (A. senilis) und als frühzeitiger Schwund (A. praematura). Bei Al. senilis zeigt die Haut jene in § 364 beschriebenen Veränderungen, doch ist zu bemerken, dass man dieselben erst nach längerem Kahlsein findet, sie also nicht die Ursachen des Haarschwundes sein können.

Die Al. praematura tritt sowohl als eine idiopathische, als auch als eine symptomatische Affection auf.

Bei der ersteren fallen die Haare ohne nachweisbare Erkrankung aus. Gehen die Haare dabei in der Weise verloren, dass dadurch scheibenförmige, kahle Stellen entstehen, so nennt man den Haarschwund eine Al. areata oder Area Celsi oder Porrigo declavans. In seltenen Fällen kann der Process sich über alle behaarten Theile erstrecken.

Ueber die anatomischen Ursachen der Affection ist Sicheres nicht bekannt. Einige Autoren (vergl. Eichhorst, Virch. Arch. 78. Bd.; Lassar, Deutsche med. Wochenschr. 1881) halten die Area Celsi für eine Pilzaffection, Andere für eine Trophoneurose. Bei der Alopecia senilis beobachtet man Obliteration der die Haarpapillen mit Blut versorgenden Capillaren. Bei der prämaturen Alopecie hat man Verkümmerung der Haarfollikel gefunden.

Genauer sind die Ursachen der Al. symptomatica gekannt. Alle Entzündungsprocesse, welche erhebliche Ernährungsstörungen der Haut setzen, können Alopecie hervorrufen, so z. B. Ekzem, Erysipel, Acne, Lupus, syphilitische Exantheme etc. Durch den Entzündungsprocess wird die Haarentwickelung aus der Haarzwiebel unterbrochen und damit die Abstossung des Haares herbeigeführt.

Geht die Papille nicht zu Grunde, so werden später wieder Haare gebildet.

Alopecie, welche durch chronische Exsudativprocesse der Haut, z. B. durch Psoriasis, Lichen ruber, Ekzem bewirkt wird, nennt man Al. furfuracea s. pityrodes. Sehr häufig ist Seborrhoe die Ursache des Haarschwundes, d. h. es werden bei dieser Affection auch die Haare mangelhaft gebildet. In Folge dessen fällt das Haar früher aus als unter normalen Verhältnissen, und das nachrückende Haar ist nur ein dünnes Lanugohärchen, und schliesslich entwickelt sich gar kein Haar mehr.

Fehlerhafte und mangelhafte Bildung der Nägel kommt nicht selten vor, ebenso abnorme Dünne und Brüchigkeit und verkehrte Lage, besonders nach Traumen und Entzündungen.

§ 408. Hypertrophie der Haare, Hypertrichosis, Hirsuties, Polytrichie kommt sowohl angeboren als im späteren Leben vor. Es handelt sich dabei entweder um eine abnorme Behaarung einzelner Stellen oder des ganzen Körpers.

Angeborene abnorme Behaarung kommt hereditär in einzelnen

Familien vor. Es sind Fälle bekannt, in denen nicht nur der Rumpf und die Extremitäten, sondern auch der grösste Theil des Gesichtes bis zur Nase mit Haaren bedeckt waren. Häufig ist das Vorkommen von Barthaaren bei Frauen. Wie bereits in § 398 erwähnt wurde, kommt auch auf Pigmentmälern eine abnorme Behaarung vor.

Hypertrophie der Nägel, d. h. über die Norm gehende Zunahme der Länge und der Masse der Nägel ist häufig. Die Nägel sind dabei oft höckerig. Lange Nägel sind krallenartig gekrümmt (Onychogriphosis). Bei abnormer Breite kann der Nagel in den Nagelfalz einschneiden, so dass es zu Blutung und Entzündung (Paronychie) kommt. Oft wird der Nagel unregelmässig verdickt, höckerig, rauh. Missbildungen der Nägel entstehen namentlich in Folge von Traumen und Entzündungen.

Ueber die sogen. Haarmenschen vergl. ECKER, Ueber abnorme Behaarung des Menschen. Braunschweig 1878.

X. Die durch Parasiten bedingten Hautkrankheiten.

1. Durch Fadenpilze erzeugte Hautkrankheiten. Dermatomycosen.

§ 409. Die Hyphomyceten, welche sich in der Haut des Menschen ansiedeln, bilden theils gegliederte Fäden, theils Conidiensporen (Fig. 160).

Je nach der Krankheitsform, die man als Effect ihrer Ansiedelung beobachtet, hat man diesen Hyphen- und Conidienhaufen verschiedene Namen beigelegt.

Die Fäden und die Conidiensporen haben ihren Sitz lediglich in den epidermoidalen Gebilden der Haut, besonders in den Haaren und Haarbälgen. Mit ihren Hyphen dringen sie zwischen die Epithelzellen, lockern deren Zusammenhang und heben sie schliesslich von ihrem Nährboden ab, so dass sie zerfallen und den Pilzen zum Nährboden dienen. In ihrer Umgebung erregen sie Hyperämie und Entzündung und führen damit zur Bildung von Schuppen, Bläschen, Pusteln und Borken. Eine Einwirkung auf den Gesammtorganismus kommt ihnen dagegen nicht zu. Damit die Pilze auf einer Haut haften und sich entwickeln, muss letztere eine gewisse Prädisposition besitzen. Worin dieselbe indessen gelegen ist, lässt sich nicht entscheiden.

Die Mycosen der Haut treten in drei Hauptformen auf, die

Aeussere Haut.

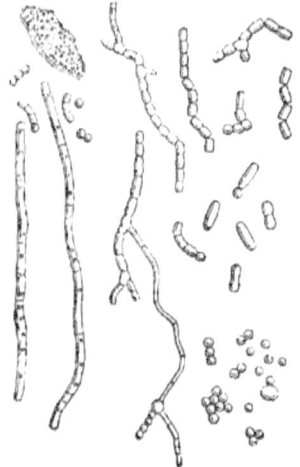

Fig. 160. Frische Favusmasse (Achorion Schœnleinii), zerzupft. *a* Einzelne Conidien. *b* u *c* Mycelien. *d* Epidermiszelle mit Mikrokokken besetzt. (Nach NEUMANN.)

als Favus, Herpes tonsurans, und Pityriasis versicolor unterschieden werden.

Neben den aufgeführten Dermatomycosen wird auch noch von anderen Hautaffectionen die pilzliche Natur behauptet, so von der Alopecia areata, von der Psoriasis, von der Impetigo contagiosa. Sie haben bereits Erwähnung gefunden.

Die Spaltpilzaffectionen der Haut sind bereits unter den Dermatosen besprochen worden (vergl. Variola § 388, Erysipelas § 375, Phlegmone, Pustula maligna § 390 und Lepra § 392 und 133.

§ 410. Favus oder Tinea favosa (Erbgrind) hat seinen Sitz namentlich an dem behaarten Theile der Kopfhaut, seltener an anderen Stellen, z. B. in der Nagelsubstanz.

Der Favus ist characterisirt durch die Bildung linsen- bis pfenniggrosser schwefelgelber, gedellter und von einem Haar durchbohrter Scheiben, der sogen. Favusscutula.

Nach CAPOSI entsteht das Favusscutulum als ein kleiner punktförmiger, gelber, von einem Haar durchbohrter, unter der Epidermis gelegener Herd, der in einigen Wochen zu Linsengrösse heranwächst und nun eine schwefelgelbe, gedellte, durch die Oberhaut durchschimmernde Scheibe bildet. Wie ein Durchschnitt durch die Haut lehrt (Fig. 161), besteht dieses Scutulum aus Pilzfäden und Conidiensporen und liegt unter der darüber hinwegziehenden Hornschicht der Epidermis (in der Zeichnung fehlt dieselbe) in einer napfförmigen Vertiefung der Haut. Löst man dasselbe während des Lebens ab, so zeigt diese Vertiefung eine rothe, nässende Fläche. Der Favuskörper selbst bildet eine weisse, bröckeliche Masse, die sich leicht in Wasser zertheilen lässt. Der Pilz, aus dem sie, abgesehen von den vorhandenen Detritusmassen, bestehen, wird als Achorion Schoenleinii (von SCHÖNLEIN 1839 entdeckt) bezeichnet.

Werden die Scutula nicht entfernt, so rücken dieselben zu grösseren Massen zusammen. Wird die Epidermisdecke abgestossen, so tritt die Favusmasse frei zu Tage und trocknet zu gelbweissen,

Pflanzliche Parasiten. 231

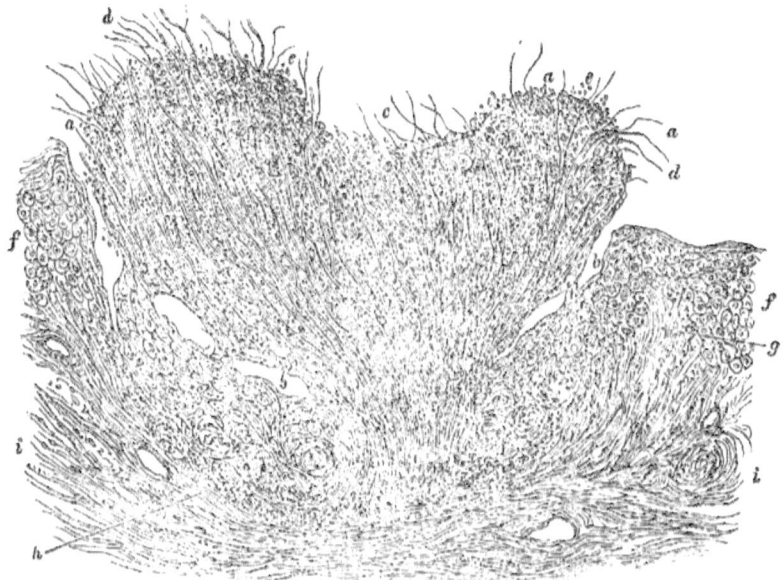

Fig. 161. Favus-Scutulum. *a* Freier Rand des Scutulum. *b* Abgestorbene verhornte Schicht. *c d* Mycelfäden. *e* Conidien. *f* Epithel. *g* Hautpapille. *h* Zellige Infiltration an der Basis des Scutulum. *i* Cutis. (Nach NEUMANN.)

mörtelartigen Massen ein. Die Haare erscheinen glanzlos, wie bestäubt, und lassen sich leicht ausziehen. Dies hat seinen Grund darin, dass vom Follikeleingang aus die Pilze Mycelien und Conidien bilden, welche in die Tiefe dringen und sowohl den Haarschaft und die Haarzwiebel (Fig. 162 *a*) als auch die Haarwurzelscheiden durchsetzen.

Durch die wuchernden Pilzmassen kann nicht nur das Haar zum Ausfallen gebracht werden, sondern es kann unter dem Druck der sich anhäufenden Favusmassen auch die Papille atrophiren. Gleichzeitig stellt sich in der Umgebung der Haarbälge mehr oder weniger intensive Entzündung ein, welche einen ekzematösen Character annehmen kann.

Siedelt sich Achorion im Nagel an (Onychomycosis favosa), so bilden sich in demselben schwefelgelbe Einlagerungen oder gleichmässige Verdickungen unter gleichzeitiger Lockerung und käsiger Degeneration des Nagelparenchyms.

§ 411. Herpes tonsurans wird durch die Fäden und Conidien des Trichophyton tonsurans hervorgerufen. Je nach-

232 Aeussere Haut.

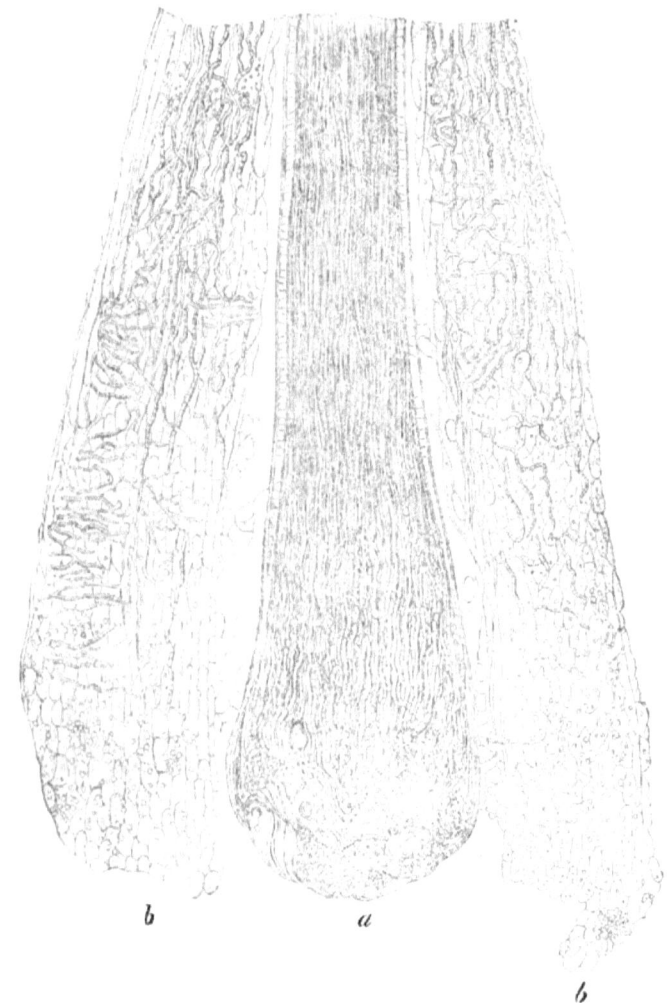

b   a

b

Fig. 162. Favus. a Haarzwiebel und Haarschaft, b Haarwurzelscheiden, von Mycelien und Conidien durchsetzt. (Nach Caposi.)

dem der Herpes auf behaarten oder unbehaarten Stellen sich entwickelt, zeigt er auch gewisse Verschiedenheiten.

Herpes tonsurans capillitii bildet pfennig- bis thalergrosse kahle Scheiben (Caposi), die sich wie schlechte Tonsuren darstellen, innerhalb welcher die Haare abgebrochen sind. Der Boden ist glatt oder mit Schüppchen bedeckt, am Rand der Scheibe etwas geröthet. Selten bilden sich Bläschen, häufiger Börkchen.

Solche Scheiben können an mehreren Stellen auftreten und sich stetig vergrössern, bis endlich Heilung eintritt.

An nicht behaarten Stellen bildet der Herpes Bläschen, H. tons. vesiculosus, und rothe schuppende Flecken, Scheiben und Kreise, H. tons. squamosus.

Zuweilen erscheinen an zahlreichen Stellen rothe Flecken, die rasch sich ausdehnen, um ebenso rasch wieder abzuheilen.

Trichophyton tonsurans bildet schmale, lange, aber sparsam verzweigte Fäden, wenig Conidien und keine scutulösen Haufen, dringt leicht in den Haarschaft hinauf und macht die Haare brüchig.

Bei Herp. tons. squamosus findet sich der Pilz zwischen den obersten Schichten der kernhaltigen Epidermis, dicht unter der Hornzellenlage (CAPOSI).

Gelangt Trichophyton in Nägeln zur Entwickelung, so wird der Nagel trübe, blättert sich auf und wird brüchig (Onychomycosis tonsurans).

Sycosis parasitaria entsteht dadurch, das die Pilzentwickelung mit einer stärkeren Entzündung der behaarten Haut einhergeht. Es kommt zu Infiltration und Eiterung, d. h. zur Bildung von Pusteln, Abscessen und papillären Wucherungen (vergl. § 405).

Eczema marginatum ist eine durch Trichophyton verursachte ekzematöse Entzündung, namentlich der Genitalien und ihrer Umgebung (CAPOSI).

§ 412. Pityriasis versicolor erscheint (CAPOSI) in Form von blassgelben oder gelbbraunen bis dunkelbraunen und braunrothen Punkten, linsen- bis flachhandgrossen und über grosse Hautstrecken gleichmässig ausgebreiteten, bald glatten, glänzenden, bald matten, schilfernden Flecken von unregelmässiger Gestalt. Sie finden sich vorwiegend am Stamme, am Halse und an den Beugeflächen der Extremitäten, niemals an den Händen oder den Füssen oder im Gesicht. Die abgekratzte Epidermis enthält Mycelien und Conidien des Pilzes, den man als Mikrosporon furfur bezeichnet. Derselbe wächst nicht in die Follikel oder in die Haare hinein.

Als Pityriasis rosea (GIBERT) oder Pityriasis maculata und circinnata (BAZIN) wird eine Erkrankungsform der Haut beschrieben, welche dem Herpes tonsurans sehr ähnlich ist, und wie es scheint, zum Theil durch eine Hyphomycete hervorgerufen wird. Nach BEHREND (Berliner klin. Wochenschr. 1881 N. 38 u. 39 und 1882 N. 34), welcher für die Affection den Namen Roseola furfuracea herpetiformis vorschlägt, ist die Erkrankung characracterisirt durch das Auftreten stecknadelkopf- bis erbsen- und bohnengrosser prominirender Flecken von rosarother Farbe, die mit staubähnlichen Epidermisschüppchen bedeckt sind. Sie treten am häufigsten am Halse auf und verbreiten sich von da rasch über den Körper, lassen indessen den Kopf, die Hände nnd die Füsse frei. Die Flecken schwinden schon nach 2—3 Tagen wieder. In einem Theil der Fälle enthalten die Schuppen Sporen und feine Mycelfäden.

Kürzlich hat v. HEBRA (Wiener med. Blätter 1881) auch eine eigenthümliche juckende Dermatomycose beschrieben, welche am Halse, an den Ellenbogen und der Kniekehle vorkommt und durch Pilzelemente, welche denjenigen der Pityriasis versicolor gleichen, hervorgerufen wird. Es bilden sich bei derselben linsengrosse, graugelbliche, flach papulöse Erhabenheiten, die an ihrer Oberfläche glänzen und entweder in Nestern beisammen liegen oder streifenförmig aneinander gereiht sind.

2. Durch thierische Parasiten bewirkte Hautveränderungen.

§ 413. Die thierischen Parasiten, welche auf und in der Haut vorkommen, haben bereits in § 225, 226 und 235 ihre Besprechung gefunden. Ebenso ist in Kürze auf ihre Wirkung auf die Haut hingewiesen worden. Eine besondere Besprechung erheischt nur die Krätze, Scabies, welche durch das Eindringen des Acarus Scabiei (vergl. § 225) in die Epidermis hervorgerufen wird.

Die Milbe dringt an irgend einer Stelle in die Hornschicht ein, durchsetzt dieselbe in schräger Richtung und gelangt so in das Rete Malpighii, sogar bis in die Nähe des Papillarkörpers. Wird sie durch nachrückendes Epithel emporgehoben, so gräbt sie sich von Neuem in die Tiefe. Auf diese Weise bildet sie schräg durch die Haut ziehende Gänge von unregelmässig zackig bogenförmigem Verlauf, welche die Länge von 1—2 ctm. erreichen. Die Milbe sitzt am Ende des Ganges (Fig. 163). Im Gange hinterlässt sie Excremente (*f*) in Form gelber, brauner und schwarzer Kügelchen und Körner. Die Weibchen legen ferner ihre Eier, so dass man in den Gängen die jungen Milben *(e)* in den verschiedensten Entwickelungsstadien vorfindet (Fig. 163).

In Folge des Reizes, den die Milbe ausübt, sowie auch in Folge des durch das Jucken veranlassten Kratzens kommt es zu ekzematösen Entzündungen, zur Bildung von Pusteln und Bläschen. Auch unter den Gängen der Krätzmilbe kann sich Eiter ansammeln.

Bei langer Dauer des Processes kann die Haut sehr erhebliche

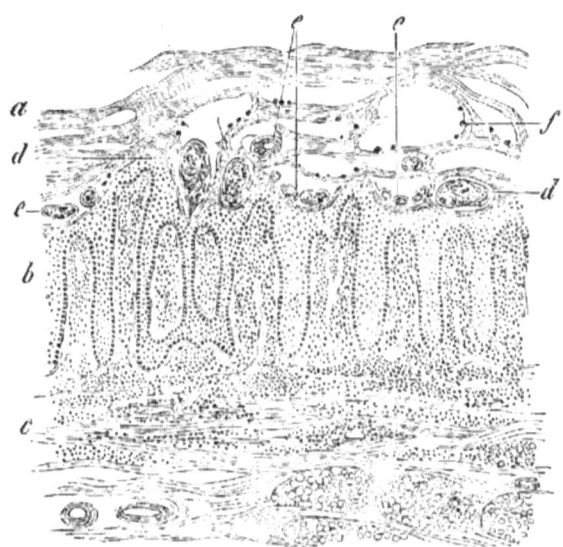

Fig. 163. Scabies. *a* Hornschicht der Epidermis, von zahlreichen Milbengängen durchsetzt. *b* Schleimschicht und mächtig vergrösserter, zellig infiltrirter Papillarkörper. *c* Zellig infiltrirte Cutis. *d* Durchschnitt durch eine ausgewachsene Krätzmilbe. *e* Eier und Embryonen verschiedener Grösse. *f* Koth. Vergr. 20. Carminpräp.

Veränderungen erleiden. Die epidermoidale Decke wird hypertrophisch und wird zugleich von Milbengängen dicht durchsetzt (Figur 163 *a*).

Werden die Krätzmilben nicht getödtet, und hält der Entzündungsprocess längere Zeit an, so stellt sich eine entzündliche Hypertrophie der Cutis ein. In bevorzugter Weise verändert sich der Papillarkörper, indem die Papillen *(b)* bedeutend in die Länge wachsen. Die verhornten Lagen der Epidermis *(a)* erhalten durch die massenhaft entwickelten Milbengänge einen cavernösen Bau.

SECHSTER ABSCHNITT.
Pathologische Anatomie der Schleimhäute im Allgemeinen.

I. Einleitende Bemerkungen.

§ 414. Die Schleimhäute sind im Allgemeinen der äusseren Haut ähnlich gebaut und bedecken auch durchgehends Oberflächen, die, wenn sie auch im Innern des Körpers versteckt liegen, doch mit der Aussenwelt in Verbindung stehen. Untersucht man dieselben jedoch im Einzelnen, so zeigt sich, dass ihre Textur erheblich von derjenigen der äusseren Haut abweicht. Einmal ist schon die bindegewebige Grundlage weit lockerer gebaut und zugleich auch zellreicher als das Cutisgewebe; an manchen Stellen wandelt sie sich sogar in lymphadenoides Gewebe um, welches zahllose Rundzellen beherbergt. Sodann ist auch die Epitheldecke eine weit zartere. Häufig besteht sie nur aus einer einfachen Lage cylindrischer, protoplasmatischer Zellen, und auch da, wo mehrfache Lagen von Zellen vorhanden sind, bildet sich nicht wie bei der Haut eine vor äusseren Unbilden schützende Horndecke.

Die Schleimhäute sind durchgehends reich an Blut- und Lymphgefässen, welche bis dicht an das Epithel herantreten. Mit dem unterliegenden Gewebe sind sie meist durch ein äusserst locker gebautes, an Blut- und Lymphgefässen ebenfalls sehr reiches Bindegewebe verbunden. Besonders stark ist dieses als Submucosa bezeichnete Gewebe bei allen jenen Schleimhäuten entwickelt, deren Unterlage ihre Flächenausdehnung häufig und rasch ändert, so dass sich zu Zeiten, d. h. bei Verkleinerung der Unterlage die Mucosa in Falten legen muss. An Schleimhäuten, deren Unterlage (Uterus) niemals eine rasch sich vollziehende Aenderung der Ausdehnung eingeht, fehlt sie.

Die Schleimhäute besitzen eine sehr permeable Epitheldecke, welche es gestattet, dass flüssige sowohl als auch feste geformte kleine Körper von ihren Oberflächen aus zur Aufnahme gelangen, oder vom Blutstrome aus an die Oberfläche abgeschieden werden. Diese Substanzen gehen theils zwischen den Epithelzellen, theils durch dieselben hindurch.

Die Schleimhäute produciren alle Secret, welches abgesehen von der dabei zur Abscheidung kommenden Flüssigkeit, die meist nur gering ist, vornehmlich durch Bildung von Schleim characterisirt ist. Dieser Schleim wird von den Epithelzellen abgeschieden, welche ihn in ihrem Protoplasma produciren und dann ausstossen. Gleichzeitig treten aus dem bindegewebigen Parenchym lymphatische Elemente aus, gelangen zwischen den Epithelzellen hindurch an die Oberfläche und bilden die bekannten kugelig gequollenen Schleimkörperchen. Nach STÖHR treten sie am reichlichsten da aus, wo die Schleimhaut lymphadenoides Gewebe enthält.

Die Schleimproduction ist für die Schleimhaut nicht nur unter physiologischen, sondern auch unter pathologischen Verhältnissen von grosser Wichtigkeit. Kommen irgend welche schädlich wirkende Substanzen mit der Oberfläche einer Schleimhaut in Berührung, so bildet der Schleim einen Schutz, der, wenn auch nicht immer, so doch in manchen Fällen hinreicht, um eine schwerere Läsion der Schleimhaut zu verhüten. Unter Umständen können auch die austretenden lymphatischen Elemente in ähnlichem Sinne wirken. Genügen diese beiden Momente nicht zur Entfernung oder Abhaltung einer Schädlichkeit, so treten mehr oder weniger ausgebreitete Veränderungen ein.

Wie von der Oberfläche aus, so werden den Schleimhäuten auch Schädlichkeiten auf dem Blutwege zugeführt, doch spielen dieselben in der Aetiologie der Schleimhauterkrankungen keine so bedeutsame Rolle wie die ersteren.

II. Hyperämie und Hämorrhagie der Schleimhäute.

§ 415. Congestive Hyperämieen. Manche Schleimhäute sind physiologisch periodischen Hyperämieen unterworfen. So empfängt z. B. das Darmrohr zur Zeit der Verdauung eine vermehrte Menge von Blut, und die Schleimhaut des Uterus ist zur Zeit der Menses der Sitz einer ganz bedeutenden Hyperämie. Diese Hyperämieen entstehen unter dem Einfluss des die Gefässe beherrschenden Nervensystems, die Arterien erweitern sich und führen der betreffenden Schleimhaut mehr Blut zu als zu anderen Zeiten.

Diesen physiologischen Hyperämieen analoge Zustände kommen sehr oft auch unter dem Einfluss pathologischer Agentien zu Stande. Es werden dabei durch Vermittelung des Nervensystems, d. h. durch Lähmung der gefässerregenden Nerven oder durch Erregung der Vasodilatatoren die Blutbahnen erweitert und so der Schleimhaut mehr Blut zugeführt.

Dieser Reiz kann central zur Einwirkung kommen; in anderen Fällen ist es ein Reiz, der die Schleimhäute selbst trifft. Selbstverständlich giebt es deren sehr verschiedene. Der Genuss warmer Speisen wird im Magen ebenso eine Hyperämie erzeugen, wie die Einathmung reizender Dämpfe eine solche im Respirationsapparat hervorruft, oder wie die Reibung der Augenlider eine solche in der Conjunctiva zur Folge hat.

Im Zustande der Hyperämie ist eine Schleimhaut intensiv geröthet, und bei genauem Zusehen sieht man auch die Gefässstämmchen stark gefüllt. Zugleich findet eine Steigerung der Secretion statt, die zuweilen auch für das unbewaffnete Auge an der Vermehrung des Secretes erkennbar ist. Dies ist natürlich nur dann der Fall, wenn die Hyperämie eine gewisse Zeit andauert.

Stauungshyperämie giebt sich an den Schleimhäuten durch livide Röthung zu erkennen. Schleimhäute, die der Luft zugänglich sind, wie z. B. die Schleimhaut des Respirationsapparates, können auch bei Stauungshyperämie hellroth aussehen. Sehr oft führen in Schleimhäuten andauernde Stauungen zu Dilatation der Venen, zu Varicen. Kommt es in Folge der Stauung zu Oedem, so schwillt die Schleimhaut mehr oder weniger an und erscheint stark durchfeuchtet, gequollen.

Am bedeutendsten schwellen jene Schleimhäute an, die, wie z. B. die Darmschleimhaut, eine locker gebaute Submucosa besitzen, indem gerade in letzterer Flüssigkeit in grosser Menge sich ansammeln kann.

§ 416. Sehr oft treten in Schleimhäuten Blutungen auf. Dieselben sind entweder geringfügig, so dass sich nur kleine hämorrhagische Flecken in der Schleimhaut bilden und dem Secrete sich nur wenig rothe Blutkörperchen beimischen; oder aber sie sind massiger, so dass das Schleimhautgewebe selbst in bedeutender

Ausdehnung hämorrhagisch infiltrirt wird und sich eine erhebliche Menge von Blut frei an die Oberfläche ergiesst. Solche massige Blutungen treten oft ohne erkennbare Veranlassung auf, namentlich bei Individuen, die eine erworbene oder ererbte Disposition zu Blutungen haben. Allbekannt ist, dass manche Individuen häufig aus der Nasenschleimhaut Blut verlieren. Aehnliche Blutungen kommen auch an anderen Schleimhäuten, z. B. an derjenigen des Dünn- oder des Dickdarms oder der Blase vor und können durch ihre Massenhaftigkeit einen letalen Ausgang herbeiführen. In anderen Fällen sind Circulationsstörungen, wie sie durch Stauungen, Thrombose, Embolie herbeigeführt werden, ferner Verletzungen, Gefässwanderkrankungen etc. Ursache der Blutung. Sehr oft tragen auch Entzündungen der Schleimhäute einen hämorrhagischen Character, oder es kommt wenigstens im Verlauf des Processes zu Blutaustritt.

Die Blutungen erfolgen durch Diapedese oder durch Rhexis.

Die Folgen der Hämorrhagieen sind verschieden; kleinere werden resorbirt, doch bilden sich dabei sehr häufig schiefergraue bis schwarze Pigmentirungen (Darm), die längere Zeit bestehen bleiben. Nicht selten kommt es zu Nekrose und zu Zerfall des hämorrhagisch infiltrirten Gewebes und damit zur Bildung von Schleimhauterosionen oder Geschwüren, die mitunter nicht unerhebliche Ausdehnung erlangen. Nach ausgebreiteten Hämorrhagieen, wie sie in Folge hochgradiger Stauung entstehen, können umfangreiche Gewebsstücke dem Tode verfallen. Häufig schliesst sich daran gangränöse Zersetzung.

III. Degenerationen, Atrophie und Hypertrophie der Schleimhäute.

§ 417. Die im allgemeinen Theile § 32—§ 71 beschriebenen regressiven Veränderungen können sämmtlich an den Schleimhautgeweben vorkommen.

Nekrosen beobachtet man namentlich als Folge mechanischer und chemischer Läsion der Gewebe sowie als Folge von Circulationsstörungen und Entzündungen. Die Veränderungen, die das Gewebe eingeht, werden, soweit sie nicht in § 32—§ 71 besprochen sind, in § 424—§ 427 einer Erörterung unterzogen werden, namentlich die bei Entzündung vorkommenden Nekrosen.

Die Folgen der Nekrose selbst sind stets Entzündung und Geschwürsbildung. Die Heilung erfolgt durch Regeneration, oder durch Granulationsbildung und Vernarbung.

Was die verschiedenen Degenerationsvorgänge anbetrifft, so ist es passend, dass man den epithelialen Theil vom bindegewebigen gesondert betrachtet. Ersterer lässt viel häufiger Degenerationszustände erkennen als letzterer. Am häufigsten beobachtet man eine übermässige Steigerung der normal vorkommenden Verschleimung des Epithels (vergl. catarrhalische Entzündung § 420).

Häufig kommen auch fettige Degenerationszustände am Epithel vor. Eine grosse Rolle spielt ferner eine übermässige und allzufrühe Desquamation des Epithels, namentlich bei Entzündungen.

Das Bindegewebe der Schleimhäute geht nicht selten Amyloidentartung ein, namentlich im Darme. Bevorzugt werden bei der Ablagerung des Amyloides die Blutgefässwände. Verschleimung und Verfettung treten im Bindegewebe seltener ein als im Epithel, doch kommen sie ebenfalls vor.

Von der grössten Bedeutung ist die Atrophie der Schleimhäute, bei welcher ein Theil der epithelialen Bildungen verloren geht. Sie kommt in der exquisitesten Weise am Darmcanal vor und ist meist die Folge catarrhalischer Entzündungsprocesse.

Bekanntlich besteht die Mucosa des Darmes im Wesentlichen aus der durch die Lieberkühn'schen Krypten gebildeten Drüsenschicht und der unter ihr gelegenen Muscularis Mucosae. Die Drüsenschicht hat ungefähr eine Dicke von 0,4—0,5 Mm. Bei catarrhalischen Zuständen, bei welchen das Epithel gelockert und in vermehrtem Maasse abgestossen wird, bei welchen ferner in Folge der starken zelligen Infiltration nicht selten das zwischen den Lieberkühn'schen Krypten gelegene Bindegewebe zerfällt und ulcerirt (vergl. § 421 Fig. 166) geht sehr oft ein Theil des Epithels dauernd verloren. In Folge dessen verliert die Drüsenschicht der Schleimhaut an Dicke (Fig. 164) und sinkt auf die Hälfte oder ein Drittheil ihres früheren Durchmessers. Ja es kann sogar vorkommen, dass schliesslich die Drüsen ganz verloren gehen (e) und nur noch eine dünne kernreiche Bindegewebslage übrig bleibt.

Die Muscularis mucosae ist meist nur in geringem Grade betheiligt, zuweilen indessen ebenfalls atrophisch. Die Submucosa ist meist nicht erheblich verändert, falls wenigstens nicht schwere Ent-

Atrophie. Regeneration. Hypertrophie. 241

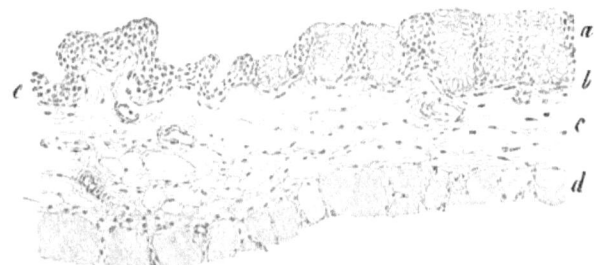

Fig. 164. Durchschnitt durch die Mucosa und Submucosa eines atrophischen Dickdarms. *a* Auf die Hälfte ihrer Höhe reducirte Drüsenschicht. *b* Muscularis mucosae. *c* Submucosa. *d* Muscularis. *e* Total atrophirte Schleimhaut. Alauncarminpräp. Vergr. 80.

zündungsprocesse Residuen hinterliessen. Auch die in der Schleimhaut liegenden Herde lymphadenoiden Gewebes erhalten sich, sofern nicht ulceröse Processe voraufgiengen.

Aehnlich wie die Mucosa des Darmes verhalten sich auch andere Schleimhäute, so z. B. die Schleimhaut des Magens und des Uterus. Die Drüsen dieser Schleimhäute können ebenfalls veröden; in anderen Fällen gehen sie eine cystische Entartung ein.

§ 418. Die Fähigkeit der Schleimhäute, Gewebe neu zu bilden, macht sich zunächst durch den raschen Wiederersatz von verloren gegangenem Epithel geltend. Derselbe ist indessen nur dann ein vollkommner, wenn die bindegewebige Unterlage sich bei einer Läsion unverändert erhalten oder die normale Beschaffenheit wiedergewonnen hat. Geht durch irgend einen Process ein Stück Schleimhautbindegewebe verloren, so ist auch die Regeneration des Epithels eine unvollkommene. Hatte der Defect etwelche Grösse, so erfolgt Heilung durch Granulations- und Narbenbildung, oder es bleibt ein Geschwür bestehen.

Was die hyperplasirenden Wucherungen betrifft, so zeigen die verschiedenen Schleimhäute ungleiches Verhalten. So sind z. B. Hyperplasieen der Schleimhaut des Uterus sehr häufig, in der Harnblase sowie im Oesophagus und im Dünndarm dagegen selten.

Diese hyperplastischen Wucherungen bestehen entweder in einer mehr oder weniger diffus ausgebreiteten Verdickung der Schleimhaut oder aber in localen papillösen oder polypösen und fungösen Erhebungen. Sie entwickeln sich am häufigsten im Uterus, im Magen, im Dickdarm und in der Nase.

Die verdickte und polypös gewucherte Schleimhaut kann in ihrer Structur der normalen Schleimhaut durchaus ähnlich sehen. Da es sich indessen meist um entzündliche Processe handelt, so pflegen die gewucherten Theile meist auch entsprechende Veränderungen zu zeigen. Die epithelialen Bestandtheile sind häufig atrophisch, die Drüsen verödet oder cystisch entartet (vergl. § 422). Das Bindegewebe dagegen hat zugenommen und ist mehr oder weniger reichlich zellig infiltrirt. In anderen Fällen können die Drüsen ebenfalls hypertrophiren.

IV. Die Entzündungen der Schleimhäute.

§ 419. Die Entzündungen der Schleimhäute gehören zu den allerhäufigsten Affectionen und spielen in der Pathologie eine sehr grosse Rolle. In der überwiegenden Mehrzahl der Fälle sind sie Effecte von Schädlichkeiten, welche die Schleimhautoberfläche treffen. Seltener werden die Noxen durch das Blut zugeführt. So kommt es z. B. sehr häufig zu Entzündungen der Blasenschleimhaut durch zersetzten Urin, zu Entzündungen des Darmtractus durch reizende Ingesta, zu Entzündung der Bronchialschleimhaut durch verunreinigte Athmungsluft. Symptomatische Schleimhautentzündungen beobachtet man bei verschiedenen allgemeinen Infectionskrankheiten.

Intensität, Extensität und Dauer der Entzündungen der Schleimhäute sind sehr verschieden. Je nach der Intensität und dem Verlauf derselben pflegt man daher verschiedene Formen aufzustellen.

1. Die katarrhalische Entzündung der Schleimhäute.

§ 420. Wie schon die Bezeichnung Katarrh besagt, handelt es sich bei den katarrhalischen Entzündungen der Schleimhäute um einen Process, der hauptsächlich durch eine vermehrte Secretion characterisirt ist.

Hyperämie, d. h. Röthung, fehlt selbstverständlich auch der Schleimhautentzündung nicht, namentlich nicht in den ersten Stadien, doch liegt in derselben für die katarrhalische Entzündung weniger Characteristisches als in der Vermehrung und Veränderung des Schleimhautsecretes.

Dieses katarrhalische Secret wird theils von den Blutgefässen, theils von den Epithelzellen geliefert. Erstere lassen bei frischen Katarrhen reichliche farblose, zuweilen auch blutig tingirte Flüssigkeit an die Oberfläche treten, welche, wie die mikroskopische Untersuchung ergiebt, eine mässige Zahl (Fig. 165 ı) farbloser, zuweilen auch rothe Blutkörperchen enthält. Katarrhe, bei welchen das Secret wesentlich aus dieser Flüssigkeit besteht, bezeichnet man als seröse.

Der aus den Blutgefässen stammenden Flüssigkeit mischt sich stets auch von den Epithelzellen gebildetes Secret bei. Bekanntlich produciren die Epithelzellen der Schleimhäute, und zwar sowohl

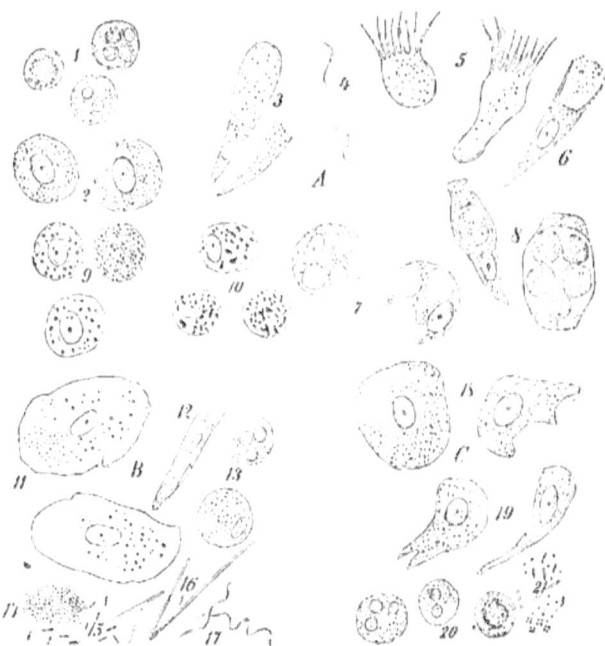

Fig. 165. Katarrhalisches Secret verschiedener Schleimhäute. *A* von Schleimhäuten mit Cylinderepithel, *B* aus der Mundhöhle, *C* aus der Harnblase. 1 Rundzellen (Eiterkörperchen). 2 grosse Rundzellen mit hellen Kernen aus der Nase. 3 verschiedene Cylinderzellen aus der Nase. 4 Spirille aus der Nase. 5 verschleimte Zellen mit Cilien aus der Nase. 6 Becherzelle aus der Trachea. 7 Rundzellen mit Schleimkugeln aus der Nase. 8 Eiterkörperchen haltige Epithelzellen aus der Nase. 9 Verfettete Zellen bei chronischem Kehlkopf- und Rachenkatarrh. 10 Kohlenpigment haltige Zellen aus dem Sputum. 11 und 12 Plattenepithelzellen aus der Mundhöhle. 13 Schleimkörperchen. 14 Mikrokokken. 15 Bacterium Termo. 16 Leptothrix buccalis. 17 Spirochaete denticola. 18 Oberflächliche, 19 tiefe Schicht des Blasenepithels. 20 Eiterkörperchen. 21 Spaltpilze. Vergr. 400.

der mit Cylinderzellen als auch der mit geschichtetem Plattenepithel bedeckten (Harnblase), namentlich aber erstere schon normaler Weise Schleim aus ihrem Protoplasma. Am schönsten lässt sich diese Schleimproduction an den Zellen des Darmes und des Respirationsapparates verfolgen, an welchem die sogen. Becherzellen nichts anderes sind, als Schleim producirende Zellen.

Diese Schleimbildung ist bei Katarrhen erheblich gesteigert, so dass die Zahl der Becherzellen (Fig. 165 6) in den genannten Schleimhäuten bedeutend vermehrt ist. Sie bewirkt, dass an der Oberfläche der Schleimhäute grosse Mengen glasigen Schleimes sich ansammeln oder, wie dies z. B. bei Schnupfen geschieht, nach aussen sich entleeren. Besitzt die Schleimhaut Schleimdrüsen, so wird auch in diesen die Secretion mächtig gesteigert, und ihr Secret mischt sich dem der Deckepithelien bei.

Im Beginne pflegen die genannten Veränderungen das Einzige oder wenigstens das Dominirende zu sein. Früher oder später dagegen stellen sich, falls nicht ein Rückgang der Entzündung und eine Restitutio ad integrum eintritt, weitere Veränderungen ein.

Das Epithel, das im Beginn nur verstärkte Schleimproduction zeigte, beginnt sich abzustossen; das Secret wird durch diese Beimischung mehr oder weniger getrübt. Selbstverständlich haben die Zellen, welche sich dem Secrete beimengen, je nach dem Bau des betreffenden Epithels eine verschiedene Beschaffenheit. An Schleimhäuten mit Cylinderepithel begegnet man im Secret zahlreichen Cylinderzellen, die grossentheils gequollen und durchsichtig, in toto schleimig degenerirt sind (3). Andere zeigen das Aussehen von Becherzellen (6). Nicht selten findet man ganz verquollene Zellen (5) noch cilienhaltig. Besitzen die Schleimhäute Plattenepithelien, so erscheinen dieselben ebenfalls im Secret (11, 12, 18). Bei Schleimhäuten mit geschichtetem Epithel können sogar die polymorphen Zellen der tieferen Schichten (19) sich abstossen.

Katarrhe, welche sich durch reichliche Desquamation des Epithels auszeichnen, nennt man epitheliale.

In späteren Stadien der katarrhalischen Entzündung kommt es meist nicht nur zu einer stärkeren Desquamation des Epithels, sondern auch zu einem reichlichen Austritt von farblosen Blutkörperchen aus den Blutgefässen an die Oberfläche. Manche Katarrhe zeichnen sich dadurch vor anderen aus, dass diese Emigration so reichlich wird, dass schliesslich das Secret ein eiterähnliches Aussehen gewinnt. Sie werden als eitrige Katarrhe bezeichnet.

Die Rundzellen sind theils klein, einkernig oder durch Kernzerfall mehrkernig (1, 13, 20). Bei frischen Katarrhen sind sie nicht selten gequollen, bilden sogen. Schleimkörperchen (13). Mitunter findet man auch rundliche Zellen, welche in ihrem Innern helle Tropfen von Schleim (7) enthalten. Ferner kommt es nicht selten vor, dass die kleinen Rundzellen in das Innere degenerirter und abgestossener Epithelzellen (8) eindringen. Solche Epithelzellen hat man früher fälschlich für Brutzellen gehalten.

Bei länger dauernden Katarrhen ist häufig ein Theil der Zellen verfettet (9). Zuweilen enthalten die Zellen corpusculäre Einschlüsse, z. B. kleine Kohlenpartikel (10). Sie rühren von Verunreinigungen der Schleimhaut her.

Was oben als Bestandtheil katarrhalischer Secrete aufgeführt wurde, gehört dem Schleimhautsecret als solchem an. Selbstverständlich können im Uebrigen alle möglichen Substanzen in denselben vorkommen. So beobachtet man z. B. im Secret der Harnblase bei Katarrh krystallinische Niederschläge aus dem Urin, und das katarrhalische Darmsecret enthält immer auch Speisereste.

Sehr häufig finden sich in den katarrhalischen Secreten Spaltpilze (4, 14, 15, 16, 17, 21), und zwar verschiedene Formen, sowohl Mikrokokken, als auch Bacillen und Spirillen. Sie sind theils als zufällige Verunreinigungen ohne Bedeutung, theils als Erreger der Entzündung anzusehen. Einen Entscheid in jedem Falle zu treffen, ist nach unsern gegenwärtigen Kenntnissen nicht möglich.

§ 421. Die meisten Katarrhe der Schleimhäute sind vorübergehende Entzündungen. Nach kürzerer oder längerer Zeit lassen die Entzündungserscheinungen nach und es kommt zu einer Restitutio ad integrum. Mitunter indessen wird der Process chronisch, und gleichzeitig stellen sich weitere Veränderungen ein.

Eine katarrhalisch afficirte Schleimhaut zeigt, abgesehen von den bereits beschriebenen Auflagerungen und abgesehen von den Veränderungen am Epithel, immer auch eine mehr oder weniger ausgesprochene, zellige Infiltration des Bindegewebes und des Epithels der Mucosa, häufig auch der Submucosa, welche öfters recht bedeutend wird.

Bei der Restitutio ad integrum werden die exsudirten Zellen wieder weggeschafft, d. h. sie wandern nach aussen oder zurück in die Lymphgefässe oder aber sie zerfallen, und es werden erst ihre Zerfallsproducte resorbirt. Ist irgendwo das Epithel in Folge reichlicher Desquamation defect geworden, so kann dasselbe durch Vermehrung der noch erhaltenen Zellen wieder ersetzt werden.

Dieser Ausgang tritt indessen nicht immer ein, sondern es kommt nicht selten zu weiteren Veränderungen und zwar theils durch Steigerung des Processes bis zum Gewebszerfall, theils durch die längere Dauer der in mässigen Grenzen sich haltenden Entzündung.

Was zunächst die Steigerung des Processes betrifft, so kennzeichnet sich dieselbe anatomisch durch eine Vermehrung der zelligen Infiltration. So werden z. B. im Dickdarm die oberflächlichen Lagen des zwischen den Lieberkühn'schen Krypten gelegenen Bindegewebes (Fig. 166 *d*) mit Rundzellen dicht infiltrirt. Das Epithel geht über diesen Infiltrationsherden bald verloren; in den Lieber-

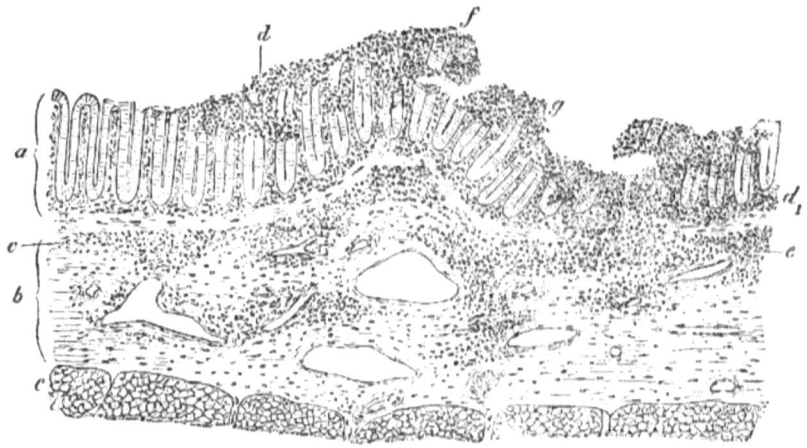

Fig. 166. Dysenterie. Durchschnitt durch die Mucosa (*a*) und Submucosa (*b*) des Dickdarms. *c* Muscularis. *d* Interglanduläre, d_1 subglanduläre Infiltration der Mucosa. *e* Infiltrationsherde in der Submucosa. *f* Infiltrirte obere Drüsenschicht, im Abstossen begriffen. *g* Geschwür, dessen Grund zellig infiltrirt ist. Hämatoxylinpräparat. Vergr. 25.

kühn'schen Krypten ist es zwar noch erhalten, aber vielfach in seinem Zusammenhang gelockert und von der bindegewebigen Unterlage abgehoben. Nach einiger Zeit kann es ebenfalls vollkommen abgestossen und aus den Krypten entleert worden.

Erreicht die zellige Infiltration einen sehr hohen Grad, so folgt ihr auch Zerfall des Gewebes nach. Kleinere oder grössere Stücke mortificiren und werden mit den an die Oberfläche tretenden Eiterkörperchen abgestossen *(f)*. Auf diese Weise bilden sich Geschwüre *(g)*, welche je nach der Ausdehnung der Infiltration bald grösser, bald kleiner ausfallen. Bei Schleimhäuten, die Lymphfollikel besitzen, sind letztere nicht selten hauptsächlich der Sitz der Entzündung und Ulceration. Die Geschwüre, die dadurch entstehen, bezeichnet man als Folliculärgeschwüre.

Entzündliche Bindegewebshyperplasie. 247

Steigert sich in einer Schleimhaut ein katarrhalischer Entzündungsprocess bis zur Ulceration, so ist meist auch die zellige Infiltration sowohl der Fläche nach, als auch nach der Tiefe weit über die Grenzen der Ulceration verbreitet. Im Dickdarm z. B. gesellt sich zu der Infiltration der Mucosa (d, d_1), auch eine solche der Submucosa (e).

§ 422. Hält der Process der Entzündung lange an, so stellt sich nicht selten eine Hyperplasie des Bindegewebes ein. Sie tritt sowohl neben ulcerösen Processen, als auch ohne solche auf. Im ersteren Falle bilden die Bindegewebswucherungen an den Rändern der Defecte sehr oft papillöse Bildungen, die eine nicht unbedeutende Grösse erlangen können und die Analoga der Feigwarzen der Haut darstellen. Auch bei Processen, die ohne Ulceration verlaufen, können sich papillöse, warzige, oft geradezu blumenkohlartige Wucherungen einstellen. In anderen Fällen ist die Hyperplasie des Bindegewebes mehr diffus über die Schleimhaut ausgebreitet oder bildet leistenartige und wulstige Erhabenheiten; nicht selten kommt beides zugleich vor.

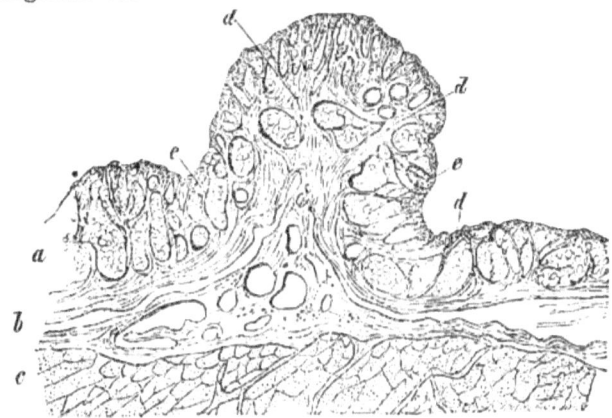

Fig. 167. Atrophie der Drüsen, Hyperplasie des Bindegewebes der Mucosa des Magens. a Mucosa. b Submucosa. c Muscularis. d Hyperplasirtes Bindegewebe. e Drüsen des Magens. Hämatoxylinpräp. Vergr. 10

So ist z. B. nach sehr lange dauernden Katarrhen die Schleimhaut des Magens nicht selten grau gefärbt und zugleich verhärtet, wulstig oder warzig höckerig; oder sie besitzt leistenförmige Erhabenheiten, die sich auch bei Ausdehnung des Magens nicht ausgleichen (Fig. 167). Diese Erhebungen sind wenigstens zum Theil durch Bindegewebswucherungen bedingt (e).

Besitzt eine Schleimhaut Drüsen, so ist häufig ein Theil derselben in Folge von Verlegung der Ausführungsgänge zu Cysten entartet. Einzelne Drüsen können auch nach Untergang des Epithels veröden. In anderen Fällen kommt es dagegen auch zu Neubildung von Drüsen, oder es bilden sich wenigstens in den cystisch entarteten Drüsen papillöse, mit Epithel bedeckte Erhebungen. Diese, hauptsächlich auf Bindegewebshyperplasie, weit weniger auf Drüsenhyperplasie beruhenden, zuweilen geschwulstähnlich aussehenden Schleimhautwucherungen, die am häufigsten im Uterus und im Magen vorkommen, nennt man nicht selten Adenome, jedoch mit Unrecht (vergl. § 167). Richtiger bezeichnet man sie als **entzündliche Schleimhautwarzen**.

Enthält eine Schleimhaut lymphadenoides Gewebe, so kann dasselbe in Folge anhaltender Katarrhe hypertrophisch werden. Die vorhandenen Follikel vergrössern sich und ragen als halbkugelige Körner über die Oberfläche der Schleimhaut hervor.

2. Die croupöse Entzündung der Schleimhäute.

§ 423. Wirkt ein Reiz auf eine Schleimhaut dermaassen heftig ein, dass dadurch das Epithel stellenweise abgetödtet und die Gefässe schwer lädirt werden, und ergiesst sich in Folge dessen ein reichliches Exsudat an die Oberfläche, so kann in der ausgeschwitzten Flüssigkeit Gerinnung eintreten (vergl. § 35).

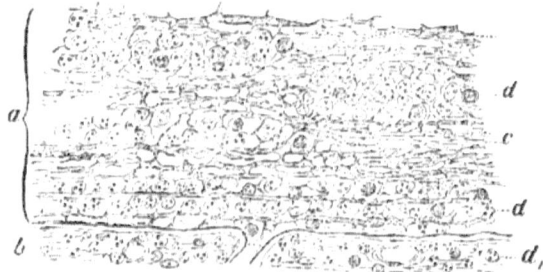

Fig. 168. Croupöse Membran aus der Trachea. *a* Durchschnitt durch die Membran. *b* Oberste Lage der Schleimhaut mit Eiterkörperchen (d_1) durchsetzt. *c* Fibrinfäden und Körner. *d* Eiterkörperchen. Vergr. 250.

In Folge dessen bildet sich an der Oberfläche der entzündeten Schleimhaut eine gelblich weisse Membran (Fig. 168 *a*), welche entweder aus Faserstofffäden *(c)* und Körnern und aus Eiterkörperchen (*d*) besteht, oder aber aus glänzenden Schollen, d. h. aus nekrotischen, coagulirten Rundzellen sich zusammensetzt. Diese Membran ist mit dem unterliegenden Bindegewebe durch Fibrinfäden verbunden, pflegt indessen nur lose festzuhaften, so dass man sie leicht abziehen und die hyperämische, geröthete Schleimhaut sichtbar machen kann.

Eine Schleimhaut-Entzündung, bei welcher sich auf der Oberfläche eine aus Exsudat hervorgegangene Gerinnungsmembran bildet, pflegen wir eine croupöse zu nennen. Zu ihrem Zustandekommen ist eine verhältnissmässig reichliche Exsudation von Flüssigkeit und Zellen nöthig; auch müssen alle Momente wegfallen, welche eine Gerinnung hindern. Das Epithel der Schleimhäute ist dabei stets mehr oder weniger lädirt, theils nekrotisch, theils in Degeneration und Desquamation begriffen, doch ist es nicht nöthig, dass diese Läsion schon vor Eintritt der Entzündung erfolge. Es kann die entzündliche Circulationsstörung auch das Primäre sein und erst secundäre Degeneration des Epithels nach sich ziehen.

Das Bindegewebe enthält dabei stets flüssiges und zelliges Exsudat. Liegt ersteres in grossen Gewebsspalten oder in erweiterten Lymphgefässen, so gerinnt es mitunter ebenfalls und bildet körnige Fäden, seltener homogene Massen. In diesem Falle kann man sagen, dass neben dem oberflächlichen Croup auch ein parenchymatöser Croup vorhanden sei und danach eine Inflammatio crouposa superficialis und profunda unterscheiden.

Croupöse Entzündung beobachtet man am häufigsten an der Schleimhaut des Respirationsapparates, seltener im Intestinaltractus.

3. Die nekrotisirende Entzündung. Diphtheritis und Gangrän der Schleimhäute.

§ 424. Wirkt eine Schädlichkeit in der Weise auf eine Schleimhaut ein, dass dadurch das Epithel getödtet und die Gefässe lädirt werden und kommt es in Folge dessen zu einer Exsudation, ohne dass aber dadurch das Epithel abgestossen wird, so kann eine Durchtränkung des Epithels mit Exsudat und eine eigenartige Erstarrung des letzteren eintreten. Für die makroskopische Betrachtung kennzeichnet sich dies dadurch, dass innerhalb der gerötheten und geschwellten Schleimhaut ein opak grauweisser, etwas erhabener Fleck erscheint (Fig. 169).

Das von eiweissreicher Flüssigkeit durchtränkte Epithel (*a*)

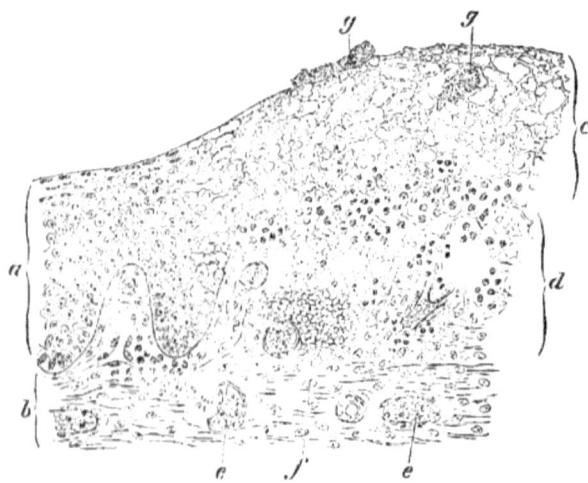

Fig. 169. Durchschnitt durch die Uvula bei Diphtheritis superficialis faucium. *a* Normales Epithel. *b* Schleimhautbindegewebe. *c* Nekrotisches und in ein Balkennetz umgewandeltes Epithel. *d* Mit geronnenem Fibrin und Rundzellen infiltrirtes Schleimhautbindegewebe. *e* Blutgefässe. *f* Hämorrhagie. *g* Mikrokokkenballen. Vergr. 160. Anilinbraunpräparat.

wandelt sich dabei in ein eigenthümlich configurirtes Balkennetz (*c*) um, innerhalb welches die Kerne nicht mehr oder wenigstens nur noch in geringer Zahl sichtbar sind. Das subepithelial gelegene Bindegewebe (*d*) wird theils von Rundzellen durchsetzt, theils von Fibrinfäden durchzogen. Nicht selten treten Hämorrhagieen (*f*) auf.

Einen Entzündungsprocess, bei welchem das Gewebe selbst zu einer todten Gerinnungsmasse erstarrt, nennt man einen diphtheritischen.

Betrifft die Nekrose und die Coagulation nur das Epithel, so bezeichnet man den Process am besten als Diphtheritis superficialis.

Wie bei der Bildung der Croupmembran, so ist auch hier darauf aufmerksam zu machen, dass durchaus nicht nothwendiger Weise das ganze Epithel gleich im Beginn absterben muss, dass im Gegentheil der Tod des Epithels wenigstens zum Theil erst als Folge der bereits bestehenden Entzündung eintreten kann.

Die superficielle Diphtheritis kommt hauptsächlich im Gebiet der Rachenorgane vor, seltener in der Conjunctiva und der Schleimhaut des Urogenitalapparates. Die Schleimhaut des Respirationsapparates und des Darmkanales vom Magen abwärts bietet ihrer Entstehung keine günstigen anatomischen Verhältnisse. Stirbt an den letztgenannten Schleimhäuten das Epithel ab, so geht es sehr bald durch Desquamation oder durch Auflösung verloren. Statt der Diphtheritis superficialis bildet sich alsdann eine croupöse Exsudation.

Nach der obigen Darstellung sind Croup und das, was ich Diphtheritis superficialis nenne, einander sehr nahe stehende Entzündungsprocesse. Im Grossen und Ganzen wird die Eigenartigkeit der beiden genannten Processe durch den besonderen Bau des Gewebes, in denen sie sich abspielen, bedingt. Gleichwohl halte ich es für zweckmässig, die beiden Processe mit verschiedenen Namen zu belegen und jenen, bei welchem es zu einer Gerinnung des epithelialen Theiles des Schleimhautgewebes kommt, zu den diphtheritischen Processen zu zählen. Das Nekrotischwerden und das Erstarren der Gewebe ist für Diphtheritis characteristisch. Ob dabei das nekrotische Gewebe nur oberflächlich sitzt oder ob es in die Tiefe greift, ist gleichgiltig für die Beurtheilung des Processes. Jedenfalls liegt darin kein principieller Unterschied.

Da eine Croupmembran nur aus geronnenem Exsudat besteht, so halte ich es jedenfalls nicht für passend, die superficielle Diphtheritis zum Croup zu zählen. Sie als Pseudocroup oder als Pseudodiphtheritis zu bezeichnen, halte ich ebenfalls nicht für zweckmässig, da durch diese Bezeichnungen leicht Verwirrung entstehen kann. Aechter Croup kann auch auf Schleimhäuten mit geschichtetem Plattenepithel entstehen, und zwar dann, wenn das Epithel ganz zerstört ist.

§ 425. Einen grösseren Verbreitungsbezirk als die superficielle Diphtheritis hat die **Diphtheritis profunda sive parenchymatosa, d. h. eine Schleimhautentzündung, bei welcher auch das entzündlich infiltrirte Schleimhautbindegewebe zu einer todten Masse erstarrt.** Wie bei der superficiellen Diphtheritis nimmt die geschwellte Schleimhaut an der betreffenden Stelle eine weisse oder grauweisse Farbe an. Diese Verfärbung geht indessen tiefer, als im ersteren Falle, die Nekrose des Gewebes betrifft nicht nur das Epithel, sondern auch das Bindegewebe. Das Epithel kann sogar schon verloren gegangen sein, so dass der Schorf nur aus nekrotischen Bindegewebe (Fig. 170) besteht.

Das infiltrirte nekrotische Bindegewebe ist entweder trübe, gekörnt, oder gleichmässig homogen, oder aus glänzenden Schollen (*b*) zusammengesetzt. Die Kerne sind stets mehr oder weniger vollkommen untergegangen. Enthält der nekrotische Herd Gefässstämmchen (*e*), so sehen deren Wände meist ebenfalls homogen aus.

Gegen das gesunde ist das todte Gewebe durch eine Zone kleinzelliger Infiltration (*c*) abgegrenzt. Auch Fibrinfäden (*d*) lassen

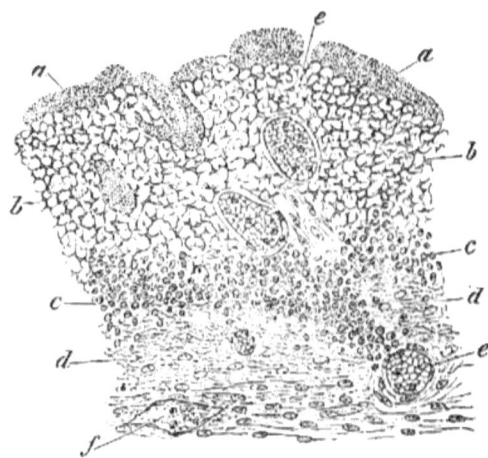

Fig. 170. Durchschnitt durch die Uvula bei Diphtheritis faucium nach Verlust des Epithels. *a* Mikrokokken. *b* Infiltrirtes und schollig degenerirtes Schleimhautgewebe. *c* Kleinzellige Infiltration. *d* Fibrinöses Exsudat. *e* Blutgefässe. *f* Lymphgefässe, mit Zellen und Faserstoff gefüllt. Anilinbraunpräp. Vergr. 100.

sich im Gewebe erkennen. Die angrenzenden Lymphgefässe (*f*) enthalten Rundzellen und Fibrin.

Nekrotisirende Entzündungen kommen an den verschiedensten Schleimhäuten vor. Namentlich sind es infectiöse Entzündungen, bei denen dieser Ausgang beobachtet wird. Nicht selten gelingt es auch Bacterien (*a*) als Ursache der Entzündung in den erkrankten Theilen nachzuweisen.

Literatur über croupöse und diphtheritische Entzündung: VIRCHOW, Handbuch d. spec. Pathol. und Ther. 1854, Bd. I und Berliner klin. Wochenschr. 1865 Nr. 2; WAGNER, Arch. der Heilkunde, 7. u. 8. Bd., Handb. d. allgem. Pathologie von Uhle und Wagner und Handb. der spec. Pathol. von v. Ziemssen, 7. Bd.; CORNIL und RANVIER, Manuel d'histol. pathol.; WEIGERT, Virch. Arch. 70. und 72. Bd.; ZAHN, Beiträge zur pathol. Histologie d. Diphtheritis. Leipzig 1878; LEITZ, Diphtherie und Croup. Berlin 1877; OERTEL, Handb. der spec. Pathol. von v. Ziemssen, II. Bd.; SCHWENINGER, Arb. a. d. pathol. Institut. München 1878.

§ 426. Mit der Bildung des nekrotischen Schorfes ist selbstverständlich das Ende der Entzündung nicht erreicht. Es wirkt der nekrotische Herd selbst wieder Entzündung erregend. Oberflächliche Schorfe werden durch die nachfolgende eitrige Entzündung infiltrirt und abgestossen. Nach ihrer Entfernung heilen die Defecte durch Regeneration des Epithels. Grosse Schorfe werden ebenfalls durch Eiterung abgestossen. Der Defect heilt mit Hinterlassung einer Narbe, die mit Epithel bedeckt wird.

Nicht selten behält der Process längere Zeit seinen destruirenden Character bei und greift in Folge dessen erheblich in die Tiefe. Weiterhin können sich auch schwere, zum Theil eitrige Entzündungen der entfernteren Nachbarschaft anschliessen.

Mitunter nehmen die nekrotisirenden Entzündungen einen gangränösen Character an, d. h. es kommt unter dem Einflusse in das Gewebe eingedrungener Mikroorganismen zu brandiger Zersetzung desselben. Der Verlauf eines solchen Processes ist selbstverständlich ein ungünstiger, indem das zersetzte Gewebe heftig alterirend auf die Nachbarschaft wirkt. Demarkirende Eiterung kann auch hier die Entfernung des abgestossenen Gewebes und damit den Beginn der Heilung zu Stande bringen.

4. Phlegmone der Schleimhäute.

§ 427. Bereits bei Gelegenheit der Besprechung des Katarrh's ist die Steigerung der Entzündung bis zur Eiterung und Vereiterung besprochen worden. Neben diesen eitrigen Katarrhen kommt auch eine Entzündung der Schleimhäute vor, welche einen exquisit eitrigen oder eitrig fibrinösen Character trägt, sich aber dadurch vor dem Katarrh auszeichnet, dass es sich nicht um eine superficiell verlaufende Entzündung, sondern um eine diffuse, eitrige oder sulzig eitrige Infiltration der Mucosa und namentlich auch der Submucosa handelt. Letztere kann colossal anschwellen und auf dem Durchschnitt ein trüb gelbweisses, eitrig sulziges Aussehen bieten. Sterben die betreffenden Individuen nicht an der Affection, so kommt es nach einiger Zeit zu völliger Vereiterung ganzer Abschnitte der Submucosa. Diese eitrige Entzündung ist der Phlegmone der äusseren Haut gleichwerthig und wird auch als Phlegmone der Schleimhäute bezeichnet. Man begegnet ihr mitunter in der Rachen- und der Magenschleimhaut. In anderen Schleimhäuten ist sie sehr selten. Sie verdankt ihre Entstehung einer mikroparasitären Infection.

Ist die Affection noch frisch, so sind die Gewebe von Flüssigkeit und Eiterkörperchen dicht durchsetzt. Stellenweise bilden sich auch körnige und fädige Gerinnungen. Später stirbt sowohl das Gewebe als das zellige Exsudat ab. Die Zellen sind grossentheils trübe, körnig, verlieren ihren Kern und lösen sich auf; ebenso wird auch das Bindegewebe und das Epithel aufgelöst.

5. Infectiöse Granulationsgeschwülste der Schleimhäute.

§ 428. Die Tuberculose der Schleimhäute gehört zu den allerhäufigsten Affectionen.

Bei den Untersuchungen an der Leiche findet man meist bereits Verschwärungen, doch hat man häufig genug Gelegenheit, auch frühere Stadien des Processes zu sehen. Derselbe beginnt mit einer subepithelialen zelligen Infiltration, die entweder von vornherein in abgegrenzten Herden auftritt oder aber mehr diffus und nur stellenweise stärker ausgesprochen ist. Enthält die Schleimhaut Lymphfollikel, so ist namentlich deren Umgebung Sitz der Zellanhäufung. Die kleinsten Herde zeigen oft keine besonderen characteristischen Eigenthümlichkeiten. In anderen Fällen dagegen bilden sich Riesenzellentuberkel.

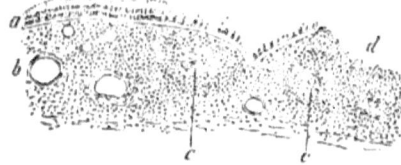

Fig. 171. Tuberculosis mucosae bronchiorum. *a* Epithel. *b* Bindegewebe der Mucosa, zellig infiltrirt *c* Tuberkel. *d* Rand eines kleinen Geschwüres. Vergr. 25

Schon frühzeitig pflegt im Innern der Herde Verkäsung einzutreten (*c*). Die Herde, welche ursprünglich als graue Knötchen über die Oberfläche prominirten, werden dadurch weiss, undurchsichtig. Der Verkäsung folgt bald der Zerfall; der subepitheliale Herd bricht durch die Epitheldecke durch, und es bilden sich kleinere und grössere rundliche oder sinuöse Geschwüre (Fig. 171 *d* und Fig. 172 *h*).

Der Grund sowohl als auch der Rand dieser Geschwüre ist zellig infiltrirt, der oberste Theil des Infiltrates nekrotisch. Häufig, jedoch nicht immer, sitzen innerhalb der Infiltrationszone knötchenförmige Herde.

In der Schleimhaut der Bronchien und der Harnblase pflegen die tuberculösen Granulationsbildungen keine grosse Mächtigkeit zu erlangen. In der Schleimhaut des Kehlkopfes, sowie des Aditus laryngis und des Kehldeckels können sich dagegen unter dem Epithel geradezu fungöse Granulationen bilden, die den fungösen Granulationen am Knochenapparat (vergl. § 121) durchaus ähnlich sehen. Nicht selten sind die erkrankten Schleimhautpartieen mit papillösen Erhabenheiten besetzt, welche nichts anderes als subepitheliale, tuberkelhaltige, fungöse Granulationen sind. Zerfallen dieselben, so entstehen mehr oder weniger umfangreiche Geschwüre.

Infectiöse Granulationsgeschwülste. 255

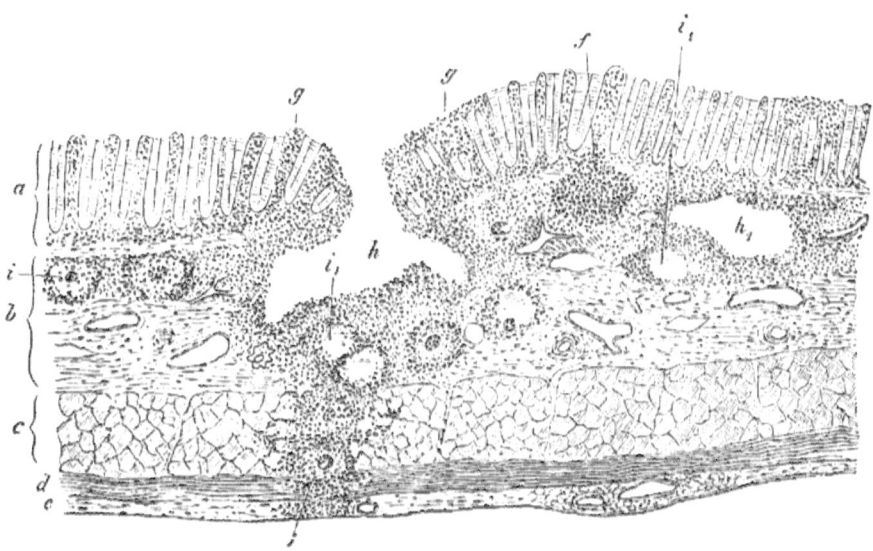

Fig. 172. Tuberculosis intestini crassi. *a* Mucosa. *b* Submucosa. *c* Muscularis interna. *d* Muscularis externa. *e* Serosa. *f* Solitärer Follikel. *g* Zellige Infiltration der Mucosa. *h* Geschwür. h_1 Subglandulärer Erweichungsherd. *i* Frische und i_1 verkäste Tuberkel. Bismarkbraunpräp. Vergr. 30.

Aehnlich wie im Kehlkopf, verläuft die Tuberculose im Dünn- und Dickdarm, nur pflegen sich in letzteren weit umfangreichere Geschwüre zu bilden. Die Tuberkel (Fig. 172 *i* und i_1), haben ihren Sitz hauptsächlich in der Submucosa (*b*); in der Mucosa ist die zellige Infiltration meist mehr diffus ausgebreitet. Kommt es zur Nekrose der Tuberkel und zur Verschwärung, so bilden sich erst submucös gelegene Erweichungshöhlen (h_1), die alsdann auf die Mucosa übergreifen und schliesslich zum Durchbruch und zur Bildung eines Geschwüres führen (*h*).

Hat sich einmal ein Geschwür gebildet, so pflegt es durch fortschreitenden Zerfall der erkrankten Theile sich successive zu vergrössern. Da die zellige Infiltration und die Tuberkelbildung nicht in regelmässiger Weise fortschreitet (vergl. Fig. 172), so ist auch der Zerfall ein unregelmässiger, und es sind danach grössere tuberculöse Geschwüre meist sehr unregelmässig gestaltet.

Der Rand derselben ist theils infiltrirt und geröthet und da und dort mit grauen und gelben Knötchen durchsetzt oder er ist nur wenig geschwellt, scharf abgeschnitten, oder sogar unterminirt. Der Grund ist meist höckerig und lässt da und dort gelbe knötchenförmige Einlagerungen erkennen. Mitunter bilden sich am Rande oder im Innern des Geschwüres nicht unerhebliche papillöse Wucherungen.

Eine vollkommene Heilung eines tuberculösen Geschwüres kommt nur selten vor. Sie vollzieht sich in der Weise, dass die nekrotischen Theile sich abstossen, während gesunde Granulationen sich erheben. Die letzteren bilden alsdann Narbengewebe, das von der Umgebung her mit Epithel überzogen wird.

In der grössten Mehrzahl der Fälle schreitet die Geschwürsbildung stetig fort, so dass, falls der Process nicht früher zum Tode führt, umfangreiche Zerstörungen entstehen.

§ 429. Die Syphilis tritt, abgesehen von einfachen catarrhalischen Entzündungen, in den Schleimhäuten ebenfalls als ulcerirende Granulationsbildung auf. Es entstehen dabei weiche, grauweisse Schleimhauterhebungen, welche ganz den Condylomen der äusseren Haut entsprechen. Sie sind hyperplastischen Folliculargebilden sehr ähnlich, gehen aber nicht aus Follikeln hervor, doch können letztere bei Syphilis ebenfalls anschwellen und ulceriren. Ihr Sitz ist die Schleimhaut oder die Submucosa. Auf der Höhe ihrer Entwickelung bestehen sie aus einem zellreichen, granulationsähnlichen Gewebe.

Im Anfange zeigen sich kleine, rundliche Erhebungen von markiger Beschaffenheit, die mit Gefässen oft reichlich versehen sind. Zuweilen entwickeln sich auch knotige, wulstige Massen, so besonders im Kehlkopf. Diese Knoten ulceriren und bilden Geschwüre, die durch fortschreitenden Zerfall in der Peripherie und nach der Tiefe um sich greifen. Die Neubildung sieht grauweis oder gelblichweiss aus. Heilt der Process, so bilden sich strahlige Narben, nicht selten daneben auch papillöse Wucherungen. Solche ulcerirende Syphilome entwickeln sich namentlich im Munde, im Rachen, im Kehlkopf, in der Scheide und dem Rectum (vergl. § 435).

§ 430. Bei der Rotzerkrankung der Schleimhäute beginnt der Process mit der Bildung kleiner, subepithelialer Knötchen (vergl. § 135), die an Grösse Tuberkel meist übertreffen. Mitunter erreichen die Knoten (im Magen) Haselnussgrösse. Frühzeitig kommt es zu Verkäsung, Vereiterung und Zerfall dieser Knötchen und Knoten und weiterhin zum Durchbruch der Epitheldecke und zur Geschwürsbildung. Grund und Rand dieser Geschwüre sind mit trüb gelbweissen, nekrotischen Massen belegt, die Umgebung hyperämisch.

Meist treten die Herde in Mehrzahl auf, und in der Umgebung alter Geschwüre bilden sich neue Herde und neue Ulcerationen, die untereinander confluiren, so dass sehr umfangreiche, buchtige Geschwüre entstehen. Dieselben sondern ein trübes, eitriges Secret ab. Heilen sie, so bilden sich strahlige Narben.

Rotz tritt bei Pferden hauptsächlich in der Nasenschleimhaut auf, seltener an anderen Schleimhäuten, doch können im ganzen Verlauf des Darmtractus Knoten vorkommen. Beim Menschen ist die Affection selten.

Lupus kommt an der Schleimhaut der Nase, des Mundes, des Rachens und des Kehlkopfes vor und nimmt dabei einen ähnlichen Verlauf wie in der Haut (vergl. § 132 und § 392).

Auch bei Lepra (vergl. § 131) kommen theils knotige, theils mehr diffuse Infiltrationen in der Schleimhaut des Mundes, des Rachens, der Nase, des Kehlkopfes und der Augen vor. Sie ulceriren ebenfalls und geben dadurch Veranlassung zur Bildung von Geschwüren.

6. Geschwülste der Schleimhäute.

§ 431. Unter den Geschwülsten der Schleimhäute sind weitaus die wichtigsten die Adenome und die Carcinome. Andere Geschwulstformationen sind überhaupt selten, doch kommen gelegentlich Lipome (Darm), Sarcome (Darm, Uterus), Myxome (Vagina), Fibrome (Uterus, Magen), Lymphome zur Beobachtung. Die Tumoren, welche vom Bindegewebe ausgehen, bilden meist kugelige Knoten, die über die Oberfläche der Schleimhäute prominiren.

Was zunächst die Adenome betrifft, so ist hervorzuheben, dass nach ihrem Verhalten verschiedene Formen unterschieden werden müssen, nämlich solche, bei welchen die Neubildung auf die Mucosa beschränkt bleibt, und solche, bei welchen dieselbe auf die Submucosa und die Muscularis und von da weiter auf die Nachbarschaft übergreift. Die erstere Form bildet meist polypöse Tumoren, welche in ihrem Bau der Mucosa durchaus gleichen, bei welcher zwar die Drüsen grösser und zahlreicher und weniger regelmässig gestaltet sind, jedoch stets ihren characteristischen Typus beibehalten. Man bezeichnet diese Bildungen daher am besten als glanduläre Schleimhauthyperplasieen. Die zweite Form der Adenome, die man passend als destruirende Adenome oder als Adenocarcinome, oder als Epitheliome bezeichnet, schliessen sich in ihrem Bau ebenfalls an die Drüsen an, weichen aber doch von denselben in höherem Maasse ab und zeigen ein infiltratives Wachsthum (vergl. § 167 und § 168).

Die destruirenden Adenome und die Krebse nehmen ihren Ausgang theils von den Deckepithelien, theils von den in die Schleimhaut eingelagerten Drüsen. Alle bilden grössere oder kleinere, theils weiche, theils harte Tumoren. Alle haben ferner das gemeinsam, dass sie da, wo sie sich entwickeln, nicht nur die Mucosa, sondern auch die Submucosa und häufig das tiefer gelegene Gewebe infiltriren und dadurch dem Untergange entgegenführen. Wie dies geschieht, erhellt aus beistehender Figur 173.

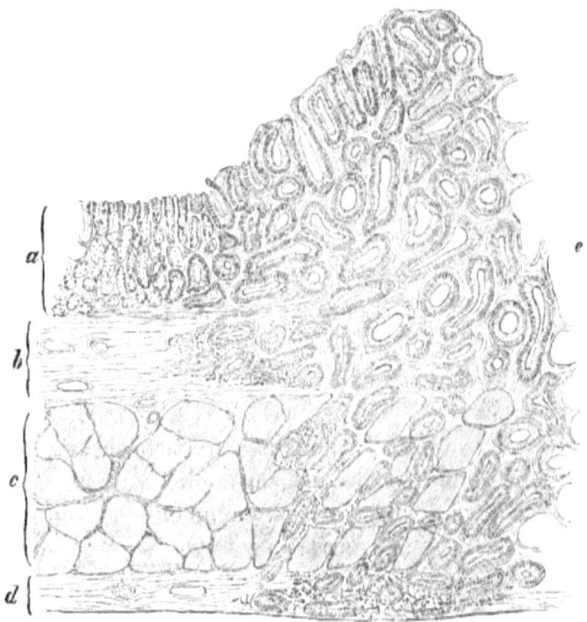

Fig. 173. Adenoma destruens ventriculi. *a* Mucosa. *b* Submucosa *c* Muscularis. *d* Serosa. *e* Neubildung. Vergr. 25.

Die von der Schleimhaut resp. den Schleimdrüsen des Magens ausgehende Neubildung durchsetzt sämmtliche Magenhäute und leitet damit deren Zerstörung ein.

Bei einer gewissen Grösse angelangt, pflegen alle Schleimhautkrebse zu ulceriren; es bilden sich carcinomatöse Geschwüre. Hierbei kommt es nicht selten zu Blutungen. Indem einerseits die carcinomatöse Infiltration der an die Neubildung angrenzenden Gewebe stetig fortschreitet, andererseits auch die Ulceration der Infiltration mehr oder weniger gleichmässig nachfolgt, bilden sich sehr umfangreiche Zerstörungen. In schreckenerregender Weise tritt diese Zerstörung uns z. B. sehr oft bei jenen Krebsen entgegen, die von der Schleimhaut des Uterus ausgehen. Hier kann im Laufe der Zeit nicht nur der grösste Theil des Uterus, sondern auch noch ein Theil der hinteren Blasenwand, der Vagina und der Vorderwand des Rectum verloren gehen. Bei den Krebsen des Darmes pflegt der Tod einzutreten, ehe so umfangreiche Zerstörungen sich ausgebildet haben.

Nicht selten wird bei Schleimhautkrebsen der grösste Theil der Neubildung zerstört. Im Grunde des dadurch entstandenen Geschwüres stellt sich eine Entzündung ein, welche Narbengewebe producirt und dadurch eine Verhärtung, meist auch eine Schrumpfung des Gewebes herbeiführt. Es kann alsdann das Krebsgeschwür einem entzündlichen Geschwüre oder einer entzündlichen Gewebsinduration überaus ähnlich sehen.

Die Carcinome der Schleimhäute treten in verschiedenen Formen auf. Ein Theil ist weich, markig weiss, gehört also den sogen. Markschwämmen an, wieder andere sind derber, noch andere besitzen eine gallertige Beschaffenheit.

SIEBENTER ABSCHNITT.

Pathologische Anatomie des Tractus intestinalis.

I. Einleitung.

§ 432. Der Tractus intestinalis ist im Grossen und Ganzen ein von einer Schleimhaut gebildetes Rohr, an dessen Aussenfläche sich verschiedene Hilfsapparate anlegen. Letztere bestehen grösstentheils aus Muskelgewebe.

Entsprechend dem Bau sind auch die Erkrankungen des Darmcanals fast durchgehends Schleimhauterkrankungen, und was sich über dieselben sagen lässt, ist im Wesentlichen eine Anwendung des im sechsten Abschnitt über die pathologisch anatomischen Veränderungen der Schleimhäute im Allgemeinen Aufgeführten.

Auch hinsichtlich der Genese der Darmerkrankungen kann auf das oben Gesagte hingewiesen werden. Die grosse Mehrzahl derselben verdankt ihre Entstehung einer Einfuhr abnormer, schädlicher Ingesta in den Darmcanal oder einer abnormen Zersetzung derselben innerhalb des Darmrohres, doch können auch im Blute oder in der Lymphe vorhandene Noxen zu Entstehung von Darmerkrankungen Veranlassung geben.

Bekanntlich sind die verschiedenen Abschnitte des Darmcanals anatomisch nicht gleich gebaut, und auch ihre physiologische Leistung ist sehr verschieden. Diese Verschiedenheit in dem Bau und der Function der einzelnen Abschnitte bedingt es, dass einmal in den einzelnen Theilen nicht durchgehends dieselben Krankheitsformen auftreten, dass ferner die nämlichen oder einander wenigstens nahe verwandten Affectionen nicht in sämmtlichen Abschnitten denselben Verlauf nehmen und nicht überall dieselben anatomischen Veränderungen hervorrufen. Gerade am Darmtractus und an den Schleimhäuten überhaupt kann man es sehr evident verfolgen, dass die besondere Form der Erkrankung nicht nur durch die besondere

Aetiologie, sondern eben so sehr durch den Bau des Gewebes, d. h. die anatomische Prädisposition desselben bedingt wird.

II. Pathologische Anatomie des Mundes.

1. Die Entzündungen der Mundschleimhaut.

§ 433. Die Entzündungen der Mundschleimhaut zeigen in ihrem Verlaufe theils Aehnlichkeiten mit den Entzündungen der äusseren Haut, theils mit denjenigen der Schleimhäute. Man kann verschiedene Formen unterscheiden.

Die leichteste Form der Entzündung ist das Erythem. Dasselbe ist durch mehr oder weniger lebhafte Röthung gekennzeichnet und schwindet entweder nach kurzem Bestande oder geht in eine etwas hochgradigere Entzündungsform über, welche als Stomatitis catarrhalis bezeichnet wird. Bei letzterer ist die Schleimhaut lebhaft roth oder blauroth gefärbt, die Secretion ist vermehrt und das Epithel stösst sich ab. An den Lippen, den Wangen und dem Zahnfleisch ist die Röthung und Schwellung meist gleichmässig ausgebreitet, am harten Gaumen tritt sie in Flecken und Streifen auf.

An der Zunge schwellen namentlich die Papillen an und treten dadurch einzeln hervor, so dass die Zunge eine körnige höckerige Oberfläche erhält.

Bei reichlichem Austritt von Flüssigkeit aus den Gefässen bilden sich mit heller Flüssigkeit gefüllte Bläschen, namentlich an der Zunge, den Lippen und den Wangen, welche ein derberes Epithel tragen, das stellenweise den Austritt der exsudirten Flüssigkeit an die Oberfläche hindert. Auch hier ist wie bei der äusseren Haut mit der Bläschenbildung immer ein Untergang von Epithel verbunden. An Stelle der Bläschen können sich im weiteren Verlaufe kleine Geschwüre mit weisslichem Belage bilden.

Die Schleimdrüsen schwellen ebenfalls an und bilden in der Schleimhaut kleine graue oder graurothe knötchenförmige Erhebungen, welche von einem rothen Hofe umgeben sind. Ist der Ausführungsgang durch verschleimte Zellen verstopft, so können sich die Schleimdrüsen durch Secretansammlung zu Bläschen erweitern.

Das Secret frischer acuter Katarrhe ist zellarm; nach einiger Zeit wird es zellreicher. Die Zellen sind theils extravasirte farblose Blutkörperchen, theils desquamirtes Epithel. Bleibt letzteres an der Oberfläche liegen, so bilden sich weisse oder durch Verunreinigung missfarbene, graue und braune Auflagerungen, die namentlich auf der Zunge eine nicht unerhebliche Mächtigkeit erlangen können. An den Lippen bilden sich nicht selten Risse und Schrunden, besonders an der Unterlippe und an den Mundwinkeln. Dieselben nässen und bedecken sich mit Borken. Mitunter entwickeln sich aus ihnen kleine Geschwüre.

Katarrhalische Entzündungen entstehen am häufigsten durch mechanische und chemische Insulte der Mundhöhlenschleimhaut; ist der Reiz local (cariöser Zahn), so ist auch die Stomatitis beschränkt.

Abgesehen von den nicht specifischen Schädlichkeiten rufen auch sehr viele specifische Krankheitserreger Entzündungen der Mundhöhle hervor. So zeigt sich z. B. bei Masern eine fleckige, bei Scharlach eine punctirte oder eine zusammenhängende intensive Röthung der Schleimhaut. Bei Blattern, Varicellen, Herpes, Pemphigus, Maul- und Klauenseuche entwickeln sich Bläschen und Pusteln, und zwar in derselben Weise, wie in der Haut (vergl. § 370). Auch erysipelatöse Entzündungen greifen auf die Mundschleimhaut über oder beginnen in derselben und verursachen dunkle Röthung und bedeutende Schwellung, oft auch Blasenbildung (vergl. § 375). Am stärksten schwillt dabei die Zunge an, indem nicht nur die Mucosa, sondern auch das intermusculäre Bindegewebe von Flüssigkeit und Rundzellen dicht durchsetzt wird.

Eine eigenartige Form der Entzündung ist die Stomatitis aphthosa. Sie ist durch das Aufschiessen weisser oder weissgelber eben erkennbarer oder hanfkorngrosser bis linsengrosser Flecken auf der katarrhalisch entzündeten Mundschleimhaut characterisirt. Die Flecken treten vereinzelt oder in Gruppen auf, am häufigsten an der Zunge, der Unter- und Oberlippe. Sie sind von einem lividrothen Saum umgeben und können untereinander zu grösseren Flecken und Streifen verschmelzen, doch werden nur selten grosse Schleimhautstrecken von ihnen ganz bedeckt.

Die Aphthen werden durch ein festes Faserstoffexsudat gebildet, welches zwischen Bindegewebe und Epithel abgesetzt wird (BOHN). Dieses Exsudat kann resorbirt werden und die Aphthen damit verschwinden. Häufiger reisst die Epitheldecke ein, das Exsudat gelangt an die Oberfläche und wird allmählich durch regenerative Wucherung des Epithels von der Peripherie her abgehoben. Da gleichzeitig mit der Loslösung des Exsudates die Regeneration des

Epithels erfolgt, so bilden sich meist keine Geschwüre, doch kommt es vor, dass in der Umgebung der Aphthen eitrige Entzündungen sich einstellen. Die Affection tritt in Schüben auf und kann dadurch wochenlang bestehen.

Die Aphthen sind mit dem impetiginösen Ekzem der Haut in Parallele zu setzen (BOHN). Sie treten vornehmlich bei Kindern auf, welche zahnen oder an entzündlichen Mundaffectionen leiden, ferner bei Angina und Pneumonie, gastrischen Katarrhen, acuten Exanthemen, Diphtherie, Intermittens, Keuchhusten etc. Bei Erwachsenen sind sie sehr selten, doch kommen sie ebenfalls vor, so namentlich bei Frauen während der Menses und der Schwangerschaft sowie im Wochenbett. Pilze spielen dabei keine Rolle.

Ueber croupöse und diphtheritische Entzündung s. § 443, über corrosive Entzündung § 450.

Der Begriff Aphthen ist von den Autoren nicht immer für dieselbe Affection gebraucht worden. HIPPOKRATES bezeichnete den Soor (§ 436) als Aphthen. Auch manche neuere Autoren haben das Wort in diesem Sinne benutzt. Andere haben verschiedenartige Mundkrankheiten darunter verstanden. Heute wird von der Mehrzahl der Autoren der Begriff Aphthen enger gefasst und nur auf die beschriebene Affection angewandt (BOHN).

Literatur: BILLARD, Traité des maladies des enfants. Paris 1823. BOHN, Die Mundkrankheiten der Kinder. Leipzig 1866 und GERHARDT's Handb. d. Kinderkrankhtn. IV.

Die Maul- und Klauenseuche der Rinder geht gelegentlich auch auf den Menschen über. Die Infection wird am häufigsten durch ungekochte Milch von kranken Thieren vermittelt. Es bilden sich dabei in der entzündeten Mundschleimhaut kleine Bläschen mit weisslich trübem Inhalt, die platzen und dunkelrothe allmählich heilende Erosionen hinterlassen. Vergl. BOLLINGER, Handb. d. spec. Patholog. von v. ZIEMSSEN III; PÜTZ, Seuchen und Herdekrankheiten, 1882; DEMME, Bericht über die Thätigkeit des Kinderspitals in Bern, 1882.

§ 434. Die Stomatitis ulcerosa ist eine Mundaffection, welche stets von der gingivalen Bekleidung der Zähne ausgeht (BOHN). Sie beginnt mit einer Röthung, Schwellung und Lockerung der Gingiva, welche dabei zu einem dicken Wulst wird, von dem aus stumpfe zapfenartige Fortsätze an den Zähnen sich emporschieben. Häufig treten Blutungen auf.

Im zweiten Stadium des Processes tritt am Rande des geschwellten Zahnfleisches eine Verfärbung ein, worauf das Gewebe zu einer gelblichen, zerreisslichen Masse erweicht, welche zerfällt.

Auf diese Weise bilden sich Geschwüre, die rasch nach der Tiefe greifen und von erweichtem zerfetztem Gewebe umgeben sind. Die Erkrankung ist bald halbseitig, bald doppelseitig und beginnt mit Vorliebe an den vorderen Zähnen. Von der Gingiva aus kann der Process auf die gegenüberliegenden Theile der Wangen und der Lippen übergreifen. Er kann sich ferner nach der Tiefe auf das Periost des Rachens ausdehnen und zu Zerstörung des Periostes und zu Nekrose des Knochens führen.

Die Krankheit verläuft meist acut, selten chronisch und tritt besonders bei Kindern auf, ist indessen auch bei Erwachsenen nicht selten. Sie kommt bei Individuen vor, welche schlecht genährt und durch Krankheit heruntergekommen sind, so z. B. in Folge von Scrofulose, erschöpfenden Durchfällen, Typhus, Diabetes, Scorbut. Feuchte, kalte, schlechte Luft begünstigen ihre Entstehung.

Neben diesen Störungen der Ernährung des Gesammtorganismus können auch local wirkende Schädlichkeiten die Affection verursachen. In dieser Beziehung sind besonders Quecksilber (Stomatitis mercurialis), Phosphor, Blei und Kupfer zu nennen. Alle diese Substanzen können, falls sie öfters in den Mund gelangen, durch chemische und mechanische Läsionen ulceröse Stomatitis verursachen. Diejenige, welche durch Phosphor hervorgerufen wird, greift leicht in die Tiefe und führt Knochenhautentzündung und Knochennekrose herbei.

Der Stomatitis ulcerosa nahestehend, jedoch ein viel schwereres Leiden ist der Wangenbrand oder die Noma. Sie schliesst sich entweder an eine Stomatitis ulcerosa an (BOHN), oder beginnt als selbständige Affection. Im ersteren Falle greift der Zerfall des Zahnfleisches rapide um sich, es wandelt sich das Gewebe rasch in eine pulpöse, fetzige, brandig riechende Masse um. Schliesst sich der Wangenbrand nicht an eine ulceröse Stomatitis an, so entsteht zuerst in der Wangenschleimhaut nahe dem Mundwinkel eine livide Schwellung, in welcher sehr bald ein gelbgrauer Infiltrationsherd erscheint, der rasch zu einer brandigen Masse zerfällt. Mitunter erheben sich dabei Bläschen. Von der Wangenschleimhaut greift der Process auf die äussere Haut über. In letzterer erscheint zuerst ein blaurother Fleck, auf welchem sich zuweilen eine Blase erhebt. Derselbe wird bald schwarz und brandig. In der Umgebung ist das Gewebe stark oedematös geschwellt.

Die Affection ist meist einseitig. Hat sich einmal ein brandiger Herd gebildet, so greift die Zerstörung rasch nach allen Seiten um sich und kann eine colossale Ausdehnung erreichen. Der gewöhnliche Ausgang ist der Tod. Nur selten macht der Process Halt und gelangt durch Granulations- und Narbenbildung mit mehr oder minder hochgradiger Verunstaltung des Gesichtes zur Heilung.

Noma kommt am häufigsten zwischen dem 2. und 12. Jahre, selten früher oder später vor. Schwächliche, durch Krankheit heruntergekommene Individuen, die sich unter schlechten hygienischen Bedingungen befinden, werden davon befallen.

Von der ulcerösen Stomatitis und der Noma verschieden sind die vereiternden Entzündungen der Mundschleimhaut und der von ihr bedeckten Theile. Sie können überall auftreten, haben indessen ihren Sitz am häufigsten in der Zunge und dem Zahnfleisch. An letzterem Orte entstehen sie meist in der Nachbarschaft kranker Zähne, beginnen mit starker Röthung und Schwellung, worauf sich nach einiger Zeit ein Eiterherd bildet. Man nennt eine solche Entzündung Parulis. In der Zunge (Glossitis) nehmen eitrige Entzündungen von traumatischen Verletzungen, oder geschwürigen Processen ihren Ausgang oder schliessen an acute Entzündungsprocesse an, wie sie durch das Erysipelgift herbeigeführt werden. Je nach der Genese ist bald die ganze Zunge, bald nur ein Theil derselben geschwellt und erstreckt sich auch die Vereiterung auf ein kleineres oder grösseres Gebiet. Der Process heilt nach Entfernung des Eiters durch Narbenbildung.

Literatur über Stomatitis ulcerosa und Noma: BOHN l. c.; v. BRUNS, Handb. d. operat. Chir. II. Abth. 1. Bd. 1859; HIRSCH, Historisch geograph. Pathologie II 1864; GIERKE, Jahrb. f. Kinderheilk. N. F. I. Bd.

§ 435. Die infectiösen Granulationsgeschwülste, welche in § 117—§ 135 abgehandelt werden, kommen sämmtliche auch in der Schleimhaut der Mundhöhle vor.

Bei Syphilis können sowohl primäre, als auch secundäre und tertiäre Affectionen in der Mundhöhle auftreten. Die Primäraffectionen sind den in § 391 beschriebenen Primäraffectionen der Haut gleich. Als secundäre Affectionen entstehen namentlich Schleimpapeln (Plaques muqueuses, breite Condylome) und zwar sowohl an der Zunge, als auch an den Lippen (vergl. § 379). Es bilden sich ferner an der Zunge, den Wangen und den Lippen umschriebene, mit Epithelanhäufungen bedeckte Verdickungen in Form weisser Flecken (Plaques opalines, Psoriasis mucosae), welche oberflächlichen Aetzungen mit Argentum nitricum ähnlich sehen (BÄUMLER). Auch Erosionen, Risse und Geschwüre sind häufig, namentlich an der Zunge.

Bei tertiärer Syphilis bilden sich gummöse Herde in Form erbsengrosser bis haselnussgrosser Granulationsknoten. Sie kommen namentlich in der Zunge vor und haben ihren Sitz theils in der Mucosa, theils in der Muscularis. Brechen sie auf, so bilden sich tiefgreifende Geschwüre. Heilen sie ab, so entstehen stark eingezogene Narben. Nach v. LANGENBECK (Sein Archiv XXVI. Bd.) können sich aus gummösen Herden Carcinome entwickeln.

Lupus greift sehr häufig von der Umgebung des Mundes auf die Mundschleimhaut über und führt zu mehr oder weniger umfangreichen Zerstörungen (vergl. § 392).

Die Tuberculose kommt im Munde selten vor, am häufigsten noch an der Zunge. Hier entwickeln sich zuerst in der Schleimhaut Tuberkelknötchen. Weiterhin bilden sich umfangreichere tuberkelhaltige Infiltrationen, die in die Tiefe greifen und zum Theil verkäsen und zerfallen. Bricht ein solcher Herd durch die Epitheldecke, so bildet sich ein tuberculöses Geschwür. Am häufigsten kommt dies am Rande oder an der Basis der Zunge vor. Der Grund der Geschwüre und die Umgebung sind infiltrirt, hart. Greift die Tuberkelbildung auf das Muskelparenchym über, so kann ein grosser Theil der Zunge theils von Tuberkeln durchsetzt, theils mehr diffus zellig infiltrirt werden.

Ueber Lepra und Rotz vergl. § 131 und 133.

2. Die Parasiten der Mundhöhle.

§ 436. Die Mundhöhle beherbergt stets eine grosse Menge pflanzlicher Mikroorganismen, welche von aussen in sie hineingelangen und hier zum Theil ihren Entwickelungsboden finden. Es sind dies theils Schimmelpilze, theils Sprosspilze, theils Spaltpilze. Von letzteren kommen sowohl Mikrokokken und Sarcine, als auch Bacillen und Spirillen vor. Die Mehrzahl dieser Organismen hat keine pathogenetische Bedeutung. Sie hausen in den Speiseresten sowie in abgestorbenem und abgestossenem Epithel, sind also Saprophyten. Immerhin können sie unter Umständen bei mangelhafter Reinigung des Mundes faulige Zersetzung herbeiführen und dadurch Entzündung veranlassen.

Neben diesen nicht pathogenen Pilzen kommen in der Mundhöhle indessen auch pathogene sehr häufig vor. In dieser Hinsicht ist zunächst an den Bacillus der Tuberculose zu erinnern, welcher nach den Untersuchungen von KOCH bei ulcerirender Lungentuberculose im Sputum stets vorhanden ist und daher auch in der Mundhöhle anwesend sein muss. Dass auch Tuberculose der Mundschleimhaut vorkommt, ist bereits in § 435 erwähnt worden. Ferner ist bereits des Actinomyces, des Strahlenpilzes gedacht worden, als eines Fadenpilzes, der eine eigenartige Erkrankung der Zunge und des Kiefers, die Actinomycose herbeiführt (vergl. § 134 und 135). Hier sei nur noch als Ergänzung und Berichtigung des früher Mitgetheilten hervorgehoben, dass ISRAEL den Strahlenpilz beim Menschen zwar zum ersten Male gesehen und genauer beschrieben, dass aber erst PONFICK die Natur des Leidens richtig erkannt und sich für die Identität der beim Menschen gefundenen Affection mit der von BOLLINGER beim Rinde beobachteten und beschriebenen Actinomycose erklärt hat (Berliner klin. Wochenschr. 1879 pag. 347 und Breslauer ärztl. Zeitschr. 1879, 9. Mai). PONFICK gebührt auch das Verdienst zuerst Impfversuche angestellt zu haben.

Da Masern, Scharlach, Erysipel, Pocken, Diphtherie etc., welche wir alle als parasitäre Affectionen ansehen, in der Mundhöhle Entzündungen herbeiführen, so müssen wir annehmen, dass die betreffenden Krankheitserreger auch in die Gewebe der Mundhöhle gerathen.

Ein specifischer Parasit der Mundhöhle ist der Saccharomyces albicans (REESS), früher Oidium albicans genannt. Derselbe gehört zu den Sprosspilzen und steht dem bekannten Kahmpilz nahe, der als Mycoderma vini bezeichnet wird. In der Mundhöhle kommt er in Form rundlicher und ovaler glänzender Zellen und dünner Fäden vor. Ausserhalb des Organismus lässt er sich in Zucker und Amylum haltigen Nährsubstraten cultiviren und bildet durch Sprossung runde und ovale Zellen, selten Fäden. Entwickelt sich Soor in der Mundhöhle, so erscheinen zuerst hirsekorngrosse weisse Fleckchen. Sie sind bald nur vereinzelt, bald sehr zahlreich, erheben sich etwas über die Oberfläche und sitzen vornehmlich an der inneren Seite der Lippen und auf der Zunge. Durch Wachsthum und Vermehrung können sie zu einer zusammenhängenden Decke confluiren, die entweder weiss oder durch Verunreinigungen gelb, braun, oder grau gefärbt ist. Nach einiger Zeit stösst sich die Decke ab, die Schleimhaut unter derselben ist geröthet, zuweilen bilden sich kleine Geschwüre. Nach Entfernung der Membran kann sich der Soorbelag wieder ergänzen, er kann ferner sich vom Mund auf Rachen und Oesophagus fortpflanzen.

Die Entwickelung des Soor erfolgt hauptsächlich in den mittleren Lagen des geschichteten Plattenepithels. Die oberen Schichten der Epidermis werden abgehoben und abgestossen. Die Fäden und Conidien schieben sich namentlich zwischen den Epithelzellen durch, können indessen auch in dieselben eindringen und sich dort vermehren.

Von der Mittelschicht können die Pilze nach den tieferen Epithelschichten und von da in das Bindegewebe eindringen. Nach WAGNER und BUHL können sie sogar in die Blutgefässe gelangen. Ihr Vordringen in die Tiefe ruft Entzündung hervor.

Besonders prädisponirt zu Soor sind Kinder in den ersten Lebensjahren. In den ersten Lebenswochen kann sich Soor in gesunder Schleimhaut entwickeln. Genuss von Milch und Amylaceen sowie mangelhafte Reinigung des Mundes begünstigt die Ansiedelung. Neben Kindern sind es namentlich durch Krankheiten wie Typhus, Septicämie, Phthise etc. heruntergekommene Individuen, welche an Soor erkranken.

Literatur: REUBOLD, Virch. Arch. 7. Bd.; BURCKHARDT, Annal. d. Berliner Charité 1864 XII; GRAWITZ, Virch. Arch. 70. und 73. Bd.; REESS, Sitzungsber. d. med. physical. Soc. in Erlangen 1877 und 1878; BOHN l. c.; E. WAGNER, Jahrb. f. Kinderheilk. N. F. I 1868.

3. Hypertrophie und Atrophie, Geschwülste und Cysten der Mundhöhlenschleimhaut, der Lippen, der Zunge und des Zahnfleisches.

§ 437. In der Mundhöhle, namentlich auf der Zunge findet stets eine starke Desquamation des Epithels statt, welche durch regenerative Wucherung wieder ersetzt wird. Wird aus irgend einem Grunde z. B. bei Katarrh die Epithelproduction gesteigert, oder die Abstossung des Epithels verringert, so bilden sich auf der Mundschleimhaut namentlich auf der Zunge weisse Beläge. Bei mangelhafter Reinigung werden dieselben häufig noch durch liegen gebliebene Speisereste (z. B. Milch) sowie durch massenhaft sich vermehrende Pilze verstärkt, sodass sich eine continuirliche Lage eines weissen Belages auf der Zunge bildet. Bei Genuss gefärbter Nahrungsmittel kann dieser Belag die verschiedensten Farben annehmen. Wird der Mund offen gehalten, so trocknet die Schleimhaut ein, es bilden sich Platten und Borken, die durch Risse von einander getrennt sind.

Bei chronischen Reizzuständen, wie sie z. B. durch häufige mechanische Läsionen (Tabakrauchen), Pilzansiedelungen, Syphilis herbeigeführt werden, geht das Epithel der Mundhöhle zuweilen pathologische Verhornungsprocesse ein. Es bilden sich dabei weisse Flecken und Streifen theils auf der Zunge, theils auf der Wangenschleimhaut, welche mit verschiedenen Namen belegt worden sind. Die weissen syphilitischen Flecken werden als Plaques opalines bezeichnet. SCHWIMMER hat für weisse Flecken, welche zuweilen nach erythematösen Entzündungen auftreten, den Namen Leukoplakia vorgeschlagen. Andere bezeichnen solche durch pathologische Epithelverdickung und Epitheldesquamation bedingte Flecken als Psoriasis oder Ichthyosis. DESSOIR hat eine durch Pilzsporen, Epithelanhäufungen und Verunreinigungen bedingte Schwarzfärbung der Zunge als langue noire oder Glossophytie beschrieben, etc. Eine Epithelhyperplasie, welche zuweilen über den Spitzen der Zungenpapillen auftritt und zur Bildung haarartiger Epithelfortsätze führt, bezeichnet man als Haarzunge.

Hyperplasie des Bindegewebes der Mundschleimhaut und der daran angrenzenden Weichtheile ist entweder die Folge chronischer Entzündungen oder aber angeboren oder wenigstens in den ersten Lebensjahren aus inneren Ursachen entstanden.

Am häufigsten kommen hyperplastische entzündliche Wucherungen am Zahnfleisch vor. Sie bilden hier circumscripte, oft tumorartige Verdickungen, welche meist lange den Character des Granulationsgewebes beibehalten (Granulome). In der Zunge führen chronische Entzündungen, welche Bindegewebe neu bilden, zu Verhärtungen und Difformirungen. Das Muskelgewebe degenerirt und und wird atrophisch.

Die angeborene oder post partum in der ersten Kindheit auftretende Hyperplasie betrifft vornehmlich die Lippen (Makrocheilie) und die Zunge (Makroglossie). Die Lippen können sich dabei zu bedeutenden unförmlichen Wülsten vergrössern. Die Zunge kann so gross werden, dass sie in der Mundhöhle nicht mehr Platz hat, die Zähne nach aussen drängt und schliesslich zwischen den Lippen nach aussen tritt (Prolapsus linguae, Glossocele). Der vorliegende Theil ist meist vertrocknet, von Rissen durchsetzt, häufig über den Zähnen ulcerirt.

Bei der angeborenen Form ist meist die Vergrösserung bei der Geburt noch nicht bedeutend, sondern nimmt erst nach derselben zu. Die Affection wird häufig bei Cretinen beobachtet.

Die Vergrösserung der Zunge und der Lippen ist entweder durch Zunahme sämmtlicher Gewebsbestandtheile, oder aber durch einseitige Zunahme des Bindegewebes oder endlich durch Geschwulstbildungen bedingt. Die Gewebszunahme ist entweder total oder partiell, in letzterem Falle können sich Knoten bilden.

Bei der fibrösen Form der Hyperplasie sind die Muskelfasern meist vermindert; das Bindegewebe selbst ist bald fest und derb, bald ziemlich zellreich, stellenweise kleinzellig infiltrirt. Letzteres ist namentlich dann der Fall, wenn an der Oberfläche der prolabirten Zunge Risse und Geschwüre und damit auch Entzündungen sich eingestellt haben. Sehr häufig sind innerhalb des hyperplasirten Bindegewebes die Lymphgefässe erweitert (vergl. § 438).

Unter den atrophischen und degenerativen Processen, welche an den Geweben der Mundhöhle vorkommen, haben lediglich die an der Zunge vorkommenden eine grössere Bedeutung. Am wichtigsten ist die Degeneration und der Schwund der Muskelsubstanz. Es kommen sowohl einfache (§ 46) und fettige Atrophie (§ 50) als auch wachsartige Degeneration (§ 38) der Muskelsubstanz vor. Sie sind theils Folge localer Ernährungsstörungen, wie sie namentlich durch Entzündung herbeigeführt werden, theils Folge von Störungen der Innervation bei Erkrankungen des Hypoglossus und seines Kernes im verlängerten Marke.

Unter den Degenerationen des Bindegewebes ist die Amyloidentartung hervorzuheben. Sie kann sowohl das intermusculäre als auch das Schleimhautbindegewebe betreffen und tritt entweder in abgegrenzten knotenförmigen Herden oder aber mehr diffus in der Zunge zerstreut auf. Die Muskeln sowie die Schleimdrüsen gehen innerhalb amyloid entarteter Theile zu Grunde.

Atrophie des Zahnfleisches sowie der Kieferknochen tritt namentlich im höheren Alter sowie nach Verlust der Zähne ein.

Literatur über Makroglossie: VIRCHOW, Die krankhaften Geschwülste; POSTER, Jahrb. f. Kinderheilkunde XVIII 1882; § 438; über Hyperplasie des Epithels: SCHWIMMER, Vierteljahresschr. f. Dermat.

und Syph. 1878; VOGEL, v. Ziemssens, Handb. d. spec. Pathol. VII; KLEBS, Arch. f. exper. Pathol. V; DESSOIR, De la langue noire. Paris 1878; DEBOUE, Le psoriasis buccal. Paris 1873; MAURIAC, Du psoriasis de la langue et de la muqueuse buccale, Union médic. 1873 und 1874; R. WEIR, Ichthyosis of the Tongue New-York med. Journ., march 1875; über Amyloidentartung: ZIEGLER, Virch. Arch. 65. Bd.

§ 438. Unter den Geschwülsten, welche in jüngeren Jahren in den Geweben des Mundes vorkommen, sind die wichtigsten die Angiome und die Lymphangiome. Erstere haben ihren Sitz vornehmlich an der Lippe und bilden blaurothe oder dunkelrothe zum Theil etwas erhabene Flecken. Die Lymphangiome liegen theils in, theils unter und neben der Zunge. Ein Theil der als Makroglossie bezeichneten Zungenveränderungen werden durch Lymphangiome gebildet.

Es ist schon in § 437 bemerkt worden, dass das hyperplastische Bindegewebe oft ectatische Lymphgefässe enthält. Nicht selten bilden diese die Hauptmasse oder wenigstens einen beträchtlichen Theil des Zungengewebes. Es kann die ganze Zunge, sowohl die Musculatur, als auch die Mucosa bis in die Papillen hinein in ein feinschwammiges Gewebe umgewandelt sein. Die Hohlräume des Schwammes enthalten Lymphe, die Scheidewände zwischen denselben bestehen aus Bindegewebe, welches noch mehr oder weniger zahlreiche Muskelbündel enthält. Das Bindegewebe ist bald zellreich, bald zellarm. Im ersteren Falle enthält es Herde lymphadenoiden Gewebes, es bildet also die Geschwulst eine Combination von Lymphangiom mit Lymphadenom. In anderen Fällen enthalten die Balken auffallend viel Fettgewebe, so dass man die Geschwulst als ein Lymphangiolipom bezeichnen muss. Die lymphangiectatischen Hohlräume halten sich in manchen Fällen in bescheidenen Grenzen, in andern dagegen werden sie grösser, so dass kugelige Cysten entstehen, welche die Grösse einer Erbse bis zu der einer mittelgrossen Kirsche erreichen (Cystenhygrom).

Der Sitz der Lymphangiome ist oft ausschliesslich die Zunge; in anderen Fällen greifen sie über das Gebiet derselben hinaus, oder entwickeln sich auch wohl ausserhalb des Zungenparenchyms am Grunde desselben. Nach meinen Beobachtungen kommen gerade hier die grössten Cysten vor.

Vom Grund der Zunge aus kann sich der cystische Tumor auch nach der Nachbarschaft hin ausbreiten, kann nach dem Pharynx wachsen und in die Gaumenbögen hinaufsteigen.

Unter den angeborenen oder in den ersten Lebensjahren auftretenden Geschwülsten sind ferner Teratome (§ 13 und § 178) Lipome, Fibrome, Myxome und Sarcome zu nennen. Sie bilden Geschwülste verschiedener Grösse, welche da oder dort sitzen können.

Unter den im späteren Leben auftretenden Geschwülsten sind Sarcome und Carcinome am häufigsten. Erstere sitzen meist im Zahnfleisch (Epulis sarcomatosa), seltener an anderen Stellen, und gehen meist von den tiefer liegenden Geweben, namentlich vom Perioste und dem Knochenmarke aus. Sie bilden rundliche knotige Geschwülste, meist von ziemlich derber Consistenz. Die vom Knochen ausgehenden enthalten häufig Knochenbälkchen (Osteosarcome) sowie Riesenzellen (Riesenzellensarcome).

Der Krebs hat seinen Sitz an den Lippen, der Zunge oder dem Zahnfleisch. Zu Beginn entwickelt sich ein kleines Knötchen oder eine circumscripte, feste, grauweisse Infiltration der Schleimhaut. Weiterhin bildet sich ein Knoten, der sich mehr oder weniger über die Oberfläche erhebt. Durch Zerfall des Gewebes entstehen alsdann Geschwüre, in deren Umgebung die krebsige Infiltration bald rascher, bald langsamer weiter schreitet. Wird der Krebs nicht frühzeitig entfernt, so erreichen die Zerstörungen eine grosse Ausdehnung. Es gilt dies namentlich für den Krebs der Zunge und des Zahnfleisches. Ein seltener epithelialer Tumor ist das Adenom der Schleimdrüsen. Es bildet knotige Tumoren.

Literatur über Lymphangiome des Mundes: BILLROTH, Beiträge zur pathol. Histologie Berlin 1858; VIRCHOW, Virch. Arch. 7. Bd.; MAAS, Arch. f. klin. Chir. 13. Bd.; WINIWARTER, Arch. f. klin. Chir. 16. Bd.; GIES ib. 15. Bd.; WAGNER ib. 20. Bd.; ARNSTEIN, Virch. Arch. 54. Bd.; über Lipome der Zunge: GOSSELIN, Paris méd. 1881 N. 20.

§ 439. Wie in § 433 erwähnt wurde, können Schleimdrüsen bei bestehender Entzündung sich durch Secretansammlung zu kleinen Cystchen erweitern. Ferner können erweiterte Lymphgefässe sich in Cysten (Cystenhygrome) umwandeln. Neben diesen Cysten kommen in der Mundhöhle noch eine ganze Reihe cystischer Bildungen vor, welche an verschiedenen Stellen, am häufigsten aber unter der Zunge in der nächsten Nachbarschaft des Frenulum linguae ihren Sitz haben. Diese Cysten tragen seit Langem den Namen Ranula oder Fröschleingeschwulst und sind von Seiten der Chirurgen vielfach Gegenstand der Untersuchung gewesen. Nichtsdestoweniger ist ihre Genese bis in die letzte Zeit vielfach noch unklar geblieben. Erst in dem letzten Jahre hat v. RECKLINGHAUSEN durch sorgfältige anatomische Untersuchung gezeigt, dass die ächte klassische Ranula durch eine cystische Dilatation eines Hauptdrüsenganges der Blandin-Nuhn'schen Drüsen, d. h. zweier in der Spitze der Zunge gelegener Schleimdrüsen entsteht. Wahrscheinlich wird der Drüsengang durch entzündliche Vorgänge in seiner Umgebung sowie in seinem Inneren verlegt, und der hinter der Verstopfung gelegene Abschnitt erweitert sich alsdann durch Secret, welches aus dem zugehörigen Drüsenabschnitt einströmt.

Der Inhalt der aus den Zungenspitzendrüsen entstehenden Ranula besteht aus zäher, schleimiger, glasiger, fadenziehender Flüssigkeit, welche dem Eiweiss ähnlich, farblos oder gelblich bis braun oder röthlich gefärbt ist. Speichel ist in ihr nicht enthalten. Die Cyste ist meist kugelig oder eiförmig und liegt neben dem Frenulum linguae.

Neben dieser Ranula im engeren Sinne giebt es unter der Zunge noch eine Reihe cystischer Bildungen, die ebenfalls unter den Begriff Ranula gezählt werden. Zunächst kann der Ductus Whartonianus, der Ausführungsgang der Glandula submaxillaris sich zu einer Cyste erweitern. Diese Erweiterungen sind meist spindelförmig oder ampullenförmig oder auch cylindrisch, können indessen auch eine mehr kugelige Gestalt annehmen. Die Verlegung des Ganges erfolgt am häufigsten in Folge von Entzündungen oder durch Concrementbildung (Speichelsteine).

Wie der Ductus Whartonianus, so können auch die Ausführungsgänge der Glandula sublingualis, die Ductus Rivini und der Ductus Bartholini nach Verlegung ihres Lumens sich erweitern und sublingual gelegene Cysten bilden. Endlich kommen auch Dermoide in dieser Gegend vor. Ferner können nach ROSER Kiemengangscysten am Halse (angeborene Cystenhygrome) sich unter der Zunge vordrängen und so eine Ranula bilden.

Seltener als an den eben besprochenen Orten kommen Cysten innerhalb der muscularen Zungensubstanz sowie in der Schleimhaut des Zungengrundes vor. Sie sind meist nur klein, doch wurden in einigen Fällen recht ansehnliche Cysten (BOCHDALEK, LOTZBECK, HAMMERICH) beobachtet. Sie entstehen durch Dilatation der Ausgänge jener Drüsenmassen, welche in der Zungenbasis und im Zungengrunde gelegen sind.

Durch cystische Entartung der Lippenschleimdrüsen entstehen

gelegentlich ebenfalls Cysten von Erbsen- bis Haselnussgrösse in den Lippen.

Die Frage der Bildung der Ranula ist vor Kurzem, wie bereits erwähnt, von v. RECKLINGHAUSEN (Virch. Arch. 84. Bd.) in eingehender Weise behandelt worden. Derselbe hat an der Hand eigener genauer Untersuchungen die bisher darüber vorliegenden Mittheilungen einer kritischen Beleuchtung unterzogen. Er hat dabei zuerst den Nachweis geleistet, dass die klassische Ranula aus der Zungenspitzendrüse entsteht. Die von FLEISCHMANN aufgestellte Ansicht, dass die Ranula aus einem Schleimbeutel, welcher auf der Oberfläche des M. genioglossus liege, entstehe, verwirft v. RECKLINGHAUSEN. Dieser Schleimbeutel ist zunächst von verschiedenen Autoren umsonst gesucht worden, sodann besitzt die Ranula ein hochorganisirtes Epithel und zwar ein Cylinderepithel.

Ueber Cysten im hinteren Theile der Zunge machen BOCHDALEK (Oesterr. Zeitschr. f. pract. Heilk. XII. Jahrg. 1866), LOTZBECK (Memorabilien XV. 1870) und HAMMERICH (Ueber Schleimcysten der Zungenwurzel, Würzburg 1877) Mittheilung. Nach Untersuchungen v. VIRCHOW, REUBOLD, BOHN (vergl. BOHN, Die Mundkrankheiten der Kinder Leipzig 1866), DENIS, BILLARD & A. finden sich bei der Mehrzahl der Neugeborenen in der Schleimhaut des Gaumengewölbes namentlich neben der Raphe und im vorderen Theile hirsekorn- bis stecknadelkopfgrosse und grössere weisse Knötchen. Sie erhalten sich entweder lange Zeit unverändert oder ulceriren, so dass kleine Geschwüre entstehen. Diese Knötchen bilden sich in der zweiten Hälfte des Fötallebens durch Epithelanhäufung in den Schleimdrüsen des harten Gaumens. Man bezeichnet sie passend als **Schleimhautmilium** und als **Schleimhautcomedonen** vergl. § 404.

4. Pathologisch-anatomische Veränderungen der Zähne.

§ 440. Weitaus die wichtigste krankhafte Veränderung der Zähne ist die **Caries**, d. h. ein allmählich fortschreitender Zerfall des Zahnschmelzes und des Zahngewebes.

Im ersten Beginne bemerkt man im durchsichtigen Schmelze einen opak weissen, häufig auch einen grünen oder schwarzen Fleck. An diesen Stellen sind die Schmelzprismen in ihrem Zusammenhange gelockert, zum Theil auch zerfallen. Im weiteren Verlaufe greift der Process auf das Zahngewebe über und führt hier oft einen raschen Zerfall herbei. Dem Zerfall geht eine Entkalkung des Gewebes voran.

In der Zone, in welcher der Process vorwärts schreitet, beobachtet man erst eine Verbreiterung der Zahnröhrchen (KLEBS, LEBER und ROTTENSTEIN), während gleichzeitig helle Ringe um sie entstehen. Weiterhin erkennt man innerhalb der Röhrchen eine körnige Masse, welche bei Jodzusatz blau wird und sich auf Kosten der hellen Ringe verbreitert. Die Masse besteht aus kugeligen und stäbchenförmigen Spaltpilzen. Sie sind nach KLEBS die Zerstörer des Zahngewebes und vermögen das Gewebe zu entkalken. Das erste Eindringen der Pilze wird durch die Bildung von Sprüngen im Schmelz ermöglicht.

Wie KLEBS gezeigt hat, enthält der den Zähnen häufig aufliegende, mörtelartige Zahnbelag ebenfalls Mikrokokken und Bacillen, die mit Kalksalzen imprägnirt sind. KLEBS hält dafür, dass die genannten Organismen den Kalk aus den passirenden Nahrungsbestandtheilen niederschlagen.

In Folge der Caries stellt sich sehr häufig eine Entzündung der Zahnpulpa oder des Periostes der Zahnalveolen ein. Als Entzündungserreger sind die in dem zerfallenen Zahnbein anwesenden Bacterien anzusehen, welche faulige Zersetzungen hervorrufen.

Die Entzündung der Pulpa sowohl als der Wurzelhaut kann ihren Ausgang in Eiterung nehmen. In diesem Falle ist das Zahnfleisch in der Umgebung des kranken Zahnes geröthet und geschwellt (Parulis). Weiterhin kann die Eiterung auch auf das Zahnfleisch übergreifen, so dass sich in demselben ein Abscess bildet, der schliesslich durchbricht. Hält der eitrige Entzündungsprocess in der Umgebung der Zahnwurzel an, so bildet sich eine eiternde Fistel.

Mitunter greift die Entzündung über das Gebiet der Zahnwurzel hinaus, so dass sich eine ausgedehnte Entzündung der Knochenhaut, eine Periostitis entwickelt. In Folge dessen davon sich grössere Abscesse bilden, auch können Theile der Kieferknochen nekrotisch werden.

Literatur über Zahncaries: KLENKE, Die Verderbniss der Zähne, Leipzig 1850; NEUMANN, Arch. f. klin. Chirurg. 6. Bd.; LEBER u. ROTTENSTEIN, Untersuch. üb. d. Caries der Zähne, Berlin 1867; WEDL, Pathologie der Zähne, Leipzig 1870; KLEBS, Arch. f. experim. Patholog. 5. Bd. u. Art. Leptothrix buccalis in der Realencyclopädie der ges. Heilkunde.

Nach MILLER (Centralbl. f. med. Wissensch. 1882 Nr. 13) bewirken die Spaltpilze im Munde saure Gährung, wodurch das Zahngewebe entkalkt wird. Hiernach dringen Mikrokokken und Stäbchenbacterien in die Zahnsubstanz ein und bewirken Fäulniss des entkalkten Gewebes.

§ 441. Geschwülste, welche von den Zähnen selbst ausgehen

und an den Zähnen ihren Sitz haben, kommen in zwei Formen vor. Die einen werden als Dental-Osteome, die andern als Odontome bezeichnet. Erstere sind diffuse oder mehr circumscripte Verdickungen des Cementes. Sie gehören streng genommen nicht zu den Geschwülsten, sondern sind als entzündliche Hyperplasieen des Cementes anzusehen. Von Odontomen sind nur wenige Fälle beschrieben. Nach den gemachten Beobachtungen muss man annehmen, dass die Zahnpulpa es ist, welche in der Entwickelungsperiode des Zahnes die kleinen aus Dentin und Schmelz bestehenden Geschwülste bildet. Im ausgebildeten Zahn kommen Odontome nicht mehr zur Entwickelung.

Fibrome, Myxome, Sarcome entwickeln sich in seltenen Fällen aus dem Pulpagewebe zur Zeit der Bildung des Zahnes. Häufiger gehen solche Wucherungen von dem Periost des Zahnsäckchens oder des Processus alveolaris des Kiefers oder endlich auch vom Knochenmark des Kiefers und vom Zahnfleisch aus. Alle diese Geschwülste, welche sich neben den Zähnen oder in Zahnlücken erheben, werden als Epulis bezeichnet. Sie gehören zum Theil den entzündlichen Granulationsbildungen an, meist indessen sind es Sarcome (vergl. § 438).

Durch pathologische Erweiterung der Zahnsäckchen entstehen sogen. Kiefercysten. Dieselben liegen im Kieferfortsatz und erreichen mitunter eine nicht unbedeutende Grösse, bis zu Apfelgrösse. Sie enthalten eine in den einzelnen Fällen verschieden aussehende Flüssigkeit, ab und zu auch rudimentäre Zähne.

Literatur: Virchow, Die krankhaften Geschwülste. II. Bd. 1864—65 und Magitot, Mém. sur les kystes des machoires. Paris 1872. Uskoff, Odontom des Unterkiefers, Virch. Arch. 85. Bd.

Wie Hutchinson (London Hosp. Rep. vol II 1865) zuerst gezeigt hat, erleiden zuweilen bei hereditär syphilitischen Kindern die permanenten Schneidezähne eine eigenthümliche Entwickelungsstörung. Sie bleiben entweder ganz verkümmert, oder zeigen beim Hervorbrechen stark convergirende Seitenränder und eine Zähnelung des freien Randes. Durch Abnutzung der mittleren Partie der letzteren entstehen tiefe Einkerbungen. Nach voller Entwickelung ist der Zahn keilförmig, mit einer rundlichen Kerbe am freien Rande versehen. Die Ursache dieser Entwickelungsstörung ist eine in frühester Jugend auftretende Stomatitis (vergl. Bäumler, v. Ziemssens Handb. der spec. Pathologie III.).

III. Pathologische Anatomie des weichen Gaumens, des Pharynx und der Tonsillen.

§ 442. Die Schleimhaut des weichen Gaumens und des Pharynx ist im Allgemeinen der Schleimhaut des Mundes ähnlich gebaut, nur enthält sie reichlicher lymphadenoides Gewebe in Form von knötchenförmigen Herden. In den Tonsillen häuft sich dieses lymphadenoide Gewebe in grösseren Massen an. Nach den Untersuchungen von STÖHR (Biolog. Centralbl. 1882) wandern von diesem lymphadenoiden Gewebe aus beständig Rundzellen nach der Oberfläche.

Die Affectionen der genannten Theile stimmen im Allgemeinen ebenfalls mit denen der Mundschleimhaut überein, und es sind namentlich die entzündlichen Zustände oft nur Theilerscheinungen einer auch über den Mund verbreiteten Affection. Daneben kommen aber auch nicht selten Entzündungen und Geschwulstbildungen vor, die auf den Pharynx, die Tonsillen und den weichen Gaumen beschränkt sind, oder wenigstens hauptsächlich innerhalb derselben ihren Sitz haben.

Die Entzündungen des Gaumens, der Gaumenbögen, der Tonsillen und des Pharynx, die man als Angina und als Pharyngitis bezeichnet, sind theils Effecte localer Reize, theils symptomatische Affectionen, die nach Allgemeinerkrankungen wie Masern, Scharlach und Pocken auftreten. Die katarrhalischen Formen kennzeichnen sich durch Röthung und Schwellung, die bald diffus ausgebreitet sind, bald mehr in Form von Flecken und Streifen auftreten. Des Weiteren secernirt die Schleimhaut ein schleimiges oder ein eitriges Secret, das die Oberfläche mehr oder weniger bedeckt.

Bei manchen Entzündungsprocessen, z. B. bei den Entzündungen, die nach Pockeninfection entstehen, oder die sich gleichzeitig mit Herpes labialis entwickeln, bilden sich Bläschen (Angina vesiculosa), die bald platzen und kleine Substanzverluste hinterlassen. Sehr häufig findet man namentlich bei Kindern auf der entzündeten Schleimhaut Beläge von Soor in Form weisslicher Auflagerungen (vergl. § 436).

Bei manchen Entzündungen sind die folliculären Apparate hauptsächlich Sitz der Schwellung. In diesem Falle treten die Solitärfollikel des Rachens und die Zungenbalgdrüsen stärker als normal über die Oberfläche hervor, und auch die Tonsillen erscheinen mehr oder weniger vergrössert (Angina tonsillaris). Durch Zerfall der geschwellten Follikel können kleine Geschwüre entstehen (Folliculargeschwüre). Erhebliche Follicular- und Tonsillarschwellungen findet man namentlich bei chronisch gewordenen Catarrhen (Angina s. Pharyngitis granulosa). Gleichzeitig erscheint dann die Schleimhaut auch diffus verdickt (besonders die Uvula), und auch die Schleimdrüsen können in Folge der reichlichen Schleimbildung sich erweitern und als kleine Körner über das Niveau der Schleimhaut emporragen. In den Krypten der vergrösserten Tonsillen sammelt sich nicht selten aus desquamirten Epithelien und Eiterkörperchen bestehendes Secret an und bildet graugelbe oder gelbweisse Pfröpfe, welche verkalken können. Ferner kann die Tonsille in Folge chronischer oder häufig wiederkehrender Entzündungen dauernd sich vergrössern. In anderen Fällen tritt Schrumpfung derselben ein. Sowohl in dem einen wie in dem anderen Falle pflegt dabei ihre Structur sich zu ändern. Bei der Hyperplasie pflegt das lymphadenoide Gewebe sehr reichlich vorhanden, dabei mehr diffus ausgebreitet und nicht mehr deutlich in Follikel gesondert zu sein. Bei der Schrumpfung nimmt die Masse des lymphadenoiden Gewebes ab, es tritt gewöhnliches Bindegewebe an dessen Stelle. Nicht selten kommt es in entzündeten Mandeln zur Bildung kleiner Abscesse, die später durchbrechen und ihren Inhalt entleeren. Im Gefolge dieser Veränderungen bilden sich in den Tonsillen Narben.

§ 443. Eine der bedeutsamsten Entzündungen des weichen Gaumens, der Gaumenbögen, der Tonsillen und des Pharynx ist die diphtheritische.

Wie bereits in § 424—426 auseinander gesetzt wurde, handelt es sich bei der Diphtheritis der Schleimhäute um eine Entzündung, bei welcher entweder nur das Epithel (oberflächliche Diphtheritis), oder auch das Bindegewebe (tiefe oder parenchymatöse Diphtheritis) nekrotisch wird.

In der Schleimhaut des Rachens beginnt der Process mit der Bildung kleiner rundlicher grauweisser Flecken auf geröthetem und geschwelltem Boden. Erst nur zart, werden diese grauweissen Massen allmählich dicker und mehr gelbweiss, mitunter, falls Hämorrhagieen eintreten, auch schwärzlich. Diese Auflagerungen sind bald vereinzelt, bald zahlreich und bilden nicht selten grössere zusammenhängende Massen.

Im Beginne haften dieselben fest auf ihrer Unterlage; später lockert sich der Zusammenhang, sie lassen sich leicht entfernen oder werden von selbst abgestossen.

In manchen Fällen scheint die Schleimhaut nach Wegnahme dieser Massen intakt; man sieht eine Röthung, dagegen keinen Substanzverlust (Diphtheritis superficialis). In anderen Fällen zeigt sich nach Wegnahme der Plaque oder der Membran ein Defect, ein Geschwür (Diphtheritis profunda). Der Grund desselben ist entweder geröthet oder aber missfarbig, grauweiss, ein Zeichen, dass die nekrotisirende Entzündung noch weitere Theile der Schleimhaut occupirt hat.

Die Vertheilung der diphtheritischen Plaques ist, wie man sich sowohl am Lebenden als an der Leiche überzeugen kann, in den einzelnen Fällen sehr verschieden. Zuweilen sind hauptsächlich die Mandeln erkrankt, in anderen Fällen ist vornehmlich der weiche Gaumen und die Uvula der Sitz der Affection, häufig ist auch der Kehldeckel und der Aditus laryngis von Plaques bedeckt.

Neben der Bildung von Plaques stellt sich stets auch eine diffuse Schwellung der Gewebe ein, die am Aditus laryngis, an der Uvula und der Tonsille oft sehr bedeutend ist.

Sterben die Patienten nicht, so erfolgt meist Heilung durch Abstossen der Plaques, Regeneration der Defecte und Resorption des Infiltrates. Nach tiefgreifenden Nekrosen können Narben zurückbleiben. Ab und zu nimmt der Process eine schlimmere Wendung, d. h. es tritt Gangrän ein, in Folge deren die Zerstörung rasch um sich greift.

Mit der diphtheritischen Verschorfung der Rachenschleimhaut combinirt sich sehr gewöhnlich auch eine croupöse Exsudation. Ein Theil der gelben und grauen Plaques besteht lediglich aus geronnenen Exsudaten, wie sie für Croup characteristisch sind. Sie bilden sich dann, wenn an irgend einer Stelle das Epithel verloren gegangen ist.

§ 444. Diphtheritis des Rachens kann als Folge verschiedener Schädlichkeiten auftreten. So kann man z. B. bei Thieren dieselbe durch verschiedene ätzende Substanzen, die man in passender Weise auf die Schleimhäute einwirken lässt, hervorrufen.

Bei dem Menschen beobachtet man sie am häufigsten bei Infectionskrankheiten, so z. B. bei Scharlach, Masern, Typhus, Pocken und Diphtherie. Für letztere ist sie pathognomonisches Kennzeichen.

280 Pharynx. Weicher Gaumen. Tonsillen.

Die Diphtherie ist eine Infectionskrankheit, welche namentlich bei Kindern auftritt. Die Invasionspforte für das Gift, welches sie erzeugt, ist, wie es scheint, meist die Rachenschleimhaut, und es kommt in Folge dessen zunächst in dieser zu entzündlichen Veränderungen. Dieselben sind entweder einfach catarrhalischer Natur, oder aber sie sind intensiver.

Weitaus am häufigsten treten dabei die verschiedenen Formen diphtheritischer Verschorfung auf. Nicht selten bilden sich indessen nach Verlust des Epithels auch typische croupöse Membranen in Form circumscripter gelblichweisser, oft ziemlich dicker Auflagerungen. Seltener treten gangränöse Processe auf.

Neben der Schleimhaut des Gaumens, der Tonsillen und der Gaumenbögen ist meist auch die Schleimhaut des Respirationsapparates d. h. des Kehlkopfes, der Trachea und der Bronchien betheiligt. An Stellen, wo sich Schleimhaut mit Cylinderepithel befindet, trägt die Entzündung meist den croupösen Character.

Es ist in hohem Grade wahrscheinlich, dass es sich bei dieser Erkrankung um eine Mikrokokkeninvasion handelt. Hat man Gelegenheit, die entzündeten Schleimhautpartieen in frühen Stadien des Processes zu untersuchen, so findet man theils auf, theils in den erkrankten Gewebspartieen Mikrokokkenballen (Fig. 169 *g* und Fig. 170 *g*), die innerhalb des Mundes und der Fauces unter normalen Verhältnissen nicht vorkommen. Sie werden für den Mikrokokkus der Diphtherie gehalten und sollen vom Rachen aus den Organismus invadiren.

Auf die verschiedenen Controversen in der Frage nach der Natur des Giftes der Diphtherie und nach dem Modus der Infection hier einzugehen, dürfte kaum am Platze sein. Das Wichtigste ist bereits in § 204 mitgetheilt. Ueber Scharlachdiphtheritis hat kürzlich HEUBNER (Jahrbuch der Kinderheilkunde. Neue Folge 14. Bd.) berichtet und dieselbe mit der diphtherischen Diphtheritis verglichen. Er hält dafür, dass beide Processe nicht nur nach dem makroskopisch sichtbaren Verlauf, sondern auch nach den histologischen Veränderungen von einander verschieden seien. In Letzterem kann ich ihm nicht beipflichten. Das Scharlachgift kann in den Fauces dieselben histologischen Veränderungen hervorrufen wie das Diphtheriegift.

§ 445. **Phlegmonöse Entzündungen und Abscesse** kommen im Pharynx, in den Tonsillen und im weichen Gaumen häufiger vor, als in der Mundhöhle. Schwellung und Röthung sind im Beginne sehr intensiv. Die Exsudate und die Eitermassen sammeln sich besonders in dem lockeren Gewebe der Submucosa an.

Schliesslich bilden sich grössere und kleinere Abscesse, welche zum Durchbruch gelangen. Die häufigsten Ursachen dieser eitrigen Entzündung sind Traumen, denen eine Infection folgt, ferner Rotz, Syphilis, Milzbrand etc. Retropharyngeale Abscesse entstehen mitunter bei Caries der Halswirbelsäule. Gefahr bringen diese Abscesse theils durch Arrosion von Blutgefässen, theils durch Verlegung des Eingangs in den Kehlkopf. Letzteres wird namentlich durch die bedeutende ödematöse Schwellung bewirkt, welche sich in der Umgebung des Abscesses in der Mucosa und Submucosa einstellt.

In seltenen Fällen nehmen diese Entzündungen den Ausgang in Gangrän. Es bilden sich dabei schwärzliche, missfarbige Stellen, die rasch zerfallen. Solche gangränescirenden Processe beobachtet man namentlich bei Variola, Typhus, Dysenterie und Diphtherie.

§ 446. Die **syphilitischen Erkrankungen** im Bereiche des weichen Gaumens und des Pharynx sind den in der Mundhöhle vorkommenden gleich. Hier wie dort kommt es neben einfachen katarrhalischen Entzündungen zur Bildung circumscripter, zelliger Herde, welche durch Zerfall zu Geschwüren führen, die nur mit Hinterlassung von Narben heilen. Durch letztere werden die einzelnen Theile oft sehr verunstaltet.

Tuberkeleruptionen und **tuberculöse** Verschwärungen kommen hauptsächlich am Aditus laryngis vor. In ihrer Umgebung ist das Gewebe zuweilen ödematös geschwellt. Auch die Tonsillen sind nicht selten Sitz von Tuberkeln.

Lupus tritt besonders am Gaumen auf, seltener an anderen Theilen. Durch Zerfall der infiltrirten Gewebe entstehen erhebliche Zerstörungen. Meist ist zugleich Lupus des Gesichtes vorhanden.

Papilläre Wucherungen und **Schleimpolypen** kommen namentlich an der Uvula und dem Rande des weichen Gaumens vor, sind indessen nicht häufig. Kleine **Retentionscysten** bilden sich ab und zu aus den Schleimdrüsen.

Geschwülste sind in dieser Gegend selten, doch kommen sowohl Bindesubstanzgeschwülste als epitheliale Neubildungen vor.

IV. Pathologisch anatomische Veränderungen der Speicheldrüsen.

§ 447. Die Speicheldrüsen sind traubenförmige Drüsen, welche ihr Secret in die Mundhöhle entleeren. Unter den Erkrankungen, die sie eingehen, sind die wichtigsten die Entzündungen und die Geschwülste.

Als Mumps bezeichnet man eine epidemisch auftretende entzündliche Schwellung der Parotis (Parotitis epidemica). Auch die Glandula submaxillaris und sublingualis können mit befallen werden. Die Drüsen und das angrenzende Zellgewebe sind dabei geschwellt, teigig anzufühlen.

Solche Schwellungen kommen auch bei verschiedenen Infectionskrankheiten als secundäre Veränderungen vor, so z. B. bei Typhus, Cholera, Pyämie, Syphilis, Diphtherie etc.

Der Process besteht in einer entzündlichen, theils serösen, theils zelligen Infiltration des intra- und periacinösen Bindegewebes. Der Ausgang ist entweder Resolution oder Bindegewebsinduration oder Abscessbildung. Gelegentlich tritt auch Verjauchung ein.

Als Angina Ludovici oder Cynanche bezeichnet man eine acute, phlegmonöse Entzündung in der Umgebung der Glandula submaxillaris. Sie nimmt ihren Ausgang in Eiterung oder in Gangrän.

Neben diesen schweren kommen auch leichtere acute und chronische Entzündungsformen in den Speicheldrüsen vor. Sie können sich an Traumen oder an Secretverhaltung anschliessen, oft ist indessen die Ursache nicht zu eruiren. Bei chronischen Entzündungsprocessen nimmt das Bindegewebe zu. Die Drüsensubstanz dagegen kann atrophisch werden. Durch narbige Schrumpfungsprocesse können die Drüsengänge stenosirt und verschlossen werden.

§ 448. Mit dem Namen Speichelfistel belegt man Canäle, welche einerseits mit den Ausführungsgängen der Speicheldrüsen in Verbindung stehen, andererseits auch eine Oeffnung an der Oberfläche der äusseren Haut oder in der Schleimhaut der Mundhöhle besitzen. Sie entstehen durch Traumen oder durch perforirende, eitrige Entzündungsprocesse.

Werden an irgend einer Stelle die Gänge der Speicheldrüsen verengt oder das Lumen verlegt, so treten hinter der verengten Stelle durch Secretansammlung Erweiterungen der Drüsengänge ein. Dieselben sind bald gleichmässig cylindrisch, bald mehr spindelig oder ampullenförmig. Weiterhin bilden sich auch kugelige Cysten, welche eine nicht unbeträchtliche Grösse erreichen können.

Die durch Erweiterung der Ausführungsgänge der Submaxillar- und Sublingualdrüsen entstehenden, unter der Zunge hervorragenden Cysten werden ebenso wie die Cysten der Zungenspitzendrüsen als Ranula bezeichnet (§ 439).

Im Ductus Stenonianus sowohl als im Ductus Whartonianus finden sich bisweilen Concremente. Sie bestehen aus phosphorsaurem und kohlensaurem Kalk. In einzelnen Fällen enthalten sie in ihrem Inneren einen durch Zufall in den betreffenden Ausführungsgang gerathenen Fremdkörper. Nach KLEBS beherbergen sie auch Pilze, welche als die Ursache des Niederschlages von Kalksalzen anzusehen sind.

In den Speicheldrüsen kommen sowohl Epithel-, als auch Bindesubstanzgeschwülste vor. Unter den letzteren finden sich Fibrome, Sarcome, Enchondrome und Myxome. Sie bilden meist deutlich abgegrenzte Knoten, welche ab und zu Cysten enthalten (Cystosarcom). Die Carcinome entwickeln sich meist von einer circumscripten Stelle, breiten sich von da über die Drüse aus und greifen auf die Nachbarschaft über. Mitunter tritt Ulceration und Verjauchung ein.

Auffallend häufig tragen die Geschwülste einen gemischten Character, besonders in der Parotis. Sie enthalten oft nebeneinander Knorpel-, Schleim-, Sarcom- und Fasergewebe. Zuweilen zeigen sie eigenthümliche hyaline Bildungen (Cylindrome). Auch Combinationen von Krebs mit Sarcom oder mit Enchondrom sind nicht selten.

V. Die pathologisch anatomischen Veränderungen des Oesophagus.

§ 449. Unter den Formveränderungen des Oesophagus ist die wichtigste die Verengerung, Stenosis oesophagi. Man kann (ZENKER, V. ZIEMSSEN) fünf Formen, nämlich angeborene Stenosen, Compressionsstenosen, Obturationsstenosen, Stricturen und spastische Stenosen unterscheiden.

Mangel des Oesophagus kommt nur bei hochgradiger allgemeiner Missbildung vor. Bei wohlgebildeten Früchten ist nur in sehr seltenen Fällen eine partielle Verödung beobachtet.

Die einfache angeborene Stenose kommt sowohl im oberen als im unteren Abschnitt des Oesophagus vor und ist ringförmig oder verbreitet sich über eine kleine Strecke des Oesophagusrohres. Beide Formen sind selten.

Compressionsstenosen sind namentlich durch grosse Strumen, durch Lymphdrüsentumoren des Halses und des Mediastinum, durch Mediastinalsarcome, Aortenaneurysmen etc. herbeigeführt. Sie wirken nur dann erheblich functionsstörend, wenn der Oesophagus von allen Seiten umschlossen wird und nicht ausweichen kann.

Obturationsstenosen entstehen durch Fremdkörper, welche in den Oesophagus gelangen. Entwickeln sich Soorpilze im Oesophagus, so können sie schliesslich ebenfalls eine Stenosirung des Lumens herbeiführen.

In sehr seltenen Fällen werden Oesophagusstenosen durch polypöse Schleimhautwucherungen verursacht. Häufiger dagegen haben krebsige Wucherungen diesen Effect.

Stricturen werden durch Narben und krebsige Entartung verursacht. Schrumpfende Narben entstehen am häufigsten nach Aetzungen des Oesophagus durch Säuren und Alcalien. Je nach der Ausdehnung der Aetzung wechselt auch die Grösse und Festigkeit der Strictur. Nach tiefgreifender Aetzung wird der Oesophagus in ein schwieliges Narbengewebe verwandelt, das nur noch eine feine Sonde durchdringen lässt. Syphilitische Stricturen sind sehr selten, da der Oesophagus nur ausnahmsweise Sitz syphilitischer Entzündungen ist.

Carcinomatöse Stricturen werden dadurch herbeigeführt, dass die krebsige Neubildung die ganze Peripherie des Oesophagus infiltrirt und in ein starres unnachgiebiges Rohr verwandelt. Häufig findet noch eine Schrumpfung des Gewebes statt. Sie sitzen meist im untersten, selten im obersten Drittel und haben durchschnittlich eine Höhe von 5—10 Ctm. Die Innenfläche zeigt eine geschwürige Beschaffenheit.

Unter den Erweiterungen des Oesophagus kann man einfache Ektasieen von Divertikeln unterscheiden.

Die einfachen Ektasieen entstehen am häufigsten oberhalb von Stenosen des unteren Theiles des Oesophagus oder der Cardia. Hier entwickeln sie sich dann, wenn die Musculatur des Oesophagus erschlafft und in Folge dessen die Ingesten liegen bleiben. Meist ist die Ektasie gleichmässig, doch kann sie auch mehr einseitig sein, so dass sich schliesslich Divertikel bilden. In dem dilatirten Abschnitt sind die Häute meist mehr oder weniger verdickt.

Neben diesen Stauungsektasieen kommen auch Erweiterungen ohne Stenose vor. Der Oesophagus bildet dabei meist einen spindelförmigen Sack. Die Wand ist mehr oder weniger verdickt, und zwar hauptsächlich durch Verdickung der Muscularis, zum Theil auch der Schleimhaut. Die Ursache dieser Erweiterung ist wahrscheinlich in einer Verminderung der Contractionsfähigkeit zu suchen, welche selbst wieder durch verschiedene Schädlichkeiten namentlich aber durch Entzündungsprocesse veranlasst wird. Nach ZENKER kommen circumscripte Ektasieen oberhalb des Zwerchfelles angeboren vor.

Die Divertikel bilden umschriebene Ausbuchtungen der Wand des Oesophagus und des Pharynx. Man unterscheidet Pulsions- und Tractionsdivertikel (ZENKER).

Die Pulsionsdivertikel entstehen durch einen die Wand vorstülpenden Druck von innen. Sie sind selten, haben ihren Sitz am untersten Ende des Schlundes, und bilden entweder scharfumschriebene, erbsen- bis haselnussgrosse, seichte oder tiefe nach hinten gerichtete Ausstülpungen, oder aber grössere, zwischen Speiseröhre und Wirbelsäule herabhängende Säcke von kugeliger oder cylindrischer oder birnförmiger Gestalt. Der ziemlich dickwandige Sack besteht hauptsächlich aus der verdickten Mucosa und Submucosa und einer nach aussen davon gelegenen Bindegewebsmembran, während die Musculatur ganz fehlt oder nur auf den Hals des Divertikels übergreift. Es bildet also das Divertikel eine Schleimhauthernie (Pharyngocele) zwischen den auseinander gedrängten Muskelfasern des Constrictor pharyngis inferior. Sie entstehen nach ZENKER in Folge von Veränderung der Widerstandsfähigkeit einer Stelle an der hinteren Schlundwand gegenüber dem auf ihn wirkenden Drucke beim Schlingacte. Die Widerstandsverminderung wird durch Verletzungen der Pharynxwand z. B. durch Fremdkörper, die stecken bleiben, herbeigeführt.

Da die bei dem Genusse von Nahrung in die Divertikel gelangenden Speisen häufig längere Zeit liegen bleiben, und dadurch einen Reiz auf die Schleimhaut ausüben, so entstehen in der Mucosa des Sackes chronische Entzündungen, die zu Verdickungen derselben, mitunter auch zur Bildung papillärer Wucherungen führen.

Die Tractionsdivertikel entstehen durch einen von aussen wirkenden Zug. Sie haben ihren Sitz an der Vorderwand des Oesophagus, am häufigsten in der Höhe der Bifurcation der Trachea. Die Form derselben ist meist die eines schmalen Trichters von 2—8—17 Mm. Tiefe, dessen Spitze gerade nach vorn oder etwas seitlich gerichtet ist; seltener finden sich seichte Gruben. Der Trichter besteht aus der Mucosa und der Submucosa, welche bald ganz, bald nur theilweise, bald gar nicht von Muskeln bedeckt sind. An der Spitze liegt fast stets schwieliges Bindegewebe, welches meist eine geschrumpfte Bronchialdrüse enthält, und mit der Trachea oder einem Bronchus verbunden ist. Nur selten ist kein geschrumpftes Narbengewebe vorhanden. Die Divertikelbildung wird also durch Entzündungsprocesse veranlasst, welche meist von Lymphdrüsen ausgehen, dann die Oesophaguswand in Mitleidenschaft ziehen und durch Schrumpfung dieselbe nach aussen zerren. Die Trichter haben keine Tendenz zur Vergrösserung, dagegen können sie perforiren, namentlich wenn sich in ihnen Fremdkörper einklemmen.

Rupturen, d. h. Zerreissungen eines zuvor gesunden Oesophagus sind (abgesehen von den durch äussere Traumen verursachten) selten, doch sind einige Fälle beobachtet, bei denen durch Würgen und Brechen, Längsrisse oder Querrisse im unteren Theile des Oesophagus eintraten. Der Zerreissung geht wahrscheinlich eine Erweichung des Oesophagus, eine Oesophagomalacie voran, welche durch die digestive Einwirkung regurgitirter Magensäfte bedingt wird. Sie kommt nicht selten als postmortale Veränderung vor und ist an der grauen und gelben Verfärbung, sowie an der Verquellung und grossen Zerreisslichkeit des Gewebes zu erkennen. Sie kann aber auch schon (ZENKER) in Agone auftreten; in sehr seltenen Fällen kann sie sich auch bei gesunden Individuen einstellen.

Perforationen des Oesophagus entstehen entweder durch Krankheitsprocesse im Oesophagus selbst, oder in den dem Oesophagus benachbarten Theilen. Unter den ersteren geben krebsige Geschwüre und Fremdkörper die häufigste Veranlassung zum Durchbruch. Weiterhin kommen auch Aetzungen und einfache Geschwüre in Betracht. Von Aussen brechen namentlich vereiternde Lymphdrüsen, Congestionsabscesse, verjauchende Strumen, Aneurysmen der Aorta thoracica descendens in den Oesophagus ein.

Ein Durchbruch des Oesophagus ist stets von mehr oder weniger ausgedehnten Entzündungen gefolgt. Am beschränktesten sind dieselben, wenn in der Umgebung der Perforation das Gewebe durch chronische Entzündung verdickt ist. War letzteres nicht der Fall, so stellen sich ausgebreitete eitrige und jauchige Entzündungsprocesse in der Nachbarschaft ein.

Eine sehr eingehende und sorgfältige Darstellung der krankhaften Veränderungen des Oesophagus geben ZENKER und v. ZIEMSSEN im Handb.

d. speciellen Patholog. von v. ZIEMSSEN. VII. Bd. In obigem Texte bin ich auch ihrer Darstellung gefolgt.

§ 450. **Katarrhalische Entzündungen** des Oesophagus characterisiren sich hauptsächlich durch Desquamation des Epithels, die Schleimproduction fehlt bei acuten Katarrhen, bei chronischen ist sie nur gering. Durch das desquamirte Epithel wird die Oberfläche der Schleimhaut trüb weiss oder gelblichweiss. Zuweilen entstehen kleine oberflächliche Ulcerationen. Ist ein Fremdkörper die Ursache der Entzündung, so bilden sich am Orte, wo er sitzt, oft tiefergreifende Geschwüre.

Bei chronischen Katarrhen kann die Schleimhaut hypertrophisch werden, auch können sich papilläre und polypöse Wucherungen bilden. Ferner kann sich eine Hypertrophie der Muscularis einstellen. Werden bei Katarrhen Schleimdrüsen verstopft, so erheben sich in der Schleimhaut kleine Körner, welche ulceriren und in kleine Folliculargeschwüre sich umwandeln können. Croupöse und diphtheritische Entzündungen sind selten. Am häufigsten kommen sie bei Typhus, Cholera, Masern, Scharlach, Pocken, Lungentuberculose und Pyämie vor, bei Diphtherie dagegen sind sie sehr selten. Bei Pocken bilden sich mitunter Pusteln auch am Oesophagus.

Phlegmonöse Entzündungen kommen sowohl beschränkt als über grössere Strecken verbreitet vor, doch sind sie sehr selten. Bricht der in der Submucosa sich ansammelnde Eiter durch die Schleimhaut durch, so kann vollkommene Heilung eintreten. Bei grösseren Abscessen, bei welchen die Schleimhaut in grosser Ausdehnung unterminirt ist, und der Abscess an mehreren Stellen durchbricht, kann die Höhle zum Theil bestehen bleiben. Sie wird von den Perforationsstellen aus mit Epithel ausgekleidet.

Phlegmone des Oesophagus kommt nach Verletzungen und Aetzungen, sowie als Fortsetzung von Magenphlegmonen vor. Auch können phlegmonöse Entzündungen von der Umgebung aus auf den Oesophagus übergreifen.

Gelangen **ätzende Substanzen** wie Schwefelsäure, Salpetersäure, Salzsäure, Kali- und Natronlauge, Kupfervitriol etc. in den Oesophagus, so verursachen sie eine mehr oder minder tiefgreifende Zerstörung. Bei leichter Aetzung durch Säuren wird nur das Epithel getödtet, wird weiss, trübe und stösst sich ab. Bei schwerer Aetzung verwandelt sich die Schleimhaut in einen grauen oder graugelben oder schwarzen Schorf. Es kann sogar auch die

Muscularis abgetödtet werden. In Folge dessen entstehen ausgedehnte Entzündungen, die meist eitrigen Charakter tragen und gelegentlich zu Perforation führen. Ist durch die Eiterung das Nekrotische abgestossen, so heilt der Process unter Narbenbildung. Ist auch die Muscularis abgetödtet worden, so entstehen hochgradige Stricturen.

Bei heruntergekommenen bettlägerigen Kranken bilden sich zuweilen an der Vorder- und Hinterwand des unter dem Ringknorpel gelegenen Abschnittes des Pharynx graue oder schwarze Schorfe, welche späterhin ausgestossen werden und brandige Geschwüre hinterlassen. Sie entstehen dadurch, dass bei der allgemeinen Muskelatonie der Kehlkopf nach hinten sinkt und anhaltend auf der Wirbelsäule aufliegt. Es handelt sich also um eine Decubitalgangrän (§ 33).

Syphilitische Entzündungen und Geschwürsbildungen sind im Oesophagus sehr selten.

§ 451. Bindesubstanzgeschwülste des Oesophagus sind selten, doch kommen Fibrome, Lipome, Myxome und Sarcome vor. Sie bilden kugelige Tumoren, welche die Gestalt eines Polypen annehmen können. Es gilt dies namentlich für ein Fibrom, welches im unteren Schlundtheil hinter dem Kehlkopf sich entwickelt und von da in den Oesophagus hinabhängt.

Häufiger als ächte Bindesubstanzgeschwülste sind papilläre Wucherungen der Schleimhaut, welche kleine Warzen bilden.

Weitaus die wichtigste Neubildung ist der Krebs. Er kann an jeder Stelle vorkommen, sitzt aber am häufigsten im untersten Drittel. Er bildet inselförmige oder gürtelförmige Wucherungen, welche bald in entsprechende Geschwüre sich umwandeln. Mitunter geht der prominirende Theil der Neubildung ganz verloren; Grund und Umgebung des Geschwüres dagegen sind krebsig infiltrirt. Die krebsige Wucherung greift zunächst auf die Muscularis über; später kann auch die Umgebung des Oesophagus in die krebsige Wucherung hineingezogen werden. Zunächst verhärtet sich das umgebende Bindegewebe und wird von Krebszellennestern durchsetzt. Weiterhin können auch die Trachea, die Bronchien, Pericard, Herz, Pleura und die Lunge etc. krebsig infiltrirt werden. Bei tiefgreifender Geschwürsbildung wird der Oesophagus perforirt. Von da schreitet der ulceröse Zerfall auch auf die Nachbarschaft. Das Gewebe ist stets mehr oder weniger entzündet. Der Oesophaguskrebs ist ein Plattenepithelkrebs.

Ueber Soor s. § 436.

VI. Die krankhaften Veränderungen des Magens.

1. Einleitende Bemerkungen.

§ 452. Mit dem Magen nimmt derjenige Theil des Darmtractus seinen Anfang, innerhalb welches die Verdauung und Resorption der Ingesta stattfindet.

Dieser Aufgabe entsprechend ist einerseits die mit Blut- und Lymphgefässen äusserst reich versehene Magenschleimhaut nur von einer zarten Epithellage bedeckt, andererseits enthält dieselbe äusserst zahlreiche Drüsen, welche das zur Verdauung der Speisen nöthige Secret liefern.

Im Magen verweilen die Ingesta längere Zeit; ein Theil derselben wird von der Schleimhaut resorbirt, ein anderer Theil erleidet gewisse Veränderungen, ein dritter passirt den Magen in unveränderter Form.

Das verhältnissmässig lange Verweilen der Ingesta innerhalb des Magens, sowie die Wechselbeziehungen zwischen Mageninhalt und Magenschleimhaut machen es begreiflich, dass letztere in ganz besonderer Weise der Einwirkung durch den Mund eingeführter schädlich wirkender Substanzen ausgesetzt ist. So werden z. B. Säuren und Alcalien, welche im Munde, Pharynx und Oesophagus (vergl. § 450) Verschorfung und Verquellung zur Folge haben, diese Wirkung in noch höherem Maasse auf die Magenschleimhaut ausüben. Aber auch Substanzen, welche die genannten Theile, ohne Schaden zu verursachen, passiren, können im Magen, wo sie längere Zeit liegen bleiben, theils locale (Phosphor, Salicylsäure etc.) Veränderungen, theils allgemein ausgebreitete Entzündungen hervorrufen. Bekanntlich genügt zu Letzterem oft schon eine übermässige Einfuhr gewohnter Nahrungsmittel; intensiver wirken natürlich noch reizende Substanzen. Wenn auch der Magen gegen manche Unbilden sich schützen kann, indem er mehr Schleim producirt, welcher die Oberfläche mit einer verhältnissmässig impermeablen Lage bedeckt, so hat diese Schutzvorrichtung doch ihre Grenzen und erweist sich häufig genug als unzureichend.

Wird auf der einen Seite die Magenschleimhaut durch Ingesta geschädigt, so drohen ihr auch von Seiten des Blutstromes Gefahren. Abgesehen von localen und allgemeinen Circulationsstörungen, in deren Gefolge theils anämische Nekrose und Hämorrhagie, theils eine Vermehrung und pathologische Veränderung der Secretion, sowie oedematöse Schwellung des Gewebes eintreten kann, führt das Blut nicht selten auch Schädlichkeiten zu, welche degenerative Veränderungen in den Schleimhautgeweben nach sich ziehen.

So beobachtet man z. B. trübe Schwellung und fettige Degeneration der Drüsenzellen des Magens bei zahlreichen Infections- und Intoxicationszuständen, z. B. bei Variola, Sepsis, Typhus, Phosphorvergiftung. Oft ist die Degeneration so bedeutend, dass schon für die makroskopische Betrachtung die Magenschleimhaut ein abnormes Aussehen bietet und sich von normaler Schleimhaut durch eine trüb grauweisse oder gelblich weisse Farbe auszeichnet.

Auch bei anderen Allgemeinleiden erkrankt der Magen nicht selten. Bei Amyloiddegeneration anderer Organe ist öfters auch der Blutgefässbindegewebsapparat des Magens Sitz von Amyloidbildung.

§ 453. Erkrankt der Magen an irgend einer Affection, so wird stets eine mehr oder minder erhebliche Störung der Function sich einstellen. Diese kann unter Umständen selbst wieder zur Entwickelung neuer Schädlichkeiten führen und damit zur Entstehung weiterer krankhafter Processe Veranlassung geben.

Das Secret, welches der Magen liefert, hat zur Folge, dass die Speisen, die in den Magen gelangen, ganz bestimmte Veränderungen erleiden. Liegt die Secretion des Magens aus irgend einem Grunde darnieder oder ist dieselbe pathologisch verändert, so können auch die Ingesta abnorme Umsetzungen erleiden. Besonders häufig treten abnorme Gährungsprocesse auf, welche durch Spaltpilze hervorgerufen werden.

In den Magen gelangen mit den Speisen stets Spalt-, Spross- und Schimmelpilze oder deren Keime. Unter normalen Verhältnissen kommen sie nicht zur Entwickelung und Vermehrung, indem die Zusammensetzung des Magensaftes ihrer Vegetation nicht günstig ist. Werden diese gährungswidrigen Eigenschaften des Magensaftes bei Störung der Magenfunction geschwächt oder ganz aufgehoben, so können die eingeführten Pilze zur weiteren Entwickelung gelangen.

Der Entwickelung von Spaltpilzen in hohem Maasse förderlich ist auch die Ueberfüllung des Magens und die Stagnation des Inhaltes.

Eine dauernde Ueberfüllung kann zunächst schon durch allzu

häufigen und allzureichlichen Genuss von Nahrungsmitteln herbeigeführt werden. Häufiger noch wird sie durch eine mechanische Insufficienz des Magens veranlasst, welche selbst wieder Folge sehr verschiedener Einflüsse ist.

Zunächst kann schon eine andauernde Beengung des Magens durch unpassende Körperhaltung, durch beengende Kleider, Tumoren der Bauchhöhle etc. die normale Fortbewegung der Speisen beeinträchtigen. In weit höherem Grade geschieht dies indessen noch durch Texturveränderungen des Magens selbst, namentlich durch Verengerungen des Pylorus, durch entzündliche Infiltration und Verhärtung der Magenhäute, durch Magengeschwüre, durch Magenkrebse, durch Verwachsungen mit der Umgebung, durch Degeneration und Erschlaffung der Muskeln etc. Besteht einmal eine abnorme Function des Magens, so dass die Speisen nicht die normalen Umsetzungen eingehen, so kann auch diese die normale Fortbewegung der Speisen beeinträchtigen, indem der Pförtner die pathologisch veränderten Ingesta nicht durchtreten lässt.

Sind in einem Magen die oben aufgeführten Bedingungen gegeben, so vermehren sich in demselben vorhandene Pilze oft in ganz colossalem Maasse. Mikrokokken, Mikrobacterien, Bacillen der verschiedensten Form, Sarcine, Sprosspilze, Alles das kann sich in der üppigsten Weise entwickeln. Der Inhalt eines erschlafften und erweiterten Magens bietet oft eine wahre Musterkarte der genannten Organismen. Mitunter entwickeln sich auch Conidiensporen von Hyphomyceten, namentlich von Mucor.

Die Folgen der Vermehrung dieser Organismen sind verschiedenartige Gährungen des Mageninhaltes. Die wichtigsten derselben sind die milchsaure, die buttersaure, die essigsaure und die alcoholische Gährung, sowie verschiedene faulige Zersetzungen.

Selbstverständlich üben diese abnormen Gährungen wieder einen schlimmen Einfluss auf die Magenwand und ihre Secretion aus. Sie unterhalten einen beständigen Reiz und verhindern nicht selten eine Heilung des ursprünglichen, vielleicht an und für sich vorübergehenden Leidens. In einzelnen Fällen greifen diese Spaltpilze die Schleimhaut auch direct an. So vermögen z. B. nach v. RECKLINGHAUSEN (Virch. Arch. 30. Bd.) und E. v. WAHL (Virch. Arch. 41. Bd.) gewisse Spaltpilzformen in die Drüsen und die Gewebe des Magens einzudringen und pustelartige Knoten in der Schleimhaut zu erzeugen. Ich sah vor einigen Jahren bei einem

Manne, der unter choleraähnlichen Erscheinungen in zwei Tagen zu Grunde gegangen war, ebenfalls massenhaft nekrotische, weisse, punctförmige bis halberbsengrosse Herde und kleine mit weissem Grunde versehene Geschwüre im Magen, die grosse Mengen von Bacillen enthielten. Champilze und Schimmelpilze dagegen vermögen in die Magenschleimhaut nicht einzudringen.

Ist der Inhalt des Magens reich an Säure und ist die Circulation innerhalb der Magenschleimhaut geschwächt, so kann eine Verdauung und Maceration der letzteren eintreten. Dieselbe wandelt sich dabei in eine je nach dem Blutgehalt bald bräunliche, bald dunkelbraune bis schwarze, pulpöse, gallertige, leicht zerreissliche Masse um. Am häufigsten wird diese Magenerweichung (Gastromalacia) bei Hirnkrankheiten, namentlich bei tuberculöser Meningitis beobachtet, bei denen sie in Agone eintritt, doch soll sie nach LEUBE auch bei zuvor gesunden Individuen vorkommen.

Die Gastromalacie ist weitaus in der Mehrzahl der Fälle eine cadaveröse Erscheinung. Die Magenschleimhaut wird nach dem Tode stets sehr bald verändert, am raschesten wenn reichlich Magensaft oder saure pathologische Zersetzungsproducte vorhanden sind.

Zunächst kommt es sehr bald zu Auflösung der Blutkörperchen und zu Imbibition des Gewebes mit dem diffundirenden Blutfarbstoff. Entwickelt sich im Magen Schwefelwasserstoff, so geht die rothe Blutfärbung in eine schwarzgrüne Färbung über. Braune Pigmente, die sich nach chronischer Gastritis zuweilen im Magen vorfinden, gewinnen ein schwarzes oder graues Aussehen.

Sehr häufig tritt eine Selbstverdauung des Magens ein. Die Schleimhaut, weiterhin auch die Muscularis und Serosa, wird in eine weiche, leicht zerreissliche, zunderartige Masse verwandelt, die je nach dem Blutgehalt bald weiss, bald grau, bald graulichschwarz aussieht. Fasst man den Magen an, so bricht häufig der Inhalt desselben durch (sogen. Magenerweichung). Ab und zu greift die Maceration sogar noch über das Gebiet der Magenwände hinaus. So kommt es z. B. vor, dass in Fällen, in denen der Fundus des Magens am Zwerchfell liegt, die Maceration auch auf letzteres übergreift. Es kann sogar geschehen, dass Magenwand und Zwerchfell zugleich zersetzt werden, so dass der Mageninhalt sich in die Brusthöhle ergiesst. Am häufigsten beobachtet man diese postmortale Magenerweichung bei Kindern, in deren Magen reichlich Milch vorhanden ist.

Literatur über mechanische Mageninsufficienz und Magengährungen: KUSSMAUL, Deutsch. Arch. f. klin. Med. VI. Bd.; JÜRGENSEN, ibid. VII; PENZOLDT, Die Magenerweiterung, Erlangen 1875. LEUBE, Handb. d. med. Pathol. von v. Ziemssen VII und Deutsch. Arch. f. klin. Med.

XXIII; Naunyn, Deutsch. Arch. f. klin. Med. 1882; Poensgen, Die motor. Verrichtungen des menschlichen Magens. Strassburg 1882.

Literatur über Gastromalacie: Leube, v. Ziemssens Handb. VII; Kundrat und Wiederhöfer, Gerhardts Handb. d. Kinderkrkhtn. IV; Thorspecken, Deutsch. Arch. f. klin. Med. XXIII.

2. Missbildungen des Magens und erworbene Form- und Lageveränderungen, Hypertrophie und Atrophie.

§ 454. Missbildungen. Mangel des Magens kommt bei Acephalen vor. Abnorme Kleinheit findet sich in seltenen Fällen bei sonst gut ausgebildeten Früchten. Vollkommener Verschluss des Pylorus ist sehr selten, häufiger dagegen eine abnorme Enge desselben.

Hinsichtlich der angeborenen Formanomalieen sind Einschnürungen zu erwähnen, wodurch der Magen eine Sanduhrform erhält; ferner Scheidewandbildungen. Wichtiger noch sind angeborene Verengerungen des Pylorus (R. Maier).

Bei Situs transversus, bei Persistenz einer Bauchspalte, bei congenitalen Defecten des Zwerchfells zeigt auch der Magen eine abnorme Lagerung. Zuweilen erhält sich die fötale senkrechte Stellung desselben im späteren Leben.

Häufiger als angeborene sind erworbene Form- und Lageveränderungen.

Erweiterung des Magens beobachtet man namentlich als Folge abnormer Enge des Ostium pyloricum und zwar ebensowohl nach angeborener als nach erworbener Stenose. Nicht selten bilden sich auch Magenerweiterungen aus ohne Pylorusstenose, als Folge abnormer Lagerung und Verwachsungen des Magens, oder abnormer Ausdehnung durch Ingesta oder von Texturveränderungen der Magenwand (vergl. § 453).

Bei starker Dilatation nimmt der Magen einen grossen Theil der Bauchhöhle ein und erstreckt sich namentlich weiter nach abwärts als normal; ist sie sehr bedeutend, so reicht er von der linken Zwerchfellkuppe bis an die Symphyse, so dass er sogar die Blase comprimirt, und nahezu sämmtliche Dünndarmschlingen bedeckt. Die linke Hälfte der kleinen Curvatur steht in directer Verlängerung des Oesophagus der Wirbelsäule parallel; der Pylustheil derselben setzt sich in spitzem Winkel davon ab und zieht nach oben gegen die Leber. Die grosse Curvatur liegt bis zur Umbiegungsstelle in die Pars pylorica der linken Bauchwand an. Der Pylorus ist mehr oder weniger nach abwärts gezerrt, das Ligamentum hepato-duodenale verlängert. Je nach der Genese sind die Häute des Magens durchgehends verdünnt oder aber theilweise, namentlich in der Pars pylorica verdickt.

Erworbene Verengerungen sind entweder Folge von Verminderung der Arbeit des Magens bei mangelhafter Nahrungszufuhr, oder aber Folge von Ulcerationen und Entzündungen desselben, welche ihren Ausgang in narbige Schrumpfung nehmen. Endlich kann auch eine Entzündung des Bauchfells mit Ausgang in Schrumpfung (Peritonitis deformans) eine Verkleinerung des Magens herbeiführen.

Partielle Formveränderungen haben ihre Ursache in örtlichen Erkrankungen. Bei Vernarbung von Geschwüren bilden sich oft da und dort, besonders an der kleinen Curvatur, Einschnürungen und Retractionen, so dass der Magen eine Sanduhrform erhält. Bei hochgradiger Schrumpfung der kleinen Curvatur wird die Cardia dicht an den Pylorus herangezogen. Auch ausserhalb der Magenwandung in der Umgebung derselben ablaufende, vernarbende Entzündungsprozesse können Difformirungen des Magens nach sich ziehen, ebenso auch Geschwulstbildungen in der Magenwand. Divertikel des Magens sind sehr selten.

Lageveränderungen des Magens sind entweder durch Veränderungen der Nachbarschaft des Magens oder durch Erkrankungen des Magens selbst bedingt.

Literatur: PENZOLDT, Die Magenerweiterung, Erlangen 1875. LANDERER, Die angeborene Stenose des Pylorus, Tübingen 1879; DEMME, Magenerweiterung beim Kinde, Jahresbericht des Kinderspitales, Bern 1882.

§ 455. Hypertrophie der Muscularis beobachtet man unter ähnlichen Verhältnissen wie die Dilatation, nämlich bei Verengerungen des Pylorus. Nur sehr selten entsteht sie, ohne dass eine anatomisch nachweisbare Ursache ihrer Entwickelung vorhanden wäre, wo wir sie also auf functionelle Störungen zurückführen müssen (NAUWERCK, Deutsch. Arch. f. klin. Med. XXI). Sie entwickelt sich namentlich in der Pars pylorica, weniger im Fundus, und kann ziemlich bedeutend werden.

Sehr erhebliche Verdickungen der Magenwände kommen ferner als Folgezustände chronischer Entzündungen (§ 456), sowie bei manchen krebsigen Bildungen im Magen vor (§ 461). In beiden Fällen handelt es sich hauptsächlich um eine Hyperplasie des Bindegewebes und zwar sowohl der Mucosa und Submucosa, als auch der Muscularis, doch kommt es nicht selten auch zu musculöser Hypertrophie der Muscularis. Bei Carcinomen sind die bindegewebigen Verdickungen der Magenhäute oft sehr bedeutend.

Die als Magenpolypen bezeichneten Bildungen sind entzündliche papilläre Wucherungen des Schleimhautbindegewebes (§ 456). Sie sind erbsen- bis haselnussgross und grösser und enthalten sehr häufig kleine Cysten. Eine Drüsenneubildung findet nicht statt, dagegen können sich einzelne Drüsen durch das Auswachsen des Zwischengewebes vergrössern. Diese entzündlichen Polypen sind wohl zu unterscheiden von den polypösen Geschwülsten des Magens.

Atrophie der Magenwände findet man bei cachectischen Zuständen, sowie bei Dilatation des Magens. Unter diesen Verhältnissen beobachtet man an den Muskelzellen fettige Entartungen. Nach R. Maier kommt auch Colloidmetamorphose der Muskelzellen vor. Bei hyperplastischen Zuständen des Bindegewebes ist das Muskelgewebe ebenfalls nicht selten atrophisch und das Drüsengewebe vermindert und degenerirt (vergl. § 457).

3. Entzündungen, Hämorrhagieen und Verletzungen des Magens.

§ 456. Ist die Schleimhaut des Magens der Sitz eines frischen acuten Katarrhes (Gastritis acuta), so ist dieselbe dunkelroth gefärbt und geschwellt und stellenweise mit Hämorrhagieen durchsetzt. Die Oberfläche ist von einem Belag bedeckt, welcher aus Schleim, schleimig degenerirten Epithelzellen und aus Rundzellen besteht. Das Cylinderepithel der Drüsenausführungsgänge, welches schon normaler Weise grosse Mengen von Schleim aus seinem Protoplasma producirt, zeigt die höchsten Grade der Verschleimung und ist vielfach in Desquamation begriffen. Das Epithel der Labdrüsen liegt regellos im Lumen derselben und erscheint stärker als gewöhnlich gekörnt. Das interglanduläre Bindegewebe zeigt hochgradig gefüllte Blutgefässe und eine zellige Infiltration, welche namentlich die venösen Gefässe begleitet. Auch das subglanduläre Gewebe, nicht selten auch die Submucosa ist stellenweise infiltrirt, und in den Lymphgefässen sind die Endothelien geschwollen, desquamirt und zum Theil mehrkernig. Diese Entzündungserscheinungen sind bald über den ganzen Magen ausgebreitet, bald mehr local auf einzelne Herde, nicht selten auf die Pars pylorica beschränkt.

Die grosse Mehrzahl der katarrhalischen Magenentzündungen sind vorübergehende Affectionen, die in Heilung ausgehen, doch kann der Process auch chronisch werden und zu dauernden Veränderungen führen.

Zunächst kann die entzündliche Infiltration sowie der Zerfall des Epithels höhere Grade erreichen. In Folge dessen geht da und dort das Epithel dauernd verloren, und mit dem fortschreitenden Verluste stellt sich allmählich eine partielle Veródung des Drüsenparenchymes, eine Atrophie der Magenschleimhaut ein. In seltenen Fällen gesellt sich dazu noch ein Zerfall des Bindegewebes. Da wo die Infiltration die grösste Intensität erreicht, wo vielleicht auch noch eine hämorrhagische Infiltration eingetreten ist, stirbt nicht nur das Epithel, sondern auch das Bindegewebe ab, zerfällt und wird in kleineren und grösseren Partikeln abgestossen (vergl. § 421). Auf diese Weise entstehen mehr oder weniger ausgedehnte Ulcerationen, welche sich schliesslich über einen grossen Theil des Magens ausbreiten können.

Die einzelnen Ulcerationen sind verschieden gross; ihr Grund ist meist etwas unregelmässig gestaltet, mit kleinen leistenförmigen Erhabenheiten, zum Theil auch mit kleinen papillären Bildungen besetzt, blass oder geröthet, zuweilen etwas verhärtet. Am Rande gehen die Geschwüre allmählich und unmerklich in eine verdünnte atrophische Schleimhaut über, oder sind deutlich abgegrenzt und stellenweise mit Wucherungen besetzt, welche kleine Polypen oder eine dünne wallartige Erhebung bilden. Wo die Verschwärung mit freiem Auge deutlich erkennbar, ist die Drüsenschicht der Mucosa meist gänzlich zu Grunde gegangen. Die Muscularis mucosae ist gewöhnlich noch erhalten, aber von kleinen Rundzellen dicht durchsetzt. Die Submucosa ist verdichtet und verhärtet, an derbem Bindegewebe reicher als normal und stellenweise kleinzellig infiltrirt.

Die noch erhaltene Drüsenschicht der Mucosa ist mehr oder weniger reichlich von Rundzellen durchsetzt, am reichlichsten da, wo die Verdickungen und die polypösen Excrescenzen sitzen. Die Zahl der Drüsenquerschnitte ist zum Theil vermindert; einzelne Drüsen sind cystisch entartet. Die Lymphfollikel sind zellreicher als normal und vergrössert.

Chronische Entzündung. 297

Solche ausgedehnte Ulcerationen des Magens nach Entzündungen sind selten. Sie können wie das gewöhnliche Ulcus rotundum zu Blutungen führen.

Häufiger als Geschwüre stellen sich bei chronischen Entzündungen Pigmentirung der Magenschleimhaut, Atrophie des Drüsengewebes und eine Zunahme des Bindegewebes ein (Atrophische Pigmentinduration). Die Pigmentirung ist meistens grau und wird durch kleine schwarze Pigmentkörner herbeigeführt, welche sich in Folge der häufigen Hämorrhagieen gebildet haben.

Die Atrophie macht sich in einer Verdünnung der Schleimhaut bemerkbar, welche in ihrem höheren Grade schon makroskopisch, in ihren leichten Formen erst mit dem Mikroskope nachgewiesen werden kann.

Ist die Bindegewebshyperplasie nur gering, so beschränkt sie sich auf eine Zunahme des zwischen den atrophischen Drüsen gelegenen Bindegewebes (Fig. 174 a). Ist sie bedeutender, so ver-

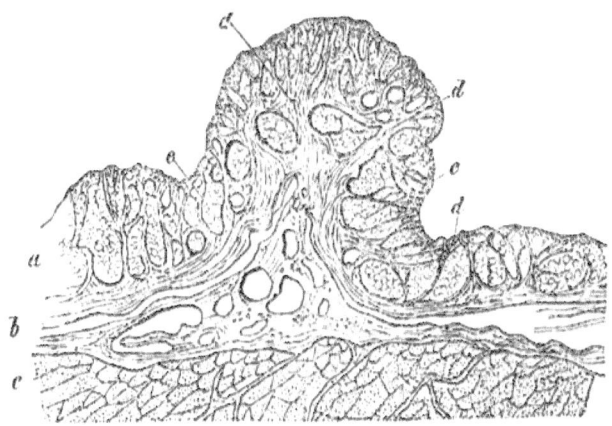

Fig. 174. Etat mamelonné des Magens. *a* Mucosa, deren Drüsen atrophisch. *b* Submucosa. *c* Muscularis. *d* Hyperplasirtes Bindegewebe der Mucosa. *e* Magendrüsen. Hämatoxylinpräp. Vergr. 10.

dickt sich die Schleimhaut und erhebt sich in Form von Falten *(d)* oder von papillösen und polypösen Wucherungen. Wird die Oberfläche dadurch rauh und warzig, so bezeichnet man den Zustand als Etat mamelonné und als Polyposis ventriculi.

Das hyperplasirte Bindegewebe *(d)* ist bald derb, fibrös, bald weich und zellreich. Ein Theil der Drüsen ist durch Verlust des Epithels verödet, ein anderer Theil dagegen cystisch entartet. Die

Cysten, welche in den Polypen die Grösse einer Erbse bis die einer Bohne erreichen können, enthalten eine schleimig seröse Flüssigkeit, die neben krümeligen Zerfallsproducten des Epithels häufig auch homogene Colloidkugeln einschliesst. Das Epithel selbst ist cylindrisch (Fig. 175 c) und zeigt nicht selten die sogen. Becherzellenform in exquisiter Weise. Grössere Cysten sind zuweilen mit papillösen Wucherungen (Fig. 175 c) besetzt.

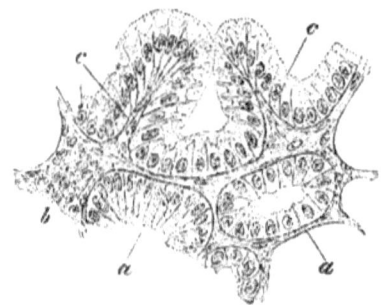

Fig. 175. Schnitt aus einem Magenpolypen. *a* Drüsenschläuche mit Cylinderepithel. *b* Zellig infiltrirtes Stroma. *c* Papillöse Wucherungen innerhalb einer cystisch entarteten Drüse. Vergr. 300. Hämatoxylinpräparat.

Bei allen chronischen Entzündungen, namentlich aber bei den ulcerirenden Formen kann die Bindegewebsentwickelung auf die Submucosa und die Muscularis und schliesslich auch auf die Serosa übergreifen. Die Magenwand wird dadurch verdickt und verhärtet. Die Muskelfasern gehen dabei zuweilen zu Grunde. In anderen Fällen wird die Muscularis hypertrophisch.

§ 457. Die phlegmonöse Entzündung des Magens tritt entweder in Herden oder diffus verbreitet auf. Letzteres ist das häufigere. Der Sitz der Entzündung ist wesentlich die Submucosa.

Bei der circumscripten Form bilden sich kleinere oder grössere Abscesse, die nach innen durchbrechen. Bei diffuser Ausbreitung des Processes ist zu Beginn die Submucosa hochgradig geschwellt und verdickt, die Mucosa bald unverändert, bald mässig geschwellt. Das Exsudat der Submucosa hat eine sulzig eitrige Beschaffenheit, die Mucosa ist kleinzellig infiltrirt. Zuweilen greift die Infiltration auf die Muscularis über namentlich längs der Septen. Von da aus kann auch die Serosa in Mitleidenschaft gezogen werden. Beide Häute schwellen dabei an, und letztere bedeckt sich mit eitrigen oder eitrig fibrinösen Auflagerungen.

Nach Verlauf einer gewissen Zeit schmilzt das Gewebe der Submucosa ein, und der Eiter bricht da und dort durch die Mucosa durch. In Folge dessen kann letztere ganz durchlöchert werden. Die Muscularis kann ebenfalls vereitern. Stirbt der Patient nicht, so können kleinere Eiterherde unter Hinterlassung einer Narbe heilen. Bei grösseren Herden bleibt nicht selten ein Theil der submucösen Höhle erhalten und wird mit Epithel ausgekleidet. Entsprechend den zahlreichen Perforationsstellen in der Mucosa ist die innere Decke dieser Höhle vielfach durchlöchert.

Croupöse und diphtheritische Entzündungen der Magenschleimhaut sind selten. Am häufigsten kommen sie neben Rachendiphtheritis bei Scharlach und Blattern, sowie bei Säuglingen, die an septischer Infection des Nabels zu Grunde gehen, vor.

Die croupösen Exsudate bilden mehr oder weniger umfangreiche, nur sehr selten indessen über einen grossen Theil des Magens sich ausdehnende graugelbe Membranen. Bei der Diphtheritis verschorfen entweder nur die oberflächlichen Schichten in Form kleiner grauer Herde, oder es greift die Nekrose in die Tiefe, sodass streckenweise die ganze Mucosa in einen grauen oder schwärzlichen Schorf umgewandelt wird. Pockeneruptionen, tuberculöse, typhöse und syphilitische Geschwüre sind im Magen sehr selten.

Verhältnissmässig häufig kommen Corrosionen des Magens durch verschiedene Aetzgifte vor. Sie sind stets mit ähnlichen Veränderungen des Darmtractus sowohl oberhalb als unterhalb des Magens, zuweilen bis zur Ileocoecalklappe hinunter verknüpft. Letzteres hat seinen Grund darin, dass der Dünndarm weit empfindlicher ist als der Magen und auch nach starker Verdünnung der Aetzgifte noch corrodirt wird.

Alle Aetzgifte, sowohl Säuren als Alcalien bewirken bei starker Einwirkung in concentrirter Lösung eine Verschorfung (A. LESSER). Bei Schwefelsäure ist dieselbe grau weiss, derb, trocken und brüchig. Die einzelnen Elemente sind gleich nach der Verschorfung noch erhalten aber trübe. Aehnlich ist der Schorf bei Salzsäure. Salpetersäure erzeugt gelbe und orangefarbene Verschorfung. Weniger stark geätzte Theile sind hellviolett oder grauweiss gefärbt.

Oxalsäure bewirkt nur kleine oberflächliche weisse oder grauweisse Verschorfung.

Concentrirte Kalilauge wirkt ähnlich wie Schwefelsäure, nur sind die Schorfe weniger brüchig. Bei langer Anwesenheit von Alcali werden die von ihm berührten Theile transparent.

Sublimat, Carbolsäure und Arsenik erzeugen weisse Aetzschorfe. Die Mineralsäuren und Alcalien bewirken die tiefgreifendsten Verschorfungen. Es können nicht nur sämmtliche Magenhäute absterben, sondern es kann die Ertödtung und grauweisse Verfärbung auch auf die Nachbarorgane, namentlich auf Leber und Milz übergreifen, so dass sie am Orte der Wirkung wie gekocht aussehen.

In der Umgebung des Schorfes sowie an solchen Stellen, wo die Aetzgifte in diluirter Form zur Einwirkung gelangten, stellt sich eine mehr oder minder heftige, häufig hämorrhagische Entzündung ein. Daher kommt es, dass die afficirten Theile später braun, graugrün und schwarz aussehen. Mit der Entzündung tritt auch eine Erweichung des Schorfes ein, namentlich frühe bei den Säuren, weniger bei Alcalien. Weiterhin wird das abgetödtete Gewebe abgestossen und verflüssigt.

Heftige Entzündungen erregen namentlich die Mineralsäuren, weit weniger Oxalsäure, Sublimat, Carbolsäure und Arsenik.

Stirbt der Vergiftete nicht, so kann der Process unter Narbenbildung heilen. Bei ausgedehnten Verschorfungen entstehen manchmal hochgradige Stenosen des Magens und des Darmes.

Literatur über Aetzung des Darmcanales: CASPAR-LIMAN, Handb. der gerichtl. Medic. Berlin 1881; BÖHM, Handb. d. spec. Pathol. von v. ZIEMSSEN XV; BIRCH-HIRSCHFELD, Lehrb. d. path. Anat. 1877; VIRCHOW, Charité-Annalen VI 1881; A. LESSER, Virch. Arch. 83. Bd.; FILEHNE, Virch. Arch. 83. Bd.

§ 458. Die Magenschleimhaut ist sehr geneigt zu Blutungen. Verletzungen derselben durch verschluckte feste Körper oder Aetzgifte, entzündliche Alterationen der Gefässwände, ulceröse Processe, venöse Stauungen, wie sie durch verschiedene Lebererkrankungen im Gebiete der Pfortader herbeigeführt werden, Scorbut, gelbes Fieber, acute gelbe Leberatrophie, Typhus etc., kurz sowohl locale Läsionen, als auch allgemeine Infectionskrankheiten und Constitutionsanomalieen und Veränderungen der allgemeinen Blutbeschaffenheit können Magenblutungen herbeiführen. In seltenen Fällen sind primäre Degenerationen der Gefässstämme des Magens und der angrenzenden Theile, d. h. atheromatöse Entartung und Aneurysmenbildung die Ursache.

Das an der Oberfläche des Magens austretende Blut, dessen Menge sehr verschieden sein kann, wird bald braun bis schwarz gefärbt, indem die Säure des Magens das Hämoglobin in Hämatin verwandelt.

Wenn die Blutung aus einem arrodirten oder degenerirten Gefässstämmchen erfolgt, so ist bei der Section das letztere meist ohne besondere Schwierigkeiten nachzuweisen. Bei Blutungen aus dem Schleimhautparenchym ist das Gewebe hämorrhagisch infiltrirt, roth, braun oder grauschwarz gefärbt.

Hämorrhagisch infiltrirtes Schleimhautgewebe wird meist nur unvollkommen oder gar nicht von Blut durchströmt und unterliegt in Folge dessen der verdauenden Einwirkung des Magensaftes. Durch Zerfall und Auflösung des Gewebes bildet sich ein kleines oder grösseres Geschwür, eine hämorrhagische Erosion.

Hämorrhagische Erosionen des Magens heilen, wenn nicht besondere Verhältnisse vorliegen, in derselben Weise wie in anderen Schleimhäuten. Bei irgendwie grösseren Defecten stellt sich eine reactive Entzündung ein, der zufolge das angrenzende Gewebe infiltrirt wird. Weiterhin bildet sich Granulationsgewebe und Bindegewebe, welches sich mit Epithel bedeckt. Dasselbe gilt auch für andere Defecte, welche vielleicht ohne Hämorrhagie durch Traumen, Aetzung etc. entstanden sind.

Anders verhält sich die Sache, wenn in einem Magen besondere Verhältnisse vorliegen, welche der Heilung hemmend entgegentreten, wenn entweder Säure in übermässiger Menge vorhanden ist, oder wenn in dem erodirten Bezirk die Circulationsverhältnisse aus localer oder allgemeiner Ursache (allgemeine Anämie) sich ungünstig gestalten. In einem solchen Falle genügt das den Grund des Defectes durchströmende Blut nicht, um das Gewebe vor der Einwirkung des Magensaftes zu schützen. Derselbe löst die entblössten Gewebslagen nach und nach auf, es entsteht ein allmählich sich vergrösserndes Geschwür, ein Ulcus ex digestione. Selbstverständlich wird seine Entstehung am meisten durch den Eintritt einer Thrombose im Grunde einer Erosion begünstigt.

Eine eigenartige Form der Stauungsblutung wird durch die sogen. Melaena neonatorum gebildet. Es ist dies eine Gastro-Enterorrhagie, eine Blutung aus Magen und Darm, welche sich bei Neugeborenen in den ersten Lebenswochen, am häufigsten am 1.—3. Tage einstellt.

Sie kommt sowohl bei kräftigen als bei asphyctisch geborenen Kindern vor und ist wahrscheinlich durch die nach der Geburt eintretenden Circulationsstörungen, bei welchen leicht Stauungen eintreten, veranlasst. Wird dabei das Schleimhautgewebe blutig infiltrirt, so können sich später Geschwüre bilden. Am häufigsten geschieht dies im Magen und im Duodenum. Nach LANDAU sollen auch Embolieen der Magen- und Darmarterien, welche von losgelösten Thromben der Nabelvene und des Ductus Botalli stammen, hämorrhagische Infarcte, Blutungen und Geschwüre des Magens und des Duodenum veranlassen können.

Literatur über Melaena: BUHL, Klinik für Geburtskunde 1864; SPIEGELBERG, Jahrb. f. Kinderheilk. II N. F. 1869; LANDAU, Ueber Melaena der Neugeb. Breslau 1874; REHN, Centralzeitung für Kinderheilk. I. Jahrg.; WIEDERHOFER, Handb. der Kinderkrankh. v. GERHARDT IV. Bd.

4. Ulcus rotundum ventriculi s. ulcus ex digestione.

§ 459. Das Ulcus rotundum ist eine nur dem Magen und dem Duodenum, in sehr seltenen Fällen auch dem untersten Theile des Oesophagus zukommende Geschwürsbildung. Wie bereits in § 458 angegeben, entsteht es durch die digestive Wirkung des Magensaftes und stellt eine local fortschreitende Gewebsnekrose mit nachfolgender Auflösung dar.

Ein ausgebildetes Ulcus rotundum hat einen Durchmesser von 1—6 Ctm. und besitzt eine flach trichterförmige Gestalt, indem der Substanzverlust in der Mucosa grösser ist als in den oberen Schichten der Muscularis und dieser wieder grösser als in den tieferen Schichten. An der Grenze von Submucosa und Muscularis kann man meist eine Terrasse unterscheiden.

Bei älteren Geschwüren verliert sich dieses Verhältniss oft wieder, indem der Substanzverlust in der Muscularis und der Serosa ebenso gross wird wie in der Schleimhaut. Der Breitendurchmesser solcher Geschwüre kann 8—12 Ctm. betragen.

Hat das Geschwür, was nicht selten geschieht, die ganze Wandung durchbrochen, so findet man meist die benachbarten Theile, z. B. das Pankreas oder die Leber, mit dem Magen durch Adhäsionen fest verwachsen, so dass die genannten Organe den Grund des Defectes bilden. In solchen Fällen ist der Defect oft kesselförmig, d. h. das Loch in der Magenwand bildet den Eingang in eine durch die angrenzenden Organe gebildete Höhle.

Die Ränder des Geschwüres sind meist glatt und nicht verdickt oder nur leicht geschwellt. Auch bei der mikroskopischen

Untersuchung constatirt man, dass dem Zerfall keine erhebliche zellige Infiltration vorangeht. Die entzündlichen Processe, die zur Verwachsung des Magens mit den Nachbarorganen und zur Verdickung der Serosa führen, treten erst secundär zu dem progressiven Zerfall hinzu.

Die erste Entstehungsursache eines Ulcus rotundum kann jede Schädlichkeit bilden, welche an irgend einer Stelle des Magens eine erhebliche Gewebsläsion setzt und dadurch dem Magensaft einen gewissen Angriffspunct verschafft. Wohl am häufigsten dürften indessen venöse Stauungen, Hämorrhagieen, arterielle Anämie (Embolie, Arterienkrampf, Arteriosclerose) die erste Entstehung veranlassen. In anderen Fällen mögen Traumen oder Aetzungen den Anfang bilden.

Das Magengeschwür hat einen chronischen Verlauf. Seine erste Entwicklung geschieht indessen jedenfalls ziemlich rasch. Nach Hautverbrennung z. B. entstehen solche Magen- und Duodenalgeschwüre sehr acut, wahrscheinlich in Folge einer durch zerfallende Blutmassen bewirkten Gefässverstopfung.

Die Geschwüre sitzen zumeist in der Nähe der kleinen Curvatur, mit Vorliebe auch am Pylorus, sodann im Duodenum.

§ 460. Ein einmal entstandenes Ulcus kann, sofern es nicht bereits eine gewisse Grösse überschritten hat, heilen, sobald am Rande und im Grunde desselben eine gute Circulation sich einstellt, welche das Gewebe hinlänglich alcalisirt und die Bildung von Granulations- und Narbengewebe ermöglicht.

Kleine Geschwüre heilen, ohne erhebliche Narben zu hinterlassen. Als Residuen grösserer abgeheilter Geschwüre dagegen findet man strahlige Narben, welche ziemlich bedeutende Difformirungen des Magens herbeiführen können. Sitzt die Narbe in der Nähe des Pylorus, so kann durch die Narbenretraction Stenose des Ostium pylori entstehen.

Eine erhebliche Gefahr für den Träger bilden die Blutungen, die durch Arrosion kleinerer oder grösserer Arterien innerhalb des Ulcus entstehen. Sie können sich öfters wiederholen und Anämie herbeiführen, oder durch ihre Massenhaftigkeit sofort den Tod nach sich ziehen. Bei der Section findet man daher nicht selten im Grunde von Geschwüren theils verschlossene Gefässstümpfe, theils eröffnete Gefässe, aus denen das Blut sich ergossen hatte. Mitunter wird ein grösseres Gefäss, z. B. ein Hauptast einer Arteria coronaria oder die Arteria lienalis arrodirt.

Eine weitere grosse Gefahr bildet die Möglichkeit des Durchbruches nach der Bauchhöhle. Derselbe kann sowohl eintreten, wenn der Magen eine Verwachsung mit der Nachbarschaft noch nicht eingegangen hat, als auch dann, wenn eine solche bereits eingetreten ist. In letzterem Falle reisst der Magen von der Anheftungsstelle ab, und der Inhalt ergiesst sich in die Bauchhöhle. Durch die in Folge dessen sich einstellende Peritonitis erfolgt der Tod.

Die Organe, welche an den Geschwürsgrund angelöthet werden, z. B. das Pankreas oder die Leber, zeigen an der betreffenden Stelle bindegewebige Verdickungen. Es hindert dies indessen nicht, dass mitunter auch ein Durchbruch nach diesem Theile eintritt, so dass in dem Parenchym der betreffenden Organe Abscesse sich bilden. Ab und zu verwächst der Magen mit dem Duodenum oder dem Colon transversum. Kommt es in diesen Fällen zum Durchbruch, so bilden sich Fistelgänge zwischen den genannten Darmabschnitten und dem Magen. In ähnlicher Weise treten auch Perforationen in die Pleura- und Pericardialhöhle ein, welche in letzterem Falle sogar einen vollkommenen Durchbruch einer Herzwand herbeiführen können.

Literatur über Ulcus rotundum ventriculi: Virchow, sein Arch. 5. Bd.; Klebs, Handbuch der pathol. Anat. 1. Bd.; v. Ziemssen, Sammlung klin. Vorträge No. 5; Gerhardt, Wiener med. Presse 1868; L. Müller, Das corrosive Geschwür des Magens, Erlangen 1880; Böttcher, Dorpater med. Zeitschr. 1874.

Quincke & Dättwyler (Mittheilungen d. Vereins Schleswig-Holsteinscher Aerzte 1880) haben bei Hunden auf verschiedene Weise Geschwüre erzeugt und gefunden, dass unter normalen Verhältnissen die Heilung rasch vor sich geht, bei anämisch gemachten Hunden dagegen verzögert wird. Es stimmt dies mit den Beobachtungen am Menschen vollkommen überein. Läsionen der Magenschleimhaut heilen unter normalen Verhältnissen rasch. Nur wenn besondere Umstände vorliegen, stellt sich eine progressive Gewebsverdauung ein.

5. Die Geschwülste des Magens.

§ 461. Der Krebs ist weitaus die wichtigste und häufigste Geschwulst des Magens.

Alle Krebse gehen von der Mucosa aus, breiten sich aber, wie bereits in § 431 hervorgehoben wurde, sehr bald in der Submucosa aus, so dass oft die grosse Hauptmasse des Tumors unter der Mucosa in der Submucosa steckt. Von da greift die krebsige Infiltration auf die Muscularis und die Serosa über (vergl. § 431 Fig. 173).

In der Serosa verbreitet sich der Krebs meist in Form diskreter Knötchen und Knoten, welche äusserlich sichtbar sind und dem Verlauf der Lymphgefässe folgen. Weiterhin kann er auch in die venöse Blutbahn einbrechen, sodass carcinomatöse Thromben entstehen, welche an der Aussenfläche des Magens, namentlich in der Pars pylorica Züge flacher Knoten bilden.

Frühzeitig vergrössern sich auch die hinter der kleinen Curvatur gelegenen Lymphdrüsen und wandeln sich nicht selten in grosse Krebsknoten um. Ebenso kann der Process auch auf das Netz übergreifen und hier zu diffuser Gewebsverdickung und zur Bildung massenhafter Knoten führen. In anderen Fällen treten allgemeine Bauchfell-, Leber-, Lungenmetastasen etc. auf. Am häufigsten sind die Lebermetastasen, welche durch die Pfortaderäste vermittelt werden.

Der Magenkrebs tritt am häufigsten in Form erhabener, fungöser, weicher Tumoren in der Pars pylorica und an der kleinen Curvatur auf, seltener bilden sich Tumoren im Fundus oder diffus ausgebreitete Infiltrationen. Hat die in das Lumen des Magens prominirende Neubildung eine gewisse Grösse erreicht, so pflegt in den centralen Theilen ein nekrotischer Zerfall einzutreten; es bildet sich ein Krebsgeschwür, welches sich vor anderen Geschwüren meist durch wallartig aufgeworfene Ränder auszeichnet. Der Grund des Geschwüres wird meistens von der Submucosa gebildet, welche entweder durch krebsige Infiltration oder durch fibröse Hyperplasie verdickt ist. Die letztere ist die Folge einer chronischen Entzündung.

Sehr häufig ist auch das Bindegewebe der Muscularis und der Serosa in grosser Ausdehnung hyperplasirt, so dass die ganze Pars pylorica verhärtet und verdickt ist. In anderen Fällen beruht die Verhärtung und Verdickung des Pylorustheils auf krebsiger Infiltration.

Nicht selten zerfällt die Neubildung an der Innenfläche des Magens ganz, so dass die Geschwürsfläche vollkommen glatt wird. Ist in einem solchen Falle die Submucosa, die Muscularis und die Serosa nicht sichtbar von Krebszellennestern durchsetzt, sondern nur durch Bindegewebshyperplasie verhärtet, so macht die ganze Affection den Eindruck einer gutartigen fibrösen Induration. Es kommen Fälle vor, in denen selbst die mikroskopische Untersuchung nirgends Krebszellenherde mehr nachzuweisen vermag, sodass lediglich aus etwa vorhandenen Metastasen zu ersehen ist, dass es sich um eine krebsige Affection handelt.

§ 462. Nach dem histologischen Bau kann man im Magen fünf Hauptformen des Carcinoms unterscheiden.

1) Das Carcinoma medullare bildet schwammige, weiche Knoten oder wulstige, beetartige Erhebungen, meist im Pylorustheil des Magens. Durch Zerfall der centralen Theile entstehen Geschwüre mit wulstigen, aufgeworfenen, markweissen Rändern. Die Geschwulst entwickelt sich aus den Magendrüsen. Histologisch ist sie durch eine äusserst reiche Zahl von Krebszellennestern bei gering entwickeltem Stroma ausgezeichnet. Unter der zerfallenden Neubildung kommt es sehr häufig zu fibröser Induration oder zu krebsiger Infiltration der Magenhäute. Metastasen sind häufig.

2) Das Adenoma destruens (Adenocarcinoma, Epithelioma) bildet ebenfalls weiche, knotige Tumoren, die später zu Geschwüren werden. Die Neubildung ist histologisch durch schlauchförmigen Drüsen ähnliche Gebilde ausgezeichnet. Dieselben besitzen oft ein einfaches Cylinderepithel (vgl. Fig. 173 § 431), sehen also normalen Drüsen sehr ähnlich (Adenom). Meist indessen geht dieser Drüsencharacter mehr oder weniger verloren, indem aus den schlauchförmigen Bildungen grössere Zellnester entstehen, welche nur am Rande Cylinderepithel, im Innern dagegen polymorphe Krebszellen enthalten. Das Stroma ist schwach entwickelt, oft kleinzellig infiltrirt.

Auch bei diesem Krebs kommt nach Zerfall der Neubildung Verhärtung des Geschwürsgrundes durch krebsige Infiltration sowie durch Bindegewebshyperplasie sehr gewöhnlich vor.

3) Das Carcinoma fibrosum oder der Skirrh des Magens präsentirt sich in Form einer vornehmlich die Pars pylorica betreffenden diffusen Verdickung und Verhärtung der Magenwände. Das Pylorusostium ist dabei mehr oder weniger verengt. Die Innenfläche der verhärteten Partie ist theils von verdickter Schleimhaut bedeckt, theils liegt derbes, der verdickten Submucosa angehörendes Bindegewebe zu Tage. Auf dem Durchschnitt sind meist die einzelnen Häute noch erkennbar, aber durch Bindegewebshyperplasie stark verdickt.

Meines Erachtens ist das, was man Skirrh nennt, nur eine theils krebsige, theils fibröse Verhärtung der Magenwände, die sich secundär nach dem Zerfall eines weichen Carcinoms gebildet hat.

4) Das Carcinoma colloides s. gelatinosum präsentirt

sich theils in Form knotiger Tumoren, theils als diffus ausgebreitete Infiltration der Magenwand. In beiden Fällen enthält die Neubildung gallertig durchscheinende Herde oder besteht nahezu ganz aus gallertigen Gewebe.

Oft verbreitet sich die Geschwulst auch auf das Peritoneum und bildet hier in kurzer Zeit umfangreiche, gallertig durchscheinende, mehr oder weniger reichlich vascularisirte Gewebsmassen.

Wie die mikroskopische Untersuchung zeigt, entsteht diese Gallertmasse theils aus den Krebszellen selbst, theils aus dem bindegewebigen Stroma. Vergl. § 173 Fig. 69 und 70.

Die Gallertkrebse des Magens treten oft schon in sehr frühem Lebensalter auf, während die andern Carcinome erst in höherem Alter sich zu entwickeln pflegen.

5) Plattenepithelkrebse kommen im Magen nur sehr selten vor. Sie haben ihren Sitz an der Cardia und deren Umgebung.

Die Bindesubstanzgeschwülste spielen unter den Magentumoren eine sehr unbedeutende Rolle. In seltenen Fällen kommen knotenförmige Sarcome, Fibrome und Myome zur Beobachtung.

VII. Die krankhaften Veränderungen des Dünndarmes und des Dickdarmes.

1. Einleitende Bemerkungen.

§ 463. Unterhalb des Magens beginnt jener Theil des Darmtractus, innerhalb welches hauptsächlich die resorbirbaren Substanzen zur Aufnahme in die Blut- und Lymphgefässe gelangen.

Besondere Drüsenformationen finden sich im Dünn- und Dickdarm nicht mehr vor, und dementsprechend wird auch kein specifisches Secret von Seiten der Schleimhaut geliefert. Dagegen ist durchgehends behufs Erleichterung der Aufnahme von Substanzen für möglichst ausgiebige Vergrösserung der Oberfläche gesorgt, indem die Schleimhaut sowohl Falten und Zotten als auch schlauchförmige Vertiefungen in Menge bildet.

Die Epitheldecke besteht durchgehends nur aus einer einfachen Lage cylindrischer Zellen, und Blut- und Lymphgefässe treten bis an die Basis der Epitheldecke heran.

Das im Allgemeinen schon sehr lockere Bindegewebe der Mucosa und Submucosa lockert sich an zahlreichen Stellen noch mehr auf und bildet durch Aufnahme von lymphatischen Zellen in die Räume seines Maschenwerks lymphadenoides Gewebe, welches theils in einzelliegenden kleinen Knötchen, sogen. Solitärfollikeln, theils in Haufen von Knötchen, sogen. Peyer'schen Plaques auftritt.

Es ist kaum nöthig, noch besonders darauf aufmerksam zu machen, von welcher Seite her der Darmschleimhaut am häufigsten Läsionen drohen werden. Es ist ja selbstverständlich, dass es zahlreiche Substanzen geben muss, welche, nachdem sie den Magen passirt haben, auf den Darmtractus, d. h. zunächst auf die Darmschleimhaut ungünstig einwirken können.

Schon stagnirender Darminhalt, der seine chemisch-physicalische Beschaffenheit ändert, giebt nicht selten Veranlassung zu verschiedenen krankhaften Processen.

In anderen Fällen müssen wir annehmen, dass es per os eingeführte, specifisch wirksame Substanzen sind, welche die ganze Affection veranlassen. Bei manchen derselben vermuthen wir, dass es specifische Spaltpilze seien, und bei einigen Erkrankungen sind dieselben auch nachgewiesen.

Was die auf dem Blutwege zugeführten Schädlichkeiten betrifft, so lässt sich nur sagen, dass die Darmschleimhaut wie andere Schleimhäute sich verhält, dass Oedem und Hämorrhagieen der Mucosa und Submucosa, fettige und schleimige Degeneration des Epithels, Amyloidentartung des Bindegewebes im Darm ebenso gut vorkommt wie in anderen Schleimhäuten.

Neben den Schleimhauterkrankungen begegnet man im Darmtractus sehr oft auch Veränderungen, welche denselben als Ganzes betreffen. Da der Darm ein frei in der Bauchhöhle liegendes bewegliches Rohr ist, so kommt es sehr häufig zu Lagerungsveränderungen ganzer Abschnitte oder einzelner Theile gegeneinander, welche sowohl für die Function, als auch für die Erhaltung der Integrität seiner Structur von nachtheiligem Einfluss sein können. Selbstverständlich können auch von der Serosa aus verschiedene Noxen den Darm treffen.

2. Die Missbildungen und angeborenen Lageveränderungen des Darmcanals.

§ 464. Totaler Mangel sowie grössere Defecte des Darmrohres kommen nur bei hochgradiger sonstiger Missbildung (Acardiacus) vor. Etwas häufiger sind kleine Defecte, Verengerungen und Obliterationen.

Am häufigsten kommen Störungen der Entwickelung des Afters vor. Zunächst kann hier eine sogenannte **Allantoiskloake** bestehen bleiben, d. h. es besitzt das neugeborene Kind noch eine Kloake, in welche Harnblase und Darmrohr münden. Oft ist dabei die Blase gespalten und der Dickdarm defect, so dass das Ileum in die Kloake einmündet. Bei minder hochgradiger Hemmung ist nur die Trennung des Enddarmes vom Sinus urogenitalis, d. h. von den Geschlechts- und Nierenausführungsgängen unvollkommen. Da gleichzeitig die anale Darmöffnung, die durch Einstülpung von aussen entsteht, fehlt, so bezeichnet man den Zustand als **Atresia ani** und unterscheidet, je nachdem der Darm mit der Blase oder der Urethra oder der Scheide zusammenhängt, eine **Atresia ani vesicalis, urethralis und vaginalis**.

Ist das Rectum vollständig vom Sinus urogenitalis abgelöst, aber gleichwohl nicht mit der Aftereinstülpung im Zusammenhang, so bezeichnet man dies als **Atresia ani simplex**. Das Rectum ist dabei oft mangelhaft gebildet.

Weit seltener als diese Verschliessungen des Afterendes kommen Scheidewandbildungen in der Continuität des Darmes vor.

Nicht selten ist dagegen eine abnorme Kürze oder eine abnorme Länge des Darmkanales.

Eine häufige Missbildung ist das sogen. **Meckel'sche Darmdivertikel**. Man bezeichnet mit diesem Namen ein dem Dünndarm etwa einen Meter oberhalb der Ileocoecalklappe aufsitzendes, meist cylindrisches, nicht selten am Ende etwas erweitertes Anhängsel, das als ein persistirender Rest des Ductus omphalo-mesentericus (vergl. § 9) anzusehen ist. In seltenen Fällen ist dasselbe durch einen Strang mit dem Nabel verbunden, noch seltener mündet es unter dem Nabel nach aussen. Der Bau dieses Divertikels ist der nämliche wie derjenige des Dünndarms.

Sind irgendwo in den Bauchdecken Spaltbildungen, oder besitzt die Peritonealhöhle abnorme Ausstülpungen, so lagern sich sehr gewöhnlich Darmschlingen in diese Oeffnungen ein.

Lagert sich ein Darmstück in eine Peritonealausstülpung, so wird dies als **Hernie** (§ 465) bezeichnet, tritt es dagegen durch einen Defect nach aussen, als **Prolaps**.

Auch abgesehen von diesen Einlagerungen zeigt der Darm sehr häufig eine **abnorme Lage**, gleichzeitig oft verbunden mit einer abnormen Kürze oder Länge einzelner Abschnitte. Am leichtesten lassen sich diese Abweichungen der Lage am Dickdarm, der an bestimmten Stellen fixirt ist, nachweisen. Sehr schwankend ist z. B. die Lage des Coecum, das bald unterhalb der Linea innominata, bald oberhalb derselben liegt. Ferner ist sowohl die Flexura hepatica als auch die Flexura lienalis bald höher, bald tiefer gelegen. Sehr wechselnd ist die Länge des S. Romanum und des Colon transversum. Letzteres kann unter Umständen nahezu ganz fehlen, indem das Colon descendens dicht neben dem Colon ascendens auf der rechten Körperhälfte hinunter steigt etc.

Als besondere mit einer Missbildung des Darmes zusammenhängende Bildungen verdienen die Enterokystome (ROTH, Virch. Arch. 86. Bd.) Erwähnung. Es sind dies congenitale, mit Flüssigkeit gefüllte Säcke, deren Wand die Structur des Darmcanales besitzt. Nach ihrer Genese kann man (ROTH) 2 Formen unterscheiden:

1) Cystische Säcke, welche durch Verschliessung eines normal angelegten Darmes entstehen.

2) Cysten, welche auf eine regelwidrige Entwickelung des Darmrohres zurückzuführen sind. Die überschüssigen und cystisch entarteten Darmstücke gehören entweder einem rudimentären Zwilling an, oder entstehen aus missbildeten Stellen des Darmrohres, am häufigsten aus dem Meckel'schen Divertikel. Sie können bei Zunahme ihrer Grösse durch Sekretansammlung von ihrem Mutterboden verschoben werden.

3. Erworbene Form- und Lageveränderungen.

§ 465. Als Hernie oder Eingeweidebruch bezeichnet man den Austritt eines Baucheingeweides aus der Bauchhöhle nach aussen oder nach einer anderen Körperhöhle.

Bei den äusseren Brüchen treten vom Bauchfell bedeckte Eingeweide durch einen physiologischen aber pathologisch erweiterten oder durch einen pathologischen Spalt in die nach aussen vom Bauchfell gelegenen Gewebe und drängen weiterhin auch die äussere Haut vor sich her.

Das austretende Eingeweide liegt danach in einer Peritonealausstülpung, und diese ist der Bruchsack. Derselbe fehlt nur dann, wenn er durch ein Trauma zerreisst oder wenn extraperitoneal gelegene Theile eines Eingeweides (Coecum, Harnblase) durch eine Oeffnung der Fascien und Muskeln des Bauches vortreten.

Die mit dem Bruchsack sich vorstülpenden Gewebe bezeichnet man als accessorische Hüllen des Bruchsackes. Die innerste Lage derselben besteht aus dem subserösen Zellgewebe, das meist verdickt ist (Fascia peritonei). Bei Schenkel- und Leistenhernien folgt darauf noch die sogen. Fascia propria, welche sich vom äusseren Rande der sogen. Bruchpforte aus bildet.

Im ersten Beginn ist die Peritonealausstülpung muldenförmig; ein ausgebildeter Bruchsack ist im Grossen und Ganzen beutelförmig. Die Stelle, an welcher der Beutel durch die Fascien und Muskeln hindurch nach aussen tritt, bezeichnet man als die **Bruchpforte**, den in letzteren gelegenen Theil des Bruchsackes als **Bruchsackhals**. Am Eintritt in die Bruchpforte bildet das Peritoneum radiär von der Oeffnung ausgehende Falten.

Der Inhalt eines Bruches wird durch die verschiedenen Eingeweide des Bauches gebildet. Am häufigsten tritt ein Netz- oder Dünndarmstück in den Bruchsack ein, seltener schon das Coecum und der Dickdarm, noch seltener andere Eingeweide, wie die Ovarien, die Harnblase, der Magen, die Leber etc. In sehr grossen Brüchen, wie sie namentlich in der Inguinalgegend vorkommen, kann ein grosser Theil der Unterleibseingeweide, namentlich des Darmes, enthalten sein. Ist nur ein Wandtheil eines Darmstückes oder ein Meckel'sches Divertikel in einen Bruchsack eingetreten, so spricht man von einer **Littre'schen Hernie**.

Bei einer grossen Anzahl von Hernien ist der Bruchsack präformirt. So können z. B. Leistenbrüche durch Eintritt von Eingeweiden in den offen gebliebenen Vaginalfortsatz entstehen. Es gilt dies namentlich für die bei Kindern auftretenden Leistenhernien.

Andere Hernien entstehen dadurch, dass auf das Peritoneum ein Zug von aussen ausgeübt wird. So kann z. B. ein Lipom, welches sich im Septum crurale entwickelt und bei seinem Wachsthum mehr nach aussen tritt, einen Zug auf das Peritoneum ausüben, sofern es mit demselben fester verbunden ist. Aehnliches beobachtet man bei Nabelbrüchen. Endlich kann auch eine locale Veränderung des Widerstandes der Bauchdecken, ein Auseinanderweichen der Muskeln und Fascien, eine Erschlaffung des Peritoneums Veranlassung dazu werden, dass unter den Einwirkungen des exspiratorischen Druckes das Peritoneum sich ausstülpt.

Man unterscheidet folgende **Formen äusserer Hernien**:
1) **Hernia inguinalis**, die **Leistenhernie**. Sie hat ihren Sitz in der Inguinalgegend und entsteht entweder durch Offenbleiben des Processus vaginalis peritonei nach dem Descensus testiculorum oder durch secundäre Ausbuchtung des Peritoneum in den Leistencanal.

Je nachdem die Ausstülpung von der Fovea inguinalis externa

oder interna ausgeht, unterscheidet man äussere und innere Leistenbrüche. Die Bruchpforte der externa liegt nach aussen, diejenige der interna nach innen von der Arteria epigastrica. Die Leistenhernien können sehr umfangreich werden und einen grossen Theil der Darmschlingen enthalten. Unter sämmtlichen Hernien kommen sie am häufigsten vor, namentlich bei Männern.

2) **Hernia cruralis**, die Schenkelhernie. Sie entsteht durch Ausstülpung des Peritoneum längs der unter dem Ligamentum Poupartii austretenden grossen Gefässstämme. Sie kommt ebenfalls häufig vor, besonders bei Frauen.

3) **Hernia foraminis ovalis**. Dieselbe stülpt sich neben dem Nervus obturatorius und der Arteria obturatoria nach aussen; ist nicht häufig.

4) **Hernia ischiadica** bildet sich durch Vorwölbung des Peritoneum durch die Incisura ischiadica; ist selten.

5) **Hernia perinealis** tritt zwischen den Fasern des Levator ani aus; ist selten.

6) **Hernia umbilicalis**. Sie findet sich entweder angeboren als eine Vorlagerung einer Darmschlinge in dem erweiterten Nabelstrang (§ 9), oder sie ist erworben und bildet sich durch das Eindringen eines Netz- oder Darmstückes in den Nabelring. Letzteres beobachtet man am häufigsten bei Frauen, die geboren haben.

7) **Hernia abdominalis** entsteht nach starker Dehnung oder Verletzung der Bauchdecken durch Ausstülpung des Bauchfelles zwischen die auseinander weichenden Muskeln.

§ 466. Hat sich irgendwo ein Bruch gebildet, so pflegen in demselben sich weitere Veränderungen einzustellen. Zunächst kann der Bruch im Laufe der Zeit durch Eintritt neuer Eingeweide sich vergrössern. Der Bruchsack dehnt sich daher aus und wird verdünnt oder es werden neue Theile des Peritoneum in den Bruchsack eingezogen.

In Folge häufiger mechanischer Läsionen stellen sich weiterhin ganz gewöhnlich leichte Entzündungen ein. Dieselben haben zur Folge, dass der Bruchsack sich verdickt, dass namentlich auch innerhalb der Bruchpforte die Falten des Peritoneum untereinander verwachsen, so dass sich ein fester nicht mehr dehnbarer Bruchsackhals bildet. Auch die Serosa des ausgetretenen Darmes und seines Mesenterium, sowie etwa vorliegende Netzstücke erleiden durch die Entzündung Verdickungen. Endlich können sich auch Verwachsungen theils zwischen einzelnen Theilen des Bruchsackes selbst, theils zwischen den vorgelagerten Eingeweiden, theils zwischen diesen und dem Bruchsack bilden. Besonders leicht verwächst das Netz mit dem Bruchsack.

Die genannten Veränderungen haben nur sehr selten eine Heilung, d. h. einen Verschluss und eine Verödung des leeren Bruchsackes zur Folge; weit häufiger verschlimmern sie das Leiden. Durch die Verdickungen des serösen Ueberzuges, sowie durch die genannten Verwachsungen wird die Beweglichkeit der vorliegenden Darmtheile mehr und mehr verringert. Der Bruchsackhals wird enger und schnürt den eintretenden Darm mehr und mehr ein. Schliesslich wird die Reposition der Contenta des Sackes in die Bauchhöhle unmöglich. Aus dem ursprünglich reponiblen Bruch wird ein irreponibler.

Werden in einem reponiblen oder irreponiblen Bruch durch irgend einen Vorgang die vorgelagerten Eingeweide oder Theile derselben so eingeschnürt, dass der Inhalt des Darmes nicht mehr fortbewegt werden kann und die Blutcirculation hochgradig gehemmt wird, so sagt man, dass der Bruch sich eingeklemmt hat.

Diese **Einklemmung (Incarceratio)** kann zunächst schon durch eine Verengerung des Bruchsackhalses und der Bruchpforte herbeigeführt werden. Ebenso können aber auch Einschnürungen im Bruchsacke selbst eine Einklemmung herbeiführen. Endlich können sich Darmschlingen zwischen Verwachsungsfäden im Innern des Bruchsackes, oder in Lücken des vorgefallenen Netzes einklemmen, oder es kann ein Netzklumpen sich in den Bruchsackhals legen und so den Darm comprimiren u. s. w.

Eine enge Bruchpforte, eine Verwachsungsmembran etc. kann eine Darmschlinge einklemmen, ohne dass dieselbe durch Vermehrung des Inhalts besonders ausgedehnt wurde. Es kann dies z. B. in acuter Weise geschehen dadurch, dass ein Darmstück bei einer kräftigen Exspiration durch eine enge Bruchpforte gedrängt wird. Man bezeichnet einen solchen Vorgang als eine **elastische Einklemmung**. Häufiger wird die Incarceration dadurch bewirkt, dass bei enger Pforte sich das Darmstuck durch Vermehrung des Inhaltes erweitert. Man bezeichnet diese Form als **Kotheinklemmung**. Durch Ansammlung von Inhalt dehnt sich zunächst die in den Bruchsack eintretende Schlinge aus, drückt die austretende Schlinge zusammen und knickt sie ab, so dass Kothstauung eintritt, welche die Peristaltik schwächt (KOCHER). Weiterhin wird auch der zuführende Schenkel verschlossen, indem die stark geblähte Darmschlinge durch den gespannten Bruchsack an den engen Bruchsackhals angepresst wird.

Wird eine Darmschlinge oder ein Stück Netz eingeengt und eingeklemmt, so treten in denselben Störungen der Circulation auf. Vor Allem wird der Abfluss des venösen Blutes gehemmt, so dass sich venöse Stauungen, Transsudation von Flüssigkeit und Hämorrhagieen einstellen. Dadurch wird die Darmschlinge schwarzroth und schwillt an, und im Bruchsack sammelt sich Flüssigkeit an, beides Momente, welche die Spannung im Bruchsack sowie die Einklemmung steigern.

Wird die Einklemmung nicht gehoben, so wird der Darm früher oder später brandig, und im Bruchsack stellt sich eine heftige Entzündung ein. Der Darm wird dabei missfarbig, schwarzroth oder blauschwarz. Am Orte der Einklemmung ist er meist blasser, grauweiss. Nach einiger Zeit erfolgt Perforation, und an der Grenze von Lebendem und Todtem d. h. also am inneren Rande der Einschnürung stellt sich eine eitrige Entzündung ein.

§ 467. Incarceration einer Darmschlinge mit Undurchgängigkeit und Kothstauung kommt nicht nur in äusseren Hernien, sondern auch innerhalb der Leibeshöhle vor. Man fasst sie unter dem Namen innere Einklemmungen zusammen.

Zunächst ist hervorzuheben, dass auch im Inneren der Bauchhöhle äusserlich nicht sichtbare, normale Taschen und angeborene abnorme Ausstülpungen des Bauchfelles vorkommen, in welche Darmschlingen eintreten und sich in derselben Weise einklemmen können, wie in äusseren Hernien. Sie werden als innere Hernien bezeichnet. Hierher gehören die Bursa omentalis, welche von Magen, Pankreas, Leber und Milz begrenzt ist und durch das Foramen Winslowii zwischen Ligamentum hepatoduodenale und duodenorenale mit dem grossen Bauchfellraum in Verbindung steht, ferner die Fossa duodeno-jejunalis, welche im Anfangstheil des Mesenterium des Dünndarmes auf den Wirbelkörpern liegt; ferner die Fossa subcoecalis, die auf der medianen Seite des Coecum und die Fossa intersigmoidea, welche an der unteren Fläche des Mesocolon der Flexura sigmoidea liegt. In alle diese Taschen können Darmstücke eintreten. Die Fossa duodenojejunalis kann sogar den ganzen Dünndarm aufnehmen (Hernia retroperitonealis).

Innere Hernien. Innere Einklemmung. 315

In seltenen Fällen finden sich auch im Zwerchfell Ausstülpungen, welche Baucheingeweide aufnehmen (Hernia diaphragmatica). Häufiger treten Eingeweide durch Risse im Zwerchfell in die Brusthöhle ein (s. THOMA, Virch. Arch. 88. Bd.).

Finden sich in der Unterleibshöhle pathologisch neugebildete Verwachsungs-Membranen und Fäden, zwischen denen Lücken und Taschen sich bilden, so können auch in diese Darmschlingen eintreten. Ist die Oeffnung, durch welche eine Schlinge geschlüpft ist, klein, oder knickt sich die Schlinge ab, so können auch hierbei Kothstauungen und schliesslich Einklemmungen mit all' den schlimmen oben erwähnten Folgen auftreten. Aehnliches kann endlich auch geschehen, wenn im Mesenterium oder im Netz abnorme Lücken vorhanden sind und Därme hindurchtreten.

Eine weitere Ursache innerer Einklemmung sind Axendrehungen des Darmes. (Volvulus). Sie kommen nur an beweglichen Abschnitten des Darmes vor und werden theils durch die peristaltische Bewegung selbst, namentlich bei ungleicher Füllung des Darmkanales, theils durch äussere Einflüsse, z. B. durch Contusionen, verursacht. Die Drehung erfolgt um die Axe des Gekröses, so dass die Schenkel des gedrehten Darmstückes an der Wurzel des Mesenterium sich kreuzen. Durch die Drehung wird das Lumen des Darmes verschlossen und die Circulation im Mesenterium gehemmt. Der Rückgang derselben wird theils durch die Schwere des gefüllten Darmstückes, theils durch Compression von Seiten anderer Darmschlingen unmöglich gemacht.

Sowohl bei Axendrehung der Flexura sigmoidea, als auch bei Axendrehung des Dünndarmes kann es zu einer Knotenbildung zwischen ersterer und letzterem kommen. Es wird dabei der fixe Punct der gedrehten Schlinge von der anderen Darmschlinge umfasst.

§ 468. Stenose und Atresie des Darmes wird nicht selten durch Entzündungsprocesse hervorgerufen, welche in der Darmwand selbst ihren Sitz haben. Es geschieht dies entweder in der Weise, dass indurirende und narbenbildende Entzündungen sich in der Darmserosa und deren Umgebung entwickeln und bei der Schrumpfung das Darmlumen verengen oder aber so, dass ulceröse Entzündungen im Innern des Darmes ihren Ausgang in schrumpfende Bindegewebsneubildung nehmen.

Einen ähnlichen Effect wie ulceröse Entzündungen haben auch ulcerirende Carcinome (vergl. § 478), deren Grund Schrumpfungen eingeht. Auch durch Geschwülste, welche im Darm sich entwickeln oder von aussen auf den Darm drücken, kann das Darmlumen verengt werden.

Erweiterungen des Darmlumens kommen am häufigsten durch Kothretention zu Stande. Selbstverständlich kann auch jeder andere sich ansammelnde Darminhalt, z. B. Gase, den Darm ausdehnen. Auch durch Geschwülste wird er gelegentlich erweitert. Ebenso kann Schlaffheit der Wand Ursache der Dilatation sein.

Meist sind alle Häute erweitert. Verhältnissmässig selten weicht die Muscularis stellenweise auseinander, während die Mucosa und Serosa sich in Form von kleineren oder grösseren Divertikeln ausbuchten. Mitunter bilden sich auch Divertikel durch locale Ausbuchtung sämmtlicher Darmhäute.

Perforationen des Darmes sind am häufigsten Folge von Texturveränderungen, namentlich von Geschwürsbildungen im Innern, von Nekrose der Darmwand und von Maceration derselben durch eitrige Entzündungsprocesse in der Umgebung. Nicht selten geben auch Traumen die Veranlassung.

Die Folge derselben ist, falls sich die Ränder nicht sofort aneinanderlegen, allgemeine oder locale Peritonitis durch Austritt von Koth. Letztere stellt sich namentlich dann ein, wenn vor der Perforation der Darm mit der Nachbarschaft verwachsen war. Tritt dabei Koth aus, so bildet sich ein Kothabscess, der nach aussen oder nach dem Darm durchbrechen kann.

§ 469. Eine nicht selten zu beobachtende Lageveränderung des Darmes ist die sogen. Intussusception oder Invagination. Bei derselben stülpt sich ein höher gelegenes Darmstück in ein tiefer gelegenes ein, selten ist das Umgekehrte der Fall. Am häufigsten findet man frische Invagination im Verlaufe des Dünndarms von Kindern, welche an Gehirnkrankheiten und Darmaffectionen gestorben sind.

Der Grad der Invagination ist sehr verschieden. Bei grosser Beweglichkeit des eintretenden Darmstückes können grosse Darmabschnitte ineinander gestülpt werden.

Durch Zerrung des Gekröses und durch Compression der Gefässe kommt es zu Hyperämie und oedematöser Schwellung des betreffenden Darmabschnittes. Weiterhin schliessen sich entzündliche Processe an, die zu Verklebung und Verwachsung der in einander geschobenen Stücke führen können. Nicht selten tritt Nekrose und Gangrän des Darmes ein. Verhältnissmässig günstig ist es, wenn dabei nur der innere und mittlere Theil abstirbt und ausgestossen wird. Verwächst danach das obere Stück mit dem unteren, so kann der Process abheilen.

Die Ursache der Invagination ist nicht immer mit Sicherheit anzugeben. Nach LEICHTENSTERN ist die Parese eines begrenzten Darmabschnittes die Ursache. Wenn dieselbe irgendwo eintritt, so genügt eine energische Peristaltik des höher gelegenen Darmes, um ein Stück in den paralytischen Theil einzuschieben.

Als Prolaps des Darmes bezeichnet man einen Vorfall desselben durch eine normale oder pathologische Oeffnung. Von normalen Oeffnungen kommt nur der Anus in Betracht, durch welchen das Rectum sich ausstülpen kann. Dieses Vortreten des Rectum beobachtet man bei heftiger Anwendung der Bauchpresse, namentlich wenn der Darm durch chronische Entzündungen schlaff geworden ist. Der ausgestülpte Mastdarm bildet eine mit Schleimhaut bedeckte Geschwulst, in welcher sich häufig Entzündung und Gangrän einstellt, namentlich wenn der Prolaps nicht zurückgeht.

4. Entzündungen, Atrophie und Hypertrophie des Darmes.

a. Entzündungen, welche durch verschiedene nicht specifische Schädlichkeiten hervorgerufen werden. Atrophie des Darmes und entzündliche Hyperplasie.

§ 470. Die verschiedenen Entzündungsformen, welche in § 420 bis 428 ihre Besprechung gefunden haben, kommen sämmtlich mehr oder minder häufig auch im Darme vor. Besonders häufig begegnet man catarrhalischen Processen (Enteritis catarrhalis). Sie liefern bald ein seröses, bald ein schleimiges, bald ein eitriges, bald ein gemischtes Secret. Im Dickdarm ist mitunter die Schleimproduktion der Epithelien eine colossale. Die meisten dieser Katarrhe verlaufen acut und enden mit einer vollkommenen Heilung.

Häufig genug hinterlassen indessen sowohl acute als chronische Katarrhe bleibende Veränderungen.

Schon bei katarrhalischen Entzündungen mässigen Grades wird das zwischen den Lieberkühn'schen Krypten gelegene Bindegewebsgerüst mit Flüssigkeit und Zellen infiltrirt. Die Epithelien produciren übermässig Schleim, werden in ihrem Verbande gelockert und gehen vielfach zu Grunde. Steigern sich diese Processe über ein gewisses Maass oder halten sie sehr lange an, so wird der Verlust am Epithel nicht vollkommen wieder ersetzt, der Darm wird atrophisch. Makroskopisch sind geringere Grade dieser Atrophie nicht zu erkennen, es fällt höchstens die Glätte des Darmes auf. Mikroskopisch dagegen ist die Verdünnung der Drüsenschicht der Mucosa evident. Die Höhe der Lieberkühn'schen Krypten kann auf die Hälfte bis auf ein Drittel und mehr reducirt sein. Im Dünndarm, der neben den Krypten noch Zotten trägt, sind auch diese klein und verkümmert.

In noch höherem Maasse atrophirt der Darm nach ulcerösen Katarrhen, bei welchen nicht nur das Epithel in reichlichem Maasse abgestossen wird, sondern bei welchen auch ein successiver Zerfall des Gewebes sich einstellt (vergl. § 421 Fig. 166). Eine solche Schleimhaut ist während der Dauer des Processes mit einem Belage von Schleim, Eiter und weisslichen, kleienartigen Körnern und kleinen Fetzen belegt und letztere sind nichts anderes als die nekrotisch gewordenen obersten infiltrirten Lagen der Drüsenschicht. In solchen Fällen können in kurzer Zeit nicht nur die obersten Lagen der Mucosa, sondern die ganze Drüsenschicht verloren gehen, so dass auf der Muscularis Mucosae nur noch eine dünne Lage eines kernreichen Bindegewebes als Rest der Drüsenschicht übrig bleibt (§ 417 Fig. 164).

Die Muscularis Mucosae ist bei allen diesen Processen meist nur wenig verändert. Selten sind ihre glatten Muskelfasern verdünnt, atrophisch oder in fettiger Degeneration. Die Submucosa ist meist unverändert, nur bei ulcerösen Entzündungen ist sie zellig infiltrirt und später verdickt.

Auch die Follikel sind bei leichten Katarrhen meist nicht merklich verändert, höchstens etwas vergrössert, nur bei den ulcerösen Processen sind sie zuweilen vorwiegend betheiligt und gehen alsdann durch Vereiterung zu Grunde (Follicularkatarrhe). Ihrem Sitze entsprechend entstehen alsdann kleine kesselförmige Geschwüre (Folliculargeschwüre).

Katarrhalische Processe mit Ausgang in Atrophie kommen am häufigsten im Dickdarm vor und hier wieder zumeist im Coecum. NOTHNAGEL fand bei 80 pCt. der Erwachsenen atrophische Zustände im Dickdarm, zuweilen nur auf das Coecum beschränkt. Nächst dem Coecum wird das Colon ascendens am häufigsten atrophisch (NOTHNAGEL), dann folgen in absteigender Reihe der unterste Theil des Ileum, der übrige Dickdarm, Ileum und Jejunum.

Auch bei Kindern ist Atrophie des Darmes häufig und kann sich sowohl nach acuten und subacuten als nach chronischen Katarrhen einstellen. Die Muscularis des Darmes ist meist unverändert, hie und da ist sie indessen atrophisch, bei Stauungscatarrhen zuweilen hypertrophisch (NOTHNAGEL).

Im Allgemeinen ist die Muscularis wenig zu Veränderungen geneigt, doch kommt zuweilen fettige Degeneration vor, namentlich bei Phthisis (WAGNER). Ferner kommt eine angeborene Atrophie, eine Hypoplasie der Muscularis vor (NOTHNAGEL).

Bei chronischen Katarrhen können neben der Atrophie hyperplastische Wucherungen auftreten. Sie präsentiren sich theils als Verhärtungen der Submucosa, theils als polypöse Excrescenzen in der Mucosa. Im fertigen Zustande bestehen letztere aus Bindegewebe mit mehr oder weniger Drüsenresten, die zum Theil zu Cysten entartet sind.

Diphtheritische und croupöse Entzündungen kommen namentlich im unteren Theile des Dünndarmes und im Dickdarme vor. Die diphtheritischen schliessen sich unmittelbar an die ulcerirenden Katarrhe an und sind von denselben nicht scharf zu scheiden. Es bildet sich dabei auf stark gerötheter und geschwellter Schleimhaut ein kleienförmiger Belag oder grössere zusammenhängende Schorfe (vergl. § 472). Sie sind zum Theil Effect specifischer Entzündungserreger.

Ausgedehntere croupöse Exsudationen sind selten, doch kommt es vor, dass grössere Darmabschnitte hochgradig geschwellt und geröthet und grossentheils mit einem dünnen Fibrinbelag bedeckt sind. Häufiger sind beschränkte croupöse Exsudationen neben catarrhalischen Ulcerationen und diphtheritischen Verschorfungen.

Literatur. WAGNER, Arch. d. Heilk. II 1868; KUNDRAT, Handbuch der Kinderkrankheiten v. GERHARDT IV; WOODWARD, The medic. and. surgical. history of the war of rebellion Part. II Vol. I. med. history;

Damaschino, Maladies des voies digestives Paris 1880; Kussmaul & Maier, Deutsch. Arch. f. klin. Med. IV; Schwarck, Croup und Diphtheritis des Darmcanals. In. Diss. Bonn 1880.

§ 471. Je nach dem Sitz hat man die Entzündungsprocesse im Darm mit verschiedenen Namen belegt. Manche unter ihnen zeigen in den localen anatomischen Verhältnissen begründete Eigenthümlichkeiten. Die hieher gehörenden Hauptformen sind folgende:

1) Duodenitis, die Entzündung des Duodenum, kommt meistens gleichzeitig mit Entzündung des Magens vor. Sie führt nicht selten zu Verstopfung des Ductus Choledochus und damit zu Stauung der Galle und zu Icterus (Catarrhalischer Icterus).

Dem Duodenum kommt auch ein dem Magenulcus entsprechendes rundes Geschwür zu.

2) Ileitis, die Entzündung des Ileums, zeichnet sich häufig durch Schwellung der solitären und agminirten Follikel aus. Die ersteren bilden röthliche oder grauweisse prominirende Knötchen, die Plaques beetartige Erhebungen von graurother oder grauweisser Farbe, innerhalb welcher man zahlreiche grübchenförmige Vertiefungen sieht. Durch Zerfall der geschwellten Follikel bilden sich Folliculärgeschwüre.

3) Typhlitis und Perityphlitis. Mit diesen Namen belegt man Entzündungen des Processus vermiformis und seiner Umgebung.

Der Processus vermiformis ist im höchsten Grade zu Retention von Substanzen aller Art geeignet. Es bleiben sehr häufig Ingesta, wie z. B. Trauben-, Apfel- und Kirschkerne etc. sowie Koth in demselben liegen und erregen durch ihre Anwesenheit Entzündung. Häufig incrustiren sich diese liegen bleibenden Substanzen mit Phosphaten und Carbonaten (Kothsteine).

Die durch die Fremdkörper erregte Entzündung greift nicht selten auf sämmtliche Häute des Processus vermiformis und schliesslich auch auf die Umgebung über. Nicht selten kommt es zu Nekrose und Gangrän der verschiedenen Häute und zu Perforation des Processus.

Die Entzündung, welche durch die Fremdkörper hervorgerufen wird, verläuft in den einzelnen Fällen verschieden. Verhältnissmässig günstig ist der Verlauf, wenn die Entzündung local bleibt, die exsudativen Processe ein gewisses Maass nicht überschreiten und der Process seinen Ausgang in Bildung von Verwachsungsmembranen nimmt. Weit schlimmer ist der Fall, wenn vor Ausbildung von Verwachsungen Perforation des Processus eintritt. Tödtliche Peritonitis pflegt dann der Ausgang zu sein. Kommt es nach Bildung von Verwachsungen zu Perforation, so bilden sich abgesackte Kothabscesse, die später nach innen sowohl als nach aussen durchbrechen können. Nicht selten verödet der Processus durch Verwachsungen. Obliterirt der Wurmfortsatz in seinem inneren Theil, während der äussere sich erhält, so kann letzterer durch angesammeltes Schleimhautsecret zu einer Cyste sich erweitern.

Wie durch Fremdkörper, kann Typhlitis und Perityphlitis auch durch fortgeleitete Entzündung aus der Umgebung, d. h. also aus dem Coecum und dem Dickdarm entstehen. Gefahr bringend ist ferner auch die Localisation tuberculöser und typhöser Entzündungsprocesse im Wurmfortsatz.

4) Ein häufiges Vorkommniss ist die Entzündung des Dickdarms, Colitis. Ihre Eigenthümlichkeiten haben bereits im § 470 Erwähnung gefunden. Die Ursache dieser Entzündungen ist sehr verschieden. Zuweilen sind sie durch staguirende Kothmassen verursacht, in anderen Fällen sind sie Symptome einer septischen Infection, sehr oft Effect eines specifischen Giftes (vergl. Dysenterie § 472).

5) Proctitis nennt man eine Entzündung des Rectum. Sie zeigt in manchen Beziehungen Uebereinstimmung mit den Entzündungen des Processus vermiformis. Auch hier spielt unter den ätiologischen Momenten die Anwesenheit von Fremdkörpern und Koth eine grosse Rolle. Daneben können auch Circulationsstörungen in den Venen des Mastdarms zu Entzündungen Veranlassung geben.

Im Verlaufe der Proctitis bilden sich häufig Geschwüre, ebenso auch fibröse Hyperplasieen, d. h. Verdickungen der Darmschleimhaut sowie polypöse Excrescenzen. Die Oberfläche pflegt mit schleimig eitrigem Belag bedeckt zu sein. Greift die Entzündung und die Geschwürsbildung auf die tieferen Schichten der Rectalwand über, so kommt es zu Infiltration und Hyperplasie des benachbarten Zellgewebes, oder zur Bildung perirectaler Abscesse und Jaucheherde (Periproctitis). Von den Geschwüren der Mucosa und Submucosa aus bilden sich Gänge und Taschen in die Nachbarschaft hinein, sogenannte unvollkommene innere Fisteln. Brechen abgeschlossene periproctale Abscesse nach aussen durch, so entstehen unvollkommene äussere Fisteln. Stehen diese Fisteln gleichzeitig mit der Aussenwelt und mit dem Rectum durch eine Oeffnung in Verbindung, so nennt man sie **vollständige Mastdarmfisteln**. Sie bekleiden sich mit Schleimhaut. Auch nach der Blase und beim Weibe auch nach der Scheide hin können sich Fistelgänge bilden.

Aehnliche Veränderungen wie durch nicht specifische Entzündungserreger können auch durch specifische Gifte, wie z. B. durch das Gift der Syphilis, der Tuberculose, der Dysenterie, sowie durch ulcerirende Carcinome hervorgerufen werden. Es giebt auch eine Periproctitis ohne vorhergehende Ulcerationen im Rectum, besonders bei Pyämie, Typhus, acutem Gelenkrheumatismus und puerperaler Sepsis.

b. **Entzündungen, welche durch specifische Gifte hervorgerufen werden.**

§ 472. Die **Dysenterie** ist eine epidemisch oder endemisch oder sporadisch auftretende entzündliche Affection der dicken Gedärme, welche einem specifischen Infectionsstoffe ihre Entstehung verdankt. Das Gift der Dysenterie kennen wir nicht, wahrscheinlich ist es ein Spaltpilz. Die anatomischen Veränderungen bei Dysenterie sind anderen nicht durch das specifische Gift erzeugten Dickdarmaffectionen, z. B. solchen die durch Kothretention oder unter dem Einfluss septischer Infectionen entstehen, durchaus ähnlich. Daher kommt es, dass das Gebiet der Dysenterie als eines ätiologischen Begriffes schwer festzustellen ist, dass man im Einzelfalle aus der anatomischen Untersuchung nicht sagen kann, ob man es mit dem Effect des specifischen Dysenteriegiftes zu thun hat oder nicht. Es muss auch die Möglichkeit zugegeben werden, dass die endemisch auftretende Dysenterie nicht an allen Orten derselben Noxe ihre Entstehung verdankt.

Anatomisch ist die Dysenterie eine nach Intensität und Extensität in den einzelnen Fällen verschiedene Entzündung. Sie kann auf das Rectum, die Flexura sigmoidea und den unteren Theil des Colon beschränkt sein oder bis zur Ileocoecalklappe und hinauf in den Dünndarm reichen. Sehr häufig ist die Intensität der Entzündung an den einzelnen Stellen verschieden.

In frischen Fällen ist die Schleimhaut intensiv congestionirt und geschwellt, häufig von Hämorrhagieen durchsetzt, die Oberfläche mit einer Hühnereiweiss ähnlichen, mit blutigen Streifen vermischten Flüssigkeit bedeckt. Sehr bald gewinnt das Secret indessen einen schleimigen, z. Th. auch blutigen Character, ferner treten die bereits in § 470 erwähnten kleienförmigen Beläge auf, ein Zeichen, dass superficieller Zerfall des Gewebes eingetreten ist. Zum Beweise stellen sich auch bald für das unbewaffnete Auge erkennbare Substanzverluste ein.

Man kann, wenn man will, eine katarrhalische und eine diphtheritische Form unterscheiden, doch gehen beide Formen ohne Grenze ineinander über. Bei den leichteren Formen ist der Zerfall des Gewebes zunächst ein oberflächlicher (Fig. 176 f), der allmählich in

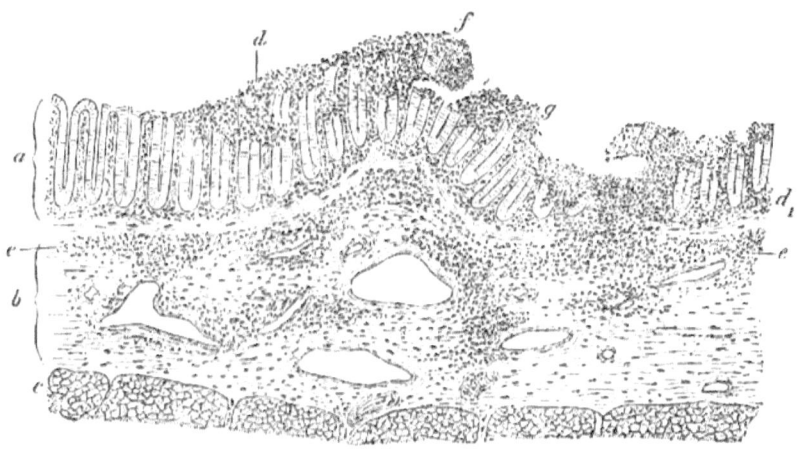

Fig. 176. Dysenterie. Durchschnitt durch die Mucosa (a) und Submucosa (b) des Dickdarms. c Muscularis. d Interglanduläre, d_1 subglanduläre Infiltration der Mucosa. e Infiltrationsherde in der Submucosa. f Infiltrirte obere Drüsenschicht, im Abstossen begriffen. g Geschwür, dessen Grund zellig infiltrirt ist. Hämatoxylinpräparat. Vergr. 25.

die Tiefe greift, bei schweren Formen kann an einer gegebenen Stelle die ganze Drüsenschicht der Mucosa oder wenigstens der grössere Theil derselben gleichzeitig absterben. Sie wird dabei meist zu einer trübkörnigen Masse, in welcher die Conturen der einzelnen Structurbestandtheile, sowie auch die Kerne der Zellen mehr und mehr verschwinden. Die nekrotischen Herde sind der Fläche nach nur wenig ausgedehnt, häufig auf die Höhen der Schleimhautfalten beschränkt, so dass nur diese missfarbig, grauweiss oder grau oder schwarz aussehen, während die dazwischen gelegenen Theile eine dunkelrothe oder graurothe Farbe besitzen. In anderen Fällen bilden sie einen kleienförmigen theils haftenden, theils lösbaren Belag, seltener umfangreiche, zusammenhängende, nekrotische Platten.

21 *

Unter den nekrotischen Herden ist das Gewebe immer stark zellig infiltrirt (d_1). Die Infiltration kann die ganze Submucosa durchsetzen (e) und schliesslich auch auf die Muscularis übergreifen.

Auch die Lymphfollikel nehmen an der Schwellung Theil und können ulceriren. Zuweilen wird durch die Eiterung ein Theil der Mucosa unterminirt, worauf dann ganze Gewebsstücke zur Ablösung kommen.

Sowie Theile der Mucosa sich abstossen, bilden sich selbstverständlich Geschwüre. Sie sind je nach der Extensität und Intensität des Processes bald nur spärlich, klein und oberflächlich, bald grösser, tiefgreifend und über weitere Strecken ausgedehnt. Mitunter bleiben in grösseren Darmabschnitten nur noch kleine Schleimhautinseln stehen.

Der Process kann auf verschiedenen Stadien stehen bleiben und zur Heilung kommen. Am günstigsten sind die leichteren Fälle, bei denen die Substanzverluste gering sind, doch bleibt eine mehr oder minder hochgradige Atrophie der Mucosa niemals aus. Waren die Geschwüre grösser, so bleiben atrophische narbige Stellen zurück. Waren die destructiven Processe sehr bedeutend und wird die Entzündung chronisch, so verändert sich auch der Darm bleibend in hohem Maasse. In einem grossen Theile desselben ist die Drüsenschicht der Mucosa ganz oder theilweise verloren gegangen, die vorliegenden tieferen Theile der Mucosa oder der Submucosa erscheinen derb, indurirt, das Bindegewebe hyperplasirt. Auch die übrigen Theile der Darmwand sind derb, verdickt, unnachgiebig. Gleichzeitig ist der Umfang des Darmes mehr oder weniger verringert, nicht selten so bedeutend, dass man nur noch mit Mühe einen Finger durch das Lumen durchführen kann. In einem solchen Darme ist meist das Schleimhautgewebe auf inselförmige Flecken reducirt. Dieselben bilden nicht selten papillöse und polypöse Excrescenzen.

In den verhärteten narbigen Darmtheilen ist das Bindegewebe der Submucosa sowie der noch erhaltenen Mucosa vermehrt und dichter, häufig noch zellig infiltrirt. Drüsen können ganz fehlen, an anderen Stellen sind noch Reste, d. h. die untersten Theile derselben vorhanden; nicht selten bilden sich durch Erweiterung abgeschnürter Drüsentheile kleine mit Cylinderepithel ausgekleidete Cysten. Die Muscularis ist von derben Bindegewebszügen durchsetzt.

Bei einer kleinen Dysenterie-Epidemie in der Kreispflegeanstalt von Freiburg i. B. sowie bei einer solchen in der Irrenpflegeanstalt Rheinau im Canton Zürich, konnte ich bei Fällen, die in frühen Stadien des Processes gestorben waren, reichlich Mikrokokken nachweisen. Sie lagen nicht nur in den nekrotischen Massen, sondern auch in der Umgebung derselben in der noch erhaltenen Mucosa. Sie fanden sich zum Theil auch in den tiefsten Schichten der Mucosa unter dem Fundus der Drüsen sowie in Lymphgefässen der Submucosa, also an Stellen an denen das Gewebe noch wohl erhalten war. In diesen Fällen scheinen danach Mikrokokken die Ursache des Processes gewesen zu sein.

In anderen, durchaus gleich aussehenden Fällen, habe ich umsonst nach Mikrokokken gesucht. So fehlten sie z. B. bei den in Zürich an Dysenterie verstorbenen Feuerländern.

§ 473. Die Cholera epidemica ist anatomisch durch eine über den ganzen Darm sich erstreckende acute Entzündung characterisirt, bei welcher eine äusserst copiöse Menge von Flüssigkeit in den Darmkanal transsudirt. Sterben die von der Cholera Befallenen in den ersten Tagen der Erkrankung, so enthält der Darm eine reichliche Menge einer trüben, grauweissen, geruchlosen, alcalischen, oft mit Flocken vermischten Flüssigkeit. Die Schleimhaut des Dünndarms ist injicirt, rosaroth gefärbt, feucht, geschwellt. Zuweilen ist auch die Serosa des Darmes getrübt. Das Epithel ist schon wenige Stunden nach dem Tode abgestossen. Die folliculären Apparate des Dünndarms sind mehr oder weniger geschwellt, grauweiss oder hellröthlich. Abgesehen von der Desquamation des Epithels, die wohl der Hauptsache nach als eine postmortale Erscheinung anzusehen ist, ergiebt die mikroskopische Untersuchung eine ziemlich starke kleinzellige Infiltration der Mucosa und auch der Submucosa; selbst die Serosa kann zellige Infiltrationsherde enthalten.

Tritt der Tod in einem späteren Stadium der Krankheit ein, so ist das Bild, welches der Darm bietet, ein wesentlich anderes.

Der Inhalt ist meist spärlich und nicht mehr so dünnflüssig, auch mehr gallig gefärbt. Im Dickdarm finden sich sogar harte Kothballen. Die Schleimhaut ist bald blass, bald schieferig gefärbt, bald injicirt und von Hämorrhagieen durchsetzt. Ferner finden sich Geschwüre, namentlich im Dickdarm und in dem unteren Theile des Dünndarmes. Nicht selten sieht der Dickdarm ähnlich wie bei Dysenterie aus.

Das Gift der Cholera ist nicht bekannt.

§ 474. Der Typhus abdominalis ist eine Infectionskrankheit, welche nach Klebs und Eberth ihre Entstehung der Invasion eines Bacillus verdankt.

Die Darmveränderungen bei Typhus abdominalis haben hauptsächlich im untersten Theile des Ileum, und im obersten des Dickdarmes, seltener höher oben oder tiefer unten ihren Sitz. Im Wesentlichen handelt es sich um eine nekrotisirende Infiltration der folliculären Apparate und ihrer Umgebung, begleitet von einer catarrhalischen Entzündung der übrigen Schleimhaut.

In den ersten Tagen sind die Schleimhaut des unteren Theils des Ileum sowie die darin enthaltenen Plaques intensiv geröthet und gleichmässig geschwellt. Weiterhin wird die Schwellung der Plaques stärker, d. h. es bilden sich innerhalb derselben erhabene Leisten und Wülste, die in ihrer Anordnung und Configuration den Windungen eines Gehirns nicht unähnlich sehen. Diese Schwellung breitet sich bald rascher, bald langsamer über die ganze Plaque aus, so dass sie, in toto betrachtet, beetartig erhaben erscheint. Hat die Schwellung ihren Höhepunkt erreicht, so kann man meist auch nicht mehr einzelne Wülste unterscheiden, sondern es ist die Oberfläche mehr glatt, nur von kleinen Grübchen unterbrochen, die dem Sitz der Follikel entsprechen.

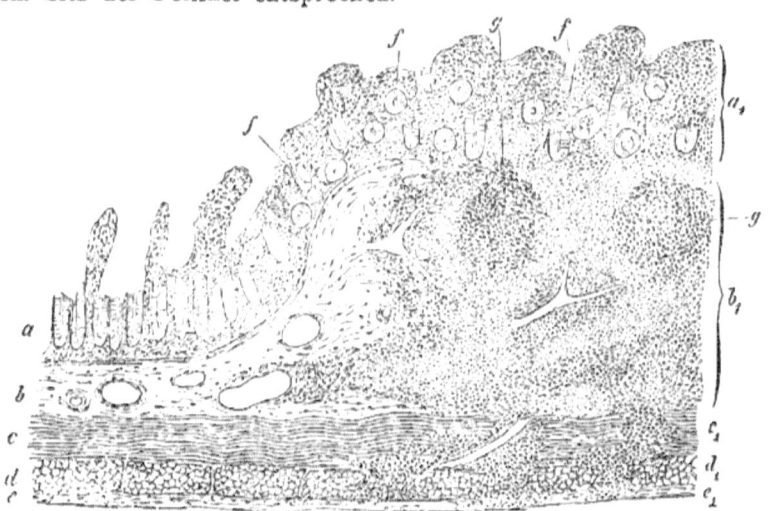

Fig. 177. Typhus abdominalis. Schnitt durch den Rand einer geschwellten Peyer'schen Plaque. *a* Mucosa. *b* Submucosa. *c* Muscularis interna. *d* Muscularis externa. *e* Serosa. a_1 b_1 c_1 d_1 e_1 Die verschiedenen Darmwandschichten infiltrirt. *f* Angeschnittene Lieberkühn'sche Drüsen. *g* Follikel. Vergr. 15. Anilinbraunpräparat.

In derselben Weise, wie an Stelle der Plaques beetartige Erhebungen, bilden sich an Stelle der Solitärfollikel rundliche Knoten.

Mit der Ausbildung der Schwellung erhalten die Plaques und die Follikel, die ursprünglich intensiv geröthet waren, ein markweisses Aussehen.

Die Schwellung der Plaques und der Solitärfollikel ist im Wesentlichen durch eine äusserst hochgradige zellige Infiltration der Mucosa (Fig. 177 a_1) und Submucosa (b_1) bedingt. In der Mucosa sind die Drüsen (f) durch das zellige Infiltrat auseinander gedrängt und aus ihrer Lage gebracht. Auch die Darmzotten sind geschwellt und infiltrirt. Die Submucosa ist im ganzen Gebiet der Plaques gleichmässig infiltrirt (b_1). In frühen Stadien sind die Follikel (g) innerhalb des Infiltrates noch deutlich erkennbar, später nicht mehr.

An der zelligen Infiltration participirt, wenn auch in beschränktem Maasse, die Muskelschicht (c_1 d_1), ja selbst die Serosa (e_1).

Die Zahl der geschwellten Plaques und Solitärfollikel ist sehr verschieden. Nicht selten sind nur einige wenige oder sogar nur eine erheblich geschwellt, in anderen Fällen reicht die Affection bis hoch in das Jejunum hinauf; nach abwärts kann sie sich bis zum Anus erstrecken.

In der zweiten Woche des Typhus pflegt eine partielle Nekrotisirung der geschwellten Plaques einzutreten. Die nekrotischen Partieen nehmen entweder den ganzen centralen Theil der Plaques ein oder bilden innerhalb derselben mehrere kleinere Herde. Sie gewinnen sehr bald durch Zerfall an der Oberfläche ein zerfetztes Aussehen. Gleichzeitig erhalten sie durch Imbibition mit Galle eine gelbe oder graugelbe oder gelbbraune Farbe. Allmählich lockert sich der Zusammenhang der nekrotisch gewordenen Theile mit dem noch erhaltenen Gewebe im Grunde sowohl als am Rande.

Nach ihrer Losstossung, die nach wenigen Tagen erfolgt, hinterlassen sie einen Substanzverlust, dessen Grund meist glatt und gereinigt erscheint. Die Ränder des Geschwüres sind um diese Zeit noch infiltrirt und geschwellt.

Die Geschwüre bleiben meistens auf das Gebiet der Plaques sowie der Solitärfollikel und ihrer nächsten Umgebung beschränkt, nur selten greift die Nekrotisirung des Gewebes und die Ulceration über das Gebiet der folliculären Apparate hinaus, doch kommt es, namentlich an der Ileocoecalklappe, vor, dass auch noch grössere oder kleinere Abschnitte der benachbarten Schleimhaut der Nekrose verfallen. Was die Ausdehnung des Geschwüres in der Tiefenrichtung betrifft, so nekrotisirt gewöhnlich nur die Mucosa und die Submucosa. Nur wenn die entzündliche Infiltration der Muscularis einen bedeutenden Grad erreicht, greift die Ulceration auch auf letztere über. Bei sehr heftiger Entzündung kann schliesslich auch die Serosa zerstört werden, doch erreicht die Grösse der Nekrose in den letztgenannten Theilen nie dieselbe Ausdehnung, wie in der Mucosa und Submucosa.

Greift die Entzündung und die Nekrose auch auf die äusseren Darmhäute über, so kann Perforation des Darmes eintreten. Die Folge davon ist eine meist tödtliche Peritonitis.

Die Rückbildungs- und Heilungsvorgänge an den erkrankten Theilen können in verschiedenen Stadien der Affection beginnen. Tritt keine Nekrose ein, so schwellen die Plaques durch Resorption des Infiltrates ab, werden dabei schlaff und gleichzeitig auch wieder hyperämisch. Durch Austritt von rothen Blutkörperchen aus den Gefässen wird das Gewebe mehr oder weniger ausgesprochen blutig infiltrirt, so dass die Plaques eine schiefergraue Färbung erhalten.

Wie nicht ulcerirte geschwellte Plaques, so schwellen auch die infiltrirten Geschwürsränder ab, werden schlaff und erscheinen hyperämisch. Nicht selten kommt es zu ganz bedeutenden Blutungen aus denselben, die nicht nur zu einer hämorrhagischen Infiltration des Gewebes, sondern auch zur Bildung blutiger Ergüsse in das Darmlumen führen. Schreitet der Process der Heilung vor, so legen sich die schlaffen, überhängenden Ränder dem Geschwürsgrunde an. Auf letzterem selbst bildet sich ein zartes Granulationsgewebe, das sehr bald mit Epithel bedeckt wird.

Wo Geschwüre ihren Sitz gehabt haben, findet man noch lange nach Ablauf des Typhus seichte, glatte, schieferig gefärbte, drüsen- und follikellose Vertiefungen in den ebenfalls schieferig gefärbten Plaques.

Mit der Entzündung der lymphatischen Apparate des Darmes geht jeweilen auch eine Entzündung der zugehörigen Lymphdrüsen parallel. Sie äussert sich im Beginn durch intensive Röthung, Schwellung und stärkere Durchfeuchtung derselben (vergl. § 348). Später gewinnen die Lymphdrüsen durch massenhafte Ansammlung lymphatischer Elemente eine hellgrauweisse Farbe. Die entzündliche Schwellung der Lymphdrüsen geht entweder durch Resorption des Infiltrates wieder zurück, wobei sie schlaff und hyperämisch werden, oder aber sie führt zu Nekrose, so dass sich im Innern der Drüsen opak grauweisse Herde bilden. Sie können später ebenfalls resorbirt werden.

Nicht selten gewinnen sie eine käsige Beschaffenheit und verkalken. Die Milz ist unter gewöhnlichen Umständen geschwellt; häufig treten auch Entzündungen im Rachen auf, welche namentlich die lymphatischen Apparate betreffen. Ueber den Bacillus des Typhus vergl. § 206.

§ 475. Die Tuberculose des Darmes hat, so weit es sich um die Histogenese des Processes handelt, bereits in § 428 Fig. 172 ihre Besprechung gefunden. Sie ist eine der allerhäufigsten Darmaffectionen und hat ihren Sitz hauptsächlich im Gebiet der lymphadenoiden Apparate. Am häufigsten ist die Gegend der Ileocoecalklappe erkrankt, doch ist nicht selten auch der Dickdarm bis hinunter zum Anus afficirt.

Im ersten Beginn bilden sich innerhalb von Plaques oder an Stellen, wo Solitärfollikel sitzen, knötchenförmige Erhebungen, die von Epithel bedeckt sind. Nach einer gewissen Zeit erscheint innerhalb dieser Herde ein gelbweisser Punkt als Zeichen der im Centrum des Herdes eingetretenen Nekrose und Verkäsung. Durch Zerfall bildet sich ein mit infiltrirten Rändern versehenes Geschwür. Dieses ursprünglich kleine Geschwür wächst durch Bildung neuer kleiner Infiltrations- und Zerfallsherde am Rande, oder durch Confluenz mit benachbarten Geschwüren.

Grössere Geschwüre pflegen eine sehr unregelmässige Beschaffenheit zu zeigen. Manche sind rundlich, andere mehr länglich und dann häufig mit der Längsaxe dem Umkreise des Darmes gleichgerichtet (gürtelförmige Geschwüre), andere wieder sind sehr vielgestaltig, buchtig.

Die Ränder sind gemeiniglich infiltrirt, bei grossen Geschwüren jedoch nicht regelmässig. Da und dort finden sich in dem grauen oder grauröthen Infiltrationswalle gelbe, nekrotische, knötchenförmige Herde und auch im Grunde gewahrt man graue und gelbe Knötchen. Dabei ist die Tiefe des Geschwüres an den verschiedenen Stellen oft ungleich. Nicht selten bleiben innerhalb des Geschwüres einzelne Schleimhautinseln erhalten und bilden grauröthe Erhebungen auf dem Geschwürsboden.

Wo grössere Geschwüre bestehen, ist meist nicht nur die Mucosa und Submucosa afficirt, sondern die Tuberkeleruption sowohl als auch der Zerfall haben schon auf die Muscularis, erstere auch auf die Serosa übergegriffen. In letzterer bilden sich dabei theils Gruppen, theils Züge rosenkranzartig aneinander gereihter grauer Tuberkel, in deren Umgebung die Serosa stärker injicirt ist.

Nur in seltenen Fällen tritt in der tuberculösen Verschwärung Stillstand und mehr oder weniger vollkommene Vernarbung ein; weit häufiger schreitet die knötchenförmige Infiltration und der Zerfall bis zum letalen Ende stetig weiter.

§ 476. Syphilis des Darmes. Abgesehen von den breiten Condylomen, welche nicht selten am Anus auftreten, kommt bei Frauen im Rectum eine syphilitische Verschwärung vor, die etwa handbreit über den Anus hinaufreicht und meist in einer ziemlich scharfen Linie sich gegen die gesunde Schleimhaut abgrenzt. Die erkrankte Partie stellt meist eine äusserst unregelmässige Geschwürsfläche dar, innerhalb welcher grössere und kleinere meist noch mehr oder weniger unterminirte Schleimhautinseln liegen. Auch die Ränder sind meist unterminirt. Es rührt dies davon her, dass die Entzündung ihren Sitz hauptsächlich in der Submucosa hat, und in Folge dessen auch hier der Zerfall zuerst eintritt.

Diese Geschwüre sondern reichlich eitriges Secret ab. Da die Geschwüre nur bei Frauen, welche an syphilitischen Affectionen des Geschlechtsapparates leiden, gefunden werden, so ist es sehr wahrscheinlich, dass sie in Folge localer Infection des Rectum durch Secret, das aus der Scheide fliesst, entstehen. Geschwüre, welche unter dem Einflusse einer syphilitischen Infection im Colon oder im Dünndarm entstehen, sind äusserst selten.

§ 477. Enteromycosis bacteritica oder Intestinalmycose ist ein Sammelbegriff für verschiedene Affectionen. Zunächst könnte man unter diesen Begriff mit vollem Rechte die Darmtuberculose, den Abdominaltyphus, wahrscheinlich auch einen Theil der dysenterischen Processe zählen. Meist versteht man indessen darunter hauptsächlich den Milzbrand des Darmes, ferner gewisse Formen der Fleischvergiftung (vergl. § 204 und § 206), bei welchen mitunter dem typhösen Processe ähnliche Veränderungen im Darme entstehen.

Bei dem Darmmilzbrande bilden sich neben diffus ausgebreiteten catarrhalischen Entzündungen umschriebene, linsengrosse, blaurothe oder braunrothe, hämorrhagische Herde mit graugelblichem oder grüngelblichem Schorf im Centrum. Zuweilen sind die infiltrirten Theile und auch der Schorf grösser. Sowohl innerhalb dieser Herde als auch in deren Umgebung liegen Bacillen im Gewebe, besonders in den Blutgefässen. Dieselben lassen sich gleichzeitig auch in den geschwellten Lymphdrüsen nachweisen.

Eine makroskopisch durchaus den beschriebenen Veränderungen gleichsehende Affection des Darmes kommt auch unter dem Einflusse putrider Infectionen vor. Kürzlich fand ich bei einem Rückenmarkskranken, der an einer putriden ulcerirenden Balanitis und einer Cystitis septisch zu Grunde gegangen war, die oben beschriebenen hämorrhagischen Herde mit nekrotischem Schorf im Dünndarm sowohl als im Dickdarm in grosser Zahl.

Literatur über Enteromycosis: E. WAGNER, Arch. d. Heilk. XV. Bd.; LEUBE und MÜLLER, Deutsch. Arch. f. klin. Med. XII. Bd.; BOLLINGER, Beiträge zur vergl. Pathol. der Hausthiere, München 1872; BUHL, Zeitschr. f. Biol. 1871 VI. Bd. FISCHL, Arch. f. experim. Pathol. XVI.

5. Geschwülste des Darmes.

§ 478. Der geschwulstartigen entzündlichen Hyperplasieen, welche in Form papillöser und polypöser Wucherungen im Darme vorkommen, ist bereits in § 470 gedacht worden. Mitunter kommen diese polypösen Bildungen auch ohne voraufgegangene Entzündung theils angeboren, theils erworben vor. Sie schliessen sich in ihrem Bau durchaus demjenigen der Schleimhaut an, nur sind die Drüsen oft reichlicher und daher mehrfach verzweigt und gewunden. Sie werden als glanduläre Hyperplasieen oder als gutartige Adenome bezeichnet. Im Dünndarm kommen sie selten vor, häufig dagegen im Rectum. Durch Zerrung wird ihr Stiel oft verlängert, so dass sie, wenn sie tief im Rectum sitzen, durch die Analöffnung zu Tage treten können. Nicht selten sind einzelne Drüsen zu kleinen Cysten entartet.

Unter den Geschwülsten des Darmes spielen die Carcinome weitaus die wichtigste Rolle. Sie kommen nicht selten vor, sind indessen nicht so häufig als diejenigen des Magens. Am häufigsten finden sie sich im Rectum sowie an der Flexura iliaca, Fl. lienalis, Fl. hepatica coli und im Coecum. Die im Mastdarm sitzenden Carcinome breiten sich bald nur über die nächste Nachbarschaft des Anus aus, bald greifen sie auch auf höher gelegene Theile über.

Im Dünndarm sind Carcinome selten, etwas häufiger treten sie im Duodenum namentlich in der Umgebung der Papille des Ductus coledochus auf.

Die Darmcarcinome bilden entweder solitäre, scharf abgegrenzte, fungöse, weiche Tumoren, oder aber über grössere Strecken ausgebreitete papillöse Wucherungen. Häufig tritt schon frühzeitig eine krebsige Infiltration der Darmwand ein, wodurch dieselbe verdickt und verhärtet wird. Betrifft die Infiltration den ganzen Umfang des Darmes, so wird derselbe in ein dickwandiges starres Rohr verwandelt. Am häufigsten geschieht dies im Rectum, seltener im Colon.

In sehr vielen Fällen ist zur Zeit der anatomischen Untersuchung die Neubildung an der Oberfläche bereits zerfallen, so dass man nur noch ein Geschwür vor sich hat, dessen Ränder von krebsigen Wucherungen besetzt sind. Nicht selten sind auch die letzteren zerfallen, so dass das Geschwür einem entzündlich entstandenen durchaus ähnlich sieht. Ferner können Grund und Rand der Geschwüre narbig schrumpfen, sodass der Darm verengt wird. Letzteres ist namentlich dann der Fall, wenn die Geschwüre gürtelförmig den ganzen Umkreis des Darmes umfassen.

Nach ihrem histologischen Bau gehören die Darmkrebse verschiedenen Formen des Carcinomes an. Eine der häufigsten Formen ist das destruirende Adenom resp. Adenocarcinom. Dasselbe bildet fungöse und papillöse Wucherungen, führt aber auch zu Infiltration der Submucosa, Muscularis und Serosa. Bei kleinen Tumoren pflegen die epithelialen Wucherungen meist noch den Bau schlauchförmiger Drüsen mit Cylinderepithel zu zeigen. Bei weiterentwickelten Neubildungen ist wenigstens stellenweise der drüsige Typus verloren gegangen, so dass man grössere, solide Krebszellennester findet, welche nur noch an der Peripherie Cylinderepithel besitzen.

Nächst den Adenocarcinomen kommen die Gallertkrebse am häufigsten vor, namentlich im Mastdarm. Sie zeichnen sich durch umfangreiche, gallertige Wucherungen aus, welche sich über grössere Flächen ausbreiten und die Darmwand infiltriren. Seltener als die beiden erstgenannten sind Carcinome von dem Bau des Carcinoma simplex und des C. skirrhosum.

Melanocarcinome kommen nur am Rectum vor.

Ulceriren die Darmkrebse und greifen sie in die äusseren Schichten der Darmwand über, so kommt es sehr gewöhnlich zu entzündlichen Veränderungen, namentlich zu Bindegewebs- und Gefässneubildung in der Serosa, welche zu Verwachsung des betreffenden Darmstücks mit der Nachbarschaft führt. Mitunter tritt auch Perforation der Krebsgeschwüre ein. Häufig bilden sich Metastasen in den Lymphdrüsen, dem Peritoneum und der Leber.

Neubildungen aus der Gruppe der Bindesubstanzgeschwülste kommen im Darm selten vor und haben eine weit geringere Bedeutung als die Krebse. Am häufigsten beobachtet man Fibrome und Lipome, seltener Myome, Angiome und Sarcome.

Sie entwickeln sich theils von der Mucosa und Submucosa, theils von der Muscularis und der Serosa aus. Ragen sie in Form von Polypen in das Innere des Darmes, so können sie das Lumen verlegen oder durch Zerrung Invagination hervorrufen. Gestielte Geschwülste können ferner, durch die Peristaltik des Darmes nach und nach immer mehr von ihrem Mutterboden abgezerrt, schliesslich abgerissen und mit dem Koth nach Aussen geschafft werden.

6. Parasiten des Darmes. Darmsteine.

§ 479. Sowohl die pflanzlichen als die thierischen Parasiten des Darmes haben bereits im allgemeinen Theil ihre Besprechung gefunden (vergl. § 182—250).

Unter den pflanzlichen Parasiten spielen jedenfalls Spaltpilze die Hauptrolle. Da der Darm beständig verschiedene Spaltpilzformen beherbergt, so hält es schwer, zu entscheiden, in wie weit verschiedene Darmaffectionen, namentlich Entzündungen, durch die gewöhnlich vorkommenden Spaltpilze (bei Stagnation des Darminhaltes) oder durch specifische Pilzformen hervorgerufen werden. Wie oben bereits mitgetheilt worden ist, kommen dem Typhus, der Tuberculose und dem Milzbrande, wahrscheinlich auch der Cholera und der eigentlichen Dysenterie specifische Spaltpilzformen zu.

Die Spaltpilze, die im Darme vorkommen, gehören den Mikrokokken, Mikrobacterien (Bacterium Termo) und den Desmobacterien (Bacillus, Clostridium) an. In seltenen Fällen gelangt auch der Soorpilz im Darme zur Entwickelung.

Von den thierischen Parasiten kommen folgende im Darme vor:

1) **Cercomonas intestinalis und Paramecium coli** (§ 250).
2) **Taenia mediocanellata s. saginata** (§ 244).
3) **Taenia solium** (§ 241).
4) **Taenia nana und T. cucumerina** (§ 244).
5) **Bothriocephalus latus** (§ 249).
6) **Ascaris lumbricoides und A. mystax** (§ 228).

7) Trichina spiralis (§ 232).
8) Trichocephalus dispar (§ 230).
9) Oxyuris vermicularis (§ 229).
10) Anchylostoma duodenale s. Dochmius duodenalis (§ 231).

Unter den Fremdkörpern, welche im Darme vorkommen, gewähren nur jene pathologisch-anatomisches Interesse, welche im Darme selbst entstehen.

Abgesehen von eingedickten Kothmassen, welche eine feste, harte Beschaffenheit annehmen können, kommen auch steinartige Concremente, sogen. Enterolithen im Darme vor. Sie bilden sich vornehmlich im Coecum, im Wurmfortsatz und im Dickdarm, seltener im Dünndarm, und liegen meist in Divertikeln. Man kann drei Formen unterscheiden (LEUBE).

1) Schwere, steinharte, concentrisch geschichtete Concretionen, deren einzelne Lagen abwechselnd weiss, gelb und braun gefärbt sind. Sie bestehen aus phosphorsaurer Magnesia, Ammoniakmagnesia und organischen Bestandtheilen. Sie erreichen selten mehr als Kastaniengrösse und sind meist abgerundet. Häufig enthalten sie in ihrem Innern einen Fremdkörper.

2) Enterolithen von geringem specifischen Gewicht und unregelmässiger Gestalt, porös, festweich. Sie bestehen aus einer verfilzten Masse unverdaulicher Pflanzenreste, in deren Interstitien sich kothige und erdige, kalkige Massen eingelagert haben.

3) Steine, welche durch längeren Genuss mineralischer Arzneimittel, z. B. Kreide oder Magnesia entstanden sind.

Zu diesen im Darme selbst gebildeten Steinen kommen noch Gallensteine, welche aus den Gallengängen in den Darm getreten sind.

Sowohl im Körper selbst gebildete, als auch von aussen eingeführte Fremdkörper können eine Obturation des Darmes herbeiführen. Häufig geschieht dies z. B. in der Ampulle des Mastdarmes. Abgesehen von der durch ihre Anwesenheit bedingten Kothstauung erregen sie Entzündung, die ihren Ausgang in Ulceration und Geschwürsbildung nehmen und zu Perforation des Darmes führen kann.

NOTHNAGEL (Zeitschr. f. klin. Med. III) fand in Darmentleerungen häufig eine eigene Art von Monaden. Todt bilden dieselben kreisrunde wenig lichtbrechende scharf conturirte Kugeln. Lebend sind sie birnförmig und besitzen am dünneren Ende eine Spitze mit einem Geiselfaden, der lebhafte Schwingungen ausführt. Daneben werden auch Gestaltveränderungen ausgeführt. Sie sind wahrscheinlich ganz harmlose Schmarotzer.

Literatur über Darmsteine s. LEUBE, v. Ziemssens Handb. d. speciell. Pathol. VII. Bd. Bei Pferden und Rindern sind Darmsteine viel häufiger, als beim Menschen, indem sie meist unverdaute Pflanzenreste und abgeleckte Haare im Darmkanal haben, welche den Ausgangspunct von Concrementen bilden können. Die eigentlichen Steine, die namentlich beim Pferde vorkommen, sind ziemlich harte Kugeln, die hauptsächlich aus phosphorsaurer Magnesia bestehen. Die falschen Steine bestehen aus Haar- und Pflanzenfasern, die mehr oder weniger incrustirt sind. Mitunter kommen Bälle vor, die fast ganz aus Haaren (Aegagropili oder Bezoare), bestehen. Bei Wiederkäuern liegen sie meist im Pansen oder der Haube, bei Schweinen häufiger im Dünndarm.

Kürzlich hat FRIEDLÄNDER eine Mittheilung gemacht, wonach bei einem Tischler, der häufig Schellacklösung in den Mund nahm, sich ein Darmstein aus Schellack bildete.

Beiträge zur Kenntniss der Entstehung und der Zusammensetzung der Kothsteine sind in den letzten Tagen von SCHUBERG (Virch. Arch. 90. Bd.) mitgetheilt worden. Nach ihm enthalten die Kothsteine von Pflanzenfressern hauptsächlich Carbonate, diejenigen von Fleischfressern Phosphate. Bei dem Menschen schwankt ihre Zusammensetzung je nach der Nahrung.

ACHTER ABSCHNITT.
Pathologische Anatomie der Leber, der Gallengänge, der Gallenblase und des Pankreas.

I. Pathologische Anatomie der Leber.

1. Einleitung. Infiltration und Pigmentirung der Leber.

§ 480. Die Leber ist die grösste Drüse des menschlichen Körpers, und es vollziehen sich in ihr für den Bestand des Organismus hochwichtige Functionen. Vermöge ihrer bedeutenden Grösse tritt sie zu zahlreichen Organen in nachbarliche Beziehungen. Frei in der Bauchhöhle dicht unter den Bauchdecken liegend, von dem Rippenkorbe nur theilweise geschützt, wird ihre Lage und Form nicht minder wie ihre Textur und ihre Function durch die verschiedensten Veränderungen der Umgebung beeinflusst. Auf der anderen Seite ist auch ihre eigenartige Einfügung in das Gefässsystem, welche sie nicht nur wie andere Organe an dem allgemeinen Körperkreislauf participiren lässt, sondern sie noch in eine besondere innige Beziehung zu dem aus dem Darmtractus und der Milz herkommenden Blute setzt, durchaus geeignet, der Leber nicht nur Schädlichkeiten, die in den allgemeinen Kreislauf gelangt sind, zuzuführen, sondern auch solche, welche das venöse Blut des Darmes und der Milz aufgenommen hat.

Die Leber besitzt ein enorm stark entwickeltes und weites Capillarsystem. Ferner steht das Blut, welches ihr von der Pfortader zugeführt wird, unter sehr geringem Drucke; es ist daher auch die Circulation in der Leber eine langsame. Die Folge davon ist, dass Fremdkörper im Blute sich mit besonderer Vorliebe in der Leber ablagern (vergl. § 266—268) und zwar sowohl solche, welche ihr von der Arterie, als auch solche, welche ihr von der Pfortader aus zugeführt werden. Eine der häufigsten hieraus entstehenden Leberinfiltrationen ist die Pigmentinfiltration.

Enthält das Blut reichliche Mengen von zerfallenen Blutkörperchen oder von gefärbten Eisenverbindungen (vergl. § 266) und gelangen dieselben in die Leber, so bleiben sie zunächst zum Theil in den Capillaren des periportalen Bindegewebes (Fig 178 d) und des peripher gelegenen Pfortadergebietes der Acini (c) liegen. Weiterhin treten sie theilweise aus dem Gefässsystem aus und lagern sich namentlich im periportalen Bindegewebe, zum Theil auch innerhalb der Leberzellenbalken (§ 481) ab. Ist die Menge des circulirenden Pigmentes sehr reichlich, so kann die Ablagerung eine so bedeutende werden, dass das Gewebe durch das Pigment vollkommen verdeckt wird (d), dass man weder die Gallengänge, noch auch die Leberzellenbalken in der Peripherie der Acini mehr erkennen kann.

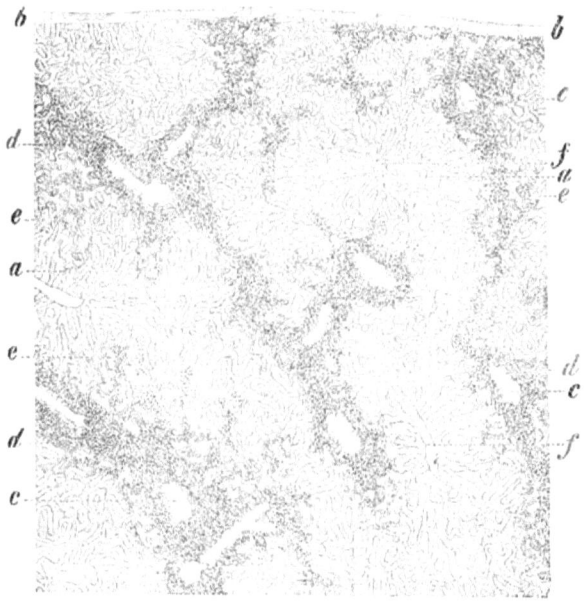

Fig. 178. Pigmentinfiltration der Leber nach Resorption eines Blutextravasates. a Acini. b Peritoneum. c Pfortaderäste. d Infiltrirtes periportales Bindegewebe. e Innerhalb der Lebercapillaren gelegenes Pigment. f Venulae centrales. Vergr. 20. Canadapräp. mit Carmin gefärbt.

Das Pigment, welches durch den Zerfall der rothen Blutkörperchen entsteht, ist bald gelb, bald rothbraun oder braun bis schwarz. Demgemäss erhält auch die infiltrirte Leber eine entsprechende Färbung. Da die Ablagerung, wenn auch nicht ausschliesslich, so doch hauptsächlich im Pfortadergebiet erfolgt, so erstreckt sich auch die Pigmentirung wesentlich nur auf letzteres (Fig. 178), so dass es in höchst auffälliger Weise gegenüber dem pigmentlosen oder wenigstens verhältnissmässig pigmentarmen Centrum der Acini hervortritt.

Circuliren im Blute, wie dies bei Leukämie der Fall ist, abnorm reichliche Mengen von farblosen Blutkörperchen, so lagern sich auch diese mit Vorliebe in der Leber ab, es bildet sich eine leukämische Infiltration. Die Ablagerung erfolgt ganz genau in derselben Weise, wie bei dem Pigmente und kann eine ganz bedeutende Mächtigkeit erlangen. In Folge dessen schwillt die Leber mehr oder weniger an, und die Acini erscheinen durchgehends von einander durch eine mehr oder weniger breite Zone eines grauweissen Gewebes getrennt. Zuweilen entstehen neben diesen mehr gleichmässig verbreiteten Infiltrationen noch stärkere knotenförmige Zellanhäufungen, innerhalb welcher das Gewebe stärker aufgelockert ist, so dass es den Charakter des lymphadenoiden Gewebes erhält.

Wie blande, so können sich auch schädlich wirkende Fremdkörper in der Leber ablagern. Unter letzteren spielen Mikroparasiten die Hauptrolle, indem ihre Ansiedelung in den Capillaren Nekrose des Lebergewebes und Entzündungen verursachen kann (vgl. § 493 und 494).

Wenn man die pathologisch-anatomischen Veränderungen der Leber in ihrer Genese und in ihrem Verlaufe richtig verstehen will, ist es unumgänglich nothwendig, stets auch den histologischen Bau der Leber sich zu vergegenwärtigen. Am leichtesten ist dies zu erreichen, wenn man sich die Gefässanordnungen innerhalb der Leber in das Gedächtniss einprägt. Die Lebervene mit ihren Verzweigungen bildet einen Baum, dessen letzte Zweige alle annähernd von derselben Grösse sind und annähernd in gleicher Entfernung von einander liegen. Zu jedem dieser Endzweige (Fig. 178 f) gehört ein System von Capillaren, welche von allen Seiten herkommend in denselben einmünden. Da die Ausbreitung dieses zu je einer Endverzweigung der Venen gehörenden Capillargebietes nach allen Richtungen hin ungefähr dieselbe Grösse hat, so entsteht dadurch ein einer Beere nicht unähnliches Gefässconvolut mit einem axial gelegenen grösseren Gefässe. Ersteres, d. h. das Capillargebiet entspricht derjenigen Structureinheit der Leber, die man Acinus oder Leberläppchen (Fig. 178 a) nennt, letzteres dagegen der Venula centralis (f).

Die Lücken des Capillarnetzes des Leberacinus sind mit den Drüsenzellen der Leber gefüllt und zwar in der Weise, dass jede Leberzelle mit mehreren Capillaren in Verbindung tritt und jede Capillare ganz von Leberzellen umgeben ist. An Schnitten betrachtet, bilden die Leberzellen Zellzüge, welche mit den Blutgefässen abwechseln. Sie werden als Leberzellenbalken bezeichnet. Da, wo zwei oder mehrere Leberzellen zusammentreten, liegen die feinsten Gallengänge. Sie werden dadurch gebildet, dass zwei oder mehrere rinnenförmige Canäle, welche an der Oberfläche einander benachbarter Leberzellen eingegraben sind, sich zu kleinsten Röhrchen aneinander legen und mit den nächstgelegenen Röhrchen in Verbindung treten. Die Zahl der Leberläppchen ist sehr gross. In der Leber des Menschen liegen dieselben dicht nebeneinander, und es geht auch das Capillarsystem des einen Läppchens an einem grossen Theil der Oberfläche continuirlich in dasjenige des Nachbarläppchens über. Immerhin ist dies nur theilweise der Fall. An manchen Stellen bleibt zwischen den Läppchen ein Raum frei, der durch Bindegewebe angefüllt wird. Dieses interacinöse Bindegewebe wird als Glisson'sche Kapsel bezeichnet und dient zunächst als Verbindungsmasse der einzelnen Acini; sodann ist dasselbe auch Träger der das Blut zuführenden Gefässe und der das Drüsensecret abführenden Canäle. Die letzteren werden durch Röhren, welche mit Cylinderepithel ausgekleidet sind, gebildet und stehen mit dem intraacinösen Röhrensystem in Verbindung.

Das Blut zuführende Gefässsystem ist ein doppeltes, ein venöses und ein arterielles. Das erstere, d. h. die Pfortaderäste (c), giebt sein Blut sofort an die Capillaren der Acini selbst ab, das arterielle Blut dagegen, das die Leberarterie zuführt, verbreitet sich zunächst innerhalb der in der Glisson'schen Kapsel oder dem periportalen Bindegewebe verlaufenden Capillaren und tritt erst, nachdem dieses Capillarsystem durchlaufen ist, mit dem Pfortaderblut in den Acinus hinein.

Mit den Blutgefässen tritt nur äusserst wenig Bindegewebe in die Acini ein, so dass dasselbe mit den gewöhnlichen Untersuchungsmethoden nicht zu erkennen ist. Die grösseren Lymphbahnen der Leber haben ihren Sitz in dem periportalen Bindegewebe und in den Scheiden der grösseren Gefässe.

§ 481. Die Leber ist eine secernirende Drüse, in welcher ausgedehnte chemische Umsetzungen stattfinden. Die Hauptproducte derselben sind die Gallensäuren (Glycochol- und Taurocholsäure), deren Atomencomplexe zum Theil aus Eiweisskörpern stammen, ferner Gallenfarbstoffe, die aus dem Blutfarbstoff entstehen, und Glycogen, das aus den der Leber zugeführten Kohlehydraten gebildet wird. Die Drüsensubstanz der Leber tritt danach in eine sehr innige Wechselbeziehung zum durchströmenden Blute und entnimmt demselben zahlreiche Substanzen, um sie innerhalb ihres Parenchyms chemischen Umwandlungen zu unterwerfen. Einzelne Substanzen, wie Fett, lagern sich in den Leberzellen ab und bleiben daselbst eine gewisse Zeit lang liegen.

In derselben Weise wie normal im Blute vorkommende Substanzen in der Leber umgesetzt werden und mit der Galle zur Abscheidung gelangen, ebenso werden auch zahlreiche Substanzen, die abnormer Weise ins Blut gelangt sind, oder abnormer Weise sich in demselben gebildet haben, durch die Leber wieder nach aussen geschafft. So wird z. B. im Blute gelöst circulirender Arsenik, ebenso auch Antimon, Blei, Kupfer, Quecksilber, indigschwefelsaures Natron durch die Leber aus dem Blute abgeschieden.

Diese Aufgaben, welche der Leber zufallen, bringen es mit sich, dass ihr Parenchym nicht selten degenerative Veränderungen erleidet. In evidenter Weise tritt dies oft schon zu Tage, wenn die physiologischen Ansprüche an die Leber über ein gewisses Maass hinausgehen. Wenn z. B. bei der sogenannten perniciösen Anämie der Zerfall des Blutes sehr erheblich gesteigert ist, so kommt es nicht nur zu der bereits aufgeführten (§ 480) Anhäufung von gefärbten und ungefärbten Zerfallsproducten des Blutes ausserhalb der Leberzellen, sondern auch zu einer Infiltration der Leberzellen selbst (Fig. 179). Es kommen Fälle vor, in denen fast sämmtliche

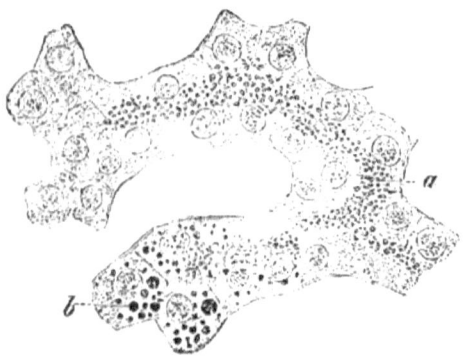

Fig. 179. Infiltration der Leberzellenbalken mit gelben Pigmentkörnern (*a*) bei perniciöser Anämie. *b* Fettig degenerirte Zellen. Präp. mit Ueberosmiumsäure und Carmin behandelt. Vergr. 350.

Leberzellen gelbe oder braungelbe oder orangefarbene, eisenhaltige Pigmentkörner enthalten, namentlich im axialen Theil der Balken, wo die Gallengänge verlaufen.

Wie QUINCKE gezeigt hat, enthalten die Leberzellen ferner auch noch farblose, eisenhaltige Körner, die sich bei der Behandlung mikroskopischer Schnitte mit NH_4S durch die schwarzgrüne Färbung, die sie annehmen, nachweisen lassen. Die Anwesenheit der pigmentirten Körner kann man meist schon makroskopisch an der hell rothbraunen Färbung der Leber erkennen. Die Ablagerung gefärbter und farbloser eisenhaltiger Körner in der Leber ist nur durch die Annahme erklärbar, dass in Folge des gesteigerten Blutzerfalles die Abscheidung des Eisens und der Farbstoffe durch die Leberzellen nicht mehr mit der Zufuhr von Eisen und Pigment Schritt halten konnte. Begünstigt wird eine solche Ablagerung jedenfalls auch durch eine Herabsetzung der Leberthätigkeit in Folge der vorhandenen Anämie. Bei hochgradiger Anämie tritt neben der Pigmentablagerung auch eine Verfettung der Leberzellen ein, kenntlich an der Bildung äusserst zahlreicher kleinster Fetttröpfchen (Fig. 179 b).

Abgesehen von diesen Blutverunreinigungen durch Zerfall des Blutes selbst, können die verschiedensten Veränderungen der chemischen Constitution des Blutes zur Folge haben, dass auch das Drüsengewebe der Leber erkrankt, dass die Leberzellen unter der Einwirkung der mit ihnen in Contact kommenden Substanzen leiden, dass nicht selten auch der Blutgefässbindegewebsapparat in einen krankhaften Zustand versetzt wird. Wie chemische Veränderungen des Blutes, so können selbstverständlich auch einfache Circulationsstörungen die Ernährung der Leber beeinträchtigen.

Endlich droht auch der Leber eine nicht unerhebliche Gefahr durch Störungen, welche sich primär innerhalb der Gallengänge entwickeln. Schon die Behinderung des Gallenabflusses führt gewisse Veränderungen in der Leber herbei. Von noch verderblicherem Einflusse sind selbstverständlich Entzündungen innerhalb der Gallengänge.

2. **Missbildungen und erworbene Form- und Lageveränderungen. Wunden und Rupturen.**

§ 482. **Missbildungen der Leber** sind nicht häufig und haben im Ganzen eine geringe medicinische Bedeutung. Sehr selten ist Mangel der Leber, namentlich bei Früchten, die im Uebrigen keine bedeutende Missbildung zeigen. Häufiger kommen angeborene Abweichungen von der normalen Gestalt vor, wie z. B. das Fehlen einzelner Lappen, oder abnorme Lappung. In einigen Fällen sind Nebenlebern in Form kleiner Knötchen beobachtet, welche im Ligamentum suspensorium ihren Sitz hatten. Mangel der Gallenblase ist mehrfach beobachtet worden, ebenso auch eine angeborene Verengerung und Erweiterung der Gallengänge und abnorme Einmündung des Ductus choledochus in den Darm.

Unter den abnormen angeborenen Lagerungen ist die Verlagerung nach links bei Situs viscerum transversus, sowie der Vorfall in die Brusthöhle bei Defecten im Zwerchfell, oder nach aussen bei Defecten in den Bauchdecken besonders hervorzuheben.

Erworbene Formveränderungen sind sehr häufig bei Texturerkrankungen des Leberparenchyms (vergl. Hepatitis § 497, Syphilis § 499, Krebs § 503), sowie auch bei krankhaften Veränderungen der benachbarten Organe. So tritt z. B. bei Individuen, welche sich schnüren und dadurch den unteren Theil des Brustkorbes nach innen drängen, sehr häufig eine Difformirung der Leber ein, welche man als Schnürleber bezeichnet. Am häufigsten erscheint dabei der dem Rippenbogenrande anliegende Theil der Leber eingedrückt, der bindegewebige Ueberzug an der betreffenden Stelle weisslich verdickt und das darunter liegende Gewebe atrophisch (vergl. § 485) bis zu völligem Schwunde zahlreicher Acini. Ist diese Furche sehr tiefgreifend, so wird dadurch der rechte Leberlappen in eine obere, grössere und eine untere, kleinere Hälfte getrennt. Bei hochgradiger Atrophie des comprimirten Leberabschnittes kann der untere Theil sehr beweglich werden und sich nach oben umschlagen.

Nicht selten bilden sich ferner an der Aussenfläche des rechten Leberlappens flache Furchen, welche dem Verlaufe der Rippen entsprechen. Häufig sind auch an der oberen Fläche des rechten Lappens in sagittaler Richtung verlaufende Furchen, die als Folge von Faltungen anzusehen sind und nach LIEBERMEISTER besonders dann entstehen, wenn bei behinderter Exspiration die Bauchmuskeln die unteren Rippen nach innen ziehen. Nach ZAHN (Revue méd. de la Suisse romande 1881) entstehen die Furchen durch den Druck hypertrophischer Muskelstränge des Zwerchfelles, wie sie sich bei behinderter Inspiration ausbilden. Er bezeichnet sie daher als Zwerchfellfurchen.

Ebenso wie ein Druck difformirend auf die Leber wirkt, so kann auch locale Aufhebung des Druckes die Form der Leber verändern. Sehr evident tritt dies z. B. zu Tage, wenn durch irgend ein Trauma das Zwerchfell einreisst. Stirbt der Betreffende nicht, bleibt aber die Perforationsöffnung bestehen, so kann sich ein beträchtlicher Leberabschnitt in Form eines conischen Zapfens in die Brusthöhle vorwölben.

Erworbene Lageveränderungen sind sehr häufig. Besonders leicht dreht sich die Leber um ihre transversale Axe, so dass der Stand des vorderen Leberrandes je nach der Füllung des Unterleibes erheblich wechselt. Weit seltener als Drehungen der Leber sind erworbene Verlagerungen, doch kommt es vor, dass die Leber abnorm tief liegt, so dass das Ligamentum suspensorium verlängert ist. Am ehesten beobachtet man dies bei hochgradigen Magenectasieen, die bei schlaffen Bauchdecken auftreten (Hepar mobile). Selbstverständlich wird auch durch eine Senkung des Zwerchfelles, z. B. durch ein pleuritisches Exsudat oder durch einen Pneumothorax, die Leber nach abwärts gedrängt.

Verwundungen und Zerreissungen der Leber durch Traumen haben oft bedeutende, mitunter tödtliche Blutungen zur Folge. Kleinere Wunden heilen in derselben Weise wie Verletzungen anderer Gewebe, d. h. durch Bildung einer Narbe.

3. Circulationsstörungen in der Leber und ihre Folgen. Cyanotische Atrophie.

§ 483. **Anämische Zustände** in der Leber sind entweder Theilerscheinung allgemeiner Anämie oder aber Effect local wirkender Ursachen. So kann z. B. Druck auf die Leber, ferner Schwellung der Leberzellen selbst eine Verminderung des Blutgehaltes der Lebercapillaren herbeiführen. Das anämische Gewebe ist blass, im Uebrigen je nach dem Gehalt der Leberzellen an Gallenpigment und Fett bald mehr gelblich, bald mehr bräunlich gefärbt. Man darf jedoch bei Beurtheilung solcher Zustände an der Leiche nicht vergessen, dass nach dem Tode durch die Gerinnung der Leberzellen, ebenso durch allfälligen, von den Nachbarorganen auf die Leber ausgeübten Druck die Blutvertheilung und damit auch der Blutgehalt einzelner Theile der Leber sich erheblich ändern kann.

Congestive Hyperämie der Leber ist eine sehr häufige Erscheinung und kommt sowohl unter physiologischen Verhältnissen, z. B. nach der Mahlzeit, als auch bei pathologischen Zuständen vor, so z. B. im Beginn jeder Entzündung, sowie nach verschiedenen Affectionen, welche einen vermehrten Blutzufluss nach dem Darm zur Folge haben. Durch mächtigen Blutzufluss kann die Leber nicht unerheblich vergrössert werden. Das Leberparenchym zeigt dabei eine dunkel blaurothe oder braunrothe Farbe.

Sehr characteristisch sind die Leberveränderungen, welche in Folge von Blutstauungen auftreten, namentlich wenn dieselben lange Zeit angedauert haben.

Da die Leber sehr nahe am Herzen liegt, so ist jede Rückstauung des Blutes, welche in Folge von Erkrankungen der Herzklappen oder von Veränderungen in der Lunge sich in dem rechten Vorhof und der unteren Hohlvene geltend macht, auch in den Lebervenen bemerkbar. In diesem Sinne wirken namentlich Stenose und Insufficienz der Mitralis und der Tricuspidalis, ferner Lungenemphysem und indurative Verödung der Lunge.

Hat die Stauung nur kurze Zeit bestanden, so ist die Leber gross und blutreich; besonders die Centren der Acini sind dunkel blauroth. Hat die Stauung lange Zeit angehalten, so ist die Leber meist etwas verkleinert, die Oberfläche nicht selten etwas uneben, granulirt, leicht höckerig. Die Schnittfläche zeigt das exquisite Bild einer sogen. Muscatnussleber, indem die Farbe der centralen Theile der Acini stark mit derjenigen der Peripherie contrastirt. Erstere sind tief schwarzroth, meist auch unter die Schnittfläche etwas eingesunken, letztere dagegen je nach dem Fettgehalt der Zellen dunkelbraun bis hellbraun oder gelbbraun bis gelbweiss und quellen über die Schnittfläche etwas vor. Geht die Veränderung noch weiter, so überwiegen die dunkelblaurothen Partieen, und stellenweise fehlt helleres Gewebe ganz. Gleichzeitig sind die Acini verkleinert.

Wie die mikroskopische Untersuchung lehrt, sind die Venen der Leber, namentlich die Venulae centrales und ebenso auch das ihnen zunächst liegende Capillargebiet erweitert. Bei höheren Graden der Erkrankung sind sämmtliche Capillaren der Acini dilatirt. Die Leberzellen zwischen den erweiterten Capillaren sind stets mehr oder weniger atrophisch, meist zugleich von gelben und braunen Pigmentkörnern durchsetzt. Ebensolche Pigmentkörner liegen auch in der Umgebung und in der Wand der Centralvenen. Die Degeneration ist im Centrum der Acini stets am weitesten vorgeschritten. Bei langer Dauer der Circulationsstörungen und starker Dilatation der Capillaren kann ein Theil der Leberzellen ganz zu Grunde gegangen sein, so dass zwischen den weiten Capillaren nur noch gelbe und gelbbraune Pigmentkörner und Pigmentschollen liegen. Das periportale Bindegewebe der Leber ist meist unverändert, doch kommt es ab und zu vor, dass dasselbe hypertrophirt und kleinzellig infiltrirt ist.

Entsprechend dem Sitz und der Genese der Atrophie bezeichnet man diese Lebererkrankung als **centrale rothe Atrophie**, oder besser noch als **cyanotische** oder **Stauungs-Atrophie**.

§ 484. **Verschluss der Lebergefässe** durch Thrombose und Embolie oder durch Endarteriitis kann verschiedene Folgen nach sich ziehen.

Plötzlicher Verschluss der Pfortader bewirkt Sistirung der Gallensecretion; bei allmählich eintretendem Verschlusse dagegen fährt die Leber fort, Galle zu produciren.

Die Leber selbst wird durch den Verschluss der Pfortader oder eines oder mehrerer Hauptäste derselben in ihrem Bestande nicht gefährdet. Das durch die Arteria hepatica der Leber zugeführte Blut genügt, um die Ernährung derselben zu besorgen.

Bei allmählich eintretendem und länger dauerndem Verchlusse der Pfortader oder einzelner Aeste erweitern sich die arteriellen Bahnen und versorgen die Leber nicht nur mit nutritivem, sondern auch mit functionellem Blute. Nur der Verschluss der kleinsten interlobulären Pfortaderäste, mit deren Blut ja auch das Arterienblut sich vereint, ist für den Bestand der betreffenden Acini verhängnissvoll, indem die Circulation dadurch stellenweise unterbrochen oder wenigstens ungenügend wird, so dass das Lebergewebe nekrotisirt und zerfällt.

Auch Verschluss einzelner Arterienäste hat für die Leber meist keine nachtheiligen Folgen, indem die Leberarterie hinlängliche Anastomosen besitzt, um hinter der verstopften Stelle die Circulation zu erhalten. Nur ab und zu kommt es vor, namentlich bei schwacher Füllung des Gefässsystems und bei allgemein herabgesetzter Circulation, dass hinter der verstopften Stelle die vis a tergo nicht genügt, um eine ununterbrochene Circulation zu unterhalten. In diesem Falle kann es zu Stauungen in dem betreffenden Gefässgebiet und zu Austritt von Blut in das Gewebe, zu **hämorrhagischer Infiltration** kommen. Diese Infiltration pflegt indessen nicht so bedeutend zu sein, dass die Erkennung der Leberacini unmöglich würde.

Wird der Leber jegliche arterielle Blutzufuhr abgeschnitten, so verfällt das Lebergewebe der Nekrose (s. COHNHEIM und LITTEN, Virch. Arch. 77. Bd.).

Abgesehen von den Blutungen, die durch Verringerung der vis a tergo auftreten, können Blutungen in der Leber auch durch Veränderung der Gefässwände (Purpura hämorrhagica, Phosphorvergiftung), sowie durch Behinderung des Blutabflusses (Thrombose der Lebervenen) herbeigeführt werden.

4. Einfache und degenerative Atrophieen der Leber.

a. Einfache Atrophie und Pigmentatrophie der Leber.

§ 485. Sowohl Hungerzustände, welche in verhältnissmässig rascher Zeit zum Tode führen, als auch chronische Ernährungsstörungen, die über lange Zeiträume sich erstrecken, können eine weitgehende Atrophie der Leber zur Folge haben. Nach Versuchen von BIDDER, SCHMIDT und VOIT kann die Leber bei Hunden und Katzen im Hungerzustande bis zu zwei Dritttheile ihres Volumens verlieren. Die Volumsabnahme ist wesentlich durch eine Verkleinerung der Leberzellen bedingt.

Bei marantischen Individuen kann, gleichgiltig ob der Marasmus ein seniler ist oder ob er durch irgend ein Organleiden bedingt wird, die Leber ebenfalls sehr bedeutend an Masse verlieren, so dass sie bis auf ein Dritttheil ihres ursprünglichen Volumens zusammenschrumpft.

Die Atrophie ist meistens keine ganz gleichmässige, indem die Ränder der Leber in höherem Grade atrophisch sind als die übrigen Theile. Häufig ist namentlich der vordere Rand des rechten, sowie der Rand des linken Lappens stark geschrumpft. Bei sehr weitgehender Atrophie kann an den letztgenannten Stellen, mitunter auch an anderen Partieen der Leber, z. B. längs des Ligamentum suspensorium die Drüsensubstanz ganz verschwinden.

Die Atrophie beruht lediglich auf einem Schwunde der Leberzellen, welche dabei zunächst kleiner werden (Fig. 181 a) und schliesslich ganz verloren gehen. In Folge dessen werden die Leberzellenbalken und die Acini immer kleiner, und die Pfortaderzüge (Fig. 180 d) rücken einander immer näher. Schwinden die Acini ganz, so bleiben zwischen den einander äusserst nahe gerückten Zügen des periportalen Bindegewebes (Fig. 180 d) nur noch schmale Züge eines schlaffen Bindegewebes (e), das wesentlich aus collabirten Capillaren entstanden ist, übrig. Die Gallengänge bleiben dabei meist erhalten (f) und scheinen zum Theil sogar vermehrt zu sein. Wenigstens liegen im Schnitt durch das Pfortaderbindegewebe oft ganze Gruppen von Gallengangsquerschnitten (f).

Das atrophische Gewebe ist meist zellarm, doch können sich, namentlich wenn Gallenstauung besteht, Entzündungen einstellen (vergl. § 496).

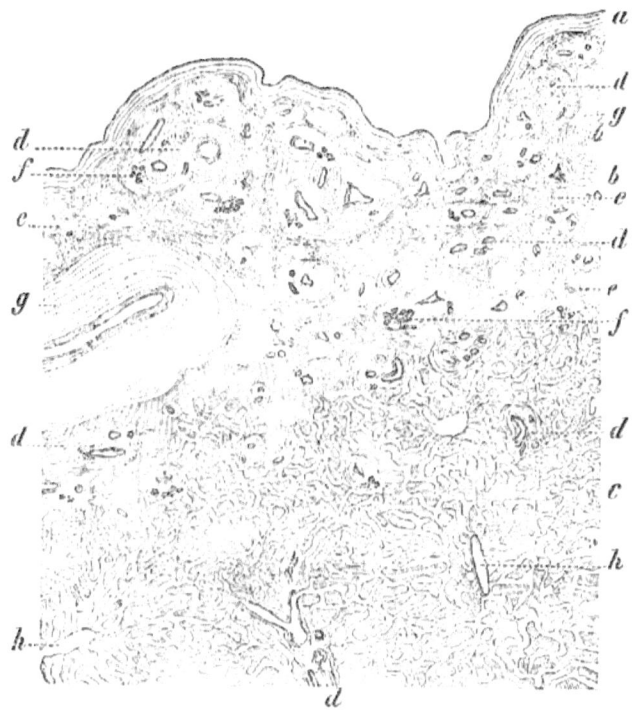

Fig. 180. Schnitt durch die oberflächlichsten Schichten einer hochgradig atrophischen Leber. *a* Peritonealüberzug. *b* Total atrophirtes Lebergewebe. *c* Drüsenläppchen. *d* Periportales Bindegewebe mit Gefässen und Gallengängen (*f*.) *e* Rest des früheren Drüsengewebes aus Bindegewebe bestehend. *g* Grosse Venen. *h* Centralvenen. Carminpräp. Vergr. 30.

An den Rändern bildet der bleibende Bindegewebsrest einen häutigen Anhang, an der Oberfläche präsentirt sich die atrophische Partie wie eine weisse Verdickung der Serosa. Durch den Schwund des rechten Lappens rückt gewissermassen die Gallenblase unter der Leber hervor und ragt weit über den Rand derselben hinaus.

Wo das Leberparenchym noch erhalten ist, erscheinen auf dem Durchschnitt die Acini klein, wenigstens theilweise, gleichzeitig pflegen sie braun gefärbt zu sein. Letzteres rührt davon her, dass ein Theil der atrophischen Leberzellen von Pigmentkörnern (Fig. 181 *A*) durchsetzt ist.

§ 486. Die in § 485 besprochene Atrophie ist eine über die ganze Leber verbreitete Affection, die ihre Ursache in einer Verringerung der Nahrungszufuhr zu der Leber hat. Neben dieser Form kommen Atrophieen der Leberzellen in überaus zahlreichen Fällen als Folgezustände anderer localer Leberaffectionen vor. So tritt z. B. ganz constant eine Atrophie der Leberzellen bei lange andauernden Stauungen im Venensystem der Leber (§ 483) ein. Es atrophiren ferner die Leberzellen sehr gewöhnlich in Fällen, in denen das Bindegewebe der Leber hyperplastisch wird (§ 497), also bei indurirender Hepatitis. Auch Druck von aussen oder von innen bringt die Leberzellen zum Schwunde. Letzteres beobachtet man namentlich in der Umgebung von Geschwülsten, die sich im Leberparenchym entwickeln, ebenso auch bei Amyloidleber (§ 491). Die Leberzellen sind dabei meist difformirt (Fig. 181 B), plattgedrückt, oder zu Spindeln ausgezogen oder sonst in irgend einer Weise verunstaltet.

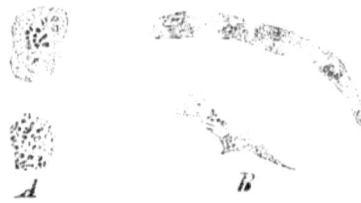

Fig 181. Atrophische Leberzellen. A Einfache Atrophie mit Pigmentablagerungen. B Durch Compression difformirte atrophische Leberzellen. Vergr. 250.

Die atrophischen Leberzellen sind sehr häufig mit braunen und gelben Pigmentkörnern erfüllt. Die Entstehung dieses Pigmentes ist wohl weniger auf eine Wiederaufnahme bereits gebildeter und abgeschiedener Galle, als vielmehr auf eine Störung der Gallenbildung zu beziehen. Die schlecht ernährten Leberzellen produciren nicht mehr in normaler Weise Galle, scheiden die eisenhaltigen Farbstoffe nicht mehr in normaler Weise ab und sind in Folge dessen selbst der Sitz der Pigmentablagerung. In manchen Fällen mag auch ein verstärkter Zerfall des Blutes die Ursache der Pigmentirung sein (vergl. § 481).

b. Fettinfiltration, parenchymatöse Trübung und Fettdegeneration der Leber. Acute gelbe Leberatrophie.

§ 487. Die Leber eines gesunden Menschen enthält constant eine gewisse Menge Fett, das in Form von kleinen und grossen Tropfen in den Leberzellen (Fig. 182 $a\,b\,c$) liegt. Dieses Fett ist theils der Leber als solches zugeführt und in derselben abgelagert worden, theils ist es an Ort und Stelle aus Eiweiss abgeschieden. Das zugeführte Fett ist entweder Nahrungsfett, oder es ist dasselbe

Fettleber. Fettige Degeneration. 349

irgendwo im Organismus aus Eiweiss gebildet und der Leber von da aus zugeführt worden.

Unter pathologischen Verhältnissen erfährt der Fettgehalt der Leber sehr häufig eine abnorme Vermehrung, welche entweder auf eine Steigerung der Production oder der Zufuhr oder auf eine Verminderung des Verbrauches oder endlich auf Beides zugleich zurückzuführen ist.

Steigt der Fettgehalt der Leber in Folge von Steigerung der Zufuhr oder von Verminderung der Abfuhr, wird also Fett in der Leber aufgestapelt, so bezeichnet man die Leber als eine **Fettleber**. Ist die Menge des retinirten Fettes bedeutend, so erscheint die Leber vergrössert, fühlt sich nach dem Erkalten der Leiche auffallend fest an, ist blutarm und zeigt eine gleichmässig opak gelbweisse Färbung. Die einzelnen Acini sind etwas vergrössert.

Ist der Fettgehalt der Leber nur mässig, so beschränkt er sich meist hauptsächlich auf die Peripherie der Acini. In Folge dessen ist nur die letztere gelbweiss, während das Centrum braun oder rothbraun gefärbt ist. Man hat das Bild der sogen. **fetthaltigen Muscatnussleber**. Ist der Fettgehalt noch geringer, so kommt die braunrothe Farbe mehr und mehr im ganzen Acinus zur Geltung.

Fettreiche Lebern finden sich namentlich bei fettleibigen Individuen, nicht selten indessen auch bei schlecht genährten Lungenkranken. Bei letzteren ist die Ursache der Fettanhäufung in einer mangelhaften Verbrennung des Fettes zu suchen.

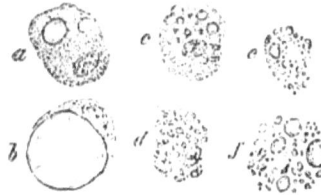

Fig. 182. Fetthaltige Leberzellen. *a* Zelle mit einem grossen, *b* und *c* Zellen mit mehreren kleinen Fetttropfen. *d* Zelle mit zahlreichen kleinen Tröpfchen. *e* und *f* Zellen in fettigem Zerfall begriffen. Vergr. 400.

Das Fett der Fettlebern bildet meist grosse Tropfen, welche die Leberzellen ganz ausfüllen (Fig. 182 *b*), doch ist zu bemerken, dass es im Beginn der Ablagerung in kleinen Tröpfchen (*a*) auftritt, und dass auch bei der Resorption von Fett die grossen Tropfen in kleine Tröpfchen zerfallen.

§ 488. Bildet sich in der Leber eine abnorm reichliche Menge von Fett durch eine Verstärkung des Eiweisszerfalles, und wird dabei der Eiweissverbrauch in ungenügendem Maasse wieder ersetzt, so trägt der ganze Vorgang einen evident degenerativen Character und wird als **fettige Degeneration** bezeichnet. Ist dieselbe nur mässig stark entwickelt, so sind die Leberzellen von Fetttröpfchen mehr oder weniger dicht durchsetzt (Fig. 179 *b* und Fig. 182 *d*), dabei aber noch wohl erhalten. Bei hochgradiger Entartung können die Zellen vollkommen zerfallen (Fig. 182 *f*).

Eine uncomplicirte fettige Degeneration der Leberzellen, d. h. eine solche, bei welcher der Process von Anfang an durch Bildung kleinster Fetttröpfchen characterisirt ist, beobachtet man namentlich bei hochgradigen Anämieen, z. B. bei der sogen. perniciösen Anämie, hier meist mit Pigmentablagerung combinirt.

Sehr häufig wird die fettige Degeneration durch die sogen. trübe Schwellung eingeleitet (§ 48), bei welcher die Leberzellen anschwellen und ein trübes gekörntes Aussehen erhalten. In Folge dessen zeigt die Leber ein trübes, mattgraues oder graugelbes Aussehen. Zuweilen erscheint sie wie gekocht. Die Degeneration kommt bei zahlreichen Infectionskrankheiten, wie z. B. bei Typhus abdominalis, Typhus recurrens, Variola, Scarlatina, Septicaemie, Erysipel, gelbem Fieber und anderen, sowie bei verschiedenen Intoxicationen, so z. B. bei Vergiftung durch Antimon, Schwefeläther, Arsen etc. vor.

In den meisten Fällen geht die Trübung wieder zurück und die Zelle erhält wieder ihr normales Aussehen. In anderen Fällen schliessen sich derselben fettige Degeneration und Zerfall der Zellen an. Am hochgradigsten sind die Veränderungen bei der acuten gelben Leberatrophie und bei der Phosphorvergiftung.

§ 489. Bei jenen Zuständen, welche man als **acute gelbe Leberatrophie** bezeichnet, wird die Leber binnen wenigen Tagen oder binnen wenigen Wochen ganz erheblich, oft um die Hälfte kleiner. Sie ist dann äusserst schlaff und weich, stellenweise giebt sie oft fast das Gefühl der Fluctuation. In anderen Fällen ist sie derber, fester. Die Oberfläche ist bald glatt, bald runzelig.

Auf dem Durchschnitt ist das Parenchym meist ockergelb gefärbt, die Zeichnung der Acini undeutlich, verwischt. In anderen Fällen ist nur ein Theil des Gewebes ockergelb, andere Theile dagegen hellroth bis dunkelroth gefärbt (**rothe Atrophie**).

Die Acini selbst sind entweder durchgehends gleich gefärbt oder lassen verschieden gefärbte Zonen erkennen. Im letzteren Falle ist die Peripherie oft grau oder graugelb und etwas durchscheinend, während die mittleren und centralen Theile ockergelb sind. Mitunter zeichnen sich die centralen Theile der Läppchen noch durch eine stärkere Röthung aus.

Die Verschiedenheiten in Grösse, Consistenz und Farbe des Leberparenchyms sind theils durch den Zustand der Leberzellen, theils durch den Blutgehalt der Gefässe bedingt.

Was zunächst die Leberzellen betrifft, so beobachtet man an ihnen die verschiedensten Stadien der Degeneration von der hydropischen Schwellung und körnigen Trübung bis zum vollkommenen fettig-albuminösen Zerfall. Gleichzeitig lockert sich der Zusammenhang der einzelnen Leberzellen untereinander. In den ockergelben Partieen sind normale Leberzellen nur noch spärlich vorhanden. Die am besten erhaltenen Zellen sind meist getrübt und enthalten Körnchen und Tröpfchen, die stärker veränderten sind von kleineren und grösseren Fetttröpfchen ganz durchsetzt, manche gleichzeitig in Zerfall (Fig. 182 ef) und Auflösung begriffen. In den graugelb durchscheinenden Partieen ist die Zahl der erhaltenen Leberzellen nur noch sehr gering. Die meisten sind zerfallen, so dass nur noch regellos vertheilte Haufen von farblosen Albumin-Körnern, gelben Pigmentkörnern und von kleineren und grösseren Fetttröpfchen zu sehen sind. An manchen Stellen sind auch diese Zerfallsproducte nicht mehr vorhanden und die Räume zwischen den Capillaren grösstentheils nur mit Flüssigkeit gefüllt. Es rührt dies davon her, dass die Detritusmassen theils aufgelöst, theils durch die Lymphbahnen abgeführt werden.

Die Füllung der Blutgefässe ist, wie schon erwähnt, sehr verschieden; von ihr hängt es ab, 'ob das Parenchym neben der gelben oder graugelben Farbe des zerfallenden Lebergewebes noch einen rothen Ton beigemischt erhält. Die rothe Atrophie ist nur eine durch verhältnissmässig reichen Blutgehalt ausgezeichnete gelbe Atrophie. Selbstverständlich kommt die rothe Blutfarbe hauptsächlich dann zur Geltung, wenn der fettige Detritus bereits resorbirt ist. Im Gewebe liegende Pigmentkörner geben dem Ganzen eine bräunliche Färbung.

In späteren Stadien des Processes findet sich im Pfortaderbindegewebe eine geringfügige Anhäufung lymphatischer Rundzellen, während bei frischen Affectionen diese kleinzellige Infiltration fehlt. Ferner findet man in vorgeschrittenen Fällen neben Fett auch Leucin und Tyrosin.

§ 490. Die acute gelbe Leberatrophie ist anatomisch eine durch fettigen Zerfall des Eiweisses der Leberzellen bedingte Degeneration der Leber. Dieser Vorgang hat nicht immer dieselbe Aetiologie. In einzelnen Fällen ist sie Folge bekannter Infectionskrankheiten, namentlich septischer Wundinfectionen. In anderen Fällen ist ihre Ursache unbekannt, und sie tritt scheinbar als ein für sich bestehendes eigenartiges Leiden auf. Wahrscheinlich handelt es sich auch in diesen letztgenannten Fällen zum Theil um eine Infectionskrankheit, die durch Mikroorganismen hervorgerufen wird. Dafür spricht, dass bei dieser idiopathischen acuten gelben Leberatrophie mehrfach Mikrokokken in den Lebergefässen (KLEBS) gefunden worden sind.

Neben mikroparasitären Infectionen können auch Vergiftungen mit chemisch wirksamen Substanzen, namentlich mit Phosphor, sehr hochgradige, der besprochenen gelben Leberatrophie sehr ähnliche Degenerationsprocesse hervorrufen. Bei Phosphorvergiftung kommt es nicht nur zur Trübung der Leberzellen und zu Bildung einzelner Fetttröpfchen, sondern zu äusserst weit vorschreitendem fettigen Zerfall des Parenchyms. Schon wenige Tage nach Eintritt einer Phosphorintoxication kann ein grosser Theil der Leberzellen fettig zerfallen sein. Die ersten Veränderungen treten schon nach 6—12—24 Stunden ein und zwar zunächst im peripheren Theil der Acini. Zuerst werden die Zellen trübe und quellen auf; dann sieht man Fetttröpfchen auftreten, die nicht selten zu grösseren Tropfen zusammenfliessen, namentlich dann, wenn die Zelle zerfällt.

Die Farbe der in fettiger Degeneration befindlichen Phosphorleber ist graugelb oder gelb. Mitunter bilden sich kleine Extravasate. Treten die Blutungen, was zuweilen geschieht, nur innerhalb des Pfortadergebietes auf, so entstehen eigenthümlich rosettenartige, rothe Zeichnungen. Zuweilen ist die Leber etwas icterisch gefärbt. Bei weit vorgeschrittenem Zerfall des Lebergewebes sistirt die Bildung von Galle mehr oder weniger. In späteren Stadien des Processes treten, wie bei der gewöhnlichen gelben Atrophie, Leucin und Tyrosin auf.

Bei vorgeschrittener Leberatrophie enthält das Gewebe da und dort Nester und zu Balken und Schläuchen geordnete Züge von grossen epithelialen Zellen. Sie werden für Drüsenzellen gehalten, von denen bei allfälliger Heilung die Regeneration ausgeht und sollen nach den Einen Abkömmlinge von Gallengangsepithelien, nach Anderen dagegen Reste von Leberzellenbalken sein. Nach dem, was ich gesehen, sind diese Zellzüge erhalten gebliebene Leberzellen, welche in der That die Fähigkeit besitzen, durch Wucherung neues Gewebe zu bilden. Für Letzteres spricht wenigstens der

Umstand, dass diese Zellzüge zum Theil auffallend grosse protoplasmareiche Zellen mit grossen, zuweilen wohl um das Doppelte vergrösserten Kernen enthalten.

Literatur über acute gelbe Leberatrophie: KLEBS, Handbuch der patholog. Anatomie 1. Bd.; WALDEYER, Virch. Arch. 43. Bd.; ZENKER, Deutsch. Arch. f. klin. Med. X 1872; THIERFELDER, Atlas der pathol. Histologie, dritte Lieferung 1874; TH. THIERFELDER, Handbuch d. spec. Pathologie von v. Ziemssen VIII. Bd. EPPINGER, Prager Vierteljahresschrift 125, 1875; ZUNDER, Virch. Arch. 59. Bd.; J. HLAVA, Prager med. Wochenschr. 1882.

Literatur über Phosphorleber: KLEBS l. c.; WEYL, Arch. der Heilk. XIX; FRÄNKEL, Berliner klin. Wochenschr. 1878 Nr. 19; BINZ & SCHULZ, Centralbl. f. med. Wissensch. 1879; CORNIL & BRAULT, Journ. de l'anat. et de la physiol. XVIII, Paris 1882; WEGNER, Virch. Arch. 59. Bd.

c. Die Amyloidentartung der Leber.

§ 491. Die Amyloidentartung der Leber hat ihren Sitz vornehmlich an dem intraacinösen Blutgefässsystem. Im ersten Beginne treten an den Capillaren hyaline Verdickungen auf, die sich wie Auflagerungen auf dem Endothelrohr präsentiren. Nimmt die Masse des Amyloides zu, so erscheinen die Capillaren von glasigen Schollen vollkommen eingescheidet (Fig. 183).

Die Leberzellen verhalten sich bei dem ganzen Vorgange meist passiv, jedenfalls geht nur selten die Amyloidentartung auch auf sie über. Im Beginne der Erkrankung sind sie unverändert; bei Zunahme der Menge des Amyloids werden sie comprimirt und gerathen sehr häufig in Atrophie. Bei sehr weit vorgeschrittener Amyloidentartung gehen sie stellenweise ganz zu Grunde, möglicher Weise wird alsdann ebenfalls Amyloid in ihnen abgelagert. Wo sie noch erhalten sind, enthalten sie sehr häufig Fett theils in grossen, theils in kleinen Tropfen.

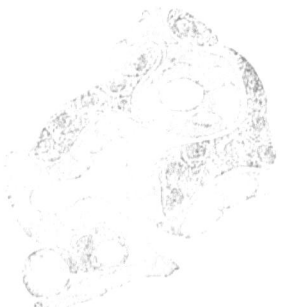

Fig. 183. Amyloid entartete Lebercapillaren. Vergr. 300. Schnitt mit Ueberosmiumsäure behandelt.

Abgesehen von den intraacinösen Capillaren bildet sich Amyloid auch in den Gefässwänden des interacinösen Bindegewebes. In den Leberarterien betrifft die Amyloidablagerung namentlich die Media.

Die Amyloidsubstanz tritt meist über die ganze Leber verbreitet auf. Wo sie in erheblicher Menge vorhanden ist, gewinnt das Leberparenchym eine hellgraubraune oder gelbgraue Farbe und eine durchscheinende, gekochtem Speck ähnliche Beschaffenheit. Nicht selten finden sich diese durchscheinenden Flecken hauptsächlich in den mittleren Zonen der Acini, während das Gebiet der Venulae centrales sowie die Portalzonen verhältnissmässig frei bleiben. In anderen Fällen ist eine besondere Gruppirung der amyloiden Herde nicht wahrnehmbar. Behandlung mit Jod färbt die Flecken dunkelbraun.

Das amyloidfreie Lebergewebe kann verschieden aussehen. Sind die Leberzellen fettfrei, so pflegt dasselbe eine bräunliche oder röthlichbraune Farbe zu zeigen. Fettgehalt giebt ihm ein gelbweisses Aussehen.

Stärkere Amyloidentartung der Leber ist immer auch mit einer erheblichen Vergrösserung derselben verbunden. Die Ränder der Leber sind dabei verdickt und abgerundet, die Oberfläche glatt, die Serosa nicht verdickt. Gleichzeitig wird das Gewebe fester und resistenter. Der Blutgehalt ist schwankend, meist jedoch gering, wenigstens innerhalb der amyloid entarteten Theile.

Die über die ganze Leber ausgebreitete Amyloidentartung findet sich namentlich bei cachectischen Zuständen, wie sie durch Tuberculose, chronische Eiterungen, Syphilis etc. hervorgerufen werden. Meist sind gleichzeitig auch andere Organe, namentlich die Milz, der Darm und die Nieren amyloid degenerirt.

Nicht selten ist die Leber gleichzeitig noch in anderer Weise erkrankt. So enthält sie z. B. bei bestehender Tuberculose oft Tuberkel; bei Syphilis ist sie Sitz einer Hyperplasie des periportalen Bindegewebes (vergl. § 499). Mitunter finden sich auch gummöse Herde.

Weit seltener als die gleichmässig über die ganze Leber verbreitete ist die local beschränkte Amyloidentartung, doch kommt sie ab und zu vor.

Ferner sind Fälle beobachtet, in denen die Amyloidsubstanz circumscripte Knoten bildete. Endlich kommt es auch vor, dass die Amyloidentartung auf einzelne Blutgefässe beschränkt bleibt. Letzteres findet man namentlich innerhalb von Narbengewebe, das sich in Folge syphilitischer Entzündungen in der Leber gebildet hat.

Literatur: WAGNER, Arch. d. Heilkunde II. Bd.; CORNIL, Arch. de physiol. normal. et pathol. II. sér. tome II. 1875; HESCHL, Sitzungsber. d. k. k. Acad. d. Wiss. III. Abth. LXXIV 1876; SCHÜPPEL,

Handbuch der spec. Pathologie von v. Ziemssen VIII. Bd.; Böttcher, Virch. Arch. 72. Bd.; Schütte, Die amyl. Degen. d. Leber. I.-Diss. Bonn 1877.

5. Hypertrophie und Regeneration des Lebergewebes.

§ 492. Gehen durch irgend einen Degenerationsprocess, z. B. durch Phosphorvergiftung, Leberzellen zu Grunde, so findet offenbar bis zu einem gewissen Grade ein Wiederersatz derselben durch regenerative Wucherung statt. Wie weit ein Ersatz des Lebergewebes möglich ist, darüber fehlen noch genauere Untersuchungen, doch dürfen wir als sicher annehmen, dass nur dann verlorenes Lebergewebe wieder ersetzt wird, wenn der einzelne Defect klein und die Structur der Leberläppchen im Allgemeinen noch erhalten ist. Wie in § 490 bemerkt wurde, geht die Regeneration von den noch erhaltenen Leberzellen innerhalb der Läppchen aus. Eine Regeneration eines ganzen Läppchens oder eines Theiles von einem solchen von den Epithelien der Gallengänge aus ist unwahrscheinlich.

Ueber die Anatomie der Hypertrophie der Leber wissen wir nur wenig zu sagen.

Abnorme Vergrösserungen der Leber sind meist durch Ablagerung von Fett oder Amyloid, ferner durch Neubildung von Bindegewebe, oft auch durch Infiltration mit Rundzellen (Leukämie) bedingt. In einzelnen Fällen hat man abnorme Grösse der Leber bei normaler Structur angeboren beobachtet. Bei rachitischen Kindern sind auffallend grosse Lebern (Beneke) nicht selten. Auch bei Erwachsenen kommen abnorm grosse Lebern zur Beobachtung, ohne dass man eine Ursache dafür angeben könnte. Da das Volum der Leber bei verschiedenen Individuen nicht unerheblich schwankt, so hält es schwer eine Grenze zwischen normalen und pathologischen Grössen zu ziehen. Die Angabe, dass bei Diabetes die Leber sehr gross gefunden wird, kann ich nicht bestätigen.

Da man bei grossen Lebern die Acini meist durchaus nicht vergrössert findet, so muss man annehmen, dass die Zahl der Läppchen vermehrt ist. Bezüglich der Grösse der Leberzellen ist zu erwähnen, dass sie schon unter physiologischen Verhältnissen schwankt, und daher eine Hypertrophie der einzelnen Zelle kaum zu erkennen ist. Zuweilen hat es den Anschein, als ob bei Untergang eines Theiles des Lebergewebes der übrig gebliebene Theil sich vergrössert hätte. Sieht man indessen die Verhältnisse genauer an, so überzeugt man sich, dass diese localen Hypertrophieen meist nur scheinbar vorhanden sind, dass es sich nur um den Effect einer Verdrängung und Verschiebung des Lebergewebes handelt.

Herdweise auftretende Hyperplasie des Lebergewebes kommt indessen vor. Derartige knotige Hyperplasieen beschreiben FRIEDREICH (Virch. Arch. 33. Bd.), HOFFMANN (Ibid. 39. Bd.) und EBERTH (Ibid. 43. Bd.). Die über die Oberfläche prominirenden geschwulstartigen Herde bestehen aus Lebergewebe, dessen Zellen grösser sind als normal und dessen Zellenbalken meist keine ganz regelmässige Anordnung zeigen.

6. Die Entzündungen der Leber.

a. Die eitrige Hepatitis und der Leberabscess.

§ 493. Eine eitrige Entzündung entsteht dann, wenn eine Eiterung hervorrufende Schädlichkeit entweder aus der Aussenwelt oder aus einem anderen Gewebe des Organismus in die Leber gelangt.

Nach unseren heutigen Kenntnissen über die Entstehung von Eiterungen dürfen wir annehmen, dass diese Noxe gemeiniglich nichts anderes ist, als ein Spaltpilz oder wenigstens ein von den Spaltpilzen geliefertes Product. Nur unter besonderen sehr selten realisirten Umständen wird eine andere Substanz eine derartige Wirkung auf die Leber haben.

Der Weg, auf dem ein Spaltpilz in die Leber gelangt, kann selbstverständlich ein verschiedener sein. Zunächst kann derselbe direct von aussen durch eine die Bauchdecken perforirende Wunde in die Leber gerathen und hier Eiterung hervorrufen. Des Weiteren kann auch eine eitrige Entzündung irgend eines der benachbarten Organe und Gewebe auf das Lebergewebe übergreifen, wobei es sich um ein Fortschreiten des Entzündungsprocesses per contiguitatem, zum Theil auch auf den Bahnen der Lymphgefässe handelt.

Häufiger als durch diese beiden Processe entstehen Lebereiterungen durch Spaltpilze, welche durch den Blutstrom der Leber zugetragen werden. In erster Linie kommt hier das Gebiet der Pfortader in Betracht, doch sind auch Infectionen durch das Arterienblut nicht selten. Nur ausnahmsweise und nur unter besonderen Umständen wird dagegen ein Infectionsstoff von der Vena cava aus durch die Lebervenen in die Leber gelangen. Bei kleinen Kindern kann endlich auch durch die Nabelvene der Entzündungserreger der Leber zugeführt werden.

Am häufigsten erfolgt eine Leberinfection auf den genannten Wegen dann, wenn innerhalb der Gebiete der betreffenden Gefässe und Gefässsysteme bereits eine Colonisation von Pilzen stattgefunden hat. So beobachtet man z. B. nicht selten eine Infection der Leber durch die Pfortader bei Eiterungen im Darmtractus, ferner eine Infection durch die Leberarterie bei eiternden Kopfverletzungen. In letzteren Fällen passirt das Gift, ehe es in die Leber gelangt, die Lunge und kann dort ebenfalls zu Eiterungen führen.

Lebereiterungen, bei denen nicht an irgend einer Stelle des Körpers der Ausgang des Processes nachgewiesen werden kann, bei welchen also die Leberaffection scheinbar primär auftritt, sind in gemässigten Zonen selten. Innerhalb der Wendekreise dagegen, wo Leberabscesse gerade besonders häufig vorkommen, setzt der Entzündungserreger nicht selten nur in der Leber nachweisbare Veränderungen.

Ein letzter Weg für den Eintritt eines Entzündungserregers ist endlich noch durch die Gallengänge gegeben. Am häufigsten beobachtet man diesen Modus dann, wenn die Gallenwege erkrankt sind, die Galle in Folge irgend eines Hindernisses in den Abflusswegen sich staut und Concremente abscheidet.

§ 494. Gelangt ein Spaltpilz, welcher eitrige Entzündung erregt, z. B. ein Mikrokokkus auf dem Blutwege in die Leber, so wird er sich zunächst innerhalb der Capillaren (Fig. 184 u. Fig. 185 c) eventuell auch innerhalb kleiner Venen ansiedeln. Es werden sich danach zunächst Colonieen, sogen. Zoogloeaballen bilden, welche die Lumina mehr oder weniger vollkommen ausfüllen und ausdehnen. Anfänglich erscheint das angrenzende Lebergewebe noch unverändert. Nach einer gewissen Zeit dagegen werden die Leberzellen trübe, quellen auf, verlieren ihren Kern und zerfallen alsdann in grosse und kleine Bruchstücke (Fig. 184).

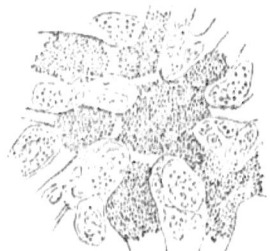

Fig. 184. Mikrokokkus septicus innerhalb einer Lebercapillare Zoogloeaballen bildend. Vergr. 350. Anilinbraunpräparat.

Im weiteren Verlaufe breitet sich die Pilzcolonie mehr und mehr innerhalb des Gefässsystemes aus, und gleichzeitig treten neue

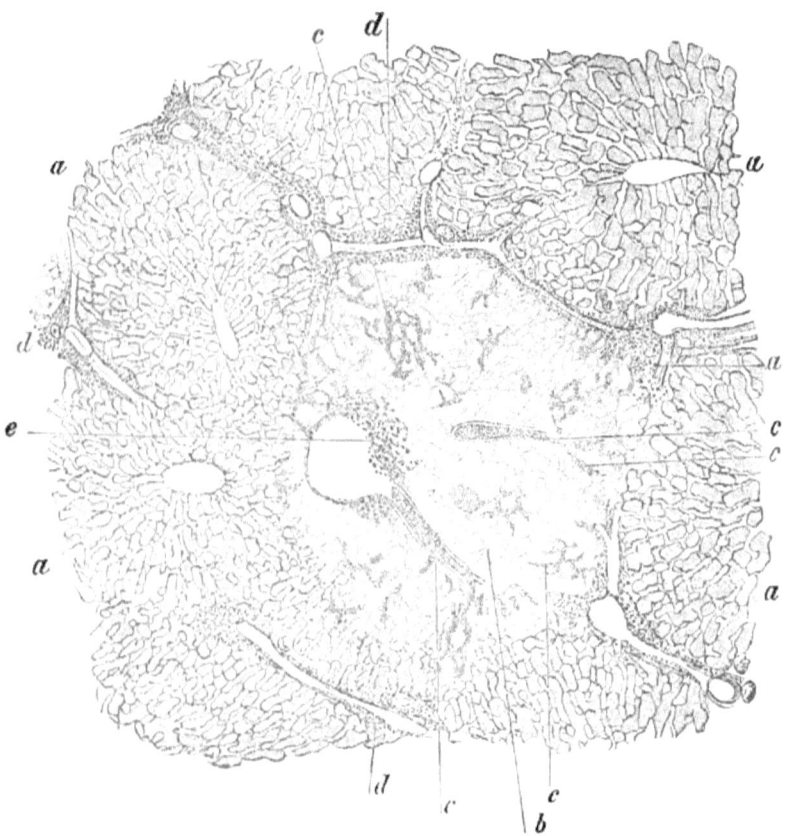

Fig. 185. **Leberabscessbildung** im ersten Stadium. *a* Normale Leberläppchen. *b* Nekrotische Leberläppchen. *c* Mit Mikrokokken angefüllte Capillaren und Venen. *d* Periportale kleinzellige Infiltration. *e* Anhäufung kleiner Rundzellen theils innerhalb, theils ausserhalb einer Vene, in welche eine mit Mikrokokken gefüllte Venula centralis einmündet. Vergr. 40. Bismarkbraunpräparat.

Colonieen auf, so dass nach kurzer Zeit ein grosser Theil der Capillaren (Fig. 185 *c*) der befallenen Acini, häufig auch die Venulae centrales (*c*) mit Pilzcolonieen gefüllt werden. Selbstverständlich gewinnt damit auch die Gewebsnekrose (*b*) stetig an Ausdehnung.

Im Anschluss an diese Veränderungen stellt sich nunmehr eine intensive Entzündung ein. Dieselbe geht sowohl von den Gefässen der angrenzenden Pfortadergebiete (*d*) als auch von den Venen (*e*) aus, und giebt sich am mikroskopischen Präparat durch eine starke kleinzellige Infiltration zu erkennen. Dies ist der erste Schritt zur Abscessbildung. Im weiteren Verlaufe wird die zellige und flüssige Exsudation immer massenhafter. Gleichzeitig zerfällt das nekrotisch gewordene Gewebe und verflüssigt sich. Aus der eitrigen Infiltration bildet sich ein Leberabscess.

Dies ist in Kürze der Gang des Processes. Selbstverständlich kann er zahlreiche Modificationen erleiden. So kann z. B. die Pilzansiedelung auch im Bindegewebe Platz greifen, können gleichzeitig zahlreiche Läppchen nekrotisiren etc. Am weitgehendsten werden natürlich die Abweichungen sein bei Leberabscessen, die sich von Leberwunden oder von den Gallengängen (§ 512) aus entwickeln. Bei letzteren wird zunächst die Wand und die Umgebung der Gallengänge durch die Noxe verändert und in Entzündung versetzt.

§ 495. Das makroskopische Aussehen, welches ein Eiterherd in der Leber bietet, ist je nach seiner Genese und nach seinem Alter verschieden.

Nach Infection auf dem Blutwege erleiden die zunächst betroffenen Acini eine graue oder graugelbe Verfärbung. Weiterhin treten an Stellen, wo sich die Eiterung vorbereitet, gelbe oder gelbweisse Zeichnungen auf. Noch später gewinnt der ganze Herd eine gelbe oder graugelbe, eiterfarbene Beschaffenheit. Schliesslich liegen im Gewebe Herde von flüssigem, theils reinem, theils mit nekrotischen, missfarbigen Gewebsfetzen vermischtem Eiter, in dessen Umgebung das Gewebe verfärbt, eitrig infiltrirt und in Zerfall begriffen ist. Die Eiterung kann sowohl solitär, als multipel auftreten. Das nicht von der Eiterung betroffene Leberparenchym zeigt bald starke, bald nur geringe Trübung und Schwellung. Zuweilen finden sich Hämorrhagieen, welche bei eintretender Fäulniss eine schiefergraue Färbung erhalten.

Bei Eiterungen, die nach Einwirkung von Traumen entstehen, tragen selbstverständlich auch die Herde die Spuren der stattgehabten Verletzung. Bei Gallengangsabscessen pflegt der Eiter mit Gallenconcrementen untermischt zu sein. Liegt ein Abscess dicht unter der Serosa, so ist auch diese der Sitz einer mehr oder weniger intensiven Entzündung.

Die Grösse der Abscesse ist sehr verschieden. Die umfangreichsten Abscesse nehmen zuweilen nahezu einen ganzen Lappen ein. Kleinere Abscesse können unter einander zu grösseren verschmelzen.

In sehr vielen Fällen führen die Leberabscesse oder die Primärerkrankung, die ihre Bildung veranlasst hatte, zum Tode. Ist Letzteres nicht der Fall, so werden die Abscesse von Granulationsgewebe umgeben und gegen die Umgebung durch eine Membran abgegrenzt. Kleine Abscesse können durch Resorption des Eiters vollkommen verschwinden, so dass an ihrer Stelle nur eine Narbe bleibt, welche je nach der Grösse der Abscesse bald kleiner, bald grösser ausfällt. Umfangreichere Abscesse können durch Resorption und Eindickung des Eiters ganz erheblich sich verkleinern und schrumpfen. Die eingedickte Masse wird stets von dichtem Bindegewebe umschlossen und kann verkalken.

Häufig erfolgt Durchbruch des Abscesses in die Nachbarschaft. Am günstigsten ist es in letzterem Falle, wenn der Abscess nach Verlöthung der Leber mit der Bauchwand oder mit dem Darm nach aussen oder in den Darm durchbricht. Auch ein Durchbruch in einen angrenzenden Lungenbronchus ist verhältnissmässig günstig. Weit schlimmer ist ein Durchbruch in die Pleura oder den Herzbeutel oder in das Peritoneum. Ob es in letzteren Fällen zu allgemeiner Entzündung der genannten serösen Häute kommt oder nur zu localer, darüber entscheiden die in Folge der Anwesenheit des Abscesses gebildeten Adhäsionen der Leber mit der Nachbarschaft.

b. Die diffuse, chronische, indurirende Leberentzündung.
Atrophische und hypertrophische Lebercirrhose.

§ 496. Die Ursachen der diffusen, chronischen, indurirenden Hepatitis sind ebenso wie die Ursachen der eitrigen Leberentzündung in Noxen zu suchen, die auf verschiedenen Wegen der Leber zugeführt werden. Die wichtigste Rolle spielt auch hier wieder das Blut, doch geht nicht selten die Entzündung auch von den Gallengängen aus. Was im Einzelfalle die Entzündung veranlasst, darüber wissen wir wenig Sicheres zu sagen. Möglich ist, dass namentlich vom Darm aus resorbirte Substanzen die Erreger der Entzündung sind. Von zahlreichen Autoren wird dem Alcohol unter den ätiologischen Momenten eine Hauptrolle zuertheilt. In anderen Fällen ist Syphilis die Ursache.

Die indurirende Entzündung ist stets ein chronischer Process, der auch von vorneherein schleichend und unbemerkt beginnt. Nur selten kommt es vor, dass an eine acut einsetzende Hepatitis sich ein chronisch verlaufender Entzündungsprocess anschliesst.

Die ersten Stadien des Processes sind histologisch durch eine

Indurirende Leberentzündung.

mehr oder weniger ausgesprochene kleinzellige Infiltration gekennzeichnet.

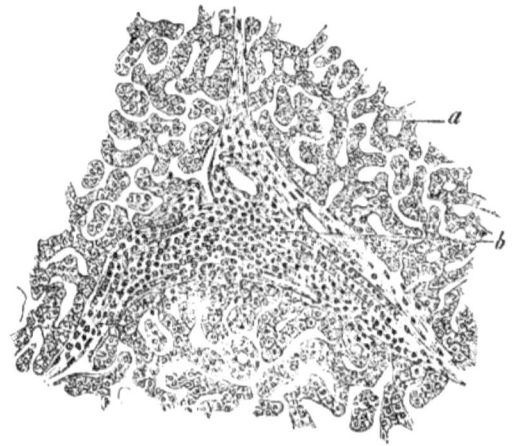

Fig. 186. Hepatitis interstitialis recens. *a* Normales Lebergewebe. *b* Kleinzellig infiltrirtes periportales Bindegewebe. Hämatoxylinpräp. Vergr. 80.

Dieselbe hat ihren hauptsächlichen Sitz in dem periportalen Bindegewebe (Fig. 186 *b*) und greift von da auf das Parenchym der Acini über. Meist finden sich in ersterem mehr oder weniger zahlreiche kleine Herde. Seltener ist die Affection mehr diffus über die Leber ausgebreitet.

Im Anschluss an diese zellige Infiltration bildet sich Bindegewebe.

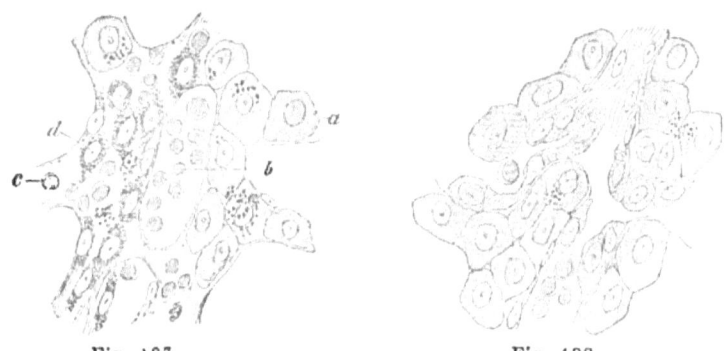

Fig. 187.   Fig 188.

Fig. 187. Extravasculäre Bindegewebsentwickelung in der Leber. *a* Normale Leberzellen. *b* Anhäufung von Rundzellen in einer Capillare. *c* An Stelle der Leberzellen gelegene Rundzellen. *d* Bildungszellen. Carminpräp. Vergr. 300.

Fig. 188. Intravasculäre Bindegewebsentwickelung in der Leber. In den Capillaren finden sich sowohl Fibroblasten als auch kleine Rundzellen.

Die Bindegewebsentwickelung erfolgt durch Vermittelung von Fibroblasten, d. h. grossen Zellen mit bläschenförmigen, hellen Kernen (Fig. 187 d). Greift die Affection auf das Leberparenchym über, so häufen sich Rundzellen zunächst innerhalb der Capillaren an (Fig. 187 b und Fig. 188). Nicht selten entwickeln sich innerhalb derselben auch Fibroblasten (Fig. 188) und schliesslich Bindegewebe.

Neben dieser intravasculären Bindegewebsentwickelung kommt stets auch eine extravasculäre vor, bei welcher zunächst Rundzellen (Fig. 187 c), weiterhin dann Bildungszellen zwischen den Leberzellen auftreten und dieselben verdrängen und ersetzen. Es geht unter der Bindegewebsentwickelung stets eine grössere oder geringere Menge von Leberparenchym zu Grunde. Nicht selten ist der Verlust an Leberzellen sehr bedeutend, in anderen Fällen erhalten sich dieselben auffallend lange.

Bei dem Untergange der Leberzellen, der auf dem Wege der Atrophie, zum Theil auch unter fettiger Entartung erfolgt, tritt sehr häufig gelbes und braunes Pigment in der Leber auf. Ein Theil dieses Pigmentes bildet sich in Folge von Störung der Leberfunction aus dem Blutfarbstoff. Ein anderer Theil desselben ist wohl als Gallenpigment anzusehen, das durch Verlegung der Gallenwege retinirt wurde. Nicht selten ist das neugebildete Bindegewebe reich mit letzterem infiltrirt.

Die Gallengänge pflegen im Allgemeinen an Zahl und Ausdehnung keine erhebliche Einbusse zu erleiden. Bei einzelnen Formen der Hepatitis soll sogar eine Vermehrung derselben vorkommen.

§ 497. Besteht eine indurirende Leberentzündung seit Wochen und Monaten, so hat das Bindegewebe der Leber stets eine mehr oder weniger bedeutende Hyperplasie erfahren.

Dieselbe betrifft in erster Linie das periportale Bindegewebe (Fig. 189 b), welches in mehr oder minder hohem Grade verbreitert ist. In einzelnen Fällen ist die Bindegewebsentwickelung fast ganz auf dieses Gebiet beschränkt, häufig indessen greift sie von da auf das Parenchym der Acini über, in dem sie längs der Blutgefässe resp. innerhalb derselben zwischen die Leberzellenbalken eindringt (a). Auf diese Weise gerathen immer zahlreichere Leberzellenbalken in das Gebiet des hyperplastischen Bindegewebes und werden dadurch mehr oder weniger von ihren zugehörigen Capillaren abgedrängt. Ein Theil derselben geht dabei zu Grunde, andere erhalten sich und bilden innerhalb des verbreiterten peripor-

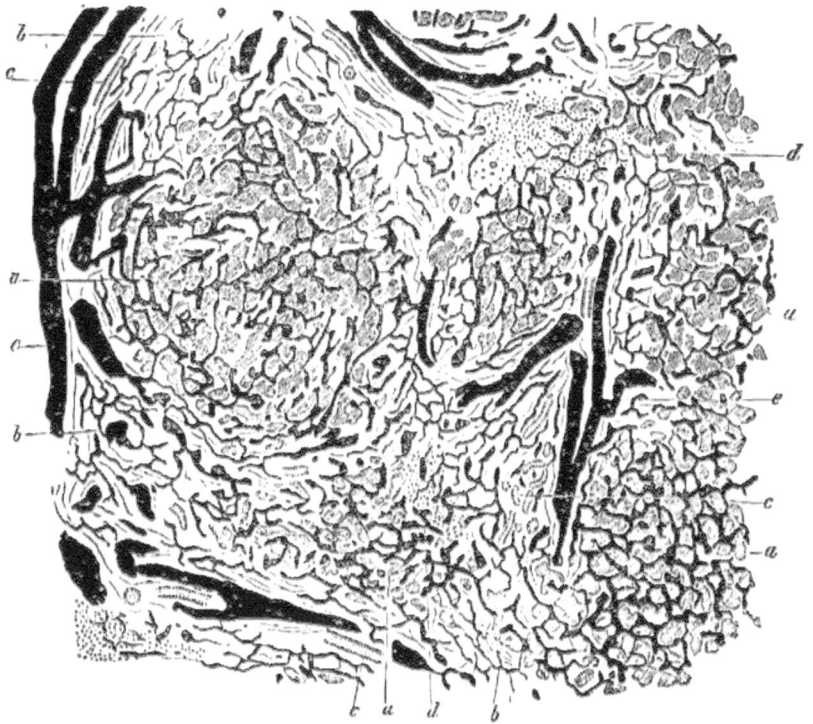

Fig. 189. Cirrhosis hepatis atrophica granulosa.
Injection der Gefässe von der Arterie aus. *a* Reste des Lebergewebes. *b* Neugebildetes Bindegewebe. *c* Gallengänge. *d* Kleinzellige Infiltration. *e* Interlobuläre Pfortaderäste. Vergr. 25. Carminpräparat.

talen Bindegewebes Zellherde und Zellzüge, die in ihrem Aussehen sehr an Gallengänge erinnern und von vielen Autoren auch für neugebildete Gallengänge gehalten worden sind. Letzteres ist entschieden nicht richtig, dagegen können die persistirenden Zellzüge in der That als Gallengänge functioniren, indem sie einen Verbindungsweg zwischen dem noch erhaltenen Leberparenchym und den eigentlichen Gallengängen herstellen. Die Gallengänge selbst bleiben durchgehends erhalten und können stellenweise sogar durch Auswuchern sich vermehren. ACKERMANN hat die neugebildeten Gänge vom Ductus hepaticus aus injicirt. Immerhin ist auch hier wohl zu beachten, dass die Vermehrung oft nur eine scheinbare ist, indem die in die Acini eintretenden Gallengänge (sie dringen bedeutend tiefer in die Acini ein, als in den Lehrbüchern der normalen Histologie angegeben wird), welche unter normalen Verhältnissen von den Leberzellen verdeckt werden, nach Schwund der letzteren viel deutlicher und auffälliger hervortreten.

Das hyperplastische Bindegewebe selbst ist im ausgebildeten Zustande derb, fibrös, zellarm, doch fehlt es nie an Stellen, welche noch zellreich sind (Fig. 189 *d* und Fig. 190 *c*), in welchen also entzündliche Exsudationen noch andauern. Zuweilen sind sie selbst in alten Fällen noch so reichlich, dass der grösste Theil des hyperplasirten Gewebes infiltrirt erscheint.

Der Gefässreichthum des periportalen Bindegewebes ist meist sehr bedeutend. Es geht zwar immer ein grösserer oder geringerer Theil des Pfortadergebietes durch entzündliche Obliterationen einzelner Pfortaderäste zu Grunde, doch erhält sich stets eine mehr oder weniger grosse Zahl der interlobulären Pfortaderzweige (Fig. 189 *e*).

Je mehr Pfortaderäste obliteriren, desto mehr wird die Circulation in der Pfortader gehemmt. In Folge dessen treten Stauungen im Pfortadergebiet auf, welche Milzschwellung und Ascites, nicht selten auch Stauungsblutungen zur Folge haben. Die Circulation in den Leberacini wird dagegen nicht vollkommen aufgehoben, indem die Leberarterie für den Ausfall der Pfortadercirculation wenigstens theilweise Ersatz leistet. Ihre Aeste erweitern, ihre Zweige vermehren sich und versorgen sowohl die Gefässe der verdickten Glisson'schen Kapsel, als auch die Läppchen selbst mit einer hinreichenden Menge von Blut. Immerhin muss hervorgehoben werden, dass nicht selten und zwar namentlich bei den zu Verkleinerung der Leber führenden Hepatitisformen, diese Circulation offenbar nicht genügt, um alle Leberzellen hinlänglich zu ernähren. In Folge dessen verfallen zuweilen die Leberzellen auffallend rasch der fettigen und pigmentösen Degeneration und der Nekrose.

In Folge der Hemmung der Pfortadercirculation innerhalb der Leber erweitern sich die normaler Weise nur schwach entwickelten Verbindungen des Pfortadergebietes mit den Venen der Bauchdecken, des Zwerchfelles und des Oesophagus. In seltenen Fällen wird auch die Umbilicalvene wieder eröffnet.

§ 498. Die Ausbreitung des Entzündungsprocesses ist in erster Linie abhängig von der Ausbreitung, welche der Entzündungserreger in der Leber findet. Schon die von den Verzweigungen der Pfortader und der Leberarterie ausgehenden Entzündungen können in dieser Hinsicht erhebliche Differenzen bieten, indem der Process sich ebensowohl auf einzelne Zweige der genannten Gefässe beschränken, als auch das ganze Gefässgebiet gleichmässig befallen kann. Im ersteren Falle werden sich nur da und dort Entzündungsherde im Lebergewebe bilden, während im letzteren die interacinösen Theile der Leber durchgehends afficirt sein werden. Verbreitet sich der Process vom periportalen Bindegewebe aus auf das Innere der Acini und greift er auch auf das Gebiet der Venulae centrales über, so wird natürlich die Entzündung noch mehr den Character einer diffusen erhalten. Selbstverständlich werden zwischen den Extremen die mannigfaltigsten Zwischenformen vorkommen.

In eigenartiger Weise ist die von den Gallengängen ausgehende Entzündung, die sogenannte biliäre Hepatitis, welche namentlich bei Gallenstauungen (§ 512) auftritt, characterisirt. Sie tritt in ihrem Beginn in circumscripten Herden auf, welche nicht selten eine kugelige Form besitzen, Gallenpigment enthalten und theils innerhalb des periportalen Bindegewebes, theils innerhalb der Acini gelegen sind. Die biliäre Hepatitis trägt bald einen plastischen, bald einen eitrigen Character.

Eine frische Entzündung der Leber ist stets mit einer Schwellung des Organs verbunden, welche um so bedeutender ausfällt, je ausgedehnter die Entzündung ist. Die kleinsten Herde lassen sich mit unbewaffnetem Auge nicht erkennen, grössere Herde zeigen eine graue oder grauröthliche Färbung.

Entwickelt sich im Laufe der Zeit am Orte der Entzündung Bindegewebe, so wird zunächst die Vergrösserung der Leber noch zunehmen. Sie ist selbstverständlich am bedeutendsten bei jenen Formen, bei welchen die Entzündung sich über das ganze Gebiet der Pfortaderverzweigung ausbreitet und von da aus auch in das Innere der Acini eindringt.

Das Bild, das eine solche Leber bietet, gleicht durchaus jenem, welches in § 480 als Infiltrationszustand der Leber beschrieben und in Fig. 178 abgebildet ist. Der Unterschied ist nur der, dass sich im Pfortaderbindegewebe sowie im Inneren der Acini nicht nur Pigment oder farblose Blutkörperchen anhäufen, sondern Zellen und Bindegewebe, welche je nach ihrem Blut- und Pigmentgehalt bald eine graue, bald eine graurothe, bald eine gelbliche oder grünliche Färbung zeigen. Das letztere ist dann der Fall, wenn durch die Bindegewebsentwickelung der Gallenabfluss behindert ist, wenn die Galle sich staut und im Bindegewebe Concretionen bildet.

Die Acini selbst sind je nach ihrem Gehalt an Galle und Blut bald braunroth, bald braun oder gelb und grau gefärbt.

Die Vergrösserung, welche die Leber durch die eben geschilderte Bindegewebsentwickelung erfährt, ist mitunter eine sehr beträchtliche, so dass sie ein Gewicht von 3—4 Kilogramm und mehr erreicht. Man bezeichnet diesen Zustand der Leber am besten als **hyperplastische Bindegewebsinduration**. Häufig wird sie auch **hypertrophische Cirrhose** genannt. Die Oberfläche der Leber ist dabei glatt, das Parenchym derb und zäh. Sind die Acini von Bindegewebe ganz durchwachsen, so ist auf dem Schnitt die acinöse Structur der Leber mehr oder weniger vollkommen verwischt.

Die Vergrösserung der Leber ist natürlich nur dadurch möglich, dass ein erhebliches Plus von Bindegewebe neugebildet wird, während das Lebergewebe sich erhält oder wenigstens nur in mässigem Grade schwindet. In manchen Fällen erhält sich dieses Verhältniss bis ans Ende, d. h. bis das Individuum zu Grunde geht. In anderen Fällen dagegen tritt eine so erhebliche Atrophie des Lebergewebes ein, dass das Volumen der Leber wieder abnimmt.

Bei sehr stark ausgebreiteter Bindegewebsentwickelung geschieht dies nicht in dem Maasse, dass dadurch die Grösse der Leber erheblich unter die Norm sinkt, wohl aber tritt dies ein, wenn die erstere von Anbeginn nur eine beschränkte war, wenn sie sich nur auf das periportale Bindegewebe erstreckte und auch hier nicht das ganze Gebiet desselben betraf.

In einem solchen Falle wird das Lebergewebe zunächst nur von einer mehr oder minder reichlichen Anzahl von grauen oder graurothen oder gelb und gelbgrün pigmentirten Bindegewebszügen durchsetzt (Fig. 190 *b*), welche kleinere und grössere braunrothe oder gelb und grau und bräunlich pigmentirte Leberinseln zwischen sich fassen.

Da dieses Bindegewebe schrumpft, und das Lebergewebe atrophisch wird, nimmt auch das Volumen der ganzen Leber, das anfänglich etwas vergrössert war, wieder ab. Gleichzeitig gewinnt dieselbe eine höckerige Beschaffenheit, indem an jenen Stellen, wo die Bindegewebszüge liegen *(b)*, eine stärkere Schrumpfung eintritt als da, wo noch Inseln von Lebergewebe vorhanden sind. Sind die letzteren klein, so wird die schrumpfende Leber granulirt, sind sie gross, so bilden sich auch grösseren Kugelsegmenten entsprechende Erhabenheiten. Ist die Bindegewebsentwickelung und demgemäss auch die Schrumpfung nur auf einzelne Pfortaderäste beschränkt, so wird die Leber gelappt. Bei hochgradiger Schrumpfung kann die Leber auf die Hälfte oder ein Drittel ihres ursprünglichen Vo-

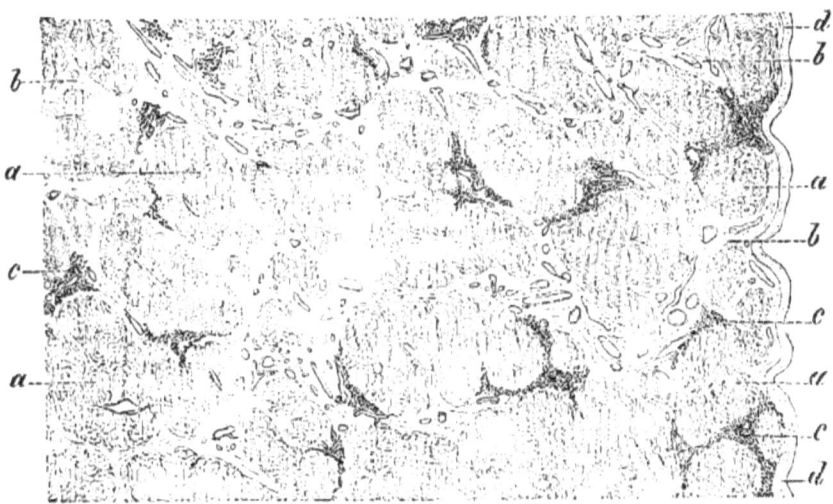

Fig. 190. Cirrhosis hepatis atrophica. Carminpräp. Vergr. 8. *a* Inseln von Lebergewebe. *b* Bindegewebszüge mit reichlichen Gefässen. *c* Kleinzellige Infiltration. *d* Peritonealüberzug.

lumens zurückgehen. Gleichzeitig wird sie mehr oder weniger difformirt, walzen- oder zungenförmig.

Die zu Verkleinerung der Leber führende interstitielle Hepatitis wird im Gegensatz zu der hypertrophischen als **atrophische Cirrhose** bezeichnet. Häufig geht sie auch unter dem Namen **Lännec'sche Cirrhose**.

Die chronische interstitielle Hepatitis ist in den letzten Jahrzehnten vielfach Gegenstand anatomischer und experimenteller Untersuchung gewesen, und man hat versucht, verschiedene gesonderte Formen aufzustellen. Surre unterscheidet z. B. acht verschiedene Formen. Diese Aufstellung verschiedener Species hat keinen Werth, da die einzelnen Formen in einander übergehen. Es genügt hypertrophische Formen von atrophischen zu unterscheiden, und selbst wenn man nur diese beiden Typen aufstellt, so muss man sich bewusst sein, dass es sich in beiden Fällen nur um eine verschiedene Ausbreitung sowie um verschiedene Stadien ein und desselben Processes handelt.

Auch die von Charcot & Gombault aufgestellte Behauptung, dass die biliäre Cirrhose mit der hypertrophischen Form der Hepatitis zusammenfalle, ist nicht richtig, da einmal Entzündungen, welche von den Gallengängen ausgehen, nicht immer zu hypertrophischer Induration führen (§ 512), anderersits auch Entzündungen, welche von der Pfortader oder der Leberarterie ausgehen, hypertrophische Induration zur Folge haben können.

Auch der bei Hepatitis bald fehlende, bald vorhandene Icterus hängt nicht mit bestimmten Formen der Hepatitis zusammen, da verschiedene Formen zu Hemmung des Abflusses der Galle führen können.

Literatur: FRERICHS, Klinik der Leberkrankheiten; E. WAGNER, Arch. der Heilk. III; LIEBERMEISTER, Beiträge zur patholog. Anatomie und Klinik der Leberkrankheiten; LAENNEC, Traité de l'auscultat. médiate; CHARCOT, Leçons sur les malad. du foie et des reins. Paris 1877; ZENKER, Deutsch. Arch. f. klin. Med. X; CORNIL, Arch. de physiol. 1874; TH. THIERFELDER, v. ZIEMSSENS Handb. d. spec. Pathol. VIII; THIERFELDER, Atlas der pathol. Histol.; JACCOUD, Traité de pathol. Tome II; BRIEGER, Virch. Arch. 75. Bd.; HAYEM, Arch. de physiol. norm. et pathol. 1874; KÜSSNER, Samml. klin. Vorträge v. VOLKMANN N. 141; NICATI & RICHAUD, Travaux du laboratoire de la rue des Fabres à Marseille 1881; HAMILTON, Journal of Anatomy and Physiol. Vol. XIV; CHARCOT & GOMBAULT, Arch. de physiol. norm. et pathol. VIII 1876 et LEÇONS sur diverses formes de sclerose hépatique Paris 1879; SCHMIDT, Zur patholog. Anatom. d. Lebercirrhose. I. D. Bonn 1880; ACKERMANN, Virch. Arch. 80. Bd.; WYSS, Virch. Arch. 35. Bd.; HANOT, Archives générales de médecine; SURRE, Etude sur diverses formes de sclerose hépatique. Paris 1879; POPOFF, Virch. Arch. 81. Bd.; POSNER ebenda 79. Bd.; SIMONS, Deutsch. Arch. f. klin. Med. 27. Bd.; MANGELSDORF ebenda 31. Bd.; BELOUSSOW, Arch. f. experim. Pathol. XIV; LITTEN, Charité-Annalen V 1878; FOA & SALVIOLI, Archiv. per le science med. 1877; TEUFFEL, Ueber Hepatitis sequestrans. I.-Diss. Tübingen 1878 und CARL, Ueber Hepatitis sequestrans. In. Diss. Tübingen 1880.

A. FOA, SALVIOLI, LITTEN, POPOFF, BELOUSSOW haben Hepatitis auf experimentellem Wege durch Unterbindung des Ductus choledochus bei Hunden, Kaninchen und Meerschweinchen erzeugt (vergl. § 512).

c. Die syphilitische Hepatitis.

§ 499. Unter dem Einflusse der acquirirten Syphilis können in der Leber Entzündungsprocesse auftreten, welche sich anatomisch in nichts von den eben betrachteten Formen der Cirrhose unterscheiden. Die syphilitische Natur des Leidens kann daher nur aus der gleichzeitigen Anwesenheit anderer syphilitischer Erkrankungen erschlossen werden.

Häufiger als in dieser ausgebreiteten Form tritt die Syphilis der Leber in einzelnen abgegrenzten Entzündungsherden auf. An der Leiche trifft man meist nur die Endstadien derselben.

Da oder dort, am häufigsten in der Nachbarschaft des Ligamentum suspensorium hepatis, ist die Oberfläche der Leber narbig eingezogen und gleichzeitig die Serosa verdickt. Schneidet man an Stelle der Einziehung durch, so stösst man auf einen grösseren oder kleineren Bindegewebsherd, von dem aus nach verschiedenen Richtungen Bindegewebszüge in die Lebersubstanz ausstrahlen (Fig. 191).

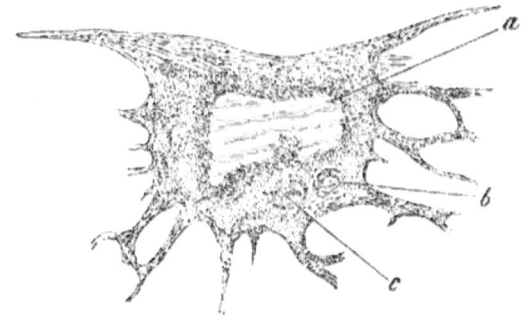

Fig. 191. Gumma hepatis im Stadium der Verkäsung. *a* Gumma innerhalb eines strahligen Narbengewebes sitzend. *b* Arterien mit verdickter Wand. *c* Obliterirte Pfortader. Vergr. 15.

Das Leberparenchym zwischen diesen Narbenzügen ist atrophisch, braun, die Acini klein. Das Bindegewebe selbst beherbergt gewöhnlich einen stecknadelkopf- bis kirschengrossen, selten einen noch grösseren käsigen Herd, welcher meistens, jedoch nicht immer, von einem grauen, etwas durchscheinenden Hof umgeben ist (Figur 191 *a*). Er wird als Gumma bezeichnet. In seltenen Fällen sitzen in dem Bindegewebsherd zwei oder mehrere käsige Knoten, andererseits können käsige Einlagerungen auch fehlen. Neben den subserös gelegenen Herden enthält die Leber nicht selten auch tiefer sitzende; die Zahl derselben schwankt von 1 bis 30 und mehr. Sind die Narben sehr zahlreich, so wird die Leber gelappt. Wie bereits in § 130 erörtert wurde, besteht das Centrum der Gummaknoten aus nekrotischem, homogenem, kernlosem Gewebe oder aus körnigem Detritus, die grau durchscheinende Zone dagegen aus zelligem Gewebe. Ersteres ist anzusehen als der letzte Rest des durch die syphilitische Entzündung infiltrirten und zu Grunde gerichteten Lebergewebes. Der Process hat seiner Zeit als granulirende Entzündung begonnen, hat aber nicht durchgehends zu Bildung von Bindegewebe, sondern theilweise zu Nekrose geführt. Dieser destructive Charakter hängt entweder von der Besonderheit des Entzündungserregers ab, oder ist die Folge von Verschluss der Arterien- und Pfortaderäste, welcher durch endarteriitische und endophlebitische Processe herbeigeführt wird.

§ 500. Wie bei acquirirter, so treten auch bei hereditärer Syphilis Lebererkrankungen auf und zwar sowohl in Form zelliger Infiltrationen und mehr oder weniger ausgebreiteter Bindegewebsindurationen als in der Form gummöser Herde. Diese Veränderungen finden sich sowohl bei Früchten, die frühzeitig abgestorben oder während oder kurze Zeit nach der Geburt zu Grunde gegangen waren, als auch bei solchen Individuen, bei denen die Zeichen der ererbten Syphilis erst im späteren Leben auftraten.

Bei geringfügiger kleinzelliger Infiltration ist die Leber für die makroskopische Betrachtung nicht verändert, und man findet erst bei der mikroskopischen Untersuchung, dass das Parenchym kleinzellig infiltrirt ist. Meist ist besonders das periportale Lebergebiet afficirt, nicht selten liegen indessen die kleinzelligen Herde auch im Innern der Acini. Häufig sind die Rundzellen hauptsächlich innerhalb der Lebercapillaren angehäuft.

Diesen geringfügigsten Affectionen kann man als höchsten Grad einfach entzündlicher Erkrankung Fälle gegenüber stellen, in welchen die Leber durch äusserst ausgedehnte Bindegewebsentwickelung in hohem Grade verändert, erheblich vergrössert und gleichzeitig verhärtet ist. Die Farbe des Parenchyms ist entweder gleichmässig hellgelb oder graugelb, oder aber dem Feuerstein ähnlich (GUBLER), gelb, rothbraun und graubraun gefleckt.

Gleichzeitig ist die acinöse Structur mehr oder weniger verwischt, die Schnittfläche von gleichmässiger Beschaffenheit.

Die Verhärtung und Vergrösserung der Leber wird durch Bindegewebsneubildung bedingt, welche bald in gleichmässiger, bald in ungleichmässiger Ausbreitung nicht nur das periportale Gewebe durchsetzt, sondern längs der Blutgefässe die ganzen Acini durchzieht.

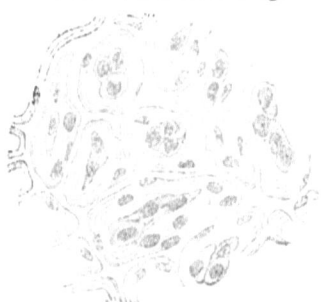

Fig. 192. Diffuse Bindegewebsentwickelung in der Leber bei hereditärer Syphilis. Die atrophischen Leberzellen sind durchgehends durch Bindegewebe von den Blutcapillaren getrennt. Vergr. 150. Nach einem Injectionspräparat.

Die Folge davon ist, dass die Mehrzahl der Leberzellenbalken, sofern sie noch erhalten sind, von den zugehörenden Capillaren (Fig. 192) durch eine mehr oder minder dicke Lage eines theils homogenen, zellarmen, theils mehr faserigen und zellreichen Bindegewebes getrennt ist. Die Leberzellen zwischen dem hyperplastischen Bindegewebe sind mehr oder weniger difformirt und atrophisch, stellenweise fehlen sie ganz. Gleichzeitig ist auch die Configuration des Capillarnetzes erheblich verändert.

Neben dieser diffusen Bindegewebshyperplasie, die nach Obigem zu einer hypertrophischen Cirrhose der Leber führt, kommen bei hereditärer Syphilis auch Leberindurationen vor, welche sich nach ihrer anatomischen Beschaffenheit der gewöhnlichen atrophischen Cirrhose anschliessen. Es giebt ferner Fälle, in denen die Bindegewebshyperplasie auf die Umgebung der grossen Pfortaderäste beschränkt ist und hier eine ganz bedeutende Mächtigkeit erlangt. Das hyperplastische Bindegewebe ist bald zellarm, bald zellreich.

Die als gummöse Hepatitis bezeichnete Leberentzündung tritt in 2 Hauptformen auf, nämlich als miliare und als grossknotige Form.

Die miliaren Gummata oder miliaren Syphilome sind nichts anderes als kleine abgegrenzte Entzündungsherde, die theils im periportalen Bindegewebe, theils in den Acini ihren Sitz haben. Die Affection ist daher nur als eine besondere Modification der oben aufgeführten Hepatitis anzusehen. Die zelligen Herde treten entweder durch das ganze Leberparenchym zerstreut auf oder beschränken sich auf einzelne Leberpartieen und bilden alsdann kleinere oder grössere Knötchengruppen. Die einzelnen Knötchen sind punktförmig bis stecknadelkopfgross und grösser, in frischen Stadien grauweiss, in späteren gelbweiss bis gelb. Zwischen den einzelnen Knötchen ist das Lebergewebe entweder normal, oder es besteht eine diffuse interstitielle Hepatitis. Im entzündeten Gebiet sind die Leberzellen zum Theil in Zerfall begriffen.

Grössere gummöse Herde entwickeln sich am häufigsten dann, wenn das Leben der syphilitisch Geborenen noch Monate und Jahre andauert. Frisch bilden sie rundliche oder längliche und verzweigte weisse Herde mit ausgezackter Peripherie, später verkäsen die centralen Theile, während in der Peripherie sich schwieliges Bindegewebe entwickelt, das durch Schrumpfung zu narbigen Einziehungen der Leberoberfläche führt. Es verhalten sich also die gummösen Herde bei hereditärer Syphilis gleich wie bei acquirirter. Bei ausgedehnter syphilitischer Hepatitis finden sich stets auch perihepatitische Veränderungen, und zwar entweder frische Exsudationen oder membranöse Verwachsungen mit der Umgebung.

Literatur: FRERICHS, Klinik der Leberkrankheiten II; VIRCHOW, Die krankhaften Geschwülste, II. Bd.; GUBLER, Gazette méd. de Paris 1852 und 1854; BAERENSPRUNG, Die hereditäre Syphilis, Berlin 1864; LANCERAUX, Traité de la syphilis. Paris 1873; SCHÜPPEL, Arch. der Heilk. Bd. XI; HINTZEN, Beiträge zur Lehre von der congenitalen Syphilis. L.-D. Tübingen 1869; E. WAGNER, Arch. d. Heilk. V; FREUND,

Jahrb. d. Kinderheilk. N. F. IX 1875; BIRCH-HIRSCHFELD, Handb. der Kinderkrankh. v. Gerhardt IV; CHVOSTEK, Vierteljahresschr. f. Dermat. u. Syph. VIII 1881; CAILLÉ, Zur patholog. Anatomie der congenital. Lebersyphilis. I.-D. Würzburg 1877.

d. Die Tuberculose der Leber.

§ 501. Die Tuberculose der Leber tritt in zwei Hauptformen auf und zwar als Miliartuberculose und als tuberculöse Hepatitis. Erstere ist um vieles häufiger als letztere und ist Theilerscheinung einer über mehrere Organe oder über den Gesammtorganismus verbreiteten Miliartuberculose. Es bilden sich dabei in der Leber kleine, oft kaum erkennbare oder etwas grössere, graue, gelbe, mitunter gallig gefärbte Knötchen. Dieselben sitzen theils im periportalen Bindegewebe, theils im Innern der Acini.

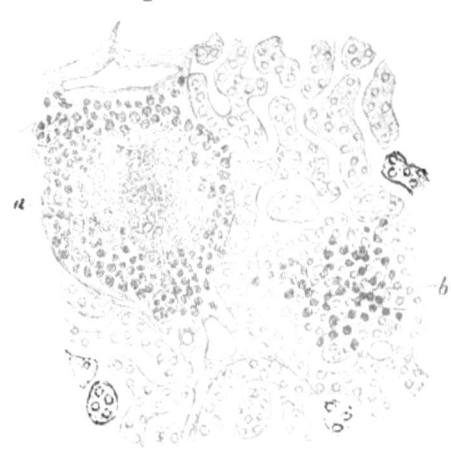

Fig. 193. Tuberculosis miliaris hepatis. *a* Ausgebildeter Tuberkel. *b* Tuberkel im ersten Entwickelungsstadium. Carminpräp. Vergr. 150.

Je nach dem Stadium der Erkrankung enthält die Leber entweder nur kleinzellige Infiltrationsherde (*b*) oder ausgebildete riesenzellenhaltige, oder endlich im Centrum bereits kernlos gewordene, nekrotische Knötchen. Die frischesten Herde sehen gewöhnlichen entzündlichen Herdaffectionen oft durchaus ähnlich. Nicht selten finden sich neben Knötchen auch diffus ausgebreitete kleinzellige Infiltrationen. Grössere Knoten sind meist deutlich aus einer Anzahl kleiner Knötchen zusammengesetzt.

Bei der Ausbildung der Knötchen geht das infiltrirte Lebergewebe zu Grunde, namentlich die Leberzellen, welche dabei zu kernlosen Schollen werden. Auch die Gallengänge können zu Grunde gehen. Sind sie in Tuberkel eingeschlossen, so kann ihr Epithel, namentlich wenn dasselbe zu einem Klumpen zusammensintert, einer Riesenzelle sehr ähnlich sehen. Nach ARNOLD kommt innerhalb von tuberculösen Herden auch eine Neubildung von Gallengängen vor, ähnlich wie bei der nicht tuberculösen interstitiellen Hepatitis.

Bei der zweiten Hauptform der Lebertuberculose, der chronischen tuberculösen Hepatitis ist die Leber nicht nur der Sitz einer Knötcheneruption, sondern gleichzeitig auch einer diffusen Bindegewebshyperplasie. Das Parenchym ist dabei von mehr oder weniger mächtigen Bindegewebszügen durchsetzt, welche theils kleine graue, theils grössere gelbe oder gallig gefärbte käsige Knötchen beherbergen. Erreichen die Knoten eine erhebliche Grösse, so tritt Zerfall derselben ein, es bilden sich Cavernen mit gallig gefärbtem, theils flüssigem, theils aus Zerfallsdetritus bestehendem Inhalt. Es kommen Fälle vor, in denen das ganze Parenchym mit zahllosen erbsen- bis wallnussgrossen Cavernen durchsetzt ist. Solche Fälle sind indessen selten. Ebenso bilden sich nur selten vereinzelte grosse Käseknoten, welche den Solitärtuberkeln des Gehirnes ähnlich sehen.

Literatur: J. ARNOLD, Virch. Arch. 80. Bd.; ORTH, ebenda 60. Bd.

7. Die Geschwülste der Leber.

a. Primäre Geschwülste.

§ 502. Primäre Geschwülste der Leber sind im Ganzen selten, doch kommen sowohl epitheliale als auch Bindesubstanzgeschwülste vor.

Unter den epithelialen Formen ist zunächst das Adenom zu nennen. Dasselbe tritt in der Leber in Form multipler mohnkornbis kirschengrosser Knoten auf, deren Schnittfläche grauweiss, oder gelblichweiss, oder röthlich gefärbt ist. Die kleinsten Knötchen erscheinen unvermittelt ins Lebergewebe eingesetzt, grössere besitzen eine bindegewebige Kapsel. In letzteren treten häufig Erweichungsprocesse auf.

Bei massenhafter Bildung solcher Knoten kann die Leber hochgradig vergrössert sein, und es erscheinen an der Oberfläche rundliche Höcker. Metastasen sind nur in einem Falle (GREENFIELD) gefunden worden.

Die einzelnen Knoten bestehen, abgesehen von dem gefässhaltigen Bindegewebsgerüste, aus gewundenen und untereinander anastomosirenden Drüsenschläuchen, welche den gewundenen Harncanälchen ähnlich sehen. Nach RINDFLEISCH entwickeln sich diese Drüsenschläuche aus Leberzellenbalken, deren Elemente in Wucherung gerathen und sich zu schlauchförmigen Drüsen gruppiren. Bei dem weiteren Wachsthum der anfänglich kleinen Knötchen werden theils neue Leberzellen in den Wucherungsprozess hineingezogen, theils werden von den bereits ausgebildeten Drüsenschläuchen, unter Verdrängung des umgebenden Lebergewebes, neue Sprossen getrieben.

Literatur: GRIESINGER, Arch. d. Heilk. V 1864; RINDFLEISCH, ebenda; GREENFIELD, Transact. of the Pathol. Soc. XXV 1874; KELSCH und KIENER, Arch. de Physiol. norm. et pathol. N. 3. 1876.

§ 503. Der primäre Leberkrebs tritt in 3 Hauptformen auf.

Die erste Hauptform bilden jene Fälle, in denen sich nur ein oder einige wenige Knoten entwickeln, welche da oder dort, am häufigsten im rechten Lappen ihren Sitz haben. Der einzelne Knoten kann eine sehr bedeutende Grösse erlangen, so dass der betreffende Leberlappen erheblich vergrössert und gleichzeitig zu einem grossen Theile aus Geschwulstgewebe zusammengesetzt ist.

Die Knoten sind meist kugelig und bestehen aus einem bald weichen, bald derben, weissen oder leicht gerötheten Gewebe, das von der Schnittfläche mehr oder weniger, mitunter jedoch nur sehr wenig Saft abstreichen lässt. Das Gewebe des Tumors ist stellenweise scharf von dem Lebergewebe abgegrenzt, und letzteres sichtlich verdrängt und verschoben.

An anderen Stellen geht der Tumor allmählich in das Lebergewebe über. Grosse Knoten enthalten im Innern oft nekrotische und erweichte Herde, sowie Hämorrhagieen.

Die zweite Hauptform bezeichnet man am besten als diffuse krebsige Entartung der Leber. Bei dieser Affection ist die Leber mehr oder weniger, oft erheblich vergrössert; die Serosa meist etwas verdickt, die Oberfläche höckerig, ähnlich wie bei der atrophischen Cirrhose. Auch auf der Schnittfläche sieht die Leber einer cirrhotischen Leber ähnlich, indem das ganze Parenchym von anastomosirenden Bindegewebszügen durchsetzt wird, welche kleine Inseln weichen, etwas über das Niveau der Bindegewebszüge vortretenden, weisslichen oder röthlichen oder gallig pigmentirten Gewebes zwischen sich fassen. Zum Unterschied von gewöhnlicher Cirrhose zeigen diese Inseln grossentheils einen krebsigen Bau.

Bei der dritten Hauptform des Leberkrebses ist das periportale Bindegewebe der Sitz der Krebsknoten. Ueberall, wo Pfortaderäste verlaufen, sieht man dieselben begleitet von weissen, schwellenden, dicht aneinander gelagerten, unter einander verschmelzenden Knoten, die längs der grösseren Pfortaderäste ziemlich gross, in den feineren Verzweigungen meist nur klein sind. Die kleinsten Knötchen besitzen etwa die Grösse eines Mohnkornes. Der Durchmesser der grösseren erreicht etwa 3—4 ctm. Selbstverständlich ist die Leber im Ganzen erheblich vergrössert. Dagegen erscheint die Oberfläche, da die Knoten hauptsächlich in der Tiefe sitzen, glatt, nur an der Porta hepatis sind die weissen Knoten äusserlich sichtbar.

In ihrem Bau bieten die Lebercarcinome nichts Besonderes (Fig. 194). Die epithelialen Zellen bilden oft nur atypische Zellnester. In anderen Fällen sind sie Drüsenbildungen ähnlich, indem die periphere Lage der Zellen aus Cylinderepithel besteht. Zuweilen beschränkt sich der Inhalt der Alveolen auf einen einfachen Cylinderepithelbesatz. In den Fällen, die ich zu untersuchen Gelegenheit hatte, gieng die epitheliale Wucherung, soweit sich dies an den kleinsten Herden erkennen liess, von den Gallengangsepithelien aus.

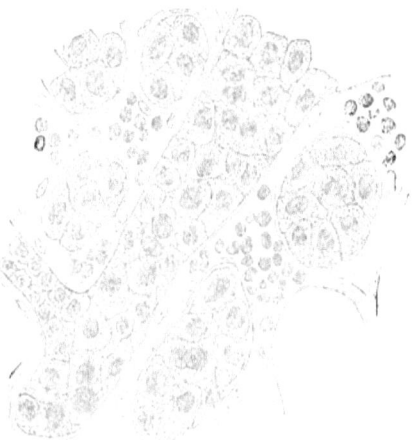

Fig. 194. Carcinoma duct. biliferorum. Links unten steht ein Krebszellennest mit einem Gallengang in Verbindung. Vergr. 200. Hämatoxylinpräparat.

Namentlich gilt dies für die dritte Hauptform, die ich genauer untersuchte. Bei letzterer konnte ich noch den Zusammenhang der Krebszellennester mit Gallengängen nachweisen (Fig. 194). Dagegen konnte ich Uebergänge zwischen Krebszellen und Leberzellen nicht finden.

Nach Angabe verschiedener Autoren nehmen indessen an der Entwickelung der beiden ersten Hauptformen sowohl die Gallengangsepithelien als auch die Leberzellen Theil.

Literatur: Perls, Virch. Arch. 66. Bd.; Weigert, ebenda 67. Bd.; Schüppel, Spec. Pathologie von v. Ziemssen VIII. Bd.; Naunyn, Reicherts und du Bois-Reymond's Arch. 1866; Waldeyer, Virch. Arch. 55. Bd.; Birch-Hirschfeld, Gerhardt's Handb. d. Kinderkrankh. VIII.

§ 504. Primäre Bindesubstanzgeschwülste der Leber sind sehr selten; nur das cavernöse Angiom ist häufig. Dasselbe bildet hirsekorn- bis faustgrosse Herde, welche eine entsprechend grosse

Partie des Lebergewebes substituiren. Eine Vergrösserung der Leber wird durch diese Tumoren nicht bedingt.

Unter der Serosa gelegene Angiome präsentiren sich als dunkel blaurothe Flecken. Auf dem Durchschnitt sind dieselben dunkelroth gefärbt, doch kann man bei grösseren Knoten sehr deutlich den schwammigen Bau des Gewebes erkennen und die hellen Bindegewebssepten von dem blutigen Inhalt der cavernösen Hohlräume unterscheiden.

Grössere Herde grenzen sich gegen das Lebergewebe durch eine Bindegewebskapsel ab, kleine dagegen sind ohne eine solche in das Lebergewebe eingesetzt.

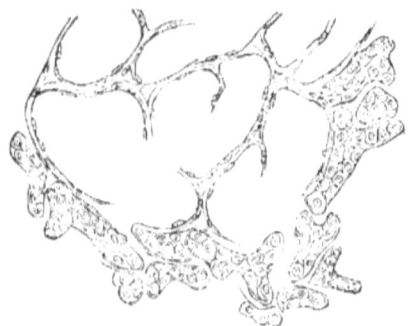

Fig. 195. Schnitt aus dem Entwickelungsrande eines kleinen cavernösen Angioms der Leber. Vergr. 150.

Wie bereits in § 150 auseinandergesetzt wurde, entsteht das cavernöse Angiom der Leber durch lokale cavernöse Entartung des Capillarnetzes der Leber (Fig. 195). Es handelt sich dabei lediglich um eine Dilatation der Capillaren unter gleichzeitigem Schwunde der Leberzellen. Wucherungsvorgänge treten erst secundär im Bindegewebe zwischen den Gefässen, sowie in der Peripherie des Herdes ein. Die Kapsel der grösseren Herde wird im Wesentlichen von dem periportalen Bindegewebe gebildet. Die Dicke der zwischen den cavernösen Räumen befindlichen Septen ist verschieden, meist jedoch nicht bedeutend.

Der cavernöse Tumor ist danach keine eigentliche Neubildung, sondern verdankt seine Entstehung einer localen Atrophie des Drüsengewebes. Demgemäss entwickelt sich derselbe auch am häufigsten in atrophischen Lebern bejahrter Individuen. Nicht selten tritt er alsdann multipel auf, so dass die Leber von cavernösen Herden verschiedenster Grösse durchsetzt ist.

Wahre Bindesubstanzgeschwülste sind, wie schon erwähnt, in der Leber sehr selten, doch kommen verschiedene Formen (Fibrome und Sarcome) derselben vor. Vor einigen Jahren habe ich einen Fall beobachtet, bei welchem die Leber, dem Verlauf des Sympathicus entsprechend, mit äusserst zahlreichen kleinen, mohnkorn- bis bohnengrossen, derben Fibroneuromen durchsetzt war. Das betreffende Individuum besass Fibroneurome verschiedenster Grösse an sämmtlichen Nerven mit Ausnahme des Opticus und des Olfactorius.

Ferner beobachtete ich ein Melanosarcom der Leber. Die Leber war dabei erheblich vergrössert und von hirsekorn- bis wallnussgrossen, theils grauweissen, theils braunen bis schwarzen Herden dicht durchsetzt. Nach dem Ergebniss der Untersuchung der kleinsten Herde zu schliessen, gieng die Wucherung von dem Endothel der Blutcapillaren aus. Das Pigment lag hauptsächlich innerhalb der Geschwulstzellen.

Aehnliche Fälle sind von FRERICHS (Klinik der Leberkrankheiten II. 319) und BLOCK (Arch. d. Heilk. XVI) beschrieben. Von KLEBS (Handb. der path. Anat. I) ist auch ein Fall von Lymphangiom der Leber mitgetheilt.

b. Metastatische Geschwülste.

§ 505. Metastatische Geschwülste, namentlich Carcinome, kommen in der Leber sehr häufig zur Entwickelung. Besonders häufig beobachtet man dieselben bei Carcinomen des Magens, der dicken Gedärme und des Pankreas, doch sind sie auch bei Carcinomen des Oesophagus, des Uterus und der Mamma nicht selten.

Meist treten die Metastasen in Form mehr oder weniger zahlreicher Knoten auf. Nicht selten ist die ganze Leber von ihnen durchsetzt. Je nach ihrem Alter und Entwickelungsstadium sind die Knoten bald nur klein, 1—20 mm. im Durchmesser haltend, bald gross, 2—10 ctm. im Durchschnitt messend.

Subserös gelegene kleine Knoten präsentiren sich an der Aussenfläche der Leber als kleine weissliche Flecken, grössere ragen etwas über das Niveau der Lebersubstanz hervor und sind häufig gedellt. Die Serosa pflegt über denselben stark injicirt zu sein. Sind die Krebsknoten zahlreich und gross, so ist auch die Leber mehr oder weniger, oft ganz colossal vergrössert und ihre Oberfläche gleichzeitig höckerig. Bei schlaffen Bauchdecken kann man die am vorderen Leberrande sitzenden Knoten von aussen durchfühlen. Die Schnittfläche der Knoten ist meist weiss oder gelblich weiss oder etwas geröthet.

Grössere Knoten sind in den centralen Theilen häufig opak weiss, verfettet und erweicht, so dass man bei dem Abstreichen der Schnittfläche eine breiige Masse erhält. Auch käsige und hämorrhagische Herde kommen in denselben vor.

Selbstverständlich ist auf die Beschaffenheit der Knoten die Form der primären Carcinome von massgebendem Einfluss. Metastasen weicher Magen- und Darmkrebse sind weich, während die Metastasen harter Pankreas- und Mammacarcinome ebenfalls derb zu sein pflegen. Melanotische Krebse bilden braune bis schwarze Knoten.

Gegen das Lebergewebe, welches sichtlich verdrängt wird, sind die Knoten theils scharf abgegrenzt, theils gehen sie allmählich in das Leberparenchym über. Letzteres beobachtet man namentlich bei kleinen, ersteres bei grösseren Knoten. Ferner ist auch hier die Beschaffenheit und der Bau des Krebses von Einfluss, indem die Metastasen der weichen Magen- und Darmkrebse das Gewebe mehr zu verdrängen, die Metastasen der harten Pankreas-, Oesophagus- und Mammakrebse das Lebergewebe zu infiltriren pflegen.

Das Lebergewebe selbst ist bald braun, bald gelb, bald gelbgrün gefärbt. Letzteres ist ein Zeichen eingetretener Gallenstauung. Bei Anwesenheit zahlreicher Knoten ist das Parenchym auf schmale Züge zwischen den einzelnen Krebsherden reducirt.

§ 506. Die Bildung der metastatischen Knoten geht von Krebskeimen aus, welche der Leber meist auf dem Blutwege, nur sehr selten auf dem Lymphwege zugetragen werden.

Weitaus am häufigsten gelangen die Keime durch die Pfortader in die Leber. Der Ort der Weiterentwickelung derselben sind entweder die interlobulären Gefässverzweigungen oder aber das intraacinöse Gefässnetz.

Das erste, was man dabei constatiren kann, ist eine Vermehrung der eingeschleppten Krebszellen innerhalb des betreffenden Gefässes (Fig. 196). Weiterhin wird das Gefäss erweitert und das benachbarte Lebergewebe verdrängt. Wächst der Keim zu einem grösseren Knoten heran, so entwickelt sich zwischen den Krebszellen ein neues Stroma und trennt dieselben in kleinere oder grössere Nester, deren Configuration derjenigen der Muttergeschwulst ähnlich ist. Dieses neue gefässhaltige Krebsstroma wird von dem Blutgefässbindegewebsapparat der Leber geliefert. Das Lebergewebe selbst wird bei dem Wachsthum der Knoten entweder einfach zur Seite geschoben und verdrängt, oder aber von der kreb-

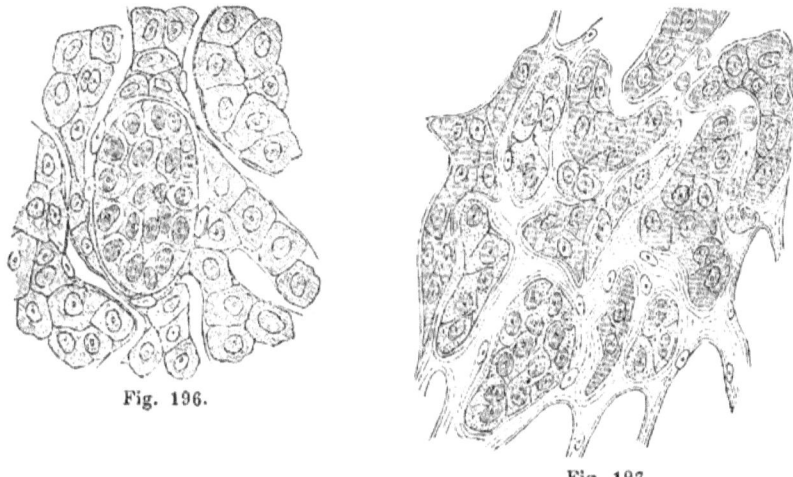

Fig. 196. Schnitt durch einen in der ersten Entwickelung begriffenen embolischen Krebskeim innerhalb einer Lebercapillare, aus einem Adenocarcinom des Magens stammend. Hämatoxylinpräp. Vergr. 300.

Fig. 197. Wachsthumsgrenze eines metastatischen Krebsknotens, welcher sich nach Carcinom des Pankreas entwickelt hatte. Hämatoxylinpräp. Vergr. 250.

sigen Neubildung infiltrirt und durchwachsen. Letzteres erfolgt in der Weise, dass sowohl die Neubildung der Krebszellennester (Fig. 197) als auch des Bindegewebsstroma innerhalb der Lebercapillaren fortschreitet. Die in das neugebildete Krebsgewebe eingeschlossenen Leberzellen gehen früher oder später durch Atrophie zu Grunde. Häufig sind sie vor ihrem Untergange stark mit Pigmentkörnchen durchsetzt. Eine Umwandlung von Leberzellen in Krebszellen habe ich nie constatiren können (vergl. § 174). Weit seltener als Krebse bilden andere Tumoren Metastasen in der Leber. Selbst Sarcomknoten sind ziemlich selten; nur im Kindesalter sind sie etwas häufiger.

8. Die thierischen Parasiten der Leber.

§ 507. Die Leber des Menschen wird nur von wenigen thierischen Parasiten als dauernder Standort aufgesucht. Die Species, welche in derselben vorkommen, sind: der Echinococcus, das Distoma hepaticum, das Dist. lanceolatum, das Dist. haematobium, das Pentastomum denticulatum, sowie die sogen. Psorospermien. Alle diese Parasiten haben bereits in § 245 bis 248, § 237, § 238, § 239,

§ 225 und § 250 ihre Besprechung gefunden. An dieser Stelle soll daher nur noch Einiges über den Echinococcus nachgetragen werden.

Derselbe kommt in der Leber meist in Form wallnussgrosser, einfacher Blasen vor, deren Wand durch eine innere Chitin- und eine äussere Bindegewebsmasse gebildet wird. Letztere kann eine bedeutende Dicke erreichen.

Lebt der Echinococcus noch, so beherbergt die Blase eine klare Flüssigkeit, und an der Innenfläche findet sich eine weissliche Parenchymlage, auf welcher kleine, weissliche Knötchen, die Brutkapseln mit den Scolices sitzen.

Seltener als dieser einfache Echinococcus findet sich in der Leber eine Echinococcusblase mit inneren oder äusseren Tochterblasen.

Sehr oft ist der Echinococcus bei der Untersuchung abgestorben und die Flüssigkeit ganz oder theilweise resorbirt. In diesem Falle ist die Chitinkapsel geschrumpft, bildet Falten, und enthält in ihrem Inneren eine käsige, breiige oder verkalkte, mörtelartige, weisse Masse. Nicht selten lassen sich in letzterer noch Häkchen nachweisen. Erreichen die Blasen erhebliche Grössen, so können dieselben in die Nachbarschaft durchbrechen, z. B. nach aussen, oder in den Darm oder in das Peritoneum. Gelegentlich kommt es auch zu Entzündungen in der Umgebung der Blasen.

Ausser dem gewöhnlichen Echinococcus kommt auch der Echinococcus multilocularis in der Leber vor (vergl. § 247).

II. Die Veränderungen der Gallenblase und der Gallengänge.

1. Veränderungen des Inhaltes der Gallenblase und der Gallengänge.

§ 508. Weitaus die wichtigste Abnormität des Inhaltes der Gallengänge und der Gallenblase bilden die Gallenconcremente und die Gallensteine. Sie finden sich bei älteren Individuen sehr häufig, namentlich in der Gallenblase. Die Concremente bilden krümelige und körnige gelbe Massen. Die Steine, deren Umfang zwischen der Grösse eines Mohnkornes und eines Hühnereies schwankt, sind theils rund oder oval, theils eckig und facettirt. Letzteres ist der Fall, wenn dieselben in der Gallenblase in Mehrzahl vorhanden sind, die erstere Form dagegen findet sich in Fällen, in denen in der Gallenblase oder in den Gallengängen die Steine vereinzelt liegen.

Gallensteine. 381

Farbe, Consistenz und Gewicht der Steine wechselt nach der Zusammensetzung. Meist sind sie ziemlich weich, die Oberfläche bald hell grauweiss, bald gelblich oder braun bis schwarzbraun, bald glatt, bald rauh.

Auf der Schnittfläche sieht man meist einen dunkeln Kern, der aus sogen. Pigmentkalk (Bilirubincalcium) besteht und von einer helleren dickeren Schale mit strahlig krystallinischem Gefüge umgeben ist. Letztere besteht grösstentheils aus Cholestearin. Je nachdem diese oder jene Substanz die Hauptmasse bildet, kann man verschiedene Formen unterscheiden.

1) **Cholestearinsteine.** Sie enthalten in der Regel einen pigmentirten Kern, kommen sowohl einzeln als auch in Mehrzahl vor, sind graulich weiss oder gelblich weiss, glatt oder rauh, etwas durchscheinend, an der Oberfläche zuweilen matt glänzend. Sie haben eine strahlige, krystallinische, oft geschichtete Bruchfläche; ihre Consistenz ist weich. Beimengung von Gallenfarbstoff färbt sie gelb oder braun. Beimengung von Kalksalzen giebt ihnen eine kreideartige Beschaffenheit.

2) Die **Cholestearin-Gallenfarbstoffsteine** sind die häufigsten. Je nach dem Farbstoffgehalt sind sie bald gelb, bald braun, bald schwarz, bald braungrün. Nicht selten bilden sie sich in ungeheuren Mengen und dehnen dadurch die Gallenblase oder die Gallengänge mächtig aus. Auch diese Steine enthalten zuweilen reichlich Calciumcarbonat und Magnesiasalze.

3) Reine **Bilirubin-** und **Biliverdincalciumsteine** sind selten und meist klein.

4) **Calciumcarbonatsteine** sind sehr selten.

§ 509. Die Entstehung der Gallensteine ist noch wenig gekannt. In manchen Fällen werden im Inneren derselben Fremdkörper gefunden, und wir wissen auch, dass Fremdkörper, welche in die Gallengänge hinein gelangen, sich incrustiren. Kriecht z. B. ein Spulwurm in den Ductus choledochus hinein und stirbt er dort ab, so bilden sich auf ihm körnige Niederschläge.

Löst man die Calciumverbindungen und das Cholestearin der Gallensteine auf, so bleibt eine ungelöste stickstoffhaltige Substanz (HOPPE-SEYLER) zurück. Wahrscheinlich sind es Reste abgestorbener Epithelien. Mucin ist in den Concrementen chemisch nicht nachweisbar.

Stagnation und Zersetzung der Galle scheinen die Steinbildung zu begünstigen. Auch die allgemeinen Ernährungsverhältnisse dürften von Einfluss sein, indem Gallensteine in hohem Alter weit häufiger sind als in der Jugend.

Da das Lösungsmittel für das Cholestearin Seifen und gallensaure Salze sind, so können bereits ausgebildete Cholestearinsteine sich wieder lösen, wenn die in die Blase gelangende Galle mit Cholestearin nicht gesättigt ist. Eine Wiederauflösung der Gallenfarbstoffcalciumverbindungen dagegen ist ohne Zersetzung derselben nicht möglich (HOPPE-SEYLER).

§ 510. Die Folgen der Gallensteinbildung gestalten sich verschieden. Nicht selten bleiben, selbst wenn Steine in grosser Zahl in der Gallenblase vorhanden sind, erhebliche Veränderungen der Blasenwand aus.

Heftige Beschwerden (Gallensteincolik) rufen sie hervor, wenn sie im Ductus choledochus oder im Ductus hepaticus stecken bleiben. Nicht selten nämlich werden sowohl in der Blase gebildete als auch in den Gallengängen selbst entstandene Steine durch den Ductus choledochus in den Darm entleert. Gelingt dies nicht und bleibt der Stein stecken, so tritt Gallenstauung ein, die sich zunächst in einer Erweiterung der Gallengänge und in einer icterischen Färbung der Leber zu erkennen giebt. Später kann eine Degeneration der Leberzellen sowie Entzündung (§ 512) sich einstellen. Auch die Umgebung eines Gallensteines kann sich entzünden und ulceriren. Sitzt ein Stein im Ductus choledochus dicht am Duodenum, so tritt hie und da allmählich eine Ulceration des Ganges und der Darmwand ein und der Stein geräth auf diese Weise in das Duodenum. Auch von der Gallenblase aus können Steine in das Duodenum oder den Dickdarm durchbrechen. Selbstverständlich geschieht dies nur, wenn zuvor eine Verwachsung der genannten Darmtheile mit der Gallenblase stattgefunden hatte. In ungünstigen Fällen findet ein Durchbruch nach dem Peritonealraum oder in das retroperitoneale Zellgewebe statt, oder es pflanzt sich wenigstens die Entzündung auf das Bauchfell fort.

In der Umgebung von Concrementen innerhalb der in der Leber gelegenen Gallengänge kommt es ebenfalls nicht selten zu mehr oder minder intensiver Entzündung. Dieselbe kann sich auf eine mässige zellige Infiltration in der Wand des Gallenganges und in deren Nachbarschaft beschränken und bei längerer Dauer ihren Ausgang in Bindegewebsneubildung nehmen (vergl. § 496). In anderen Fällen, namentlich wenn die Galle sich zersetzt, wird die Entzündung intensiver, und es bilden sich Abscesse, welche perforiren und zu localer oder allgemeiner Peritonitis Veranlassung geben können.

Literatur: BENEKE, Deutsch. Arch. f. klin. Med. 1876; FIEDLER, Jahresber. d. Gesellsch. f. Natur- und Heilk. zu Dresden 1879; SCHÜPPEL, v. ZIEMSSENS Handb. d. spec. Pathol. VIII; FRERICHS, Leberkrankheiten II; ROTH, Correspond.-Blatt f. Schweizer-Aerzte XI 1881.

2. Veränderungen der Weite und Configuration der Gallengänge und der Gallenblase.

§ 511. In § 510 ist bereits bemerkt worden, dass die Gallengänge hinter einer verstopften Stelle durch Secretanhäufung sich erweitern. Selbstverständlich ist der Sitz und die Ausbreitung dieser Erweiterung von dem Sitz der Verstopfung abhängig. Verschluss des Ductus choledochus hat eine Stauung der Galle sowohl in dem Stamme und den Aesten der Gallengänge als auch in der Gallenblase zur Folge. Verschluss eines Astes der Gallengänge selbst kann natürlich nur hinter der verstopften Stelle eine Secretanhäufung und damit auch eine Dilatation der Gänge bewirken. Die Undurchgängigkeit eines Gallenganges wird entweder durch Concretionen oder durch entzündliche Infiltrationen und Gewebebildungen sowie durch Geschwülste, welche in der Wand der Gänge selbst oder in deren Nachbarschaft ihren Sitz haben, verursacht. Auch Parasiten (Distoma, Spulwürmer) können Gallengänge verstopfen.

Das Secret, welches sich hinter einer verschlossenen Stelle ansammelt, ist nicht immer Galle. Ist der Ductus cysticus verschlossen, so kann sich keine Galle in der Gallenblase ansammeln. Wenn gleichwohl die Blase sich erweitert, so hat dies seinen Grund darin, dass von Seiten der Schleimhaut, d. h. namentlich von den Schleimdrüsen in derselben schleimiges Secret producirt wird. Man bezeichnet einen solchen Zustand als Hydrops vesicae felleae.

Aehnliches wie in der Blase kommt auch in den Gallengängen vor. Wird ein Stück eines solchen aus irgend einem Grunde abgeschnürt, so kann dasselbe namentlich wenn es Schleimdrüsen enthält, durch Ansammlung eines schleimigen Secretes sich erweitern. Es bilden sich alsdann in der Leber kleinere oder grössere glattwandige Cysten. Nach Untersuchungen von v. RECKLING-

HAUSEN (Virch. Arch. 84. Bd.) gilt dies namentlich auch für kleine subserös gelegene Cysten. Hier ist zu keiner Zeit Gallenstauung vorhanden, sondern es erweitern sich die Vasa aberrantia der Gallengänge durch Secret, das von den Schleimdrüsen geliefert wird. Endlich können in der Leber auch Cysten durch Ansammlung von Lymphe in Lymphgefässen entstehen.

Wird in eine von der Gallenzufuhr ausgeschlossene Gallenblase kein Schleimhautsecret ergossen, so kann der Inhalt sich eindicken und sogar verkreiden. Die Gallenblase schrumpft alsdann mehr oder weniger stark. Hat sich zu irgend einer Zeit Entzündung eingestellt, so kann ihre Wand gleichzeitig verdickt und stellenweise ulcerirt sein.

3. Entzündungen und Geschwulstbildungen der Gallengänge und der Gallenblase.

§ 512. Die Entzündung der Gallengänge und der Gallenblase hat bereits bei Gelegenheit der Besprechung der interstitiellen Hepatitis, sowie der Bildung von Gallenconcretionen und ihrer Folgen mehrfach Erwähnung gefunden. Sie ist eine Affection, die nicht selten vorkommt und sowohl durch Fortleitung einer Entzündung vom Darmcanal auf den Ductus choledochus und seine Zweige, als auch durch Stauung und Veränderungen der Galle, sowie durch Verunreinigung des die Schleimhaut durchströmenden Blutes entstehen kann.

Schon leichtere Grade der Entzündung können durch Bildung schleimiger Secretmassen, sowie durch Schwellung der Schleimhaut eine Verstopfung der Gallenwege und damit Gallenretention und Icterus herbeiführen. Bei heftigeren und länger dauernden Entzündungen liefern die Gallengänge und die Gallenblase ein eitriges Secret. Das Bindegewebe ist dabei stark infiltrirt; in der Nachbarschaft der Lebergallengänge ist nicht selten auch die Glisson'sche Kapsel, um die Gallenblase das Peritoneum der Sitz einer mehr oder minder intensiven Entzündung. In noch höherem Maasse ist dies der Fall, wenn die Entzündung einen nekrotisirenden Character trägt, wenn sich diphtheritische Verschorfungen und eiternde Geschwüre bilden. Innerhalb der Leber präsentiren sich diese eitrigen Entzündungen als kleine mit flüssiger Galle und Gallenconcretionen gemischte Abscesse. Haben sie ihren Sitz innerhalb der Gallenblase und der grossen Gallengänge ausserhalb der Leber, so führen sie leicht zu Peritonitis, ebenso auch innerhalb der Leber subserös gelegene Abscesse.

Lang anhaltende Entzündungen der Gallenblase führen nicht selten zu bindegewebiger Verdickung der Blasenwände, sowie zu Verwachsungen derselben mit der Umgebung. Häufig schrumpft dabei die Blase. In der Umgebung der Gallengänge wird das Bindegewebe der Glisson'schen Kapsel mehr oder weniger hyperplastisch. Mitunter beobachtet man in der Gallenblase und den grossen Gallengängen auch papillöse Wucherungen.

Hält in einer Leber die Entzündung der Gallengänge längere Zeit an, oder ist die Abfuhr der Galle durch längere Zeit hindurch behindert, so bleibt die Gallenstauung und Entzündung nicht auf die Gallengänge selbst beschränkt. Sowohl in der Glisson'schen Kapsel als auch innerhalb der Leberacini bilden sich gallige Concretionen in Form kleiner gelber und brauner Körner. Die Leberzellen selbst sterben unter dem Einfluss der gestauten Galle da und dort ab, es bilden sich interacinöse Entzündungsherde, welche weiterhin ihren Ausgang in Abscessbildung oder in Bindegewebsinduration nehmen können (vergl. § 496 bis § 498).

Einige Autoren (SCHÜPPEL, TEUFFEL) haben die Abscesse bildende Form der biliären Hepatitis als Hepatitis sequestrans bezeichnet.

Geschwülste der Gallenblase und der Gallengänge sind selten. Am häufigsten wird Krebs beobachtet. Dass manche Leberkrebse von den Gallengängen aus entstehen, ist bereits in § 503 bemerkt worden. Die Krebse der Gallenblase bilden in ihrem Beginne weiche Wucherungen an der Innenfläche. Im weiteren Verlaufe ihrer Entwickelung können sie auf die Leber übergreifen.

Erwähnung verdient, dass destruirende Adenome des Duodenum an der Papille des Ductus choledochus sich entwickeln und den Gang verengen oder verschliessen können.

III. Pathologische Anatomie des Pankreas.

§ 513. Das Pankreas ist eine innerhalb der Bauchhöhle gelegene acinöse Drüse, deren Ausführungsgang (Ductus Wirsungianus) sich in die Wand des Duodenum einsenkt, um gemeinsam mit dem Ductus choledochus, seltener für sich allein mit besonderer Oeffnung in das Duodenum zu münden. Das Secret der Bauchspeicheldrüse spielt sowohl bei der Verdauung der Stärke haltigen Nahrungsmittel, als auch bei derjenigen der Albuminate und Fette eine wichtige Rolle.

Im Ganzen sind pathologische Veränderungen des Pankreas nicht eben häufig nachzuweisen, doch kommen verschiedene, sowohl primäre als secundäre Affectionen vor.

Unter den Missbildungen ist die wichtigste die Bildung eines Nebenpankreas. Dasselbe ist ein linsen- bis thalergrosses, flaches, aus Drüsenläppchen zusammengesetztes Gebilde, welches seinen Sitz in der Wand des oberen Theiles des Dünndarmes oder des Magens hat.

Hier liegt es bald unter der Serosa, bald mehr nach innen gerückt in der Muscularis und der Submucosa. Seine histologische Structur stimmt mit derjenigen des Hauptpankreas überein; mit dem Darmlumen ist es durch einen Ausführungsgang verbunden. Weit seltener als die Bildung eines Nebenpankreas ist die Spaltung des Pankreas in 2 gleiche oder ungleiche Theile. Mangel des Pankreas beobachtet man bei verschiedenen Missbildungen, die entweder die Gesammtanlage oder wesentlich das Darmrohr betreffen.

Unter den Störungen der Circulation verdient die nicht selten zu beobachtende Hämorrhagie hervorgehoben zu werden. Ist dieselbe kurze Zeit vor dem Tode entstanden, so ist das Bindegewebe des Pankreas, häufig auch der Nachbarschaft, von dunkelem Blute mehr oder weniger stark durchsetzt. In selteneren Fällen bilden sich förmliche Blutbeulen. Nach längerem Bestande des Blutergusses ist das Gewebe braun oder schiefrig gefärbt.

Diese Blutungen sind meist Folgen von Herz-, Lungen- und Leberleiden, die Stauungshyperämieen im Unterleibe herbeiführen. Es kommen indessen auch Fälle vor, in welchen eine derartige Erkrankung nicht nachzuweisen ist, bei denen also die Blutung durch locale Ursachen bedingt sein muss, die sich jedoch meist der Erkenntniss entziehen. Die Pankreasblutungen können den Tod des betreffenden Individuums herbeiführen, wahrscheinlich durch Einwirkung auf das Ganglion semilunare und den Plexus solaris.

Ueber die krankhaften Veränderungen des Pankreas finden sich eingehende Erörterungen im ersten Bande des Handbuches der pathologischen Anatomie von KLEBS, sowie in der Abhandlung über Pankreaskrankheiten von FRIEDREICH in dem Handb. der spec. Pathol. von Ziemssen VIII. Bd. Ebenda ist auch die ältere sowohl als die neuere Literatur angegeben.

Ueber Pankreashämorrhagieen machen KLEBS (l. c.), ZENKER (Tageblatt der 47. Naturforscherversammlung in Breslau 1874) und CHAL-

Land et Ruboni (Bullet. de la soc. méd. de la Suisse romande 1877) speciellere Mittheilungen. Zenker hat 3 Fälle beobachtet, in welchen die Pankreasblutung bei gesunden kräftigen Männern auftrat und sofort den Tod herbeiführte.

§ 514. Atrophie des Pankreas beobachtet man bei marantischen Individuen. Auffällig ist, dass dieselbe nicht selten auch bei Individuen gefunden wird, welche an Diabetes zu Grunde gegangen sind. Auch Druck von Seiten benachbarter Gewebe, sowie Vermehrung des interacinösen Bindegewebes und Fettgewebes kann die Drüsensubstanz zum Schwunde bringen. Die Drüsenläppchen werden bei der einfachen Atrophie kleiner und schwinden stellenweise schliesslich ganz. Die Farbe der Läppchen kann normal sein, in anderen Fällen ist sie mehr bräunlich.

Mitunter kommen auch fettige Degenerationszustände an den Drüsenzellen des Pankreas vor, welche sich durch eine gelblichweisse Farbe des Parenchyms zu erkennen geben. Dieselben können ebenfalls ihren Ausgang in Atrophie des Drüsengewebes nehmen.

Von der fettigen Degeneration ist die Lipomatose wohl zu unterscheiden, welche lediglich in einer Umwandlung des interacinösen Bindegewebes in Fettgewebe besteht. Sie kann sich mit Atrophie des Drüsengewebes combiniren, so dass also das letztere gewissermaassen durch Fettgewebe substituirt wird.

Bei verbreiteter Amyloidentartung verschiedener Organe bildet sich nicht selten auch in den Blutgefässwänden und dem Bindegewebe der Bauchspeicheldrüse Amyloid. Die Drüsenzellen dagegen bleiben davon frei, können aber durch fettige Entartung theilweise zu Grunde gehen.

Im Ductus pankreaticus und seinen Aesten bilden sich bisweilen, wenn auch selten Concretionen, welche hauptsächlich aus kohlensaurem und phosphorsaurem Kalk bestehen. Die kleinsten derartigen Concretionen bilden feine Sandkörner, die grössten werden etwa haselnussgross, sehr selten grösser. Meist sind die Steine rund oder oval, selten zackig und unregelmässig gestaltet; die Oberfläche ist bald glatt, bald höckerig. Die Mehrzahl derselben ist weiss oder grauweiss, seltener sind sie grau oder bräunlich gefärbt. Sie entstehen am häufigsten nach Störungen der Secretion des Pankreas und können gleichzeitig in zahlreichen Exemplaren auftreten. In ihrer Umgebung stellt sich meist Entzündung ein, welche entweder zu einer Verödung des Drüsengewebes und zu einer Verhärtung des Bindegewebes, oder aber zu Eiterung und Abscedirung führt.

Wird der Ductus Wirsungianus durch Concretionen oder durch entzündliche Veränderungen oder durch Geschwülste verlegt, so kann dies eine **cylindrische** oder **cystische** oder **rosenkranzförmige Erweiterung** der hinter denselben gelegenen Theile des Drüsenganges veranlassen. Die daraus entstehenden Cysten werden als **Ranula pankreatia** bezeichnet und können eine ganz bedeutende Grösse erreichen.

Der Inhalt des erweiterten Ganges besteht entweder aus Drüsensecret und Schleim, oder aus Eiter, gelegentlich auch aus blutiger Flüssigkeit. In kleinen Cysten kann er sich auch eindicken und verkreiden. Stellen sich in der Umgebung einer Cyste indurirende Entzündungen ein, so verödet das Drüsengewebe. Weit seltener als die cystische Erweiterung des Hauptganges finden sich cystische Erweiterungen abgegrenzter Abschnitte der kleineren Seitenzweige, doch können dieselben gelegentlich multipel auftreten.

Literatur über Pankreasconcretionen: Virchow, Verhandlungen der med. physik. Gesellsch. zu Würzburg II 1852; Fauconneau-Dufrèsne, Traité de l'affection calculeuse du fois et du pancréas. Paris 1851. Curnow, Transact. of the pathol. Soc. XXIV 1873; über Pankreascysten: Rokitansky, Lehrb. der pathol. Anatom. III 1861; Virchow, l. c.; v. Recklinghausen, Virch. Arch. 30. Bd.; Wyss, ibid. 36. Bd.; Klebs, l. c.; Pepper, Centralbl. f. med. Wissensch. 1871; Hjelt, Schmidt's Jahrbücher 157. Bd. 1873.

§ 515. **Entzündungen des Pankreas** sind im Ganzen selten. Je nach der Genese unterscheidet man primäre und secundäre Formen; erstere sind die selteneren und ihre Ursache ist oft unbekannt, bei letzteren handelt es sich entweder um eine von einem benachbarten Organe auf das Pankreas übergegangene Entzündung oder aber um eine Metastase einer von einem entfernten Organe ausgegangenen Entzündung.

Als leichteste Formen der Entzündung sind jene Schwellungen des Pankreas anzusehen, welche man gelegentlich bei verschiedenen Infectionskrankheiten, namentlich bei Abdominaltyphus beobachtet. Sie sind auf eine stärkere Durchsetzung des Bindegewebes mit Flüssigkeit und Zellen, sowie auf eine trübe Schwellung des Epithels zurückzuführen. Ist die Affection frisch, so sieht die Drüse geröthet, ist sie älter, so sieht sie blass, weisslich aus.

Bei der eitrigen Pankreatitis sind entweder einzelne Theile oder die Gesammtsumme des intrapankreatischen, häufig auch des peripankreatischen Bindegewebes in eine eitrigsulzige Masse umgewandelt. Im weiteren Verlaufe können sich kleinere und grössere Abscesse bilden. Sie tritt am häufigsten als eine Folge eiternder Entzündung in der Nachbarschaft des Pankreas z. B. in der Bursa omentalis oder im Ductus choledochus, selten als selbständige Erkrankung auf.

Bei der chronischen indurativen Pankreatitis, d. h. bei der Cirrhose des Pankreas ist das Bindegewebe innerhalb der Drüse mehr oder weniger verdickt und verhärtet. Häufig ist namentlich der Kopftheil erkrankt. Ist das Drüsengewebe in Folge der Veränderungen im Bindegewebe zu Grunde gegangen oder wenigstens atrophisch geworden, so ist das Pankreas gleichzeitig mehr oder weniger verkleinert.

Die indurirende Pankreatitis ensteht am häufigsten durch Uebergreifen einer Entzündung benachbarter Organe, z. B. des Peritoneum oder des Ductus choledochus oder des Magens (bei Ulcus rotundum) auf das Pankreas. In anderen Fällen sind Secretretention sowie Concretionen im Pankreasgang die Veranlassung. Nur selten tritt sie als selbständige Affection auf, doch kommt sie (FRIEDREICH) nach übermässigem Alcoholgenuss sowie unter dem Einflusse constitutioneller acquirirter oder ererbter Syphilis vor. In einzelnen Fällen hat man auch Gummiknoten beobachtet.

Tuberculose des Pankreas ist sehr selten, doch kommt es bei ausgebreiteter Tuberculose vor, dass auch in ihm sich käsige Knoten bilden. Häufiger als Tuberculose des Pankreas selbst, ist eine verkäsende Tuberculose der innerhalb des Gebietes des Pankreas gelegenen Lymphdrüsen.

Unter den primären Geschwülsten des Pankreas ist weitaus die wichtigste das Carcinom. Dasselbe bildet meist harte, derbe Knoten, welche ihren Sitz im Kopfe des Pankreas haben. Weiche medulläre Carcinome, sowie Gallertkrebse sind dagegen selten, ebenso ist es auch selten, dass ein Krebs im Mittelstücke oder im Schwanze des Pankreas sitzt. Mitunter verbreitet sich ein von dem Kopfe ausgehender Krebs über die ganze Drüse und wandelt dieselbe in eine mehr oder weniger umfangreiche Geschwulstmasse um. Auch auf die Nachbarschaft kann die krebsige Wucherung übergreifen, so namentlich auf den Ductus choledochus, das Duodenum, den Magen, die Gallenblase, die Wirbelsäule, die benachbarten Lymphdrüsen, das Peritoneum, das Netz, die Leber etc. An den letztgenannten Stellen bilden sich oft zahlreiche metastatische Knoten. Greift die Krebswucherung auf den Ductus choledochus über, so entsteht sehr häufig Gallenstauung und Icterus; innerhalb des Pankreas selbst kann die Verlegung des Ductus Wirsungianus im Kopftheile eine cystische Erweiterung desselben im Schwanztheile zur Folge haben. Werden die benachbarten Venen, z. B. die Vena cava inferior oder die V. portae, oder die V. mesenterica superior von der Neubildung umwachsen, so kann es zu Thrombose derselben und zu erheblichen Circulationsstörungen kommen.

Primäre Sarcome des Pankreas sind ausserordentlich selten.

Unter den secundären Geschwülsten hat ebenfalls nur der Krebs eine nennenswerthe Bedeutung. Am häufigsten sind es Krebse des Magens und des Duodenum, welche auf das Pankreas übergreifen. Weiter seltener entwickeln sich metastatische Knoten von Carcinomen entfernterer Organe aus.

Literatur über Pankreatitis: CRUVEILHIER, Anat. pathol. Tom. I. XV. Livrais.; KLOB, Oesterr. Zeitschr. f. pract. Heilk. VI 1860; BIRCH-HIRSCHFELD, Arch. d. Heilk. XVI 1875; NATHAN, Med. Times and Gaz. II Nr. 1052. 1870; CHIARI, Wiener med. Wochenschr. 1876 u. 1880; CHIARI beobachtete in mehreren Fällen eine vollständige Sequestration des Pankreas. In einem Falle wurde das Pankreas ganz ausgelöst, gelangte durch eine Perforationsöffnung in den Darm und ging per anum ab. Da der Betreffende gleichzeitig an Gallensteinen litt, dürfte die Eiterung wohl von den Gallengängen ihren Ausgang genommen haben.

Literatur über Krebs des Pankreas: FRERICHS, Klinik der Leberkrankheiten I 1858; E. WAGNER, Arch. d. Heilk. II 1861; LÜCKE u. KLEBS, Virch. Arch. 41. Bd.; DAVIDSOHN, Ueber Krebs der Bauchspeicheldrüse. Ing.-Diss. Berlin 1872; STRÜMPELL, Deutsch. Arch. f. klin. Med. XXII.

www.ingramcontent.com/pod-product-compliance
Lightning Source LLC
Chambersburg PA
CBHW020741020526
44115CB00030B/735